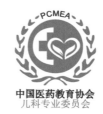

中国医药教育协会
儿科专业委员会

中国儿科呼吸大查房

病例精解

主编　申昆玲

U0348635

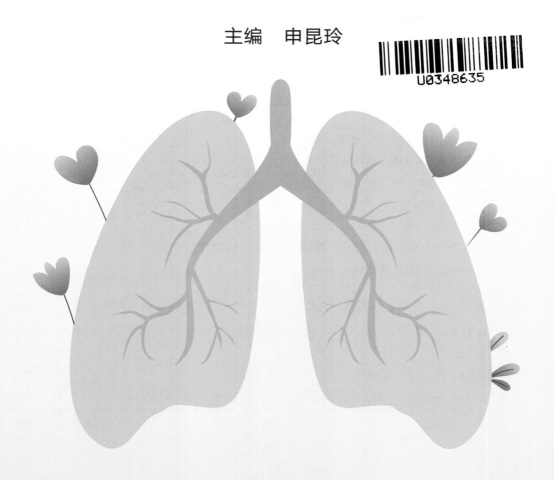

科学技术文献出版社
SCIENTIFIC AND TECHNICAL DOCUMENTATION PRESS
·北京·

图书在版编目（CIP）数据

中国儿科呼吸大查房病例精解／申昆玲主编.

北京：科学技术文献出版社，2024. 11. -- ISBN 978-7-5235-1636-2

Ⅰ. R725.6

中国国家版本馆 CIP 数据核字第 20244QW226 号

中国儿科呼吸大查房病例精解

| 策划编辑：彭　玉 | 责任编辑：彭　玉 | 责任校对：张　微 | 责任出版：张志平 |

出　版　者	科学技术文献出版社
地　　　址	北京市复兴路 15 号　邮编　100038
编　务　部	（010）58882938，58882087（传真）
发　行　部	（010）58882868，58882870（传真）
邮　购　部	（010）58882873
官　方　网址	www. stdp. com. cn
发　行　者	科学技术文献出版社发行　全国各地新华书店经销
印　刷　者	北京地大彩印有限公司
版　　　次	2024 年 11 月第 1 版　2024 年 11 月第 1 次印刷
开　　　本	787×1092　1/16
字　　　数	607 千
印　　　张	38.25
书　　　号	ISBN 978-7-5235-1636-2
定　　　价	217.00 元

编委会

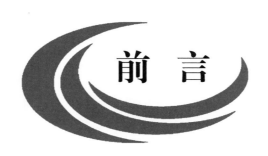

前　言

　　"中国儿科呼吸大查房"平台自2015年举办至今已9年余，每年50余场的临床病例讨论会将全国各地的儿科精英集聚一堂，进行深入交流。这个发掘临床问题、多学科多角度解决儿科临床呼吸疾病痛点和难点的学习平台得到了与会者的一致认可。为了将其中具有代表性和启发性的病例呈现给广大儿科医师，我们精选和整理了70余例临床真实病例，汇编成《中国儿科呼吸大查房病例精解》一书，以供儿科医师学习和参考。

　　《中国儿科呼吸大查房病例精解》是一本对儿科医师非常有实用价值的参考书，书中包含各种不同类型的儿科呼吸系统疾病病例，如喘息和过敏、气道异物、间质性疾病、肿瘤、发育畸形等。每个病例都详细描述了患儿的病史、临床表现、检查结果、诊断和治疗过程，以及最终的治疗效果，并且通过与其他儿科亚专业、影像科、病理科等多学科讨论，使读者可以深入了解儿科呼吸系统疾病的诊断思路、治疗方法和疗效评估。此外，书中还包含一些疑难病例的讨论和解析，并引入了前沿的学术研究和诊疗理念，可为呼吸医师开拓视野、丰富经验提供帮助。

　　现今的诊疗模式更加专业化和科学化，儿科呼吸系统疾病的防治既需要医学基础知识和临床经验的纵向叠加，又需要检验、影像、病理等相关专业的横向配合，随着分子生物学、免疫学、支气管镜、影像学等诊疗技术的突飞猛进，很多既往难以明确诊断或缺乏治疗手段的呼吸系统疾病已逐渐被攻克，这更激励着我们各级儿科医师继往开来、孜孜不倦地绘制中国儿童健康的壮美画卷。

本书在编写过程中，得到了众多参与"中国儿科呼吸大查房"的专家的大力支持和帮助，更有一批崭露头角的年轻医师积极参与撰写，在此一并表示诚挚的感谢。由于临床病例的复杂性和个体化及我们编写者的自身能力，若书中有不足之处，恳切希望广大读者在阅读过程中不吝赐教，提出宝贵意见，使我们不断修正和进步。

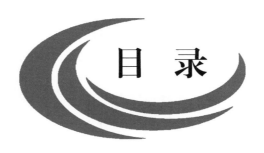

目 录

病毒感染类疾病 ………………………………………………………… 1

病例 1 以消化道出血为主要表现的流行性感冒 …………………… 3

病例 2 儿童流感病毒感染导致塑型性支气管炎 …………………… 9

病例 3 博卡病毒感染致塑型性支气管炎 …………………………… 16

病例 4 儿童博卡病毒感染引发重症肺炎 …………………………… 23

病例 5 儿童腺病毒感染致塑型性支气管炎 ………………………… 29

病例 6 儿童重症腺病毒、肺炎支原体肺炎合并噬血细胞综合征 ……… 36

病例 7 儿童腺病毒合并肺炎支原体感染致重症肺炎 ……………… 44

病例 8 呼吸道合胞病毒混合细菌感染致重症肺炎 ………………… 52

病例 9 婴儿巨细胞病毒肺炎 ………………………………………… 60

细菌感染类疾病 ………………………………………………………… 69

病例 10 儿童星座链球菌感染致多发脓肿 ………………………… 71

病例 11 儿童金黄色葡萄球菌肺炎 ………………………………… 79

病例 12 既往健康儿童社区获得性铜绿假单胞菌肺炎 …………… 85

支原体感染类疾病 ……………………………………………………… 91

病例 13 儿童重症支原体肺炎合并肺栓塞 ………………………… 93

病例 14　儿童重症难治性肺炎支原体肺炎并肺静脉血栓形成 ……………… 103

病例 15　肺炎支原体肺炎合并肺栓塞 ………………………………………… 110

病例 16　重症难治性肺炎支原体肺炎致史 – 约综合征/中毒性表皮坏死
　　　　　松解症重叠 ………………………………………………………… 115

真菌感染类疾病 …………………………………………………………………… 123

病例 17　儿童气道侵袭性曲霉病 ……………………………………………… 125

病例 18　婴儿肺念珠菌病 ……………………………………………………… 132

病例 19　儿童变应性支气管肺曲霉病 ………………………………………… 138

病例 20　婴儿肺孢子菌肺炎 …………………………………………………… 146

结核 ………………………………………………………………………………… 153

病例 21　粟粒性肺结核合并急性呼吸窘迫综合征 …………………………… 155

喘息和过敏 ………………………………………………………………………… 165

病例 22　儿童变应性鼻炎合并鼻窦炎 ………………………………………… 167

病例 23　婴幼儿反复喘息 ……………………………………………………… 171

病例 24　婴幼儿反复呼吸道感染致喘息 ……………………………………… 178

病例 25　婴幼儿喘息 …………………………………………………………… 183

病例 26　儿童支气管哮喘 ……………………………………………………… 188

病例 27　胃食管反流相关的婴幼儿喘息 ……………………………………… 198

病例 28　婴儿胃食管反流与喘息——孰因孰果 ……………………………… 203

病例 29　肺动脉吊带引起反复喘息 …………………………………………… 208

病例 30　食管气管瘘所致儿童反复喘息 ……………………………………… 214

病例 31　儿童食物依赖运动诱发严重过敏反应 ……………………………… 219

病例 32　严重过敏反应（一） ………………………………………………… 224

病例 33　严重过敏反应（二） ………………………………………………… 229

气道异物 …………………………………………………………………………… 237

病例 34　儿童气道异物并发负压性肺水肿 …………………………………… 239

病例 35　儿童支气管异物 ·· 245

病例 36　儿童右主支气管异物 ·· 253

病例 37　儿童气道异物 ·· 259

吸入类疾病 ··· 267

病例 38　婴儿重症吸入性肺炎 ·· 269

病例 39　空肠喂养治疗婴儿胃食管反流致反复吸入性肺炎 ················ 281

间质性疾病 ··· 289

病例 40　以气促、肺动脉高压为主要表现的甲基丙二酸血症合并同型
　　　　　半胱氨酸血症　291

病例 41　儿童肺泡表面活性物质缺乏症 ································ 300

病例 42　ALK 阳性非朗格汉斯细胞组织细胞增生症 ···················· 307

病例 43　磷酯酰肌醇 3-激酶 δ 过度活化综合征 ······················ 316

病例 44　脊髓性肌萎缩 I 型合并肺炎 ································ 328

病例 45　支气管哮喘合并重症腺病毒感染后闭塞性细支气管炎 ·········· 333

病例 46　史 - 约综合征并发闭塞性细支气管炎 ························ 344

病例 47　弥漫性肺泡出血综合征（一）······························ 352

病例 48　弥漫性肺泡出血综合征（二）······························ 361

病例 49　以进行性加重间质性肺炎并急性呼吸窘迫综合征为主要表现的
　　　　　赖氨酸尿蛋白不耐受症　368

病例 50　儿童外源性过敏性肺泡炎 ···································· 377

病例 51　儿童肺泡蛋白沉积症 ·· 384

风湿性疾病 ··· 391

病例 52　儿童肉芽肿性多血管炎 ······································ 393

病例 53　以胸痛和肺动脉高压为早期表现的系统性红斑狼疮 ············ 399

病例 54　以胸痛为主诉的肺炎引发的思考 ······························ 405

免疫缺陷 ··· 411

病例 55　儿童高免疫球蛋白 E 综合征合并重症肺炎 ·················· 413

病例 56　慢性肉芽肿病合并难治性肺炎 …………………………… 422

病例 57　常见变异型免疫缺陷病合并弥漫性泛细支气管炎 ……… 430

支气管扩张、纤毛运动障碍、囊性纤维化 …………………………… 437

病例 58　儿童迁延性细菌性支气管炎 …………………………… 439

病例 59　儿童支气管扩张 ………………………………………… 450

病例 60　儿童原发性纤毛运动障碍（一）……………………… 460

病例 61　儿童原发性纤毛运动障碍（二）……………………… 468

病例 62　儿童原发性纤毛运动障碍（三）……………………… 478

病例 63　儿童原发性纤毛运动障碍（四）……………………… 484

病例 64　儿童原发性纤毛运动障碍（五）……………………… 489

病例 65　囊性纤维化（一）……………………………………… 497

病例 66　囊性纤维化（二）……………………………………… 508

肿　瘤 ………………………………………………………………… 515

病例 67　儿童肺原发性淋巴瘤 …………………………………… 517

病例 68　以呼吸道症状首诊的儿童霍奇金淋巴瘤 ……………… 523

病例 69　儿童淋巴瘤致发作性喘息 ……………………………… 531

发育畸形 …………………………………………………………… 539

病例 70　先天性梨状窝瘘感染伴出血 …………………………… 541

病例 71　儿童内耳先天性畸形 …………………………………… 552

病例 72　儿童乳糜胸 ……………………………………………… 563

病例 73　儿童先天性双主动脉弓 ………………………………… 572

病例 74　支气管动脉 - 肺动脉瘘（一）………………………… 580

病例 75　支气管动脉 - 肺动脉瘘（二）………………………… 587

病例 76　支气管动脉 - 肺动脉瘘（三）………………………… 595

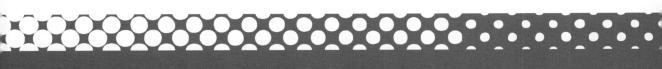

病毒感染类疾病

病例 1

以消化道出血为主要表现的
流行性感冒

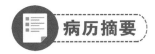 病历摘要

【基本信息】

患儿，男，5岁。

主诉：发热2天，呕血2次。

【病史】

患儿于入院前2天接触同班"感冒"同学后突然出现发热，体温38~39℃，无寒战、惊厥，偶咳嗽，不剧，干咳，每次1~2声，无喘息、气促，无鼻塞、流涕，无呕吐、腹痛，在当地医院就诊，拟诊"上呼吸道感染"，给予退热药等治疗，体温降而复升。入院前12小时，夜间睡眠中患儿突感不适，轻咳后呕出鲜血，量中等，后呕吐较多胃内容物，偶诉双膝关节痛，无红肿，无黑便，无皮肤出血点，无鼻衄，来院急诊，拟诊"急性上呼吸道感染，呕血？咳血？"，给予补液、奥美拉唑、酚磺乙胺等处理。在输液过程中，再次轻咳后呕血，量中等，色鲜红，考虑病情重，为求进一步诊治，拟上述诊断收住入院。

自发病以来，患儿精神欠佳，食纳减退，睡眠尚可，体重无变化。

平时常有鼻塞、流涕、鼻痒、揉鼻。2019年6月14日在门诊检查特异性过敏原，提示粉尘螨4级、户尘螨4级，诊断"过敏性鼻炎"。既往有多次喘息病史。否认湿疹史，否认药物、食物过敏史，否认结核患者接触史，否认特殊饮食史，否

认胃炎病史。

新生儿期体健，生长发育正常，正常计划免疫接种。母亲曾有幽门螺杆菌（Hp）感染病史，曾规范使用抗 Hp 药物治疗，近半年无胃痛表现，未监测 Hp 感染情况。家庭成员否认哮喘、结核病史。

【体格检查】

体温 38.4 ℃，呼吸 32 次/分，心率 128 次/分，血压 109/65 mmHg，体重 22.5 kg。神志清，精神软，面色欠红润，无口唇发绀，无三凹征，无鼻翼扇动，咽充血，扁桃体Ⅱ°肿大。胸部未触及胸膜摩擦感、捻发感，两肺呼吸音粗，未闻及干湿性啰音。心律齐，心音中等，未闻及病理性杂音。腹软，肝脾肋下未及，未见皮疹及皮肤出血点，神经系统查体未见异常，左上臂可见卡介苗瘢痕 1 枚。

【辅助检查】

血常规 + C 反应蛋白（C-reactive protein，CRP）：白细胞计数（white blood cell count，WBC）8.35×10^9/L，中性粒细胞百分比 77%，淋巴细胞百分比 16.5%，嗜酸性粒细胞百分比 0.3%，血红蛋白（hemoglobin，Hb）118 g/L，血小板计数（platelet count，PLT）247×10^9/L；CRP 1.46 mg/L。

血生化：正常。

凝血功能检测：凝血酶原时间（PT）13.40 秒，正常对照 13.00 秒；国际标准化比值（INR）1.04；活化部分凝血活酶时间（APTT）44.90 秒，正常对照 36.00 秒；凝血酶时间（TT）17.40 秒；血浆纤维蛋白原（FIB）2.65 g/L。D-二聚体 0.45 μg/mL。

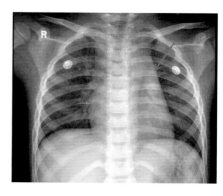

图 1 - 1　胸部 X 线

【影像学检查】

胸部 X 线检查：左肺门渗出影（图 1 - 1）。

【诊治经过】

入院后给予 2 L/min 改良鼻导管吸氧支持呼吸、禁食及巴曲亭、奥美拉唑、补液等治疗，请消化科会诊，给予急诊消化内镜检查。胃镜下见胃底黏膜充血水肿，黏膜撕裂出血，未见溃疡，黏液糊混浊，印象为胃底黏膜撕裂症。入院后仍有反复发热、轻咳，无明显喘息，未再呕血，给予肛栓剂退热处理。入院第2天查体发现两肺呼气相哮鸣音，无气促、发绀，给予禁食不禁药，即磷酸奥司他韦颗粒（每次45 mg，每天2次）口服抗病毒及磷酸铝凝胶空腹口服保护胃肠黏膜，继续抑酸、化痰、布地奈德混悬液＋吸入用复方异丙托溴铵溶液雾化等治疗。入院第2天患儿出现双膝关节疼痛，体格检查双膝关节无红肿，皮温不高，双膝关节伸屈不受限，临床考虑反应性关节炎，给予双膝、双踝关节B超检查，提示右侧膝关节腔及髌上囊积液、双侧踝关节未见异常回声。请儿童风湿免疫科会诊，考虑反应性关节炎，建议积极治疗原发病。同时入院第2天患儿出现黑便5次，前2次量较多，后连续解2次少量黑便，粪便隐血试验提示阳性。经上述治疗，患儿体温逐渐降至正常，未再呕血，肺部体征消失。入院后查总IgE明显升高（613.60 IU/mL），胸主动脉CT血管成像（computed tomography angiography，CTA）未见明显异常。胸部CTA示右肺上叶及两肺下叶渗出性改变，感染？痰血吸入？左肺下叶前基底段不张，建议复查。鼻咽拭子甲型流感病毒抗原阴性，乙型流感病毒抗原阳性；鼻咽拭子流感病毒RNA测定示甲型流感病毒RNA阴性，乙型流感病毒RNA阳性。痰液呼吸道病毒抗原检测腺病毒、甲型流感病毒、乙型流感病毒及副流感病毒Ⅰ型、Ⅱ型、Ⅲ型、呼吸道合胞病毒抗原均阴性；痰液肺炎支原体DNA阴性。血清肺炎支原体IgM抗体、IgG抗体阴性，肺炎衣原体IgM抗体、IgG抗体阴性，嗜肺军团菌IgM、IgG抗体阴性。故本例患儿重症流行性感冒（乙型流感病毒）、肺炎、肺不张（左肺下叶前基底段）、急性出血性胃炎、胃底黏膜撕裂症、支气管哮喘、变应性鼻炎诊断明确。

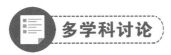

多学科讨论

【儿童呼吸科医师甲】

该病例特点：①5岁儿童，冬季发病，起病急，病程短。②以发热、呕血为主要临床表现，伴有轻咳，呼吸道症状轻，消化道呕血症状明显。病程中有关节酸痛表现。③住院期间出现肺部呼气相哮鸣音。④存在个人特应性体质背景，既往有多次喘息病史，有过敏性鼻炎病史，血清总 IgE 明显升高，血清特异性变应原提示粉尘螨、户尘螨均 4 级。⑤血 CRP、WBC 正常范围，鼻咽拭子乙型流感病毒抗原阳性，乙型流感病毒 RNA 阳性；痰液其他呼吸道病毒抗原检测阴性，血肺炎支原体 IgM、IgG 抗体均阴性。胸部 CTA 示两肺渗出性改变，故流行性感冒（乙型流感病毒）诊断明确。根据《儿童流感诊断与治疗专家共识（2020 年版）》，本例患儿诊断为重症病例。

关于流感病毒的传播途径，通常认为呼吸道是主要途径，一般通过采集呼吸道标本进行病原学检测以明确流感诊断。也有研究报道在患者的粪便中也可检测到流感病毒 RNA，提示有可能病毒和食物混合通过胃部时被食物保护，或者由于某些药物、胃病的影响造成胃酸分泌不足，或某些耐受胃酸的突变毒株得以通过。虽然流感病毒也可能是从原发性呼吸道感染后，经吞咽传播到患者的胃肠道，但传播途径及其保留传染性的机制尚不清楚。胃酸 pH 值通常在 2.0 以下，流感病毒对外界抵抗力不强，对热、酸、碱敏感，通常在 pH 值 3.0 以下其感染力很快被破坏；流感病毒通过胃酸、胆汁及胰液等消化液，其 RNA 可被快速降解。也有研究表明流感病毒可以结合肠道的树突状抗原提呈细胞，如 DC-SIGN$^+$ CD68$^+$ 树突状细胞，这些细胞位于小肠和大肠，而肠源性树突状细胞可作为抗原提呈细胞参与 T 细胞免疫活化。各种来源的抗原提呈细胞易受不同亚型流感病毒感染，可能充当病毒在肺外传播的媒介。因此，消化道传播有可能作为流感潜在的传播途径。

【儿童呼吸科医师乙】

出血性胃炎与流感的关联在 1918 年流感大流行期间得到了确认。据报道，在 1988 年 H1N1 流感大流行期间，澳大利亚有 7 名年龄在 5~9 岁之间的儿童出现了与甲型流感病毒感染相关的呕血。内镜检查可见出血性胃炎。7 例儿童中部分病情严重，其中 2 例死亡，1 例死于胃肠道出血，另 1 例死于严重肝功能障碍。关于流感病毒导致出血性胃炎的机制尚不清楚。直接入侵似乎不太可能，因为胃活检和死后胃的标本检测未能提示流感病毒抗原阳性，也未从这些标本中培养出病毒。另有报道，流感病毒感染导致的胃肠道出血患儿的胃黏膜上流感病毒 PCR 呈阴性，提示流感病毒的胃黏膜损伤机制是非特异性的，而非病毒直接侵袭。流感病毒感染导致胃出血的可能原因：①使用非甾体抗炎药继发胃炎；②由使用奥司他韦或病毒直接作用引起的严重呕吐所致；③与流感相关的胃病。本例患儿在临床考虑流感病毒感染后，给予口服奥司他韦，未出现严重呕吐等不良反应表现。本例患儿具有特应性体质，存在支气管哮喘基础疾病，推测流感病毒感染机体后，除直接侵犯呼吸道上皮细胞引起肺组织的直接损伤外，低氧血症和病原体毒素可使某些免疫细胞功能紊乱，导致非特异性炎症反应，损伤胃黏膜；或低氧血症和病原体毒素使胃肠黏膜糜烂、出血、上皮细胞坏死脱落、毛细血管通透性增高，最终均可导致急性消化道出血。

【儿童消化科医师】

腹痛、腹泻、恶心、呕吐是消化系统疾病的常见症状，但在临床上我们也常遇到以上述1个或几个症状为首发症状的非消化系统疾病，流行性感冒即是其中之一。患儿以恶心、呕吐、腹痛、腹泻症状就诊于儿童消化科门诊，有时伴发热、关节酸痛等，无不洁饮食史，有受凉和感冒患者接触史，咽部充血，脐周轻度压痛，WBC 正常或偏低，粪便常规检查或培养阴性，给予抗病毒及对症治疗，在 1~3 天内痊愈。上述症状的流行性感冒是流感的一个类型，称为胃肠型感冒，其致病的病毒为流感病毒。流感病毒可刺激和侵袭胃肠道黏膜或淋巴结而产生上述胃肠道症状。此外，流感病毒感染还可引起严重胃肠道症状，包括胃肠道出血，在成人中可能与饮酒和服用阿司匹林有关；在儿童中经验有限，与非甾体抗炎药的使用可能有关。在流感流行季节，对于出血、呕血和（或）黑便的儿童，需警惕流感病毒感染。临床医师应强化流感病毒感染与胃肠道症状之间关联的认识，建议：①儿童胃炎鉴别诊断时应考虑病毒感染；②流感病毒感染期间，尽可能避免使用潜在的胃出血加重剂，尤其是阿司匹林。

 病例点评

　　流感是人类面临的主要公共健康问题之一，婴幼儿、孕妇、老年人和慢性基础疾病包括哮喘、癫痫、糖尿病等患者，是其高危人群。患流感后出现严重疾病和死亡的风险较高。儿童流感多突然起病，主要症状为发热，可有畏寒、寒战，多伴全身肌肉酸痛、乏力、食欲减退等症状，常有咳嗽、咽痛、流涕或鼻塞、恶心、呕吐、腹泻等。儿童消化道症状多于成人，常见于乙型流感病毒感染。感染和出血性胃炎的关系并不是新发现的，流感病毒导致的胃出血尤其严重。临床医师应关注流感病毒感染与胃肠道症状之间的关联，重视流感病毒感染引起的胃出血，在儿童胃炎的诊断中需考虑病毒感染的鉴别诊断。

（撰写　林立　点评　张海邻　审稿　卢根）

参 考 文 献

1. 国家呼吸系统疾病临床医学研究中心，中华医学会儿科学分会呼吸学组. 儿童流感诊断与治疗专家共识（2020年版）. 中华实用儿科临床杂志，2020，35（17）：1281 – 1288.

2. ADALJA A A. Hematemesis in a 2009 H1N1 influenza patient. Am J Emerg Med，2010，28（7）：846，e3 – 4.

3. XIE J，PANG X L，TARR G A M，et al. Influenza virus detection in the stool of children with acute gastroenteritis. J Clin Virol，2020，131：104565.

病例 2
儿童流感病毒感染导致塑型性支气管炎

 **病历摘要**

【基本信息】

患儿，男，4 岁。

主诉：发热 7 天，咳嗽 2 天。

【病史】

患儿入院前 7 天接触"感冒"家长后出现发热，热峰 40 ℃，口服退热药体温不能降至正常，3 小时左右体温复升，精神稍萎，乏力，无咳喘，无呕吐、腹泻，余未给予特殊处理。入院前 5 天门诊就诊，查血常规示 WBC 4.97×10^9/L，中性粒细胞百分比 47%，淋巴细胞绝对值 2.14×10^9/L(↓)，CRP < 5 mg/L，乙型流感病毒阳性，给予奥司他韦口服 4 天，体温仍有反复。入院前 2 天出现阵发性咳嗽，干咳为主，伴流涕，气稍促，无喘息，行胸部 X 线检查示右下叶肺炎，拟"肺炎"收入院。

自发病以来，患儿精神、胃纳一般，二便正常，体重稍有减轻。否认异物吸入史，否认开放性肺结核接触史。

患儿平素体质尚可，1 周前有呼吸道感染，热峰 38 ℃，给予头孢呋辛静脉滴注 2 天后好转。生长发育正常，正常计划免疫接种，未接种流感疫苗。

【体格检查】

体温 39.1 ℃，脉搏 140 次/分，呼吸 37 次/分，经皮动脉血氧饱和度（SpO_2）98%，血压 90/56 mmHg。神志清，反应可，呼吸稍促，三凹征阴性，无鼻翼扇动。颈软，咽部充血，双侧扁桃体 Ⅱ° 肿大，无渗出，浅表淋巴结未及肿大，皮肤无皮疹及出血点。胸廓对称，无畸形。双肺呼吸音粗，右下呼吸音稍低，未及明显干湿啰音。心、腹、神经系统查体未见异常。

【辅助检查】

血常规：WBC 4.84×10^9/L，Hb 120 g/L，PLT 147×10^9/L，中性粒细胞百分比 47.3%（↓），淋巴细胞百分比 46.9%（↑），淋巴细胞绝对值 2.27×10^9/L（↓）；CRP ≤ 5 mg/L。

鼻拭子：甲型流感病毒阴性，乙型流感病毒阳性。

降钙素原（PCT）：1.40 ng/mL（↑）。

红细胞沉降率（简称"血沉"）：20 mm/h。

EB 病毒（EBV）DNA：无扩增。

铁蛋白：983.5 ng/mL（↑）。

乳酸脱氢酶（LDH）：1110 U/L（↑）。

D-二聚体：4.02 mg/L（↑）。

γ-干扰素释放试验（T-SPOT.TB 试验）：阴性。

血清肺炎支原体抗体 1：160，阳性。

支气管肺泡灌洗液：颜色微红，白细胞总数 530×10^6/L，红细胞总数 $86\,000 \times 10^6$/L，嗜中性粒细胞 45%，小淋巴细胞 30%，巨噬细胞 11%，单核样细胞 14%。

支气管肺泡灌洗液：肺炎支原体 DNA 5.79×10^3 拷贝/mL；肺炎支原体耐药位点突变阳性，高度提示大环内酯类药物耐药。

血培养、支气管肺泡灌洗液培养均阴性。

支气管镜检查报告：支气管黏膜炎症，右肺下叶前、外、后、内基底段及背段见大量白色黏稠痰栓堵塞，塑型性支气管炎。

胸部超声：右肺下叶大片实性变，右侧胸腔积液。

炎症指标复查（入院第9天）：乳酸脱氢酶583 U/L(↑)，铁蛋白480 ng/mL(↑)。

【影像学检查】

胸部X线检查：可见右下肺片状渗出影（图2-1）。

胸部CT：右肺下叶实变影，右侧少量胸腔积液（图2-2）。

支气管镜检查：从患儿右肺下叶支气管管腔中取出支气管树状塑型物（图2-3）。

塑型物病理：纤维素渗出，伴淋巴细胞、中性粒细胞浸润（HE染色，高倍放大）（图2-4）。

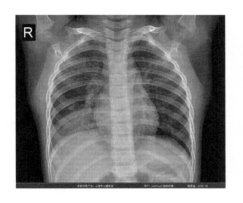

图2-1 胸部X线

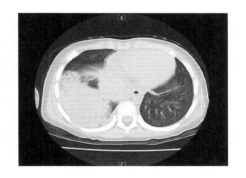

图2-2 胸部CT

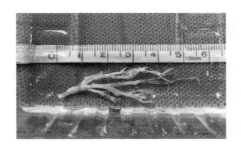

图2-3 支气管镜检查

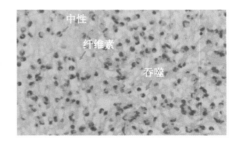

图2-4 塑型物病理

【治疗经过】

入院后给予阿莫西林克拉维酸钾抗感染，同时完成第5天奥司他韦抗流感病毒治疗。入院第2天，患儿气促加重，持续高热，热峰上升至40.5 ℃，结合肺炎支原体抗体阳性，乳酸脱氢酶、铁蛋白明显升高，胸部 CT 示右肺下叶大叶性肺炎，故改为头孢曲松联合阿奇霉素（第 1 个疗程，共 3 天）抗感染，甲泼尼龙抗炎治疗。入院第 3 天完成支气管镜检查，提示塑型性支气管炎（图 2 - 3），并取出塑型物。入院第 5 天，患儿气促缓解，体温恢复正常。第 9 天复查胸部 X 线，提示右下肺实变影较前吸收中，复查炎症指标乳酸脱氢酶、铁蛋白明显降低，给予激素逐渐减量，改为口服后带药出院随访（共住院 12 天）。患儿病程中甲泼尼龙总疗程为 2 周，阿奇霉素共使用 3 个疗程。出院 1 周后复查胸部 X 线检查，显示已基本吸收。

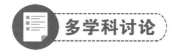

多学科讨论

【内科医师甲】

本例患儿为 4 岁男童，发病时间为秋天，与"感冒"家长接触后急性起病，反复高热 7 天，病初以精神软、乏力为主要症状。病程第 5 天出现咳嗽，干咳为主。门诊血常规示 WBC 不高，淋巴细胞绝对值稍低，CRP 正常，鼻拭子检测提示乙型流感病毒阳性，胸部 X 线检查示右肺下叶肺炎。根据患儿病史特点，支持流感病毒感染，但口服奥司他韦仍反复高热。入院后给予抗感染治疗，患儿热峰升高至 40.5 ℃，退热效果欠佳，且气促情况较入院前加重，右下呼吸音较前减低，行胸部 CT 提示右肺下叶大叶性肺炎、右侧少量胸腔积液（图 2 - 2），进一步完善支气管镜检查示塑型性支气管炎，并顺利将塑型异物取出（图 2 - 3）。故临床诊断为社区获得性肺炎，重症；塑型性支气管炎；急性渗出性胸膜炎。

塑型性支气管炎是指内生性异物局部或广泛性堵塞支气管，导致肺部分或全部通气功能障碍的一种少见疾病，其临床表现轻重取决于原发疾病和气道阻塞程度，临床特点为高热、呼吸困难、喘憋、发绀、胸痛等，体格检查可表现为患侧呼吸音减低、叩诊呈浊音、呼吸频率增快、鼻煽、三凹征，也可出现发绀、中毒性脑病等。因其临床表现缺乏特异性，故仅凭临床表现常易漏诊或误诊，支气管镜检查是确诊的最好方法。

塑型性支气管炎的治疗主要是针对病因治疗和对症支持治疗。其病情进展快，可引起严重缺氧，病死率高，临床上应尽可能在早期进行支气管镜检查以明确诊断并及时清除塑型物，解除气道阻塞。其他辅助治疗包括物理治疗（翻身拍背、体位引流等）、应用小剂量大环内酯类抗生素、应用糖皮质激素（嗜酸性粒细胞浸润为主型）。吸入肝素、组织型纤溶酶原激活剂等有助于塑型物崩解，使其易于咳出或被支气管镜取出，而祛痰药物的应用目前没有足够证据被证明有效。

【内科医师乙】

塑型性支气管炎一直被认为是一种罕见的可致死的肺部疾病，但随着人们认识的不断深入和支气管镜在临床的广泛应用，国内外对其的报道逐渐增多。塑型性支气管炎又称纤维素性支气管炎、管型性支气管炎、假膜性支气管炎。其病因及发病机制尚不明确，可能存在遗传易感性以及各种呼吸道感染损伤后，促使气道黏液蛋白、纤维蛋白、炎性细胞在呼吸道内异常聚集而形成管状塑型物；也可能与多种基础疾病有关，如先天性心脏病存在 Fontan 生理学特点、肺淋巴管异常、镰状细胞贫血和致死性哮喘等。国外报道的塑型性支气管炎多见于先天性心脏病和淋巴管异常；国内报道的多与肺部感染性疾病相关，常见病原体包括流感病毒、肺炎支原体、博卡病毒、EB 病毒等。

塑型性支气管炎临床表现缺乏特异性，需与支气管异物、支气管哮喘持续状态、肺结核、急性呼吸窘迫综合征等鉴别。本病例为乙型流感病毒混合肺炎支原体感染，否认异物吸入史，否认开放性肺结核接触史，入院后 T-SPOT.TB 试验阴性，故不支持支气管异物及肺结核。患儿既往无喘息史，否认变应性体质，可排除支气管哮喘持续状态。患儿虽存在呼吸频率增快，但胸部 X 线及胸部 CT 检查均表现为一侧感染实变，而急性呼吸窘迫综合征胸部 X 线检查呈弥漫性肺泡浸润，故不支持存在急性呼吸窘迫综合征。

【放射科医师】

塑型性支气管炎的影像学表现通常是非特异性的，可表现为肺实变、肺不张、肺气肿、大气道阻塞管型等。临床表现严重与否，取决于原发疾病及管型阻塞支气管树的水平和范围。如果塑型物阻塞段、叶支气管，可引起相应肺段或肺叶不张或实变；如果阻塞左右主支气管，可出现左侧或右侧整个肺不张或实变；如阻塞中央气道，可迅速出现呼吸衰竭和死亡。本例患儿胸部 CT 可见右肺下叶实变影，且支气管充气征不明显，结合临床表现高热不退、气促加重，符合塑型性支气管炎影像学表现。

【病理科医师】

1997 年 Seear 等提出了塑型性支气管炎内管型塑型物的两种分类：Ⅰ型，为由纤维蛋白和炎性细胞（如中性粒细胞、淋巴细胞和嗜酸性粒细胞）组成的炎症型，多见于呼吸道感染或哮喘；Ⅱ型为非炎症型，为主要由黏液蛋白和纤维素渗出组成的非炎症型，几乎无炎性细胞浸润，多见于先天性心脏病。近年来也有报道的案例可能不完全适用于 Seear 分类系统，他们发现部分哮喘患者的 Ⅰ 型炎症型是由黏液蛋白和嗜酸性粒细胞组成，而一些先天性心脏病病例的 Ⅱ 型非炎症型也含散在的急性炎症细胞和巨噬细胞及纤维蛋白。塑型性支气管炎见于多种疾病，其形成因素亦可能是综合性的。因此有人提出新的分类方法，即先根据基础疾病分类，对不明原因者再依据组织病理学分类。

本例患儿的塑型物病理（图 2 - 4）提示有纤维素渗出，伴淋巴细胞、中性粒细胞浸润，符合 Ⅰ 型炎症型分类。

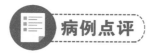 **病例点评**

塑型性支气管炎是一种潜在的、危及生命的、需要紧急处理的疾病。本例患儿虽存在塑型性支气管炎，临床表现存在呼吸频率增快，但尚不需要行气管插管机械通气。这种情况除考虑是原发疾病尚未引起较严重的呼吸窘迫外，还需考虑

与形成的塑型物中部分为中空、指套状有关。此种中空的塑型物引起的气道阻塞情况尚不非常严重，因此临床诊疗中不要忽略仔细的体格检查，及时发现病情的变化，并寻求进一步的证据以给予对应的处理，可能会阻断疾病的进一步发展，改善预后。对于流感引起的肺炎，在正规抗病毒治疗后若仍表现为高热不退、气促，影像学出现实变影，除警惕继发或混合感染外，不要忽视塑型性支气管炎的发生。

（撰写　董娜　点评　陆敏　审稿　卢根）

参 考 文 献

1. LI Y, WILLIAMS R J, DOMBROWSKI N D, et al. Current evaluation and management of plastic bronchitis in the pediatric population. Int J Pediatr Otorhinolaryngol, 2020, 130：109799.

2. RUBIN B K. Plastic Bronchitis. Clin Chest Med, 2016, 37(3)：405 – 408.

3. YOSHIDA M, FUNATA K, KOINUMA G, et al. Plastic bronchitis associated with influenza. J Pediatr, 2021, 238：336 – 337.

4. ZHONG H, YIN R, ZHAO R, et al. Analysis of clinical characteristics and risk factors of plastic bronchitis in children with mycoplasma pneumoniae pneumonia. Front Pediatr, 2021, 9：735093.

5. SEEAR M, HUI H, MAGEE F, et al. Bronchial casts in children：a proposed classification based on nine cases and a review of the literature. Am J Respir Crit Care Med, 1997, 155(1)：364 – 370.

6. KUNDER R, KUNDER C, SUN H Y, et al. Pediatric plastic bronchitis：case report and retrospective comparative analysis of epidemiology and pathology. Case Rep Pulmonol, 2013, 2013：649365.

病 例 3

博卡病毒感染致塑型性支气管炎

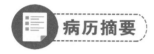 病历摘要

【基本信息】

患儿，男，11 月龄。

主诉：咳嗽、喘息 2 天，加重伴气促、发热 1 天。

【病史】

2 天前无明显诱因出现咳嗽，伴喘息。1 天前患儿咳嗽、喘息明显加重，伴气促、发热，热峰 38.6 ℃，到门诊就诊，给予"甲泼尼龙 15 mg、头孢西丁 0.75 g"静脉滴注、"布地奈德 + 沙丁胺醇"及"干扰素 α1b"雾化吸入治疗，喘息曾有一过性好转，但反复。为求进一步诊治，门诊以"喘息性支气管炎、肺炎?"收入院。

患儿自患病以来精神稍差，食欲下降，大小便无明显异常。

既往有上呼吸道感染病史，无喘息史。否认吸入呛咳史。出生史、喂养史、生长发育史、预防接种史均无特殊。否认过敏史和过敏性疾病家族史。

【体格检查】

入院查体：体温 38.4 ℃，脉搏 181 次/分，呼吸 70 次/分，体重 10.6 kg，SpO_2 94%（呼吸空气）。精神反应差，烦躁，无明显发绀，可见鼻煽和三凹征。咽充血，扁桃体 I°肿大，双肺呼吸音粗，闻及广泛哮鸣音及湿啰音。心音有力，心率

增快，无杂音。腹软，肝脾无肿大，肢端暖。

【辅助检查】

血常规：WBC 13.2×10^9/L，中性粒细胞百分比63%，淋巴细胞百分比28%，Hb 126 g/L，PLT 379×10^9/L，CRP 11.5 mg/L。

肺炎支原体IgM（金标法）：阴性。

血气分析：pH 7.432，吸入气氧浓度（FiO_2）29%，动脉血氧分压（PaO_2）98 mmHg，动脉血二氧化碳分压（$PaCO_2$）28.4 mmHg。

血生化电解质：丙氨酸转氨酶（alanine transaminase，ALT）65 U/L，天冬氨酸转氨酶（aspartate aminotransferase，AST）47 U/L，稍高，余无明显异常。

鼻咽拭子呼吸道病原体13项PCR：博卡病毒阳性，其余包括甲型流感病毒、乙型流感病毒、冠状病毒、呼吸道合胞病毒、H1N1、H3N2、腺病毒、副流感病毒、偏肺病毒、肺炎支原体、肺炎衣原体均阴性。

痰和支气管肺泡灌洗液细菌培养：阴性。

支气管肺泡灌洗液定量PCR：甲型流感病毒、乙型流感病毒、腺病毒、肺炎支原体、沙眼衣原体和结核分枝杆菌均阴性。

支气管肺泡灌洗液抗原免疫荧光：呼吸道合胞病毒、腺病毒、甲型流感病毒、乙型流感病毒及副流感病毒Ⅰ～Ⅲ均阴性。

支气管肺泡灌洗液细胞分类：中性粒细胞42%，巨噬细胞40%，淋巴细胞5%，嗜酸性粒细胞10%，部分黏液中见大量嗜酸性粒细胞。

后续使用支气管肺泡灌洗液和管型标本分别进行定量PCR检测，结果显示博卡病毒阳性、甲型和乙型流感病毒阴性。

【影像学检查】

入院胸部X线检查：右下肺野大片致密影，肋膈角不清，纵隔右偏，提示右侧肺不张（图3-1）。

胸部CT：可见右肺中叶节段性肺不张，右肺下叶肺不张，右中叶段支气管不通畅，右下叶支气管闭塞，右侧少量胸腔积液（图3-2）。

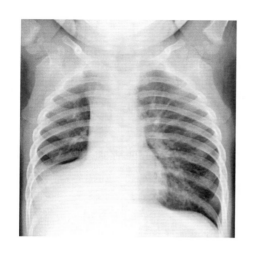

图 3-1　入院胸部 X 线

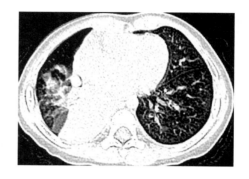

图 3-2　胸部 CT

支气管镜术取出的塑型样物（部分）见图 3-3。

出院后 1 周复查胸部 X 线，显示基本恢复正常（图 3-4）。

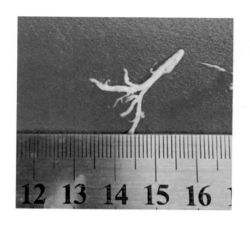

图 3-3　支气管镜术取出的
塑型样物（部分）

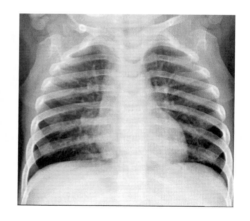

图 3-4　胸部 X 线（出院后 1 周）

【治疗经过】

入院后告病重，给予面罩吸氧、退热、补液支持治疗；布地奈德 + 异丙托溴铵 + 沙丁胺醇雾化，每半小时 1 次 × 3 次，后改为 2 小时 1 次 × 2 次；甲泼尼龙 1 mg/kg 静脉滴注抗炎、平喘；头孢曲松静脉滴注抗感染。患儿改善不明显，仍持续高热，热峰 40 ℃，喘憋，气促，心率 190 次/分，呼吸（50～70）次/分，面

罩吸氧下 SpO_2 92%~97%。入院胸部 X 线检查（图 3-1）和进一步胸部 CT（图 3-2）检查均提示右下肺不张。根据胸部影像学结果，考虑塑型性支气管炎，流感病毒感染可能性大，加奥司他韦口服。同时行支气管镜检查，见右肺中下叶开口黏膜水肿、狭窄，下叶背段和基底段吸出塑型性分泌物（图 3-3）。支气管镜检查术后患儿气促和呼吸困难明显缓解，不吸氧下 SpO_2 可达100%。病原结果明确为博卡病毒后立即停用奥司他韦，2 天后停用头孢曲松，4 天后出院。出院前复查胸部 X 线，提示肺不张较前明显吸收好转。出院后 1 周复查胸部 X 线，提示正常（图 3-4）。

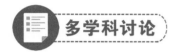

多学科讨论

【内科医师甲】

本例患儿为 11 月龄小婴儿，起病急，病程短，以咳嗽、喘息、发热为主要表现，双肺闻及广泛哮鸣音，首先考虑为病毒感染引起的急性毛细支气管炎可能性大，鉴别诊断需考虑肺炎、塑型性支气管炎、哮喘急性发作等。入院后患儿喘憋，缺氧，初始治疗给予糖皮质激素 + β 受体激动剂雾化吸入，全身性糖皮质激素静脉滴注抗炎、平喘治疗，症状无缓解。结合患儿高热症状，临床应高度警惕塑型性支气管炎，随后胸部 X 线检查示右侧肺不张，支持该诊断。及时安排支气管镜检查，确诊并取出支气管内塑型样物后，患儿症状很快缓解，4 天后痊愈出院。本病例诊治过程提示，临床上对于感染相关的喘息症状，如全身症状重（高热、喘憋进行性加重等）、常规治疗效果不佳时，需注意合并塑型性支气管炎。胸部影像见肺不张支持诊断，支气管镜检查可确诊同时也是最重要的治疗手段。

【内科医师乙】

塑型性支气管炎是指内生性异物局部或广泛性堵塞支气管，导致肺部分或全部通气功能障碍的一种少见疾病。根据支气管管型的组织学特征，塑型性支气管炎分

2 种类型。临床上，塑型性支气管炎起病急，进展快，出现发热、咳嗽、气促、喘憋等症状，如不及时解除气道梗阻，即使在呼吸机辅助通气情况下，呼吸窘迫症状仍可能进行性加重，出现呼吸衰竭甚至导致死亡。因此，应及时行支气管镜检查，取出管型，解除气道梗阻。本例患儿支气管镜治疗后高热和呼吸窘迫症状很快改善。

国外报道的塑型性支气管炎病例多为心脏疾病相关型，如先天性心脏病修补术后（Fontan、Blalock-Taussig 分流术），以单心室心脏病 Fontan 术后多见。肺淋巴管异常也可引起塑型性支气管炎。国内报道的病例多由感染所致，以甲型流感病毒感染最为常见，因此本例患儿在临床怀疑塑型性支气管炎时，即经验性加用奥司他韦口服。此外，乙型流感病毒、肺炎支原体、腺病毒感染所致塑型性支气管炎也有报道，而博卡病毒引起塑型性支气管炎的报道较少。

【内科医师丙】

人博卡病毒（human bocavirus，HBoV）是一种单副链 DNA 病毒。最早于 2005 年在呼吸道感染儿童的鼻咽部分离出 HBoV1，2009—2010 年从粪便标本中分离出 HBoV2、HBoV3 和 HBoV4。在全球范围内，HBoV1 是儿童呼吸道感染的重要病原，可引起咳嗽、喘息、发热、卡他症状、呼吸困难、呕吐、腹泻，常见的诊断是鼻炎、中耳炎、肺炎、毛细支气管炎、哮喘加重等。有研究表明高病毒载量与病情严重程度相关。虽然多数 HBoV 呼吸道感染是轻中度、自限性疾病，但也有报道 HBoV 呼吸道感染导致呼吸衰竭甚至死亡，因此临床应警惕重症 HBoV 肺炎。HBoV 引起塑型性支气管炎目前国外有少数个案报道，一例为 14 月龄既往健康婴儿，咳嗽 5 天，高热 2 天，并出现呼吸困难，胸部 X 线检查示左肺不张，胸部 CT 示左主支气管堵塞，支气管镜取出异物后病情很快缓解；另一例为 22 月龄婴儿，咳嗽、轻微呼吸困难 3 天后症状加重出现呼吸窘迫，左肺呼吸音降低，胸部 X 线检查示左肺不张，支气管镜清除管型后明显好转。这两例患儿支气管肺泡灌洗液和（或）塑形物 HBoV1 DNA 均为阳性，其中一例 HBoV1 IgG 恢复期比急性期升高 4 倍以上，证实 HBoV1 感染本身可导致塑型性支气管炎。

【介入科医师】

支气管镜手术取出塑型性内生性异物是治疗塑型性支气管炎的主要措施，国内通常使用软式可弯曲支气管镜，有以下手术方法：①经肺泡灌洗和负压吸引，必要时可先喷洒黏液溶解剂如乙酰半胱氨酸，负压通常为 100～200 mmHg（1 mmHg = 0.133 kPa），必要时可适当增加负压。选择的负压以不引起支气管管腔发生明显塌陷和患儿发生低氧血症为宜，利用负压将较大管型缓慢拖拽出气道，碎裂的细小管型可经反复肺泡灌洗取出。②通过与内镜工作孔道相匹配的钳子钳取管型，多数管型是较易碎裂的，此种方法亦多配合肺泡灌洗。③通过毛刷缠绕拖拽出管型。对于经 1 次支气管镜操作不能完全取出管型的塑型性支气管炎患儿，可在结合胸部物理治疗、雾化乙酰半胱氨酸等治疗下，多次行支气管镜治疗。部分塑型性支气管炎患儿在支气管镜操作过程中会出现一过性低氧血症、肺出血、喉头水肿，但严重并发症如纵隔气肿、气胸、心搏骤停等未见报道。关于支气管镜手术并发症的处理，如术中出现低氧血症，经充分给氧和暂缓操作后可缓解；术中出血，可喷洒 9 g/L 冷盐水（4 ℃）和肾上腺素缓解；术后喉头水肿，可给予雾化吸入糖皮质激素 1～2 天缓解。总体上讲，塑型性支气管炎患儿的支气管镜手术是安全的，尽管部分患儿可能会出现相关并发症，但经相应处理后可控制并缓解。本例患儿经及时开展支气管镜术，既明确了诊断又及时有效地缓解了气道阻塞。

病例点评

塑型性支气管炎在国外多见于 Fontan 手术后，而在国内多见于病毒感染，其中流感病毒、腺病毒和肺炎支原体感染引起塑型性支气管炎已被广泛认识，本病例表明博卡病毒也可引起塑型性支气管炎。本例患儿入院后先按病毒感染诱发喘息给予抗炎、平喘治疗，高热、呼吸窘迫进行性加重以及胸部 X 线检查提示肺不张，鉴别诊断首先考虑塑型性支气管炎，立即给予奥司他韦口服以覆盖最常见的病原流感病毒，并及时安排支气管镜检查和治疗；取出管型后呼吸道症状很快缓解，在明确为博卡病毒感染后及时停用奥司他韦,随后停用头孢曲松。本例患儿的诊治经过体现了正确的诊断思路和规范的治疗措施。可弯曲支气管镜负压吸引通常足以吸出塑型性支气管炎的管型,少数病例可能需要毛刷、冷冻等介入措施。感染性塑型性支气管炎通常"一劳永逸",少数难治性或复发病例可能与哮喘等基础疾病相关,长期管理可应用吸入或系统性糖皮质激素、黏液溶解剂或组织型纤溶酶原激活剂等。

（撰写　陈杰华　点评　郑跃杰　审稿　卢根）

参 考 文 献

1. RUBIN B K. Plastic Bronchitis. Clin Chest Med, 2016, 37(3): 405 – 408.

2. CHRISTENSEN A, KESTI O, ELENIUS V, et al. Human bocaviruses and paediatric infections. Lancet Child Adolesc Health, 2019, 3(6): 418 – 426.

3. OIKAWA J, OGITA J, ISHIWADA N, et al. Human bocavirus DNA detected in a boy with plastic bronchitis. Pediatr Infect Dis J, 2009, 28(11): 1035 – 1036.

4. RÜEGGER C M, BÄR W, ISELI P. Simultaneous atelectasis in human bocavirus infected monozygotic twins: was it plastic bronchitis? BMC Pediatr, 2013, 13: 209.

5. 卢根, 张东伟. 经支气管镜治疗儿童塑型性支气管炎的疗效. 中华实用儿科临床杂志, 2021, 36(4): 253 – 255.

病例 4

儿童博卡病毒感染引发重症肺炎

 病历摘要

【基本信息】

患儿，女，3岁。

主诉：发热、咳嗽2天余。

【病史】

患儿于2天余前（1月20日）食用"瓜子"后呛咳数次，后咳嗽逐渐加重，伴发热，热峰40℃，口服退热药可降至正常，无畏寒、寒战，无抽搐，无喘息、气促，无吐泻。1天前（1月22日）于外院就诊，完善胸部X线检查示"肺炎"，收入院。入院后完善胸部CT示左肺上叶支气管截断、闭塞，左侧气胸，考虑"重症肺炎，支气管异物"可能，给予低流量吸氧、雾化、甲泼尼龙抗炎（1月22日）、哌拉西林他唑巴坦钠抗感染治疗（1月22日）等对症治疗，效果欠佳。为进一步治疗来我院就诊，急诊以"支气管异物？左侧气胸"收入院。

自发病以来，患儿精神、睡眠尚可，食纳欠佳，大小便正常。

新生儿期体健，生长发育正常，正常计划免疫接种，平素体健。否认肝炎或结核等传染病接触史。

【体格检查】

查体：体温37.1℃，脉搏124次/分，呼吸36次/分，体重16.2 kg，SpO₂ 94%（未吸氧下）。神清，精神反应可。全身皮肤无黄染，无发绀和皮疹，浅表淋巴结

未触及肿大。双侧结膜无充血，巩膜无黄染，瞳孔对光反射灵敏。口唇微绀，口腔黏膜光滑，咽稍充血，双侧扁桃体 I°肿大，未见脓性分泌物。颈软，呼吸急促，颈胸部无皮下气肿。左肺呼吸音弱于对侧，右肺可闻及少许干啰音，未闻及哮鸣音。心音有力，律齐，未闻及杂音。腹平软，肝脾肋下未及肿大，肠鸣音正常。神经系统查体未见异常。肢端暖，毛细血管充盈时间 <1 秒。

【辅助检查】

血常规：WBC $11.32 \times 10^9/L$，中性粒细胞百分比 48.6%，淋巴细胞百分比 37.0%，嗜酸性粒细胞计数 $0.29 \times 10^9/L$，Hb 111 g/L，PLT $220 \times 10^9/L$，超敏 C 反应蛋白 7.46 mg/L。

PCT：0.66 ng/mL。

肝肾功能、电解质、心肌酶、体液免疫大致正常。

痰涂片阴性，痰培养及支气管肺泡灌洗液培养均未见细菌生长。

支气管肺泡灌洗液细胞学检查：无色，微浊，有核细胞总数 990 个/μL（90 ~ 260 个/μL），镜检红细胞 +（HPF），巨噬细胞 35.0%（> 85%），中性粒细胞 35.0%（0 ~ 3%），淋巴细胞 25.0%（6% ~ 15%），嗜酸性粒细胞 5.0%（0 ~ 1%）。

支气管肺泡灌洗液呼吸道病原体 13 项 PCR：博卡病毒 DNA 阳性。

支气管镜检查：气管内膜炎症，气管支气管左上叶和下叶见大量黏稠分泌物堵塞气管开口（图 4 - 1）。

【影像学检查】

颈胸部 CT：左肺上叶支气管异物可能性大，伴左肺上叶阻塞性肺不张，肺炎，左侧气胸，气管性支气管（异位型）（图 4 - 2）。

复查胸部 X 线检查提示肺炎仍存在，较前吸收，左心缘旁少量低密度影，对比前片考虑少量气胸可能，较前明显减少（图 4 - 3）。

【治疗经过】

入院后给予中流量吸氧、哌拉西林他唑巴坦钠抗感染、补液、雾化及支气管镜检查等治疗，入院第 4 天体温降至正常，咳嗽逐渐减轻，无明显气促，住院 7 天病情好转出院。

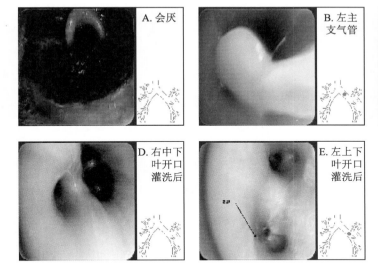

图 4 −1　支气管镜下所见

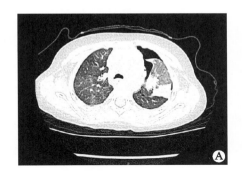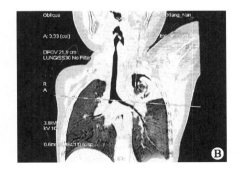

图 4 −2　颈胸部 CT

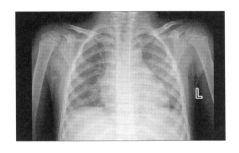

图 4 −3　复查胸部 X 线

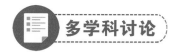

多学科讨论

【内科医师甲】

患儿为3岁女孩，有"异物吸入史"，起病急，进展快，颈胸部CT提示支气管异物，气管镜下却见大量黏稠分泌物堵塞气管开口，区别于传统意义上的"异物"，此为"内生性异物（痰栓）"，结合呼吸道病原体13项PCR示博卡病毒DNA阳性，故考虑诊断为重症肺炎、左肺上叶不张、左侧气胸、博卡病毒感染。

入院后给予完善支气管镜检查＋肺泡灌洗术，以及阿莫西林舒巴坦钠静脉滴注抗感染、补液及退热等对症治疗，患儿较快好转，于住院第4天热退，并及时停用阿莫西林舒巴坦钠，病情好转后于第7天出院。临床上博卡病毒感染引起重症肺炎病例并不多见，需引起重视。

【内科医师乙】

HBoV感染常见于6个月至2岁婴幼儿。有研究提示HBoV是继呼吸道合胞病毒后引起2岁以下儿童呼吸道感染的致病源，与偏肺病毒在婴幼儿毛细支气管炎中的作用一样不容忽视，且其发病无明显季节分布性。各地区检出率不一，广州2.48%（29/1168），苏州4.11%（358/8711），武汉23.16%（333/1438），上海11.44%（31/271）等。混合病毒检出率高，其中以混合呼吸道合胞病毒最为多见，混合感染可能加重病情。

HBoV基因组为单链线性DNA，全长约5.6 kb，为第二细小病毒，根据全基因组测序和序列分析可分为HBoV1、HBoV2、HBoV3、HBoV4。HBoV感染临床常表现为发热、咳嗽、流涕、喘息及呼吸困难等症状，常引起肺炎、支气管炎等呼吸道疾病；也常引起急性胃肠炎等消化道疾病，主要表现为恶心、呕吐、腹泻及腹胀；也有引起病毒性脑炎的报道。HBoV1 DNA在呼吸道标本被检出较多，而HBoV2 DNA、HBoV3 DNA、HBoV4 DNA主要在腹泻患儿的粪便标本中被检出。

相对于 HBoV3 及 HBoV4，HBoV2 在腹泻患儿粪便标本中的检出率和遗传差异相对较高。因此，不难解释临床上呼吸道博卡病毒感染的患儿部分伴有腹泻的现象。

博卡病毒肺炎需与其他病原引起的肺炎、支气管异物等疾病相鉴别。本例患儿有异物吸入史，有咳嗽、喘息，肺部听诊双肺呼吸音不对称，且胸部 CT 提示气胸及肺不张，需考虑支气管异物，但患儿肺部 CT 见阻塞性肺不张、气胸及片状高密度影，临床上有明显气促及低氧血症，这与传统意义上的异物如"瓜子、花生"等吸入表现不同，故需考虑感染因素所致肺炎。从感染病原上考虑，结合患儿实验室检查及既往经验，初步考虑流感病毒、腺病毒及肺炎支原体等感染所致塑形性支气管炎可能性大。本例患儿被诊断为博卡病毒感染，得益于新诊疗技术的开展，呼吸道病原体 13 项 PCR 为我们了解其他病原感染提供了新手段。

【内科医师丙】

本例患儿支气管镜下见痰栓，结合病原考虑博卡病毒感染所致塑型性支气管炎（即内生性异物）可能。据 Niel Patel 等综述得知，引起塑形性支气管炎的常见呼吸道病原为腺病毒、肺炎支原体及流感病毒，其中腺病毒以血清型 7 型为主，病情重，进展迅速。我国胡英惠等通过对 106 小儿内生性异物的临床特点研究发现，其中肺炎支原体肺炎 62 例（58.49%），支气管结核 24 例（22.64%）；翟嘉等通过对 53 例塑型性支气管炎病原学分析得出，肺炎支原体占 52.83%，居第 1 位，其次为乙型流感病毒（占 22.64%），最后为 EB 病毒及副流感病毒（均占 7.55%）。也有个案报道甲型 H3N2 流感病毒与 HBoV 混合感染所致塑型性支气管炎，此类患儿临床多表现为急性起病，有发热、咳嗽，伴喘息、气促、进行性呼吸困难，肺部 CT 示大片肺实变、肺不张或胸腔积液。临床上若出现上述情况，需高度怀疑塑型性支气管炎，尽早行支气管镜检查去除内生性异物。

【放射科医师】

从患儿颈胸部 CT 上看，左肺上叶透亮度减低，体积明显缩小，可见大片状高密度影，周围见条片状气体影环绕，邻近叶间裂明显上抬，相应左肺上叶主支气管及远端分支支气管均不通畅，考虑左肺上叶支气管异物可能性大，伴左肺上叶阻塞性肺不张、左侧气胸；残余充气肺组织及两肺各叶内见散在片状高密度影，局部与胸膜粘连，考虑存在肺炎，影像学表现较重，余未见明显气管支气管狭窄及占位征象。

 **病例点评**

本例患儿为学龄期儿童，以发热、咳嗽为主要表现，有明确"异物吸入史"，起病急，进展快，病情重，支气管镜检查却见"痰栓"，呼吸道病原体 13 项 PCR 提示博卡病毒，这告诉我们应该拓展思维，诊断上不应仅考虑传统意义上的异物，如瓜子、花生等，感染也不可忽视。此外，除传统意义上常见的引起塑形性支气管炎的病毒，如流感病毒、腺病毒外，需考虑其他病毒感染的可能，呼吸道病原检测技术的提高为疾病的精准诊断提供了新手段。另外，HBoV 是儿童呼吸道感染的常见致病源，常引起肺炎、支气管炎等疾病，临床表现常表现为发热、咳嗽、流涕、喘息、呼吸困难等症状。病情较轻，愈后良好，本例患儿症状较重，应引起重视，在明确病原后，需及时停用抗生素。

（撰写　黄妙凤　点评　李兰　审稿　卢根）

病 例 5

儿童腺病毒感染致塑型性支气管炎

病历摘要

【基本信息】

患儿，女，4岁1个月。

主诉：咳嗽2周，发热11天，腹泻1天。

【病史】

患儿于入院前2周出现咳嗽，为阵发性干咳，初不剧，无发热、呕吐、腹泻等不适，至当地卫生院就诊，给予输液3天（具体药物不详），症状未见好转。11天前患儿出现发热，体温最高40℃左右，热峰1~2次/天，口服退热药可降至正常，伴咳嗽加重，无畏寒、寒战，无呕吐、腹泻，无气喘等，遂至当地人民医院住院治疗（2018年4月3日—9日）。查胸部CT（4月8日）示两肺感染性病变，考虑诊断"急性重症肺炎"，给予"阿奇霉素（4月3日—7日）、头孢曲松钠（4月7日、8日）、注射用头孢哌酮钠舒巴坦钠（4月8日、9日）"静脉抗感染治疗及雾化对症治疗，患儿症状无好转。1天前患儿出现腹泻，为黄色稀糊便，4~5次/天，遂来我院急诊，大气吸入下测血氧饱和度为91%~92%，鼻导管吸氧1 L/min下血氧饱和度为94%，给予面罩吸氧。行血常规（五分类）+超敏C反应蛋白测定（4月9日）示 WBC 21.33×10^9/L，中性粒细胞百分比91.4%，PLT 258×10^9/L，超敏C反应蛋白44.97 mg/L，PCT 25.73 ng/mL，急诊拟"急性重症肺炎"收住入院。

自发病以来，神清，精神软，胃纳欠佳，睡眠欠安，大便如上述，小便偏少，体重无明显减轻。

新生儿期体健，生长发育正常，正常计划免疫接种，平素体健。否认肝炎及结核等传染病接触史。

【体格检查】

体温37.9 ℃，脉搏144 次/分，呼吸36 次/分，血压84/42 mmHg。神清，精神软，口唇及颜面无发绀，呼吸略促，可及三凹征，颈部淋巴结未触及肿大，咽红，扁桃体无肿大。听诊两肺呼吸音粗，可闻及中小湿啰音。心音中等，律齐，未闻及病理性杂音。腹平软，肝脾脏肋下未触及，神经系统查体隐性，全身皮肤略干。

【辅助检查】

血常规：WBC 21.33×10^9/L，中性粒细胞百分比91.4%，淋巴细胞百分比11%，Hb 121 g/L，PLT 258×10^9/L。

血生化：丙氨酸转氨酶103 U/L，天冬氨酸转氨酶216 U/L。

CRP：44.97 mg/L。

呼吸道病毒免疫荧光：痰液腺病毒弱阳性，支气管肺泡灌洗液腺病毒阳性。

PMseq™感染病高通量基因测序：人类腺病毒7 型（99.80%）。

肺炎支原体、肺炎衣原体抗体阴性。

血沉正常。

抗核抗体（ANA）、抗双链DNA（dsDNA）抗体阴性。

G、GM 试验阴性。

结核菌素纯蛋白衍生物（PPD）试验、T-SPOT. TB 试验阴性。

血培养阴性。

痰液及支气管肺泡灌洗液抗酸杆菌涂片、细菌培养、结核分枝杆菌培养、真菌培养均阴性。

脑脊液：常规、生化均正常，墨汁染色未找到隐球菌，抗酸染色未找到抗酸杆菌，培养阴性。

骨髓穿刺术：粒细胞明显增生，与感染相一致。

胸腔积液检查：约50 mL，为轻度混浊、淡黄色液体。

支气管镜检查：右细支气管被白色弹性物质完全阻塞（图5-1A）；病理报告示片状纤维素样坏死组织，广泛的嗜酸性粒细胞浸润（图5-1B）。过碘酸希夫染色阴性，抗酸染色未找到阳性菌。

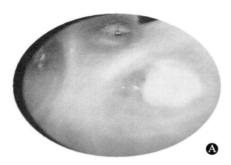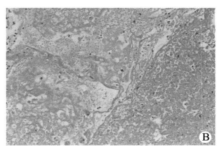

图5-1　支气管镜检查和病理

【影像学检查】

胸部X线、CT检查示右上肺叶和双下肺叶实变（图5-2A，图5-2B）。恢复期复查胸部CT提示病灶较前吸收明显（图5-2C）。

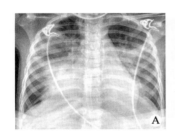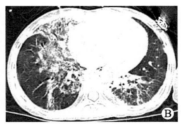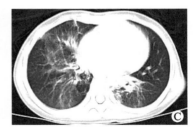

图5-2　胸部X线和CT

【治疗经过】

入院后给予注射用头孢哌酮钠舒巴坦钠、利奈唑胺、注射用美罗培南、伏立康唑抗感染、甲泼尼龙抗炎、体外膜氧合器（extracorporeal membrane oxygeneration，ECMO）

生命支持及输血、白蛋白、丙种球蛋白、静脉高营养等对症支持治疗。入院 15 天后症状明显好转，但出现感染后低热综合征，共住院 39 天，后病情好转出院（图 5 - 3）。

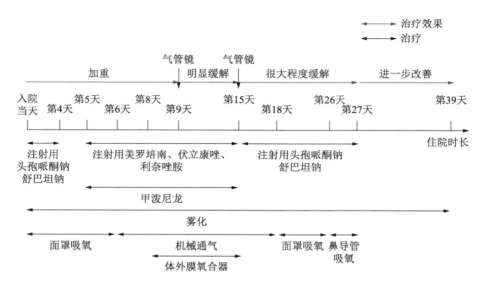

图 5 - 3　治疗经过示意

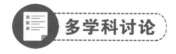

【内科医师甲】

本例患儿为学龄前女童，病程持续 2 周，临床主要表现为发热、咳嗽、难以纠正的低血氧饱和度、多系统受累，常规抗生素治疗无效；肺部体征明显，影像学表现似细菌性肺炎，未见典型塑型性支气管炎征象；入院后行支气管镜检查取出塑型物，病理染色符合Ⅰ型塑型性支气管炎，支气管肺泡灌洗液高通量基因组测序检出人类腺病毒 7 型，故确诊。同时，支气管镜取出塑型物解除气道阻塞及体外膜氧合技术在心肺衰竭期的支持，促成该患儿的康复。

腺病毒是无包膜的双链 DNA 病毒，一般通过呼吸道飞沫传播，因血清类型的不同具有不同的临床表现。腺病毒肺炎是一种由腺病毒感染引起的病毒性肺炎。我国流行的腺病毒肺炎大多数由 3 型和 7 型腺病毒引起，多见于 5 岁以下的婴幼儿，占所有儿科呼吸道疾病的 2%～5%，占儿童社区获得性肺炎的 4%～10%。腺病毒肺炎一般发热急骤，往往发病1~2天即达到39℃以上的高热，大部分患儿最高体温可超过40℃。多数患儿起病后有咳嗽、咽部充血，较重者还可以出现呼吸困难、喘憋和口唇青紫，以及一些神经系统症状，如嗜睡、精神萎靡等。

腺病毒感染的确定可以通过呼吸道分泌物的病毒抗原检测和核酸检测，核酸检测进一步测序可以判断分型。近年来，高通量基因组测序发展迅速，其通过与4个微生物基因组数据库中的3446种细菌、206种真菌、4152种病毒和140种寄生虫的病原序列进行比较，可确定病原体。其具有如下优点：诊断最具挑战的感染性疾病；发现未知病原体；检测难以诊断的病原体；混合感染中鉴定到更多病原体；急性感染性疾病精准诊断；协助诊断疑难复杂/危重症感染。对于婴幼儿腺病毒肺炎，尽早进行分型检测有助于识别重症病例，避免延误诊治带来的不良影响。

腺病毒肺炎的治疗要点为抗病毒治疗（西多福韦为现阶段首选抗腺病毒药物，但无RCT研究，尚未引进入国内，其适用性及安全性有待进一步研究证实）；氧疗与呼吸支持；免疫调节治疗（丙种球蛋白及糖皮质激素）；支气管镜检查（镜下直接观察病变肺组织、支气管肺泡灌洗通畅气道、支气管肺泡灌洗液送检病原学检查）；体外膜氧合技术（重症腺病毒肺炎病死率高，危重症病例需要体外膜氧合技术支持，但成功率不高）。

【内科医师乙】

塑型性支气管炎的特征是病因不明的支气管内铸型形成，导致局限或广泛的支气管阻塞、通气障碍和气体转运障碍，甚至发生危及生命的呼吸和循环衰竭。儿童塑型性支气管炎已经在几种疾病中被报道，如哮喘、变态反应性疾病、囊性纤维化和镰状细胞疾病相关的急性胸部综合征。目前国外的研究主要集中在Fontan手术治疗儿童先天性心脏病所致塑型性支气管炎，其被认为是一种死亡率为4%~14%的重要并发症。

塑型性支气管炎的临床表现多样，主要表现为咳嗽、胸痛、喘息、呼吸急促、严重呼吸窘迫、严重的全身性低氧血症，以及致死性心肺衰竭和多器官功能障碍。

支气管镜检出支气管树突状管型是诊断塑型性支气管炎的金标准。应用支气管镜和支气管肺泡灌洗去除阻塞气道的塑型物是治疗塑型性支气管炎的关键。

由于人类细胞允许人腺病毒生长和复制，使其可在气道上皮细胞中复制，引发毒性炎症风暴（与本病例相似），最终导致细胞溶解和细胞死亡，所以严重的人腺病毒感染表现为支气管上皮脱落、炎性细胞和黏液浸润、支气管腔闭塞（阻塞性支气管炎）等，这可能是塑型性支气管炎的危险因素。

【病理科医师】

塑型性支气管炎分为以下两种类型：Ⅰ型，主要累及纤维蛋白，伴有致密的嗜酸性粒细胞浸润，通常是炎症性肺部疾病的根本原因；Ⅱ型，主要涉及黏蛋白，无任何急性炎性浸润，偶见少量单核细胞。本例患儿病理检查提示片状纤维素样坏死组织、广泛的嗜酸性粒细胞浸润，符合塑型性支气管炎Ⅰ型。

【放射科医师】

本例患儿两肺野可见团片状密度增高影，边缘模糊，部分病灶内可见少许空气支气管征；心缘模糊；两膈模糊，两侧肋膈角不清。空气支气管征提示肺部病变以实变为主，远端不排除肺不张等表现。

【介入科医师】

支气管镜检查是将支气管镜通过口腔、喉、气管进入到较深的支气管及肺的上部进行观察，其可视范围大，并且还可以用于肺活检和支气管肺泡灌洗。对于本例患儿而言，因其存在明显的气道阻塞症状、难以纠正的呼吸衰竭和无法明确的病原体，进行支气管镜检查及肺泡灌洗操作有多重受益。支气管镜下塑型物的取出解除了气道阻塞，肺泡灌洗清理了呼吸道，肺泡灌洗液高通量基因组测序明确了病原体。

 病例点评

腺病毒可引起呼吸道炎症反应，进展后可出现支气管黏膜坏死、分泌物和坏死

组织阻塞管腔等一系列病理改变，进而可引起塑型性支气管炎。腺病毒感染后的临床特征和影像学特点可模拟细菌性肺炎，临床上需警惕鉴别。腺病毒的诊断多依据PCR，包括咽拭子、痰液、支气管肺泡灌洗液等。对于危重症病例，建议完善支气管肺泡灌洗液高通量测序，既可明确腺病毒分型，又可以明确是否合并其他病原体感染。

　　此外，需要注意的是，由于腺病毒是引起儿童感染后闭塞性细支气管炎的主要病原，因而对于患儿预后，动态评估观察肺功能和影像学尤为重要。

（撰写　张飞洲　点评　唐兰芳　审稿　卢根）

参 考 文 献

1. LU Z, ZHENG Y. Plastic bronchitis associated with adenovirus infection. Lancet Infect Dis, 2018, 18(4): 474.

2. SOYER T, YALCIN S, EMIRALIOĞLU N, et al. Use of serial rigid bronchoscopy in the treatment of plastic bronchitis in children. J Pediatr Surg, 2016, 51(10): 1640 – 1643.

3. MILLAR J E, BARTNIKOWSKI N, VON BAHR V, et al. Extracorporeal membrane oxygenation (ECMO) and the acute respiratory distress syndrome (ARDS): a systematic review of pre-clinical models. Intensive Care Med Exp, 2019, 7(1): 18.

病 例 6

儿童重症腺病毒、肺炎支原体肺炎合并噬血细胞综合征

 病历摘要

【基本信息】

患儿，男，4岁7个月。

主诉：咳喘6天，发热2天。

【病史】

患儿于入院前6天无明显诱因出现阵发性干咳，有痰不易咳出，有喘息，无发热，无呼吸困难，家长未重视。入院前2天患儿出现发热，体温最高39℃，呈弛张热，无寒战及抽搐，咳嗽较前加重。就诊于外院，完善胸部X线检查提示"肺炎"，未予以特殊处理。为进一步治疗，至我院门诊就诊，诊断为"肺炎"，予以"头孢曲松钠"静脉滴注1次及口服止咳药物、雾化治疗，患儿仍有反复发热，咳嗽、喘息较前加重，伴有气促，无面色青紫，未吸氧SpO$_2$难维持在95%以上。门诊以"支气管肺炎"收入院。

患儿自发病以来，精神、食纳欠佳，睡眠一般，体重无明显变化。

新生儿期体健，生长发育正常，正常计划免疫接种，平素体健。否认肝炎及结核等传染病接触史。

【体格检查】

体温39.1℃，脉搏146次/分，呼吸54次/分，血压95/60 mmHg，血氧饱和度

95%（中流量吸氧）。神志清楚，精神欠佳，烦躁，浅表淋巴结未触及肿大，皮肤无皮疹及出血点，鼻煽，口唇微绀，咽充血，呼吸促，轻度三凹征。双肺呼吸音粗，对称，可闻及明显痰鸣音、喘鸣音。心音有力，律齐，未闻及杂音。腹软，无压痛及反跳痛，肝肋下 2 cm 触及。神经系统查体未见异常。肢端暖。

【辅助检查】

2 月 10 日血常规：WBC 5.73×10^9/L，中性粒细胞绝对值 4.88×10^9/L，淋巴细胞绝对值 0.79×10^9/L，红细胞计数（red blood cell count，RBC）4.39×10^{12}/L，Hb 126 g/L，PLT 247×10^9/L；CRP 1 mg/L。

2 月 17 日血常规：WBC 0.83×10^9/L，中性粒细胞绝对值 0.61×10^9/L，淋巴细胞绝对值 0.19×10^9/L，RBC 3.45×10^{12}/L，Hb 105 g/L，PLT 64×10^9/L；CRP 26.2 mg/L。

2 月 13 日心肌酶：乳酸脱氢酶 4041 IU/L，血清铁蛋白 4693 μg/L，甘油三酯 1.53 mmol/L。

辅助 Th1Th2 细胞因子：IL-2 9.73 pg/mL，IL-4 2.93 pg/mL，IL-6 272 pg/mL，IL-10 160 pg/mL。

2 月 21 日血清铁蛋白 6512 ng/mL。

2 月 23 日凝血四项：血浆纤维蛋白原 1.41 g/L。

3 月 6 日血脂：甘油三酯 2.44 mmol/L。

血培养阴性。

咽拭子：肺炎支原体 DNA 2.35×10^4 拷贝/mL。

支气管肺泡灌洗液：肺炎支原体 DNA 6.82×10^5 拷贝/mL，腺病毒阳性；支气管肺泡灌洗液病原高通量测序：肺炎链球菌、人类腺病毒 7 型、肺炎支原体阳性。

支气管镜检查：气管内膜炎症，叶段支气管开口见较多黏稠血性分泌物。

骨髓穿刺：全片见较多组织细胞及噬血组织细胞，主要有吞噬白细胞、红细胞、血小板等。

其他：脑电图不正常（大量弥漫性 δ 波持续发放），肝胆脾超声示肝脏、脾脏弥漫性增大。

【影像学检查】

胸部 X 线：两肺野可见大片实变影，两心缘及左膈面模糊，左侧少量胸腔积液（图 6-1）。

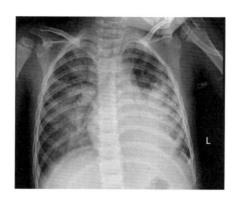

图 6-1　胸部 X 线

胸部 CT：肺炎，以间质为主，两肺透亮度明显不均，可见散在多发片状及条索状高密度影，双肺小叶间隔增厚（图 6-2）。

病程 2 个月时胸部 CT：两肺充气不均，可见散在条索状高密度影（图 6-3）。

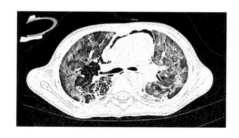 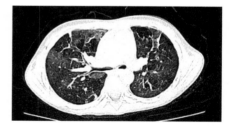

图 6-2　胸部 CT　　　　　　　图 6-3　病程 2 个月时胸部 CT

【治疗经过】

入院后给予高流量呼吸支持、阿莫西林舒巴坦抗感染 4 天、奥司他韦口服 5 天经验性治疗，患儿呼吸困难及高热无好转，血氧饱和度难以维持。入院第 2 天转入 PICU 给予气管插管机械通气，血氧饱和度仍进行性降低，持续高热。入院第 7 天给予体外膜氧合器支持治疗共 2 周，期间患儿病原学提示肺炎支原体、腺病毒感染，改用头孢哌酮钠舒巴坦钠静脉滴注 3 天，联合阿奇霉素口服抗感染治疗，甲泼尼龙 4 mg/（kg·d）×5 天静脉滴注治疗，患儿肺部影像学仍加重，进一步调整为万古霉素、美罗培南联合抗感染 2 周，不排除合并真菌感染，加用伏立康唑抗感染 1 周、阿奇霉素口服 3 个疗程，患儿仍间断发热，伴全血细胞减少、铁蛋白升高、血浆纤维蛋白原下降等噬血细胞综合征表现，给予免疫球蛋白调节免疫及甲泼尼龙 30 mg/（kg·d）×3 天冲击治疗维持内环境稳定及支气管镜肺泡灌洗等治疗。经综合治疗，患儿病情好转，入院 3 周后撤离体外膜氧合器，改为呼吸机辅助通气，期间患儿体温稳定，肺部病变好转，改为吸氧及激素减量抗炎治疗，各项血液指标逐步稳定，住院约 2 个月好转出院。患儿出院时仍有气促、氧依赖，肺部 CT 有闭塞性细支气管炎表现，出院后继续给予泼尼松 1 mg/（kg·d）、阿奇霉素 5 mg/（kg·d）治疗。出院诊断：①重症肺炎（肺炎支原体、腺病毒感染）；②重度急性呼吸窘迫综合征；③噬血细胞综合征；④感染相关性脑病；⑤ICU 获得性衰弱；⑥闭塞性细支气管炎。

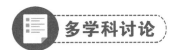

多学科讨论

【内科医师甲】

本例患儿为学龄前儿童，急性起病，进展快，临床表现为高热、呼吸困难，发热超过 7 天，病程中伴随脑病表现，常规抗生素治疗无效，肺部阳性体征，呼吸促，轻度三凹征，大量干湿啰音，病原学提示肺炎支原体、腺病毒阳性，辅助检查提示两系进行性降低，肝胆脾超声提示肝脾增大，铁蛋白升高，甘油三酯升高，骨髓较多噬血细胞，胸部 X 线检查及肺部 CT 可见双肺大片渗出，肺部影像学病变进展快，伴胸腔积液，故诊断为重症腺病毒、肺炎支原体肺炎继发噬血细胞综合征、重度急性呼吸窘迫综合征、胸腔积液、感染相关性脑病、闭塞性细支气管炎。

噬血细胞综合征，又称噬血细胞性淋巴组织细胞增生症（hemophagocytic-lymphohistiocytosis，HLH），是一种罕见的由免疫异常引起的全身过度炎症反应综合征，可发生于各年龄儿童，进展快，死亡率高，临床需要高度重视。HLH 可表现为持续发热、肝脾肿大、全血细胞减少以及骨髓、肝、脾、淋巴结组织出现吞噬血细胞现象，可分为原发性及继发性，后者常被报道与 EB 病毒、巨细胞病毒、肺炎支原体、细菌、寄生虫、分枝杆菌和真菌等感染有关，但多为 EB 病毒感染。深圳某医院回顾性分析 10 年间收治重症肺炎相关性 HLH 患儿，其中肺炎支原体、腺病毒及肺炎支原体混合腺病毒为儿童重症肺炎相关性 HLH 的主要病原体，占56.67%，且可出现神经系统症状。结合临床资料发现，肺炎支原体及腺病毒肺炎肺外并发症多，可能与病原体本身及其诱发机体的炎症反应有关，引起的肺部和全身炎症反应更重。

本例患儿发病前 1 周仅出现阵发性干咳，咳痰困难，伴喘息，无发热，此时可能处于肺炎支原体及腺病毒感染的早期。1 周后，患儿出现持续高热，支气管肺泡灌洗液病原学检查示肺炎支原体、腺病毒阳性，明确诊断为肺炎支原体合并腺病毒感染。入院后患儿仍持续高热，伴脑病表现、全血细胞减少、铁蛋白升高，需高度警惕肺炎支原体及腺病毒感染继发 HLH。

【内科医师乙】

儿童社区获得性肺炎是全球儿童死亡的主要原因，临床上对重症肺炎的并发症及死亡原因多关注呼吸衰竭及器官功能障碍，但近年研究发现 HLH 是重症肺炎的一种致死性并发症。目前公认的 HLH 诊断标准由国际组织细胞协会于 2004 年修订，符合以下 2 条标准中任何 1 条可诊断为 HLH：①分子诊断符合 HLH：在目前已知的 HLH 相关致病基因如 *PRF1*、*UNC13D*、*STX11*、*STXBP2*、*Rab27a*、*LYST*、*SH2D1A*、*BIRC4*、*ITK*、*AP3β1*、*MAGT1*、*CD27* 等中发现病理性突变。②符合以下8 条指标中 5 条：A. 发热：体温 >38.5 ℃，持续 >7 天；B. 脾大；C. 血细胞减少（累及外周血两系或三系）：Hb <90 g/L，PLT < 100×10^9/L，中性粒细胞绝对值 <1.0×10^9/L 且非骨髓造血功能减低所致；D. 高三酰甘油血症和（或）低纤维蛋白原血症：三酰甘油 >3 mmol/L 或高于同年龄 3 个标准差，纤维蛋白原 <1.5 g/L 或低于同年龄 3 个标准差；E. 在骨髓、脾脏、肝脏或淋巴结里找到噬血细胞；F. 血清铁蛋白升高：铁蛋白≥500 μg/L；G. NK 细胞活性降低或缺如；H. sCD25（可溶性 IL-2 受体）升高。

本例患儿持续高热 >7 天，血常规两系降低，中性粒细胞绝对值降至 $1.0 \times 10^9 /L$ 以下，血小板计数降至 $100 \times 10^9 /L$ 以下，纤维蛋白原低于 1.5 g/L，血清铁蛋白升高，并伴有肝、脾弥漫性增大，骨髓穿刺也见较多组织细胞及噬血组织细胞，符合 HLH 诊断标准。

需要注意的是，脓毒症患儿也可能出现上述血细胞计数及生化异常现象，但 HLH 患儿通常发热持续时间更长，并呈现反复发热的特征。血清铁蛋白水平升高的程度可以帮助区分 HLH 与脓毒症，研究显示 HLH 患儿血清铁蛋白中位数和最大值分别为 3171 ng/mL 和 28 231 ng/mL，而在严重脓毒症或脓毒症休克的儿童中，血清铁蛋白中位数仅为 303 ng/mL。因此，有学者建议将血清铁蛋白升高联合发热、血细胞减少及肝脾异常变化的四联症进行早期预警。《噬血细胞综合征诊断标准（HLH-2004）》将血清铁蛋白 ≥500 ng/mL 作为 HLH 的诊断标准之一，但其特异性较低。近年来，关于血清铁蛋白 >500 ng/mL 在诊断 HLH 中的意义，以及是否需要提高血清铁蛋白的诊断阈值成为临床讨论的热点。首都医科大学附属北京儿童医院研究发现，血清铁蛋白阈值为 934 ng/mL 时，辅助诊断 HLH 的敏感性、特异性分别为 87.2% 和 88.4%。动态监测 HLH 相关临床指标对于评估 HLH 病情有重要意义。

【放射科医师】

重症肺炎继发 HLH 患者的肺部影像学表现主要与相关病原体感染有关。腺病毒感染的胸部 X 线早期表现为两肺纹理增多、毛糙，双肺中内带明显，于病程第 3 ~ 第 7 天出现片状影，以小片状融合多见，进一步发展可表现为大片病变，易发生黏液栓，形成塑型和坏死物阻塞气道，部分患儿可合并胸腔积液、气胸、纵隔气肿和皮下气肿。肺炎支原体肺炎 CT 可表现为结节状或小斑片影、磨玻璃影、支气管壁增厚、马赛克征、树芽征、支气管充气征、支气管扩张、胸腔积液等，合并混合感染时吸收慢，一般在 4 周时大部分吸收，8 周时完全吸收。重症患者易遗留慢性气道和肺疾病。

本例患儿病情重，肺部阴影进展迅速，早期胸部 X 线表现为双肺多灶实变，病程 1 个月时影像学表现为双肺弥漫性渗出、顽固低氧血症，考虑并发急性呼吸窘迫综合征、纵隔气肿，影像学随访遗留闭塞性细支气管炎。对于肺炎基本控制、体温正常、咳嗽明显好转而喘息持续存在、运动不耐受或氧依赖、肺部啰音和哮鸣音持续患儿，应当考虑闭塞性细支气管炎，需进行肺功能和高分辨率 CT 检查确诊。

【PICU 医师】

由于 HLH 一旦发生，进展速度很快，直接危及患者生命，因此在机体受到高细胞因子血症的不可逆损伤之前进行干预十分关键。HLH 治疗分两个方面，一方面是诱导缓解治疗，以控制过度炎症状态为主，达到控制 HLH 活化进展的目的；另一方面是病因治疗，针对感染原进行抗感染治疗及支持治疗，达到防止 HLH 复发的目的。其中，①诱导治疗：目前广泛应用的标准治疗方案是 HLH-1994 方案或 HLH-2004 方案，抑制炎症反应的药物有地塞米松、依托泊苷、环孢霉素等。②病因治疗：在继发性 HLH 的一些研究中，治疗潜在的疾病被认为是治疗继发性噬血细胞综合征的最有效办法。针对病原的抗感染治疗及支持治疗也十分关键。

患儿入院后应根据病原学检测结果选择相应的治疗药物，肺炎支原体合并腺病毒感染可参考《儿童肺炎支原体肺炎诊治专家共识》《儿童腺病毒肺炎诊疗规范》进行规范治疗。肺炎支原体感染的治疗首选大环内酯类抗生素。对于免疫功能低下的腺病毒肺炎儿童，有个案报道采用西多福韦抗病毒治疗，但其疗效和安全性尚未确定。

国外文献报道，肺炎支原体肺炎相关性 HLH 患儿在及早使用糖皮质激素阻断细胞因子风暴后，预后良好。《儿童腺病毒肺炎诊疗规范（2019 年版）》指出糖皮质激素可增加腺病毒肺炎排毒时间，延长病毒血症期，引起混合感染，临床上需要严格掌握指征，对于病情危重症或炎症反应过强如腺病毒合并 HLH 患儿，可加用激素，必要时采取血浆置换，但慎重使用依托泊苷（VP16）化疗方案。

本例患儿在给予激素进行治疗后也取得较好疗效。从国内外文献来看，虽然及早启动激素已成为共识，但其剂量及使用时间尚未完全统一。

病例点评

　　HLH是儿童重症肺炎的一种严重并发症，进展快、死亡率高。重症肺炎支原体肺炎及腺病毒肺炎可继发HLH。对于重症肺炎尤其难治性肺炎支原体肺炎、腺病毒感染患者，在出现发热病程长、疗效不佳及神经系统症状时，需警惕继发HLH，动态监测HLH相关临床指标、早期诊断及早期使用激素抑制炎症因子风暴，可能改善预后。

（撰写　冯志冠　点评　郑跃杰　审稿　卢根）

参 考 文 献

1. 噬血细胞综合征中国专家联盟，中华医学会儿科学分会血液学组. 噬血细胞综合征诊治中国专家共识. 中华医学杂志，2018，98（2）：91 – 95.

2. 冯志冠，刘小兰，陈杰华，等. 重症肺炎相关性噬血细胞综合征30例临床分析. 中华实用儿科临床杂志，2021，36（3）：199 – 203.

3. MACHOWICZ R, JANKA G, WIKTOR-JEDRZEJCZAK W. Similar but not the same：Differential diagnosis of HLH and sepsis. Crit Rev Oncol Hematol, 2017, 114：1 – 12.

4. ZHAO X X, LIAN H Y, ZHANG L, et al. Significance of serum ferritin level in hemophagocytic lymphohistiocytosis diagnosis. Int J Lab Hematol, 2019, 41（4）：503 – 508.

病例 7
儿童腺病毒合并肺炎支原体感染致重症肺炎

 病历摘要

【基本信息】

患儿，男，1岁4个月。

主诉：咳嗽、喘息伴发热10余天。

【病史】

患儿于入院前10余天出现阵咳，每次3~4声，有痰，喘息明显，伴气促，口唇有发绀，精神反应差，反复高热，热峰40℃，热型不详，无寒战及抽搐，无皮疹，病后至当地医院就诊，诊断为"重症肺炎、中毒性脑病、呼吸衰竭、心力衰竭等"，给予"阿莫西林克拉维酸钾、头孢哌酮钠舒巴坦钠、红霉素、阿昔洛韦、地塞米松、甲泼尼龙、毛花苷C、多巴胺＋多巴酚丁胺、谷胱甘肽"等治疗后，患儿无好转，为求进一步诊治入院，急诊以"重症肺炎"收住PICU。

自发病以来，患儿精神差，睡眠稍差，饮食减少约一半左右，大小便正常，体重无下降。

既往体健，无反复呼吸道感染病史，生长发育正常，按计划正常免疫接种，否认肝炎及结核等病史，否认哮喘家族史，无鼻炎病史。

【体格检查】

体温36.8℃，心率154次/分，呼吸49次/分，体重10.3 kg，血压102/

51 mmHg，氧饱和度91%（面罩吸氧的氧流量为3 L/min）。一般情况差，轻度贫血貌，口周发绀，烦躁，颈无抵抗，三凹征（+）。双肺呼吸音粗、对称，可闻及明显细湿啰音及喘鸣音。腹稍膨隆，肝于右肋下8 cm、剑下4.5 cm可触及，质软，边缘钝，脾未触及，肠鸣音正常，双膝反射稍活跃。四肢端稍凉，足跟毛细血管充盈时间3~4秒。卡疤（+）。

【辅助检查】

血常规：WBC 11.84×10^9/L，淋巴细胞百分比10%，中性粒细胞百分比86%，RBC 3.39×10^{12}/L，Hb 84 g/L，PLT 283×10^9/L。

CRP：158.69 mg/L。

PCT：2.28 ng/mL。

血生化：丙氨酸转氨酶88 U/L，天冬氨酸转氨酶258 U/L，血清总蛋白（TP）51.1 g/L，白蛋白（ALB）24.1 g/L，乳酸脱氢酶3237 U/L，羟丁酸脱氢酶2208 U/L，肌酸激酶（CK）1421 U/L，乳酸脱氢酶同工酶370 U/L。

痰肺炎支原体DNA核酸检测：1.16×10^6 IU/mL。

痰培养：鲍曼复合群不动杆菌，对阿莫西林克拉维酸钾、氨曲南、头孢他啶、厄他培南、环丙沙星、四环素、复方新诺明等均耐药。

呼吸道病原DNA检测：腺病毒（3、4、7、21）亚型、肺炎支原体、副流感病毒阳性。

PPD试验：阴性；T-SPOT. TB试验：阴性。

G试验：127.42 pg/mL；GM试验：阴性。

血培养：阴性。

脑脊液：常规、生化均正常，墨汁染色未找到隐球菌，抗酸染色未找到抗酸杆菌，培养阴性。

骨髓细胞检查报告：骨髓有核细胞增生明显活跃，粒系增生明显活跃，巨红二系增生，细胞形态未见明显异常。

胸部CT（住院前1周）：双肺多发肺炎并部分实变，右侧胸腔少量积液。

胸部X线检查（住院第2天）：双肺肺炎并部分肺实变（图7-1）。

胸部CT（住院第18天）：双肺肺炎伴部分实变，右肺中叶小空洞形成，邻近胸膜粘连增厚（图 7 - 2）。

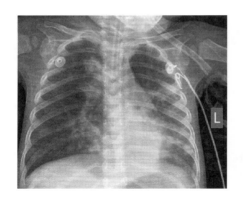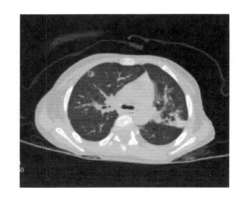

图 7 - 1　胸部 X 线（住院第 2 天）　　　图 7 - 2　胸部 CT（住院第 18 天）

支气管镜检查（住院第 38 天）：右下基底段开口可见坏死物，清理后黏膜有溃疡（图 7 - 3）。

腹部 B 超：①肝右肋下 7.0 cm；②腹水声像图。

超声心动图：三尖瓣轻度反流，估测肺动脉收缩压（PASP）20.5 mmHg，心包积液（少量），降主动脉血流速度增快。

胸部 CT（住院第 40 天）：①双肺肺炎伴部分实变，双肺多发结节及小空腔形成，邻近胸膜粘连增厚，双肺渗出较前稍吸收，双肺新发实性结节；②双肺透亮度不均匀，闭塞性细支气管炎可能（图 7 - 4）。

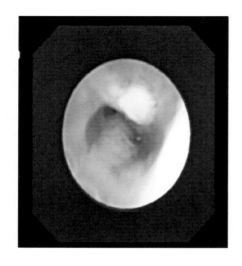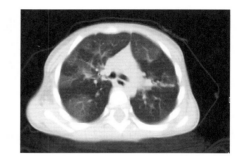

图 7 - 3　支气管镜检查（住院第 38 天）　　图 7 - 4　胸部 CT（住院第 40 天）

肺功能（起病后 6 个月）：潮气呼吸功能异常，存在重度阻塞性通气功能障碍。

支气管镜检查（起病后 6 个月）：闭塞性支气管炎（左下外基底段第 5 级支气管可见闭塞）（图 7-5）。

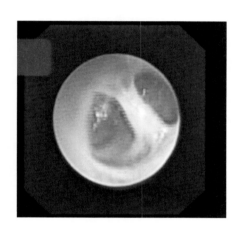

图 7-5 支气管镜下所见（起病后 6 个月）

【治疗经过】

入 PICU 后给予吸氧、呼吸机辅助通气治疗 2 周、美罗培南抗感染治疗 20 天、阿奇霉素抗肺炎支原体治疗 2 周、静脉滴注人免疫球蛋白支持治疗、甲泼尼龙抗炎、氟康唑预防真菌感染 15 天等后，患儿顺利撤机，热退 3 天，生命体征相对平稳，转入呼吸内科，后患儿体温出现波动，热峰 39.2 ℃，咳嗽明显，肺部细湿啰音明显，调整抗菌药为头孢哌酮钠舒巴坦钠联合万古霉素抗感染，加用伏立康唑抗真菌、多西环素抗肺炎支原体，3 天后患儿热峰降至 38 ℃，复查痰培养示鲍曼不动杆菌感染（广泛耐药），再次调整治疗，更换抗菌药为美罗培南联合复方多黏菌素，3 天后患儿体温逐渐降至正常，咳嗽逐渐减少，喘息减轻，住院 43 天后好转出院。出院后给予小剂量阿奇霉素口服抗炎、布地奈德家庭雾化（1 mg/次，每天 2 次）长期治疗。

其后 2 年患儿因反复"咳嗽、喘息"共住院治疗 7 次，间隔时间为半个月至 7 个月不等，每次肺部均有湿啰音及喘鸣音，考虑患儿在闭塞性支气管炎的基础上合并感染，均不需氧疗，给予常规抗生素抗感染、抗炎等治疗后好转出院，间歇期给予布地奈德长期家庭雾化治疗。

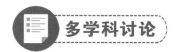 多学科讨论

【内科医师甲】

本例患儿为幼儿，冬季发病，起病急，病情进行性加重，临床主要表现为阵发性咳嗽，喘息明显，气促，反复高热，肺部湿啰音及喘鸣音明显，伴全身中毒症状，合并心脏、肝脏等重要脏器功能受累；胸部 CT 早期示双肺多发炎变并部分实变，后期可见马赛克灌注征；病原学检查提示腺病毒、肺炎支原体及鲍曼不动杆菌（广泛耐药）多重混合感染；支气管镜检查可见黏膜坏死，后期可见支气管闭塞。针对各病原体调整用药积极抗感染治疗后，患儿病情好转，后期遗留闭塞性细支气管炎，故重症腺病毒肺炎诊断明确，同时合并肺炎支原体及广泛耐药的鲍曼不动杆菌感染。

腺病毒肺炎多发于 6 个月至 2 岁儿童，重症病例以 3 型及 7 型多见，肺外并发症多，容易遗留慢性气道和肺疾病。临床起病急，多有 39 ℃以上的高热，伴咳嗽、喘息。轻症一般 7～11 天体温恢复正常，临床症状消失；重症患儿高热可持续 2～4 周，稽留热多见，最高体温可达 40 ℃以上，病后 3～5 天即可出现呼吸困难，伴全身中毒症状、嗜睡、面色苍白发灰、肝脏显著肿大、喘憋明显，部分患儿有心力衰竭、惊厥、意识障碍及腹泻、呕吐、腹胀等症状。体格检查肺部细湿啰音多于起病 3 天后出现，可伴哮鸣音，喘憋于发病第 2 周逐渐严重。重症腺病毒肺炎常见 WBC 增高，以中性粒细胞为主，CRP 和 PCT 升高；轻型腺病毒肺炎 WBC 正常或降低，以淋巴细胞为主。需要注意的是，重症病例在起病初期 3 天以内，一般 WBC 和 CRP 正常，但 PCT 可升高，同时还可伴有贫血、血小板减少和肝肾功能受损、心肌损伤等表现。X 线检查示肺部有较大片状影，以左下最为多见。确诊主要依赖病毒分离和血清分型，但不适于临床早期诊断，抗原检测于发病 3～5 天内阳性率

最高，实时定量 PCR 有助于早期诊断，宏基因高通量测序因价格昂贵而不被常规推荐。对于临床有上述典型表现者，需高度怀疑腺病毒肺炎，应早期识别重症病例，尽早行病原学检查，采取恰当的治疗。

【内科医师乙】

轻症腺病毒肺炎多呈自限性，需避免过度治疗；重症病例治疗过程中应密切评估病情变化，及时调整治疗方案，早期进行隔离，避免交叉感染。根据患儿缺氧情况采取适宜的氧疗方式和呼吸支持，合并脏器功能受损者需及时给予对症处理。目前尚无特效抗病毒药物，可考虑给予静脉用免疫球蛋白，推荐剂量为 1 g/（kg·d），连用 2 天；对于有脓毒症、持续喘息、中毒症状明显或有脑炎、噬血细胞综合征等合并症者，可考虑加用糖皮质激素，多选用甲泼尼龙 1～2 mg/（kg·d）或等量氢化可的松，一般以短疗程使用为宜。

腺病毒肺炎合并其他细菌、病毒、支原体、真菌等感染者，更易导致后遗症。因混合感染多见于发病 7 天后，因此病情初期不推荐常规使用广谱高级抗生素。治疗过程中需注意定期复查血常规、CRP、PCT、血培养、痰培养及 G 试验、GM 试验等，及早发现继发感染，根据病原体及药敏试验结果合理选用相应的抗感染药物。本例患儿入院后病原检查提示合并肺炎支原体感染，PICU 给予阿奇霉素正规治疗 2 周，但患儿转入呼吸科后体温仍有波动，咳嗽仍多，还需考虑肺炎支原体耐药可能，在权衡喹诺酮类药物与四环素类药物并充分与家长沟通后加用多西环素抗肺炎支原体。同时考虑到患儿病程长，真菌指标增高，考虑存在真菌感染，加用伏立康唑抗真菌。经上述调整后患儿咳嗽减少，热峰下降，但体温仍有波动，复查痰培养提示鲍曼复合群不动杆菌（广泛耐药），再次调整用药，加用复方多黏菌素后患儿体温逐渐稳定，咳嗽明显减少，肺部体征消失。

【放射科医师】

腺病毒肺炎早期的胸部 X 线多表现为两肺纹理增多、模糊，内中带明显，病程 3～7 天后可出现片影，小片状融合多见，进一步发展可见大片病变，部分患儿合并胸腔积液、气胸、纵隔气肿和皮下气肿。与大叶性肺炎不同，腺病毒肺炎的病变不局限于某个肺叶。当胸部 X 线改变与呼吸困难表现不平行时，需及早行胸部 CT 检查。胸部 CT 以多肺叶受累的肺实变为主要特征，肺气肿亦多见，为双侧弥漫性肺气肿或病灶周围肺气肿，部分患儿以肺不张为主，还有一部分患儿表现为大、小气道的炎症，包括充气不均、磨玻璃影、马赛克征、树芽征、支气管扩张等。

本例患儿早期胸部 CT 有多发肺实变，其内见支气管充气征，因合并肺炎支原体感染，实变部分吸收后遗留小空腔形成，后期则有充气不均、马赛克征，气管镜检查也验证了支气管闭塞的存在。

【介入肺科医师】

对于重症腺病毒肺炎患者，支气管镜检查能直接观察病变、获取支气管肺泡灌洗液进行病原检测，还可通过支气管镜钳夹坏死组织和（或）刷取、灌洗黏液栓。因重症患者对支气管镜检查耐受性差，故需慎重选择恰当的时机，规范操作。对于有明显气道阻塞、合并异物及支气管畸形、怀疑继发支气管软化或支气管腔闭塞者，需考虑行支气管镜检查。

本例患儿肺部炎症控制后行支气管镜检查，于右下基底段开口见坏死物，清理后可见黏膜溃疡。第 2 次行支气管镜检查系患儿病后 6 个月，见左下外基底段第 5 级支气管闭塞，考虑与患儿后期出现闭塞性细支气管炎有关，需长期治疗、定期随访。

 病例点评

腺病毒肺炎对儿童的危害比较大，特别是有混合感染的患儿，因此对于重症病例，早期对塑型性支气管炎和闭塞性支气管炎的识别尤为重要。如果患儿出现以下情况，要注意迅速发展为重症的可能性：①存在基础疾病；②为早产儿及婴幼儿；③高热 3 天以上，伴精神萎靡、面色差等；④持续喘息；⑤双肺密集湿啰音，从影像学表现来看肺部阴影进展迅速、双肺多灶大叶实变、有大叶肺不张或气肿；⑥实

验室检查示 WBC 明显升高或降低，CRP 和 PCT 明显升高，铁蛋白和乳酸脱氢酶明显升高。此外，对于持续喘息，呼吸困难，鼻煽和三四征，患侧呼吸音减低，可有哮鸣音，或出现沉默胸，影像学表现为肺不张或气肿、伴黏液栓征，要注意塑型性支气管炎的形成，尽早进行支气管镜检查及治疗，保持气道通畅。而对于持续喘息，肺部持续闻及中细湿啰音，尤其存在个人或家族过敏史；影像学以双肺细支气管炎为主，有"马赛克征及树芽征等"，伴或不伴大气道炎症和肺不张，注意闭塞性支气管炎的形成，应早期给予激素静脉滴注、口服激素治疗，以及长期激素雾化吸入及抗炎治疗。本病例有典型腺病毒肺炎的发展过程，且合并了其他病原感染，提示我们对于病程中病情反复变化的患儿，应考虑有混合感染，及时进行病原学联合检测，包括培养、血清抗体、多重 PCR 检测，必要时行宏基因组高通量测序等，以便及时获取病原学资料，进行精准诊断及治疗。

（撰写 孙宇星 点评 李明 审稿 卢根）

参 考 文 献

1. 中华人民共和国国家卫生健康委员会国家中医药管理局. 儿童腺病毒肺炎诊疗规范（2019 年版）. 中华临床感染病杂志, 2019,（3）: 161 – 166.

2. 中华医学会儿科学分会呼吸学组. 儿童闭塞性细支气管炎的诊断与治疗建议. 中华儿科杂志, 2012, 50(10): 743 – 745.

3. 江载芳, 申昆玲, 沈颖. 诸福堂实用儿科学. 8 版. 北京: 人民卫生出版社, 2015.

病 例 8

呼吸道合胞病毒混合细菌感染致重症肺炎

 病历摘要

【基本信息】

患儿，女，3 岁 6 个月。

主诉：发热、咳嗽半月余。

【病史】

患儿半月余前无明显诱因在家中出现咳嗽，呈阵发性，7~8 声/次，较剧，无明显昼夜差异，喉头有痰不易咳出，无喘息、气促，无犬吠样咳嗽或咳末鸡鸣样回声，有间断发热，最高体温 39.9 ℃（耳），给予退热药口服后体温可降至正常，约 8 小时后复升，无眼红、口红，无皮疹，无寒战、抽搐，无呕吐、腹泻，遂至舟山某医院就诊。查血常规示 WBC 7.8×10^9/L，中性粒细胞百分比 26%，淋巴细胞百分比 62%，Hb 12.7 g/dL，PLT 505×10^9/L，CRP < 0.5 mg/L，胸部 X 线检查示两肺炎症、实质性病变，诊断为"急性支气管肺炎"，给予"头孢曲松（2021 年 1 月 27 日—2 月 3 日）、阿奇霉素（2021 年 1 月 27 日—29 日，2 月 2 日—6 日）"静脉滴注抗感染及"甲泼尼龙（2021 年 1 月 27 日—30 日，2 月 2 日—5 日）抗炎平喘、雾化吸入、补液"等对症处理。患儿现咳嗽较前好转，发热未见好转，为进一步诊治来我院，门诊拟"支气管肺炎"收治入院。

患儿自发病以来神志清，精神尚可，食欲尚可，睡眠尚可，体重无明显变化，

大便偏稀，小便正常。

新生儿期体健，生长发育正常，正常计划免疫接种，平素体健。否认肝炎及结核等传染病接触史。否认湿疹、鼻炎、喘息史。

【体格检查】

体温 38.8 ℃，脉搏 117 次/分，呼吸 60 次/分，血压 86/60 mmHg，SpO₂ 86%。神志清，精神反应尚可，呼吸稍急促，无皮疹，无鼻煽，可见轻度三凹征。颈软，浅表淋巴结未触及。结膜无充血，双眼无分泌物。咽充血，扁桃体Ⅱ°肿大，未见分泌物。两肺呼吸音粗，可闻及少许细湿啰音。心音中，律齐，未闻及病理性杂音。腹软，肝脾未及肿大，肠鸣音活跃 5～6 次/分，四肢活动可。神经系统查体未见明显异常。

【辅助检查】

1. 入院前

2021 年 2 月 2 日当地医院胸部 CT：两肺炎症。心脏彩超：左心功能未见异常。

2021 年 2 月 6 日血常规：WBC 7.8×10^9/L，中性粒细胞百分比 26%，Hb 12.7 g/dL，PLT 505×10^9/L，CRP <0.5 mg/L。

2. 入院后

血常规：①2021 年 2 月 8 日：WBC 9.4×10^9/L，中性粒细胞百分比 84%，淋巴细胞百分比 12%，RBC 4.48×10^{12}/L，Hb 12.6 g/dL，PLT 378×10^9/L，CRP 151.5 mg/L。PCT 48.580 ng/mL，脑利尿钠肽（brain natriuretic peptide，BNP）9508.0 pg/mL。②2021 年 2 月 10 日：WBC 10.7×10^9/L，中性粒细胞百分比 91%，淋巴细胞百分比 7%，RBC 3.63×10^{12}/L，Hb 10.0 g/dL，PLT 256×10^9/L，CRP 152.6 mg/L。PCT 20.020 ng/mL，BNP 1136.0 pg/mL。③2021 年 2 月 13 日：WBC 7.8×10^9/L，中性粒细胞百分比 61%，淋巴细胞百分比 20%，Hb 10.3 g/dL，PLT 309×10^9/L，CRP 15.3 mg/L，PCT 2.906 ng/mL。④2021 年 2 月 23 日：WBC 2.9×10^9/L，中性粒细胞百分比 36%，淋巴细胞百分比 49%，RBC 3.53×10^{12}/L，Hb 9.8 g/dL，PLT 663×10^9/L，CRP 1.3 mg/L。⑤2021 年 2 月 26 日：WBC 5.6×10^9/L，中性粒细胞百分比 40%，淋巴细胞百分比 50%，RBC 3.79×10^{12}/L，Hb 10.8 g/dL，

PLT $663 \times 10^9/L$，CRP 0.5 mg/L，血清淀粉样蛋白 <4.8 mg/L，PCT 0.126 ng/mL，BNP 100.9 pg/mL。

2021 年 2 月 28 日 PCT 0.051 ng/mL。

血沉：37 mm/h。

呼吸道病原体 13 项核酸检测：呼吸道合胞病毒阳性，余均阴性。

细胞因子检测：IL-2 1.38 pg/mL，IL-4 1.86 pg/mL，IL-6 484.11 pg/mL，IL-10 27.22 pg/mL，肿瘤坏死因子 α（tumor necrosis factor-α，TNF-α）0.30 pg/mL，γ 干扰素 18.07 pg/mL，IL-17A 0.60 pg/mL。

两次肺炎支原体抗体、肺炎衣原体抗体检测均阴性，肺炎支原体核酸阴性。

脑脊液常规、生化：基本正常。脑脊液找隐球菌阴性；脑脊液培养阴性。

痰培养阴性。血培养阴性。

血生化、心肌酶谱、血免疫球蛋白、凝血功能、多次血气分析均正常。

真菌 G、GM 试验阴性。

肝胆胰脾肾 B 超、心脏彩超、心电图、头颅 CT 平扫未见异常。

纤维支气管镜检查 + 肺泡灌洗术：支气管内膜炎；支气管肺泡灌洗液培养：阴性。

【影像学检查】

2021 年 2 月 9 日胸部 CT：两肺感染伴大片实变（图 8 - 1）。

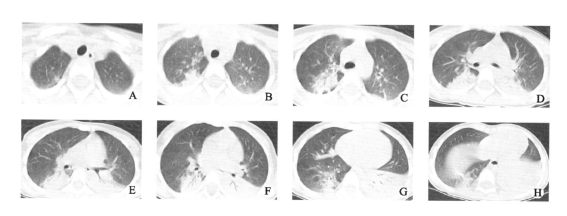

图 8 - 1　2021 年 2 月 9 日胸部 CT

2021 年 2 月 13 日胸腹部 X 线检查：两肺感染性病灶，腹部正位片未见明显异常（图 8 - 2）。

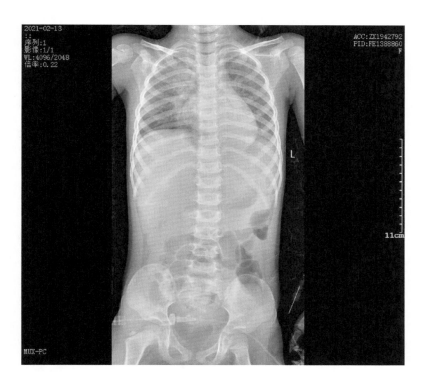

图 8 - 2 2021 年 2 月 13 日胸腹部 X 线

2021 年 2 月 21 日胸部 X 线检查：两肺感染性病灶（图 8 - 3）。

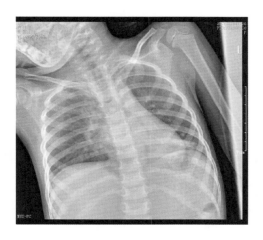

图 8 - 3 2021 年 2 月 21 日胸部 X 线

2021 年 3 月 2 日胸部 CT：两肺感染已吸收（图 8 - 4）。

2021 年 2 月 20 日纤维支气管镜：支气管内膜炎（图 8 - 5）。

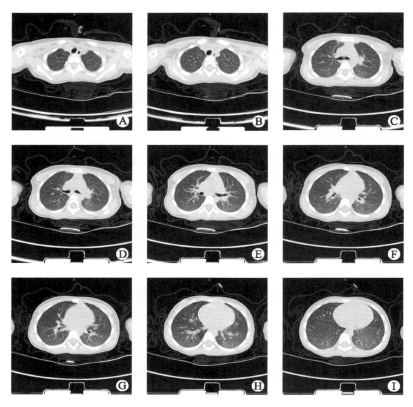

图 8 - 4 2021 年 3 月 2 日胸部 CT

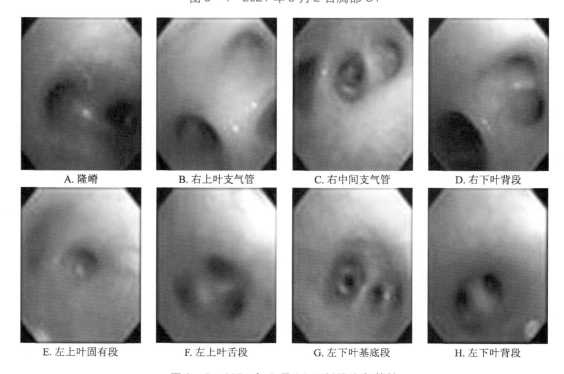

| A. 隆嵴 | B. 右上叶支气管 | C. 右中间支气管 | D. 右下叶背段 |

| E. 左上叶固有段 | F. 左上叶舌段 | G. 左下叶基底段 | H. 左下叶背段 |

图 8 - 5 2021 年 2 月 20 日纤维支气管镜

【治疗经过】

入院后给予头孢哌酮钠舒巴坦钠（2021 年 2 月 8 日、9 日）抗感染、雾化止咳祛痰、鼻导管吸氧（2021 年 2 月 8 日、9 日）等治疗。2021 年 2 月 9 日因鼻导管吸氧下呼吸促，伴鼻煽，偶有呻吟，结合家长意愿转入 PICU，给予无创辅助通气（2 月 9 日—16 日）、鼻导管吸氧（2 月 16 日—24 日）、静脉丙种球蛋白（2 月 10 日、11 日）、头孢哌酮钠舒巴坦钠（2 月 9 日—23 日）、利奈唑胺片（2 月 10 日—26 日）抗感染。2 月 26 日转入我科，给予利奈唑胺片（2 月 26 日—3 月 3 日）抗感染及氨溴索、氨溴特罗口服液止咳等对症治疗。

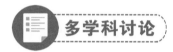

多学科讨论

【内科医师甲】

本例患儿为学龄前期女童，既往体健，临床表现为发热伴咳嗽，病程 5 天以上，查体示呼吸促，双肺呼吸音粗，可闻及固定性细湿啰音，未吸氧下 SpO_2 86%，需吸氧维持，结合胸部 CT 结果，重症肺炎诊断成立。重症肺炎的治疗主要是抗病原微生物及对症支持。要行抗病原微生物治疗，就得先知道是什么病原菌感染的。患儿呼吸道病原体 13 项 PCR 示呼吸道合胞病毒感染，病初血常规示 WBC、CRP 均正常，提示呼吸道合胞病毒感染，但入院后 CRP 明显增高，PCT 也明显升高，考虑后期存在混合感染。患儿于外院已给予阿奇霉素 2 个疗程抗感染治疗及激素治疗，仍有反复发热，且 2 次肺炎支原体抗体、肺炎衣原体抗体及肺炎支原体核酸检测均为阴性，故不考虑合并肺炎支原体、肺炎衣原体感染。细菌检测方面，各项培养均阴性。患儿炎症面积大、伴实变，行支气管镜示支气管炎性变，支气管肺泡灌洗液培养阴性，因春节假期，无法做支气管肺泡灌洗液病原微生物高通量测序，最后未能确定具体病原体，比较可惜。实验室未找到病原菌，只能以临床经验为主。患儿细胞因子检测结果提示革兰氏阳性球菌感染，而根据《降钙素原指导抗菌药物临床合理应用专家共识》（中国医药教育协会感染疾病专业委员会，2020 年），PCT > 10 μg/L，革兰氏阴性球菌可能性大，同时患儿外院行头孢曲松治疗也无明显疗效，考虑革兰氏阴性菌感染或耐药的肺炎链球菌感染可能性大，故入院后给予头孢哌酮钠舒巴坦钠、利奈唑胺片抗感染治疗，在经过无创辅助通气、鼻导管吸氧、静脉注射用人免疫球蛋白支持等治疗后，患儿肺部炎症最终完全吸收。

【内科医师乙】

呼吸道合胞病毒是 5 岁以下儿童急性下呼吸道感染最重要的病毒病原。呼吸道合胞病毒感染呈全球广泛流行，我国北方流行时间为 10 月中旬至次年 5 月中旬，南方以冬春季为主。目前笔者医院检测病毒主要依靠呼吸道病原体 13 项核酸检测，根据统计，2020 年 11 月—2021 年 3 月，呼吸道感染患儿的呼吸道病原体 13 项核酸检测阳性率为 55% ~ 74%，主要病原体分别为鼻病毒、呼吸道合胞病毒、副流感病毒、偏肺病毒，其中 2020 年 12 月—2021 年 2 月呼吸道合胞病毒检出率最高。呼吸道合胞病毒感染最易累及呼吸系统，其主要机制为气道阻塞、支气管平滑肌痉挛及随后的气道高反应性。临床主要表现为毛细支气管炎或肺炎，多见于 <2 岁婴幼儿，出现咳嗽、喘息，进一步加重则出现呼吸急促、呼吸费力和喂养困难等。一般实验室检查：外周血常规检测常提示 WBC 和中性粒细胞百分比正常，而淋巴细胞百分比明显升高，CRP 在正常范围。影像学检查：呼吸道合胞病毒感染后的影像学表现无特异性，可表现为双肺纹理增多、小斑片状阴影、肺气肿。呼吸道合胞病毒病原学检查：确定呼吸道合胞病毒感染诊断必须以病原学结果为依据，适宜的呼吸道样本类型主要包括鼻咽拭子、鼻咽部吸出物及支气管肺泡灌洗液等。

本例患儿病原学检查中提示呼吸道合胞病毒感染，但患儿 PCT、CRP 明显增高，胸部 CT 示大面积实变影，不能单纯以呼吸道合胞病毒感染来解释，考虑存在混合感染。翻阅文献，不同地区儿童重症肺炎病原学回顾性分析结果各不相同，但重症肺炎以混合感染为主，其中细菌以肺炎链球菌、肺炎克雷伯菌为主，病毒以呼吸道合胞病毒、腺病毒为主。本例患儿肺炎支原体核酸、肺炎支原体抗体检测阴性，真菌 G、GM 试验阴性，真菌培养阴性，免疫功能正常，无长期抗生素或免疫抑制剂使用史，故可除外肺炎支原体、真菌感染。患儿 PCT 提示革兰氏阴性球菌可能性大，细胞因子检测结果提示革兰氏阳性球菌感染。根据《儿童社区获得性肺炎诊疗规范（2019 年版）》，对于存在致命并发症者，推荐糖肽类抗生素或利奈唑胺，必要时联合头孢菌素加酶抑制剂或 4 代头孢菌素或碳青霉稀类抗生素，因此给予患儿利奈唑胺片联合头孢哌酮钠舒巴坦钠联合抗感染治疗。

 **病例点评**

　　重症肺炎诊断比较简单，难在病原学诊断，但并不是每位患儿最终都能找到病原体。以前更多的是靠临床经验和治疗效果，现在病原体诊断技术在不断提高，如呼吸道病原体 13 项核酸检测、病原微生物高通量测序等为病原体的精准治疗提供了依据，但有时候并不一定能都检测出，这个时候就要结合其他检验、检查结果去综合分析。当抗感染治疗效果欠佳时也要注意少见病原菌的覆盖、局部病灶的进展、全身炎症反应的强烈及基础疾病的存在等问题。

（撰写　陈炯　点评　郁玉波　审稿　卢根）

参 考 文 献

1. 中国医药教育协会感染疾病专业委员会. 降钙素原指导抗菌药物临床合理应用专家共识. 中华医学杂志，2020，100(36)：2813 – 2821.

2. 国家呼吸系统疾病临床医学研究中心，中华医学会儿科学分会呼吸学组，中国医师协会呼吸医师分会儿科呼吸工作委员会，等. 儿童呼吸道合胞病毒感染诊断、治疗和预防专家共识. 中华实用儿科临床杂志，2020，35(4)：241 – 250.

3. 黄璐，郑跃杰，杨卫国，等. 深圳地区儿童重症肺炎 774 例病原学分析. 检验医学与临床，2020，17(15)：2232 – 2235.

4. 黄艳智，孙利伟，刘宇奇，等. 618 例小儿重症社区获得性肺炎病原谱及临床特点分析. 中国小儿急救医学，2021，28(2)：111 – 115.

5. 中华人民共和国国家卫生健康委员会. 儿童社区获得性肺炎诊疗规范(2019 年版). 中国实用乡村医生杂志，2019，26(4)：6 – 13.

病 例 9
婴儿巨细胞病毒肺炎

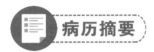 **病历摘要**

【基本信息】

患儿，女，2个月27天，2020年5月1日入院。

主诉：间断咳嗽伴气促40天，加重1天。

【病史】

患儿于40天前吃奶时出现咳嗽，为阵发性咳嗽，伴气促，伴吐沫，偶有吃奶后呕吐，无发热，无咳痰，无腹泻，无惊厥发作，于外院就诊，行肺部CT检查提示双肺肺炎，诊断考虑"重症肺炎、心肌损害"，住院给予拉氧头孢钠抗感染、营养心肌、雾化、吸氧等对症支持治疗后好转出院。出院后仍有间断咳嗽，伴气促，无发热，再次就诊于外院，诊断考虑"重症肺炎、低氧血症"，先后给予拉氧头孢钠、头孢替唑、红霉素、美罗培南抗感染、甲泼尼龙抗炎及吸氧、雾化等对症支持治疗，好转出院。再次出院后患儿仍有间断咳嗽，伴气促，偶有吐奶，无发热，无腹泻，今为求进一步诊治，急诊以"支气管肺炎"收入我科。

起病来，患儿精神一般，睡眠一般，吃奶50~80 mL/次，2~3小时1次。就诊前1天及当天清晨吃奶较前减少，小便次数明显减少，大便如常。

患儿系足月顺产，出生体重3.2 kg，身长50 cm，无特殊疾病史，无手术史和药物过敏史。

【体格检查】

体温36.3 ℃，脉搏160次/分，呼吸56次/分，血压93/44 mmHg。体重5 kg，

身长58 cm。神志清楚，面色差，前囟饱满，2 cm×2 cm，张力稍高，头围39.0 cm。全身浅表淋巴结未见肿大。呼吸急促，三凹征（＋），咽充血，双肺呼吸音粗，可闻及干湿啰音。心率160次/分，心律齐，心音正常，各瓣膜区未闻及杂音。腹部外形正常，全腹柔软，未触及包块，肠鸣音活跃。肝脏肋下约2 cm，质软，脾脏肋下未触及。双下肢无水肿。神经系统查体无明显异常。

【辅助检查】

5月1日血常规：WBC 4.72×10⁹/L，中性粒细胞百分比41.60%，中性粒细胞绝对值1.97×10⁹/L，淋巴细胞百分比52.2%，Hb 117 g/L，PLT 237×10⁹/L；CRP＜3.14 mg/L，PCT＜0.13 μg/L。

6月26日血常规：WBC 5.24×10⁹/L，中性粒细胞百分比68.7%，中性粒细胞绝对值3.6×10⁹/L，淋巴细胞百分比26.1%，Hb 92 g/L，PLT 435×10⁹/L。

5月1日呼吸道五项病原体抗体：肺炎支原体IgM（－），肺炎衣原体IgM（－），呼吸道合胞病毒IgM（－），腺病毒IgM（－），柯萨奇病毒B组IgM（－）。

5月1日咽拭子培养（－）。

5月8日G实验（－），GM实验（－）。

5月21日TORCH：弓形虫抗体IgG（＋），风疹病毒IgG（＋），巨细胞病毒（CMV）IgG（＋），Ⅰ型单纯疱疹IgG（＋），Ⅱ型单纯疱疹IgG（＋）。

5月23日CMV DNA（血浆）（－），CMV DNA（细胞内）（－）。

5月28日尿CMV包涵体（＋）。

6月26日血培养：铜绿假单胞菌。

免疫球蛋白及补体：IgE 2.28 IU/mL，IgG 3.36 g/L，IgA＜0.07 g/L，IgM 1.210 g/L，C3 1.040 g/L，C4 0.278 g/L。

淋巴细胞亚群：CD3⁺T淋巴细胞66.21%，CD4⁺T淋巴细胞26.98%，CD8⁺T淋巴细胞33.95%，B淋巴细胞15.14%，NK淋巴细胞16.11%，CD4/CD8 0.79。

输血前传染病检查：乙肝表面抗体（＋），余（－）。

5月18日铁蛋白：217.4 μg/L。

5月19日外周血涂片：成熟红细胞大小不等，少数中淡区扩大，血小板散在，小丛可见。

6月24日血清铁3.2 μmol/L，总铁结合力79 μmmol/L。

5月20日甲状腺功能三项：FT3 4.7 pmol/L，FT4 11.2 pmol/L，TSH 1.63 μIU/mL。

住院期间生化检查、心肌酶谱、脑利尿钠肽、弥散性血管内凝血均未见明显异常。

5月20日、6月1日脑脊液常规、生化（−）。

5月20日人类基因组全外显子测序：在免疫球蛋白缺乏症2型/常见变异型免疫缺陷病2型相关的 *TNFRSF13B* 基因上检出与受检者表型部分相关的1个意义未明变异。

5月23日潮气呼吸肺功能：轻度限制性通气功能障碍。

5月25日纤维支气管镜检查示支气管内膜炎症。支气管肺泡灌洗液：一般细菌培养（−），涂片找真菌（−），涂片找抗酸杆菌（−），脱落细胞学检查未见异常；病原学高通量测序示 CMV dsDNA 序列数1174。

7月4日纤维支气管镜检查示双下支气管内膜少许炎症。支气管肺泡灌洗液：一般细菌培养（−），涂片找真菌（−），涂片找抗酸杆菌（−），脱落细胞学检查未见异常；病原学高通量测序示 CMV dsDNA 序列数0，轮生镰刀菌序列数4。

【影像学检查】

5月2日心脏B超：卵圆孔未闭。

5月18日脑MRI平扫（−）。

5月18日肺部CT：双肺多发模糊斑片影，右下叶条索影与胸膜粘连，双肺支气管及其分支通畅，纵隔未见明显肿大淋巴结（图9−1）。

5月31日肺部CT：对比前片（图9−1），双肺多发片状磨玻璃密度影、近背侧为著，双肺下叶见条片状实变密度影。其中右肺中叶病灶范围较前减小，余较前相仿（图9−2）。

6月15日肺部CT：双肺多发片状磨玻璃密度影、近背侧为著，双肺下叶见条片状实变密度影。对比5月31日肺部CT片（图9−2），病灶范围大致相仿，病灶密度较前减低、变淡（图9−3）。

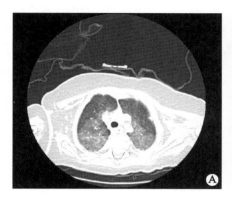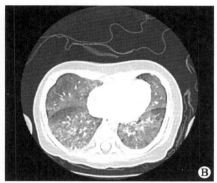

图9-1　肺部CT（5月18日）

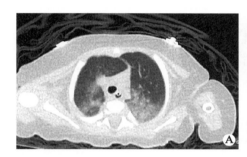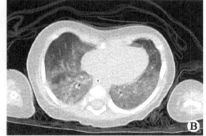

图9-2　肺部CT（5月31日）

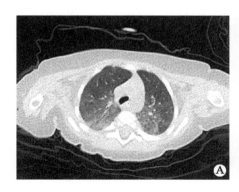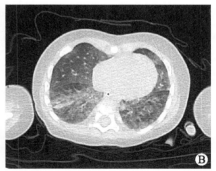

图9-3　肺部CT（6月15日）

　　7月4日肺部CT：对比6月15日肺部CT片（图9-3），左肺下叶病灶较前数量减少，部分病灶较前稍增大，密度增高；余双肺病灶范围大致相仿（图9-4）。

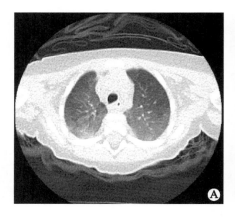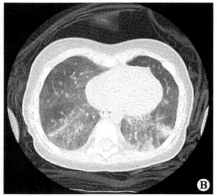

图9-4 肺部CT（7月4日）

【治疗经过】

　　入院后完善肺部CT等检查考虑诊断为迁延性肺炎（重症），予以利奈唑胺、美罗培南抗感染、甲泼尼龙抗炎治疗，患儿咳嗽逐渐减轻、气促缓解，于5月17日、6月12日、6月26日出现病情反复，表现为发热、吃奶后呕吐、咳嗽加重、气促及前囟张力增高，完善腰椎穿刺、纤维支气管镜等检查，考虑诊断为：①巨细胞病毒肺炎（cytomegalovirus pneumonia，CMP）；②脓毒症；③儿童良性颅内高压；④先天性免疫缺陷病？⑤缺铁性贫血；⑥卵圆孔未闭。行抗生素降阶梯抗感染（头孢哌酮钠舒巴坦钠＋万古霉素→阿莫西林克拉维酸钾→头孢曲松）联合更昔洛韦（5月27日—6月12日每次5 mg/kg q12h，6月13日—7月6日每次5 mg/kg qd）抗病毒治疗，同时口服氟康唑预防真菌感染，并辅以人免疫球蛋白（2 g/kg）及雾化等对症支持治疗。7月4日复查纤维支气管镜并送检支气管肺泡灌洗液，CMV转阴。肺部CT示病灶较前稍吸收但变化不显著，不排除宫内CMV感染可能。患儿偶有咳嗽，无明显气促，症状好转予以出院。

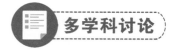 多学科讨论

【儿科医师甲】

　　本例患儿为1岁内婴幼儿，起病年龄小，咳嗽迁延3月余。通过支气管肺泡灌洗液及尿液CMV包涵体等检查，发现了CMV感染及活动复制的证据；通过足疗程

抗病毒治疗，患儿病情和肺部 CT 均有改善，从而确立了 CMP 的诊断。此外，患儿在治疗过程中病情易反复，表现为发热、吃奶后呕吐、咳嗽加重、气促及前囟张力增高，结合血培养、血常规、支气管肺泡灌洗液等检查，考虑多次合并其他病原体感染，再结合患儿免疫球蛋白水平低下及基因组检测发现不明意义位点突变，临床上疑诊先天性免疫缺陷病，并给予人免疫球蛋白支持治疗。

CMP 是免疫抑制患者最常见的致命性并发症之一，其病原体 CMV 属疱疹病毒β亚科，为双链 DNA 病毒。在发展中国家，80% 的儿童在 3 岁前易感染 CMV，至成人期感染率几乎达到 100%，我国 CMV 感染状况与之相仿。感染者是唯一传染源，HCMV 可存在于感染者的鼻咽分泌物、尿、宫颈及阴道分泌物、乳汁、精液、眼泪和血等各种体液中。传播途径包括母婴垂直、性接触、输血、器官移植及院内交叉感染等。虽然大多数呈无症状隐性感染，但免疫功能未发育成熟的胎儿和新生儿、先天性免疫缺陷病、器官移植和艾滋病患者则可发生危及生命的疾病，导致中枢神经系统损害、感音神经性聋、肝炎、肺炎、血小板减少、脉络膜视网膜炎等，一旦出现 CMP，死亡率 >65%。

【儿科医师乙】

CMP 患者通常先有呼吸道感染的症状，如咳嗽、咳痰等，继而出现全身症状，如发热、迁移性关节痛、肌肉酸痛、腹部胀气、直立性低血压、呼吸困难、发绀等，随着病程延长患者呼吸困难呈缓慢或进行性加重，根据病情严重程度不同，肺部体征可表现为呼吸增快、三凹征、听诊闻及干湿啰音等。

病原学检查是诊断 CMP 和判断其治疗效果的基础。病毒分离培养得到 HCMV 可作为确诊依据，但该方法耗时长。CMV 在胞内生长缓慢，产生细胞病变需时 1～2 周。取患者下呼吸道标本，包括肺活检标本和支气管肺泡灌洗液，检测 HCMV 包涵体、抗原、DNA 或 mRNA。临床上可以采用实时荧光定量 PCR 法检测 HCMV DNA 载量，高载量或动态检测出现载量升高提示活动性感染可能。CMV mRNA 在活动性感染前 2～3 周即可呈阳性，有利于感染的早期预测和防治。抗 CMV IgM 阳性提示活动性感染，抗 CMV IgG 阳性表示曾经或现症感染，抗 CMV IgG 从阴性转为阳性或恢复期滴度呈 4 倍以上增高提示活动性感染。

临床工作中，医师需结合患者肺炎的临床表现及活动性 HCMV 感染的证据，同时排除其他常见病因后，方可做出临床诊断并启动抗病毒治疗。当患者肺部影像学检查出现广泛磨玻璃样病变、常规抗生素治疗无效时，应主要鉴别以下几类疾病，以防误诊或漏诊。①感染性疾病：A. 病毒性肺炎；B. 肺曲霉菌病；C. 肺孢子虫肺炎；D. 免疫缺陷并发肺结核；②非感染性疾病：A. 肺出血；B. 肺水肿；C. 宿主抗移植物反应。

免疫抑制者通过规范的抗病毒治疗可获益，而免疫正常个体中无症状感染者或轻症患者无需行抗病毒治疗。更昔洛韦为儿童抗 CMV 的首选药物，诱导治疗期剂量为每次 5 mg/kg（静脉滴注 >1 小时），每 12 小时 1 次，共 2~3 周；维持治疗期剂量为每次 5 mg/kg，每天 1 次，使用 5~7 天，总疗程为 3~4 周。用药期间应监测血常规及肝肾功能，若肝功能显著恶化、血小板计数（$\leqslant 25 \times 10^9$/L）和中性粒细胞绝对值（$\leqslant 0.5 \times 10^9$/L）显著下降或降至用药前水平的 50%，则建议停药或联合应用粒细胞集落刺激因子以减轻骨髓毒性。膦甲酸钠可作为儿童抗 HCMV 替代用药，可单用或与更昔洛韦联用，主要不良反应是肾毒性。诱导治疗期膦甲酸钠剂量为每次 60 mg/kg（静脉滴注 >1 小时），每 8 小时 1 次，连用 2~3 周；免疫抑制者需维持治疗，剂量为每次 90~120 mg/kg，每天 1 次。

【病理科医师】

CMV 感染主要累及肺泡细胞、支气管上皮细胞和巨噬细胞，可导致弥漫性肺间质水肿、纤维化、肺泡肿胀以及局灶性坏死、出血、增生。其主要病理表现为：①弥漫性肺泡损伤：由于 CMV 侵犯成纤维细胞，该细胞为肺泡壁结构的重要组成部分，病毒在其内生长会导致细胞巨化、变性，从而使肺泡壁结构完整性被破坏、通透性增加，引起浆液、纤维素、红细胞及巨噬细胞等炎性渗出，以及肺泡透明膜形成和肺泡内出血。②局灶性间质性肺炎：炎症沿支气管、细支气管壁分布，侵犯小叶间隔及肺泡间隔，导致肺泡间隔增宽、间质血管充血水肿及炎性细胞浸润。在 CMP 的演变过程中，上述两种病变分布及严重程度不一，从而使其病理改变呈多样性，影像学表现亦呈多样性。

【影像科医师】

CMP 的影像学改变以其病理学改变为基础，肺部磨玻璃样影（ground-glass

opacity，GGO）及气腔样实变对应病理上的弥漫性肺泡损伤、肺泡腔内渗出及透明膜形成；微小结节为间质性肺炎表现，主要由细支气管及其周围巨噬细胞、红细胞、纤维素积聚而成。GGO 为 CMP 最常见的 CT 表现，90% 以上的 CMP 在 CT 上可表现为双肺多发、呈片状或弥漫分布的 GGO，边界不清，可累及上、中、下肺野中至少两个肺野，多数以下肺为著，其密度介于正常肺组织与支气管血管束之间，故其内可见肺纹理。多发性微小结节可见于 60% 以上 CMP 患者的 CT 中，结节直径通常 < 10 mm，以 1 ~ 5 mm 者居多，边缘光滑或不规则，多位于双肺下野中内带，根据其分布特点可分为小叶中心型、支气管血管周围型、胸膜下型及随机型。

【介入科医师】

CMP 的确诊依赖于肺组织、胸腔积液或支气管肺泡灌洗液中分离出 CMV，或者检出病毒复制的标志物，如病毒抗原、基因转录产物，上述检查方法通常不作为肺炎的常规检查，因而可导致临床的漏诊和误诊。一项国外研究显示，对于合并免疫缺陷的急性呼吸道疾病及 CT 显示不明病因的磨玻璃样实变影的患者，应该进行支气管镜检查及支气管肺泡灌洗液病原学检测。一项国内研究显示，支气管肺泡灌洗液实时荧光定量 PCR 检测可快速、敏感、特异性诊断 CMP；尿液实时荧光定量 PCR 取材方便，与支气管肺泡灌洗液阳性率及病毒载量均较好相符，可考虑作为 CMV 感染筛查和检测病毒载量的手段；血液 CMV DNA 载量及抗 CMV IgM 反映病毒播散能力和免疫反应能力，不建议单独作为诊断 CMP 的手段。

本例患儿支气管镜下可见双下支气管内膜炎症表现，支气管肺泡灌洗液宏基因组高通量测序检出高序列数的 CMV，给予临床重要提示，即患儿可能系 CMP 患者。通过进一步检查患者尿 CMV 包涵体呈阳性，从而明确了 CMV 在体内活动性感染状态，经过足疗程规范抗病毒治疗，患儿肺部病灶较前吸收，症状改善，治疗有效，进一步确立了 CMP 诊断。此外，CMP 常见于免疫缺陷病患者，在免疫抑制状态下患者多为混合性感染。本例 CMP 患儿疑诊先天性免疫缺陷病，在病程中曾检出多种其他病原体，在抗病毒治疗的同时，长期使用抗生素（降阶梯）及预防抗真菌治疗，增加了临床的诊治难度，也给患儿及家属带来巨大痛苦和经济负担。

【新生儿科医师】

对于年龄小于 6 个月的小婴儿，一旦确诊 CMV 感染，临床医师需根据患者的临床表现和主要受累器官，区别是先天感染还是后天感染，原因在于 CMV 是导致先天性缺陷如神经性耳聋、小头畸形等的主要病因之一，严重影响患儿预后。本例患儿起病年龄小，疾病早期即可见肺部纤维化表现，同时伴有颅内压增高等神经系统症状，临床上考虑先天性巨细胞病毒感染可能性大，建议在腰椎穿刺时进一步完善 CMV DNA 检查，以明确有无中枢神经系统感染。若在先天性巨细胞病毒感染的新生儿脑脊液中检出 CMV DNA，则提示神经发育不良预后。

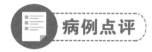

病例点评

从活检病变组织或特殊体液如脑脊液、支气管肺泡灌洗液内分离到 CMV 或检出病毒复制标志物是 CMV 确诊的依据。出生 2 周后病毒学检测不再能区分先天和围生期感染，诊断先天感染只能依据临床特征进行推测，或者利用出生时新生儿筛查干血点样本回顾性检测病毒基因。临床工作中，推荐优先采用尿 CMV DNA 或尿 CMV 包涵体等检查作为 CMV 感染的初步筛查，必要时行感染部位组织活检或体液检查以确定诊断。

在此需强调的是，当患者病情的严重程度无法完全用 CMV 感染解释时，应注意寻找基础疾病（宫内感染？先天性或继发性免疫缺陷病？）及其伴随疾病。

（撰写 万霞 审稿 卢根）

参 考 文 献

1. 江载芳，申昆玲，沈颖. 诸福棠实用儿科学. 北京：人民卫生出版社，2015：910 – 915.

2. JOUNEAU S, POINEUF J S, MINJOLLE S, et al. Which patients should be tested for viruses on bronchoalveolar lavage fluid? Eur J Clin Microbiol Infect Dis, 2013, 32(5)：671 – 677.

3. 杨伟健，郑亦男，沈海广，等. 不同体液巨细胞病毒 DNA 实时荧光定量——PCR 检测在免疫正常婴儿巨细胞病毒肺炎中的诊断价值. 中华实用儿科临床杂志，2019，34(9)：669 – 674.

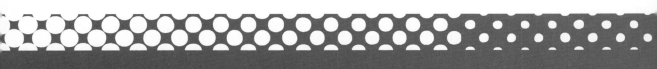

细菌感染类疾病

病例 10

儿童星座链球菌感染致多发脓肿

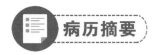 **病历摘要**

【基本信息】

患儿，女，11岁。

主诉：反复发热、面颈部肿胀7天，意识不清1天。

【病史】

患儿于入院前7天无明显诱因出现发热，体温最高39.7 ℃，伴寒战，无惊厥。病初咽痛，伴面颈部肿胀。自诉胸痛，无头晕及头痛，无恶心及呕吐。起病后至当地卫生室静脉滴注抗生素治疗5天，发热峰值下降，波动于38.5 ℃左右，面颈部肿胀无明显减轻。1天前出现意识不清，为求诊治来院。

自发病以来，患儿精神差，食纳欠佳，睡眠欠佳，二便未见明显异常。

新生儿期体健，生长发育正常，正常计划免疫接种，平素体健，否认重大疾病史，否认肝炎及结核等传染病接触史。

【体格检查】

体温37.0 ℃，心率180次/分，呼吸45次/分，血压79/49 mmHg，吸氧下SpO_2 70%。神志不清，反应极差，呼吸困难明显，右侧颌面部、颈部及前胸弥漫性肿胀，前胸见大小约5.0 cm×3.0 cm皮肤凸起，潮红、质软，无波动感，与周围组织分界不清，双侧颈部触及1.5 cm×1.5 cm肿大淋巴结，活动度可。球结膜水肿，对光反射存在，口唇发绀，口腔黏膜充血，胸廓饱满，三凹征阳性，双侧呼吸动度减弱，叩诊浊音，双肺呼吸音减低，未闻及干湿啰音，心音低钝，腹平软，四肢自主活动少，肢端凉，毛细血管充盈时间延长、约5秒。脑膜刺激征阴性，病理反射未引出。四肢肌力检查不配合，肌张力略减低。

【辅助检查】

血气分析：pH 7.28，PO_2 17 mmHg，PCO_2 54 mmHg，BE −2.3 mmol/L，氧饱和度18%，Na^+ 132 mmol/L，K^+ 4.2 mmol/L，Ca^{2+} 1.06 mmol/L，葡萄糖10.7 mmol/L，乳酸10.5 mmol/L。

血常规：WBC 29.81×10^9/L，RBC 4.34×10^{12}/L，Hb 126 g/L，PLT 18×10^9/L，中性粒细胞百分比90.4%，淋巴细胞百分比5.8%。

CRP：353 mg/L。

PCT：94.77 ng/mL。

血沉：38 mm/h。

血浆 D-二聚体：22.87 mg/L。

血浆血氨：472 μmol/L。

生化：K^+ 3.2 mmol/L，Na^+ 126 mmol/L，Cl^- mmol/L，肌酸激酶2865 U/L，肌酸激酶同工酶55 U/L，乳酸脱氢酶1118 U/L，羟丁酸脱氢酶738 U/L，丙氨酸转氨酶180 U/L，天冬氨酸转氨酶277 U/L。

铁蛋白：1190 μg/L。

IL-6：2238.6 pg/mL。

IL-10：53.92 pg/mL。

双侧腮腺、颌下腺 B 超：①右侧腮腺深侧紧邻颌骨无回声区，提示脓肿形成；②右侧腮腺下部片状低回声区，右侧腮腺内淋巴结肿大；③左侧腮腺及双侧颌下腺扫查未见明显异常（图10−1）。

颈部 B 超变化见图10−2。

胸部 B 超变化见图10−3。

腹部 B 超：肝胆扫查未见明显异常，胃、十二指肠及腹部扫查未见明显异常。

骶尾部 B 超变化见图10−4。

胸部 CT 变化见图 10 - 5。

【影像学检查】

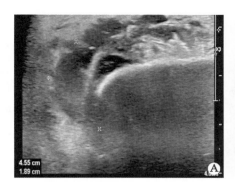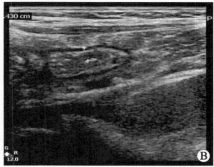

A. 入院前 4 天腮腺 B 超示脓肿（4.6 cm×3.0 cm×1.1 cm）；B. 入院后第 4 天腮腺 B 超未见脓肿。

图 10 - 1 腮腺 B 超

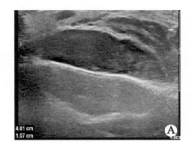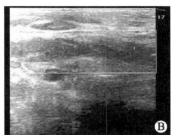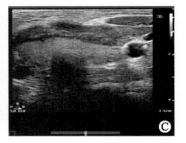

A. 入院前 4 天颈部 B 超示脓肿（4.6 cm×3.0 cm×1.9 cm）；B. 入院第 4 天（术前 1 天）颈部、锁骨上窝 B 超示深部甲状腺及双侧颈动静脉前方脓肿（9.4 cm×5.0 cm×1.5 cm）；C. 术后第 9 天颈部脓肿治疗后 B 超可见约 4.8 cm×3.6 cm×0.8 cm 的带状低回声区。

图 10 - 2 颈部 B 超变化

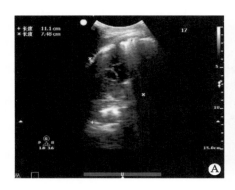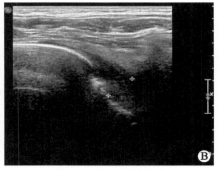

A. 入院第 7 天胸部 B 超示右肺实变并肺脓肿形成；B. 出院后半个月复查胸部 B 超示肺脓肿吸收。

图 10 - 3 胸部 B 超变化

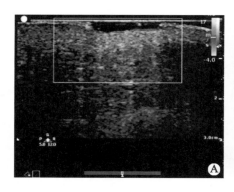
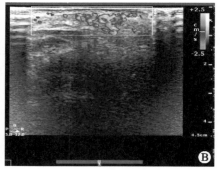

A. 入院第 3 天骶尾部 B 超示脓肿（1.8 cm×1.2 cm×0.3 cm）；B. 住院第 21 天复查骶尾部 B 超示内未探及明显无回声区。

图 10-4　骶尾部 B 超变化

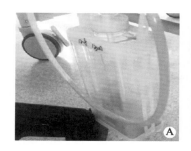
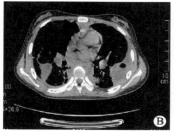
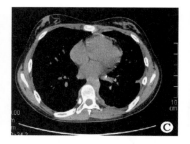

A. 胸腔闭式引流的胸腔积液为脓性；B. 住院第 5 周胸部 CT 示脓胸；C. 出院后 2 个月复查胸部 CT 示脓胸吸收。

图 10-5　胸部 CT 变化

【治疗经过】

入院后患儿体温不稳定，当天接获危急值，胸部 B 超提示双肺压缩性肺不张并大量胸腔积液，行胸腔穿刺及闭式引流术，胸腔穿刺双侧均引流出约 80 mL 乳白色脓液，伴恶臭味，持续胸腔闭式引流出大量脓液。胸腔积液常规提示胸腔积液呈乳白色，李凡他试验阳性，白细胞计数 $75.8×10^9/L$，分叶核细胞占 79.4%。泌尿系 B 超提示右肾积水（轻度，肾盂增宽约 1.2 cm）。腹部 B 超提示腹水。双侧腮腺 B 超提示右侧腮腺脓肿。颈部 B 超提示右颈部脓肿。胸部 B 超提示肺脓肿形成。骶尾部 B 超提示脓肿。胸部 CT 提示肺内间实质性病变并两肺部分实变，伴缺血、坏死 CT 表现，双侧胸腔积液，纵隔内异常密度影，考虑炎症。脑脊液常规、培养及特殊细菌涂片、痰培养、真菌实验、体液免疫功能、T 淋巴细胞亚群均无明显异常。心脏、肝脾、腹膜后 B 超未见明显异常。入院诊断为严重脓毒症、软组织感染、脓毒症休克、呼吸衰竭、颅内感染待排。给予禁食、胃肠减压、机械通气、床旁连续血液净化治疗，并给予美罗培南联合万古霉素抗感染，地塞米松抗炎，甘露醇降低颅内压，磷酸肌酸营养重要脏器，去甲肾上腺素维持血压，精氨酸促进氨排泄、改善肝功能，白蛋白、免疫球蛋白、血浆、悬浮红细胞、血小板等对症支持治疗。

患儿入院后仍反复高热，第 3 天行胸腔积液培养、2 次血培养均提示星座链球菌星座亚种，半定量 3 +（中量），培养无厌氧菌生长，停用万古霉素，换用组织浓度较高的利奈唑胺抗感染治疗。动态监测炎症指标较前降低，血常规 WBC 6.0×10^9/L，RBC 3.3×10^{12}/L，Hb 94 g/L，PLT 88×10^9/L，中性粒细胞百分比 84.3%，CRP 53 mg/L。但右侧颌面部肿胀，锁骨周围和骶尾部触及肿块、波动感明显，腮腺 B 超提示腮腺脓肿缩小。右侧颈部、锁骨上窝 B 超提示颈前脓肿，深部甲状腺及双侧颈动静脉前方脓肿形成，两者相距 1.0 cm。进一步在全麻下行超声引导下右侧锁骨上窝及前胸壁脓肿切开引流术，术中见大量稀薄黄色脓液（约 15 mL），术后于甲状腺前、右锁骨上窝置引流管。术后患儿体温逐渐趋于稳定，病程中动态检测炎症指标及脏器功能指标，提示逐渐恢复正常，胸部 CT 提示双侧气胸、脓胸形成。头颅 MRI 未见脓肿。肝胰脾、腹膜后超声示无脓肿。超声心动图无异常。四肢动静脉、颈部动静脉超声无血栓形成，胸腔闭式引流液逐渐减少，拔除引流管后行胸部、颈部 B 超示积液无增多，骶尾部脓肿局部缩小、破溃后无新发脓肿，住院治疗 44 天后病情恢复出院。出院诊断：严重脓毒症并脓毒症休克，呼吸衰竭，电解质紊乱，败血症（星座链球菌感染），重症肺炎伴肺不张（双侧），双侧脓气胸，多发脓肿（腮腺、颈部、肺、骶尾部），腹腔积液，中毒性脑病。出院后半个月病情无反复，随访骶尾部包块明显缩小，局部皮肤结痂，胸部 B 超提示脓肿消失、胸腔积液吸收。

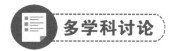

多学科讨论

【内科医师甲】

本例患儿为 11 岁女童，病史 1 周，临床表现为反复发热、面颈部肿胀、意识不清，B超示多部位脓肿，入院后予以穿刺引流，结合血培养及体液培养均提示星座链球菌感染，予以有效抗生素治疗后，生命体征平稳，感染指标恢复正常，脓肿明显吸收。

星座链球菌（Streptococcus constellatus，S. constellatus）是米勒链球菌群（Streptococcus milleri group，SMG）的一个成员，该菌群还包括中间链球菌（Streptococcus intermedius，S. intermedius）和咽峡炎链球菌（Streptococcus anginosus，S. anginosus），其耐酸、耐碱，因此可以在口腔、上呼吸道、胃肠道和阴道中广泛定植，被认为是一种机会致病菌。当宿主免疫功能低下、合并其他基础疾病或长期使用免疫抑制剂时，其感染机会增加，可进入血液、浆膜腔等体内正常无菌部位后引发侵袭性感染。目前国内外有关星座链球菌感染的文献资料很少，且报道的病例多为成人，多为单个部位脓肿的病例报告。儿童星座链球菌感染后的特点国内报道极少。Faden等的一个回顾性研究分析表明，儿童病例中80%为急性阑尾炎伴穿孔，8%为牙齿脓肿，约3%为手和扁桃体脓肿，深部脓肿及多发脓肿较少见。

在治疗方面，大多数米勒链球菌群对β内酰胺类药物是敏感的。然而，在临床实践中，抗生素的治疗必须警惕其他潜在联合病原体感染。米勒链球菌引起的呼吸道感染中，混合细菌感染率为13%~45%；而厌氧菌是混合感染中常见的病原菌，且其可促进米勒链球菌的生长，抑制宿主的杀菌活性。McNeil等的一项大型回顾性研究在米勒链球菌感染引起的中耳炎和鼻窦炎患儿中发现，50.5%患儿为混合感染，常见的共病病原体是甲氧西林敏感的金黄色葡萄球菌，其次是厌氧菌。在星座链球菌感染引起的30例急性阑尾炎患儿中发现，21例需氧培养中大肠杆菌是最常见的混合感染细菌，考虑到入院前抗生素的提前应用，某些致病菌的发生率可能被低估，因此，在临床治疗中，建议选择覆盖潜在联合病原体的抗生素。除适当使用抗生素外，早期手术治疗与降低死亡率、缩短住院时间有关。

【内科医师乙】

Guthof于1956年首先描述了从牙齿脓肿中分离出米勒链球菌，随后的研究证实了这些微生物参与了口腔和牙齿感染的发病机制。本例患儿既往无基础疾病，后期追问病史，病初时曾有牙龈肿痛，故考虑口腔感染是本次脓肿发生的危险因素。而口腔分泌物的吸入、手术或创伤、邻近组织炎症蔓延和血行播散是引起脓胸的重要机制。

McNeil 等发现，儿童感染星座链球菌后，比其他米勒链球菌群成员更易引起血栓形成。本例患儿存在侵袭性星座链球菌感染，可能与细菌血行播散有关，病程中监测血浆 D-二聚体升高，有血栓形成的高风险，因此也需要警惕感染后血栓形成，及时进行相关指标和血管状态的监测。本例患儿在病程中也完善了四肢及颈部动静脉超声，均未发现血栓形成。

 病例点评

星座链球菌是广泛存在于人体多部位的机会致病菌。文献报道，星座链球菌感染主要累及年龄 35～54 岁人群，在儿童中罕见报道，可能与成人合并的基础疾病较多而儿童基础疾病较少有关。Bert 等报道，78% 的成年患者有肝硬化、肿瘤或糖尿病等潜在疾病，而仅有 10% 的儿童病例存在基础疾病，主要为先天性畸形、糖尿病、炎症性肠病、免疫功能低下状态、创伤和口腔手术。

我们以"星座链球菌""儿童""脓肿"或"脓胸"为检索词检索万方数据知识服务平台，得到 3 篇文献，分别为《分析儿童眶蜂窝织炎》《咽峡炎链球菌群感染患儿病例报告》《小儿阑尾炎的病例特点及病原学分析》，病原检测均涉及星座链球菌，但无星座链球菌感染引起小儿脓肿临床特点的资料。以"Streptococcus constellatus""child""abscesses"及"empyema"为检索词检索 PubMed，国内外共 9 篇文献报道 31 篇儿童星座链球菌感染后引起脓肿的病例，脓肿主要累及颅脑和输卵管，临床多以发热为首发表现，其他症状与脓肿累及部位有关，2 例患儿有基础疾病，分别为鼻窦炎和阑尾炎穿孔病史，所有患儿均接受抗生素治疗，4 例预后良好，1 例出现死亡，而这例死亡患儿并没有基础疾病。与米勒链球菌群中其他两位成员中间链球菌及咽峡炎链球菌相比，星座链球菌的致病性相对较轻。本例患儿

脓肿除累及颈部外，同时合并肺及骶尾部多个部位化脓性改变，既往未见相关报道。病程中曾有生命体征不稳的情况，提示我们应该提高警惕，即星座链球菌虽然在儿童少见，但严重程度并不低，要积极防治。

综上所述，星座链球菌感染后可引起正常免疫功能儿童多发性脓肿，我们应该警惕吸入口腔分泌物可能是形成局部脓肿及血流播散的危险因素，病程中注意给予足量抗生素治疗，并注意厌氧菌及其他潜在病原体的覆盖。对于效果欠佳者，及时联合手术治疗可以提高生存率，改善预后。另外，侵袭性星座链球菌感染后可引起其他部位播散性脓肿或血栓形成，需动态监测B超、CT或MRI等，及时诊断和治疗。

（撰写　程璐　点评　韩玉玲　审稿　郑跃杰）

参 考 文 献

1. FADEN H, MOHMAND M. Infections associated with streptococcus constellatus in children. Pediatr Infect Dis J, 2017, 36(11): 1099 – 1100.

2. NOGUCHI S, YATERA K, KAWANAMI T, et al. The clinical features of respiratory infections caused by the Streptococcus anginosus group. BMC Pulm Med, 2015, 15: 133.

3. MILLS D, SHARON B, SCHNEIDER K. Streptococcus constellatus tubo-ovarian abscess in a non-sexually active adolescent female. Pediatr Emerg Care, 2018, 34(6): e100 – e101.

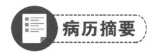

病例 11

儿童金黄色葡萄球菌肺炎

病历摘要

【基本信息】

患儿，男，3个月。

主诉：发热伴咳嗽7天。

【病史】

入院前7天出现发热，体温最高38.6℃，发热间隔10～12小时，伴阵发性连声咳，有痰不会咳出，无喘息，胸部X线片提示"支气管肺炎"，给予头孢曲松80 mg/kg静脉滴注抗感染及人免疫球蛋白1 g/kg治疗后体温无明显下降。入院前1天血常规示WBC 25.86×10^9/L，中性粒细胞百分比68%，CRP > 200 mg/L。痰培养示金黄色葡萄球菌，对苯唑西林敏感。肺CT示"双肺散在炎性实变伴右肺下叶多发小空腔，右侧包裹性液气胸，左侧少量胸腔积液"（图11-1A～图11-1D），加用利奈唑胺10 mg/kg、q8h及地塞米松0.25 mg/kg治疗1天后仍有发热，为求进一步诊治来我院，门诊以"重症肺炎、液气胸"收入院。

自发病以来，患儿精神弱，睡眠增多，吃奶水稍差，体重无明显下降。

既往体健，正常计划免疫接种。否认肝炎及结核等传染病接触史。

【体格检查】

体温36.9℃，脉搏145次/分，呼吸45次/分，血压85/55 mmHg，体重7.8 kg，身长66 cm。神志清楚，精神反应弱，呼吸促，无发绀，前囟平软，张力不高，颈亢

（－），咽充血。双肺呼吸音对称，可闻及痰鸣音。心音有力，律齐，145 次/分。腹软，肝肋下 2 cm 可及，质软边锐，脾肋下未及。四肢活动可，肌张力正常，双侧跖反射对称伸性。

【辅助检查】

血常规：WBC $25.86 \times 10^9/L$，中性粒细胞百分比 68%，淋巴细胞百分比 18%，Hb 96 g/L，PLT $408 \times 10^9/L$，CRP > 200 mg/L。

动脉血气：pH 7.55，PO_2 67 mmHg，PCO_2 35 mmHg，BE －7.9 mmol/L。

肝肾功能、心肌酶正常。

心电图、超声心动图正常。

PCT 1.92 ng/mL。

痰培养 3 次均阴性。

痰副流感病毒Ⅲ型抗原阳性。

血肺炎支原体抗体阴性。

血免疫球蛋白在正常范围：IgG 10.07 g/L，IgA 0.62 g/L，IgM 0.53 g/L，IgE 5.61 g/L。

72 小时 PPD 试验阴性。

血培养阴性。

胸腔积液常规：比重 1.015，红细胞 49 402/mm³，白细胞 63 517/mm³，多个核细胞 51 903/mm³，单个核细胞 11 614/mm³。

胸腔积液生化：葡萄糖 0.17 mmol/L，氯 99 mmol/L，乳酸脱氢酶 4273 U/L，蛋白定量 29 653 mg/L，乳酸 12.69 mmol/L。

胸腔积液培养：金黄色葡萄球菌，苯唑西林敏感。

脑脊液：常规、生化均正常，墨汁染色未找到隐球菌，培养阴性。

【影像学检查】

入院前 1 天，肺 CT 提示双肺散在炎性实变伴右肺下叶多发小空腔，右侧包裹性液气胸，左侧少量胸腔积液（图 11 -1A ～图 11 -1D）。入院后第 3 天肺 CT 提示双肺散在片状炎性实变，以下肺为著，并多发空腔影，双侧少量胸腔积液（图 11 -1E）。入院后第 9 天肺 CT 提示双肺下叶炎性实变，多发空腔，右侧气胸较前增加（图 11 -1F）。

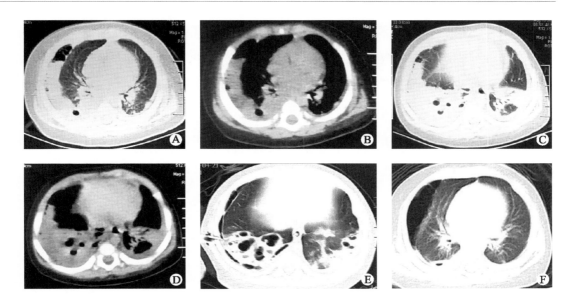

图 11 - 1 肺 CT 变化

【治疗经过】

入院后给予美罗培南 40 mg/kg、q8h 联合利奈唑胺 10 mg/kg、q8h 抗感染，地塞米松 0.3 mg/kg 抗炎治疗，并行右侧胸腔闭式引流。入院后第 2 天体温降至正常。入院第 3 天复查肺 CT 示双肺炎症并多发空腔影，右侧液气胸（图 11 - 1E）。住院第 5 天拔除闭式引流管。入院后第 7 天复查血常规，提示 WBC 13.4×10^9/L，中性粒细胞百分比46%，淋巴细胞百分比48%，Hb 91 g/L，PLT 588×10^9/L，CRP 25 mg/L。住院第 9 天复查肺 CT 示炎症较前吸收，右侧气胸较前增多（图 11 - 1F），患儿一般情况良好，听诊双肺呼吸音对称，请胸外科会诊暂不给予胸腔穿刺，住院 11 天出院。出院后 7 天患儿门诊复查，无咳嗽，复查胸部 X 线检查示支气管肺炎。

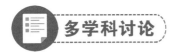
多学科讨论

【内科医师甲】

金黄色葡萄球菌是儿童社区获得性肺炎的常见病原，一项系统综述显示金黄色葡萄球菌占 5 岁以下儿童社区获得性肺炎病原的3.9%。金黄色葡萄球菌肺炎的主要感染途径分为吸入性和血源性，婴幼儿大多数为吸入性，本例患儿 3 月龄，血培养阴性，未找到其他化脓性病灶，考虑为吸入性感染。金黄色葡萄球菌肺炎起病急骤，病情进展迅速，大多突发寒战、高热，迅速出现呼吸和心率增快、呻吟、咳嗽、发绀、呼吸困难等，可有黄脓痰，中毒症状重，部分患者发展为坏死性肺炎及脓胸甚至出现休克。当金黄色葡萄球菌肺炎患儿出现无法解释的突然发绀、呼吸困难加重，应考虑到并发脓气胸的可能。

金黄色葡萄球菌肺炎的胸部 X 线片早期出现肺纹理增多、模糊及双下肺可见斑片状影，但进展迅速，常于 24～48 小时出现新病灶，并迅速出现脓胸、脓气胸，表现为肋膈角变钝或消失、可见气液平面。胸部 CT 早期表现为肺部炎症，在数小时后出现空洞、脓肿，并存在胸腔积液、气胸等合并症。

治疗金黄色葡萄球菌感染的抗生素主要为一、二代头孢菌素和广谱半合成青霉素类药物，常用的有头孢唑啉、头孢呋辛、头孢氨苄、苯唑西林、双氯西林、万古霉素、克林霉素、利福平和替考拉宁等。抗生素治疗疗程在数天到几个月不等，通常为 1～3 周，治疗过程非常复杂。本例患儿 3 月龄，先后给予头孢曲松、美罗培南及利奈唑胺抗感染治疗，疗程为 4 周，预后良好。

【内科医师乙】

金黄色葡萄球菌寄居于正常人的鼻前庭和皮肤等处，当其进入呼吸道后，可被黏液和纤毛共同清除，也可被肺泡巨噬细胞清除，进入细胞后也会被其引发的一系列免疫反应杀死。但当宿主免疫功能失调，如感染流感病毒时，肺部可发生严重的金黄色葡萄球菌感染。本例患儿副流感病毒Ⅲ型抗原阳性，是否说明可能先感染病毒，再继发金黄色葡萄球菌感染？

耐甲氧西林金黄色葡萄球菌和甲氧西林敏感金黄色葡萄球菌肺炎患儿的临床病程无显著性差异。当严重的社区获得性肺炎患儿需要收住 ICU 或肺内出现坏死、空洞、脓胸，且有社区获得性耐甲氧西林金黄色葡萄球菌感染的危险因素，如小于 2 岁幼儿、已知有社区获得性耐甲氧西林金黄色葡萄球菌接触或定植、流感后肺炎、有反复发生的皮肤脓肿等，需考虑给予经验性抗耐甲氧西林金黄色葡萄球菌治疗，推荐静脉应用万古霉素治疗，每 6～8 小时 1 次，总剂量为 40 mg/(kg·d)。利奈唑胺在肺泡上皮中的浓度高于血浆，对于≥12 岁儿童推荐给予 600 mg 口服或静脉滴注，2 次/天；<12 岁儿童 10 mg/(kg·次)，q8h。克林霉素和利奈唑胺可用来替代万古霉素治疗儿童耐甲氧西林金黄色葡萄球菌肺炎。本例患儿在病程初期 X

线提示为支气管肺炎，肺 CT 可见散在炎症，在病程第 5 天因发热无好转复查 CT 时出现双肺脓气胸表现，进展迅速。本例患儿痰培养诊断为金黄色葡萄球菌肺炎，虽然药敏结果提示甲氧西林敏感金黄色葡萄球菌，但使用头孢曲松抗感染后病情仍进展迅速，出现脓气胸表现，故换用美罗培南联合利奈唑胺抗感染治疗。

【胸外科医师】

脓胸分为渗出期、纤维脓性期和机化期。胸腔积液提示脓胸的标准为：白细胞计数 $(10 \sim 15) \times 10^9/L$；葡萄糖 ≤ 400 mg/L，或 < 25% 的血糖；乳酸脱氢酶 ≥ 1000 U/L；pH < 7.2。脓胸治疗主要包括抗感染、引流脓液和全身支持治疗。当确诊脓胸后需放置闭式引流管，不建议仅行胸腔穿刺而不引流。持续引流有利于肺部扩张及炎症消退，若未及时引流，脓液可在短期内黏稠而无法引流。引流失败最常见的原因是阻塞和移位，常规冲洗引流管可减少阻塞的发生，有研究建议每 6 小时用 20 mL 生理盐水冲洗引流管。电视胸腔镜外科手术（video-assisted thoracic surgery，VATS）是纤维脓性期的一线手术选择，能吸出胸膜腔中的黏稠脓液，分离脓腔粘连，并可在直视下正确放置胸腔引流管。VATS 适用于引流不畅、脓液稠厚的脓胸、有纤维素形成的脓胸、包裹性脓胸及创伤性或自发性血胸感染引起的脓胸，其较开胸手术损伤小，相对禁忌证是不能耐受单肺通气和严重凝血功能障碍。本例患儿诊断为脓胸后即行胸腔闭式引流治疗，体温很快正常且一般情况好，复查脓液明显减少，加之为 3 月龄小婴儿，故未进行 VATS 治疗。

 病例点评

金黄色葡萄球菌是除肺炎链球菌以外社区获得性肺炎的主要细菌病原体，小婴儿感染与看护人皮肤金黄色葡萄球菌定植有一定的相关性。本例患儿系 3 月龄幼儿，急性起病，无明确感染源可追溯，肺内病变进展迅速，合并脓胸、脓气胸，经抗菌药物、糖皮质激素、胸腔闭式引流综合治疗后病情好转，痊愈出院。本例患儿胸腔积液细菌培养提示"金黄色葡萄球菌，苯唑西林敏感"，即所谓的甲氧西林敏感金黄色葡萄球菌。

金黄色葡萄球菌肺炎起病急骤，病情进展迅速，大多突发寒战、高热，肺炎进

展快，可迅速出现呼吸和心率增快、呻吟、咳嗽、发绀等症状，可伴有呕吐、腹泻、腹胀等消化道症状，中毒症状重，部分患者可发展为坏死性肺炎甚至出现休克，同时可并发脐炎、皮肤脓肿、骨髓炎等，且更易出现胸腔积液。并发脓胸或脓气胸时，临床表现轻重不一，典型症状为高热、咳嗽、咳痰、胸痛、气促等，部分新生及婴幼患儿缺乏典型表现。急性期过后，尽管肺渗出及肺气囊等改变存在，发热及呼吸道症状可出现减轻。当金黄色葡萄球菌肺炎患儿出现无法解释的突然发绀、呼吸困难加重，均应该想到并发脓气胸的可能。本例患儿的临床进展过程符合重症金黄色葡萄球菌肺炎的临床特点。

金黄色葡萄球菌肺炎常规实验室检查缺乏特异性，血常规提示白细胞计数多明显升高且分类以中性粒细胞为主，呈感染血象；部分重症患者白细胞减低，常预示预后不良。CRP及PCT、血沉呈现明显升高。严重感染者可出现脓毒症表现，并出现相应化验改变。血常规白细胞计数变化对感染严重程度判定有一定价值，中性粒细胞增多在清除病原体中起重要作用，且炎症细胞因子随着中性粒细胞百分比的升高而增加，正如本例患儿外周血中性粒细胞与CRP在治疗前后的变化一样。影像学动态评估在诊治金黄色葡萄球菌肺炎的过程中意义重大，出现脓胸、脓气胸需外科介入治疗。

金黄色葡萄球菌抗菌药物治疗的选择压力来源于抗生素耐药菌的增多，诊治过程中要积极寻求细菌学证据及获得药敏结果，无菌体液标本培养尤为重要。

（撰写　郭润　点评　邹映雪　审稿　郑跃杰）

参 考 文 献

1. NING G, WANG X, WU D, et al. The etiology of community-acquired pneumonia among children under 5 years of age in mainland China, 2001—2015: A systematic review. Hum Vaccin Immunother, 2017, 13(11): 2742 - 2750.

2. 邹映雪，侯宇欣. 金黄色葡萄球菌肺炎及其肺外损害的诊治分析. 中华实用儿科临床杂志，2020，35(16): 1219 - 1224.

3. 赵德育，顾丽娜. 儿童脓胸识别与处理. 中国实用儿科杂志，2017，32(3): 168 - 171.

4. SHEN K R, BRIBRIESCO A, CRABTREE T, et al. The American Association for Thoracic Surgery consensus guidelines for the management of empyema. J Thorac Cardiovasc Surg, 2017, 153(6): e129 - e146.

病 例 12

既往健康儿童社区获得性
铜绿假单胞菌肺炎

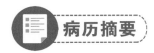 病历摘要

【基本信息】

患儿，女，8 个月 18 天。

主诉：咳嗽 1 周余，持续发热 3 天。

【病史】

患儿 1 周余前无诱因出现咳嗽，不剧，2～3 声/次，喉中有痰不易咳出，晨起明显，无呛咳，无喘息，无发热，无流涕、喷嚏，无呕吐，无腹泻等不适，于当地医院就诊，给予"头孢类（具体不详）、氨溴特罗口服液"口服 3 天，咳嗽较前减轻。3 天前患儿出现发热，最高体温 38.5 ℃，无寒战、抽搐，热峰 3～4 次/天。2 天前至当地医院就诊，给予药物（具体不详）肌内注射治疗 1 次，后给予"药物（具体不详）"静脉输液治疗 1 次，患儿仍有发热，咳嗽明显。为求进一步诊治，来我院门诊就诊，门诊以"支气管肺炎"收入我科。

起病来，患儿精神欠佳，食欲尚可，睡眠尚可，大便 3～4 次/天，呈黄绿色糊状便，小便尚可。

新生儿期体健，1 月余前因呼吸道感染（具体不详）于当地诊所给予雾化吸入治疗 5 天，治愈。否认肝炎及结核等传染病接触史。

【体格检查】

体温 38.3 ℃，呼吸 36 次/分（规则），脉搏 130 次/分（规则），体重 9 kg，身长 69 cm。营养正常，神志清楚，色泽正常，无皮疹，无水肿，浅表淋巴结无肿大。囟门未闭合，直径约 0.5 cm×0.5 cm。眼睑正常，巩膜无黄染，唇红润，扁桃体双侧无肿大，咽充血，双侧颊黏膜可见白色凝乳状物，不易拭去。呼吸运动两侧对称，呼吸音粗，双肺可闻及较多湿啰音。心率 130 次/分，心音正常。全腹柔软，肝脏肋下未触及，脾脏肋下未触及，四肢正常。

【辅助检查】

血常规：WBC 3.54×10^9/L，中性粒细胞百分比 50.2%（↑），单核细胞总数 0.14×10^9/L（↓），淋巴细胞百分比 45.7%，PLT 129×10^9/L，Hb 96 g/L（↓），RBC 3.98×10^{12}/L，外周血细胞形态学未见明显异常。

肝功能：丙氨酸转氨酶 99 U/L（↑），天冬氨酸转氨酶 264 U/L（↑）。血清心肌酶谱测定：肌酸激酶同工酶 30 U/L（↑），乳酸脱氢酶 678 U/L（↑）。血清电解质：磷 0.89 mmol/L（↓），钾 3.45 mmol/L（↓），钠 134.9 mmol/L（↓），钙 1.91 mmol/L（↓）。血浆凝血机制：凝血酶时间 25.3 秒（↑），活化部分凝血活酶时间 22.6 秒（↓），血浆纤维蛋白原 1.65 g/L（↓），凝血酶原时间 16.2 秒（↑），D-二聚体 1.21 mg/L（↑）。

超敏 C 反应蛋白 89.10 mg/L（↑），PCT 13.520 ng/mL（↑）。

免疫功能监测及 Treg 细胞计数八项：$CD3^+CD4^+$T 淋巴细胞百分比 44.85%（↑），$CD4^+/CD8^+$T 淋巴细胞比 2.15↑，自然杀伤细胞绝对值 116 个/μL（↓），自然杀伤细胞百分比 7.05%（↓）。血清免疫全套（五项，IgG、IgA、IgM、C3、C4）测定：C3 0.50 g/L（↓），IgG 3.53 g/L（↓）。IgE 31.80 IU/mL（↑），血清铁蛋白 293.68 ng/mL（↑）。

脑脊液常规分析：WBC 39×10^6/L（↑），单个核细胞为主，糖定性阳性；脑脊液生化三项：脑脊液葡萄糖 4.16 mmol/L（↑）；脑脊液墨汁染色：阴性；脑脊液细菌涂片及革兰氏染色：阴性；脑脊液培养：阴性。

HIV 抗体、梅毒特异性抗体、EB 病毒抗体、肺炎支原体抗体、丙型肝炎病毒抗体、咽拭子肺炎衣原体 RNA、咽拭子肺炎支原体 RNA、呼吸道病毒七项检测、

G 试验、痰培养、T-SPOT.TB、血培养：阴性。血清巨细胞病毒抗体检测：巨细胞病毒 IgG 抗体阳性（2.36，升高）。血清乙肝全套（五项）检测：乙肝表面抗体定量 1000 IU/L(↑)（阳性），余阴性。支气管肺泡灌洗液细菌培养：阴性。支气管肺泡灌洗液病原宏基因组高通量测序：铜绿假单胞菌（序列数 2971）。胸腔引流液培养：铜绿假单胞菌，对美罗培南、头孢他啶等敏感。

支气管镜：支气管内膜炎。

【影像学检查】

肺部 CT 平扫＋增强扫描：右肺肺炎并实变，右肺下叶支气管闭塞，右侧胸膜增厚，右侧少量液气胸，右肺下叶内积液影与胸膜腔积液可见相通，纵隔内及右肺门淋巴结肿大（图 12－1）。

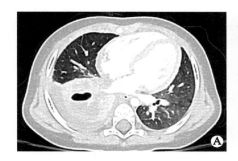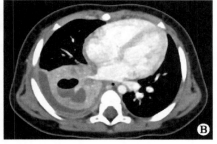

图 12－1　肺部 CT 平扫＋增强扫描

【治疗经过】

入院后给予头孢替唑抗感染、吸氧、雾化等对症支持治疗，入院第 2 天换用美罗培南、万古霉素抗感染，入院第 7 天完善电子支气管镜，入院第 14 天行脓胸清除术＋引流术，入院第 19 天患儿一般情况可。胸腔引流液示铜绿假单胞菌，对美罗培南、头孢他啶敏感，抗生素降阶梯为头孢他啶。入院第 23 天，患儿偶咳嗽，一般情况可，予以出院。出院后定期于呼吸内科门诊随诊，3 个月后复查胸部 X线，提示肺部病灶基本吸收。

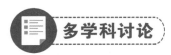多学科讨论

【内科医师甲】

本例患儿为 8 个月 18 天婴儿，急性起病，以咳嗽、发热为主要症状。入院后

病情进展快，出现气促、精神萎靡等不适，超敏 C 反应蛋白、PCT 等炎性指标明显升高，胸部影像学明显进展，有肺实变、肺脓肿、胸腔积液等改变。完善支气管肺泡灌洗液病原宏基因组高通量测序，提示铜绿假单胞菌感染，行胸腔闭式引流术送引流液培养亦提示铜绿假单胞菌感染。结合患儿临床表现、影像学特点及病原学检验结果，诊断为铜绿假单胞菌肺炎。

铜绿假单胞菌（Pseudomonas aeruginosa，PA）为机会致病菌，常在患儿体内或医院环境中寄植。PA 感染下呼吸道多有危险因素，如皮肤屏障受损、免疫功能低下、慢性结构性肺病、长期住院、长期使用广谱抗生素等，故其是医院获得性肺炎的常见病原之一。PA 所致下呼吸道感染的临床症状多样，可表现为发热、咳嗽、咳黄色或黄绿色脓性痰、痰液黏稠、气促等，当有危险因素的人群出现上述症状时，需警惕 PA 感染可能。

PA 在呼吸道的定植并不少见，如何区别培养阳性的 PA 是感染还是定植是临床需要思考的问题，可根据选取的合适标本、检验方法结合临床情况综合评估。首先，痰培养尽量采用深部痰液，有条件者选取支气管肺泡灌洗液标本。其次，微生物室需评估呼吸道标本质量，并注意观察有无白细胞吞噬或伴行现象。呼吸道标本尽量采用定量培养。最后，若呼吸道标本 PA 阳性，需结合临床情况综合分析：如患儿一般情况良好，无危险因素，多考虑定植或污染；如患儿有明显呼吸道症状、体征、胸部影像学改变或存在危险因素，需高度警惕 PA 感染可能，可结合 CRP、PCT 等炎性指标、痰涂片结果及观察患儿后续病情变化以明确诊断。

【内科医师乙】

PA 是一种广泛分布在自然界中的革兰氏阴性杆菌，可作为正常菌群在人体皮肤表面分离到，还可污染医疗器械甚至消毒液，从而导致医源性感染，具有易定植、易变异和多耐药的特点。PA 毒力很强，能够产生多种毒素，包括外毒素和一些酶，其产生的生物膜可保护自己，以减少受宿主内环境和免疫系统的影响。社区来源的 PA 感染常见于皮肤、外耳等表皮及软组织感染。PA 可经皮肤直接侵入导致坏疽性深脓疱，此为病原体种植在小血管壁中层或外膜引起的血管炎表现，最常见于臀部和会阴，其次是四肢，面部较少见。PA 导致的社区获得性肺炎少见，多发生于慢性阻塞性肺疾病、支气管扩张、囊性纤维化等结构性肺病患者。既往健康人罹患社区获得性肺炎的情况罕见，发病率约为2%。

社区获得性肺炎虽发病率低，但进展迅速，在需要入住ICU的重症社区获得性肺炎中占1.8%~8.3%，致死率为50%~100%。现有报道中，PA在儿童感染中以婴幼儿为主，1岁以内居多，可能与暴露于受污染的气溶胶有关，易在温暖季节发病。其原因可能是PA喜在温暖潮湿环境下生长繁殖，最适宜生长温度为25~30℃，同时该年龄段婴幼儿机体免疫功能尚未发育完善，IgM合成不足，皮肤或气道的局部免疫功能不成熟，对革兰氏阴性杆菌感染应答能力不强。PA往往侵袭性较强，导致社区获得性肺炎时患者可出现呼吸衰竭、脓毒症休克、多脏器功能衰竭甚至危及生命，肺部影像学可短期内迅速进展，出现大叶性肺炎、胸腔积液、肺脓肿等改变。

PA对很多常见抗菌药物的耐药性强。抗菌药物的应用及机械通气等环境的改变可使PA出现获得性耐药及适应性耐药，严重限制了PA感染时抗菌药物的选择。常用于治疗PA感染的抗菌药物包括以下几类：抗假单胞菌青霉素及头孢菌素、氨曲南、氨基糖苷类、氟喹诺酮类及碳青霉烯类。氟喹诺酮类、氨基糖苷类因其潜在的不良反应，在儿童临床应用中受到限制；氨曲南一般不宜单独用于抗PA感染；哌拉西林/他唑巴坦、头孢他啶、头孢吡肟等常用于一般PA感染。与青霉素类和头孢菌素类相比，碳青霉烯类有更广的抗菌谱，对β-内酰胺酶的稳定性更好，常用于治疗重症PA感染患者。然而随着PA对碳青霉烯类药物的耐药性增高，碳青霉烯类药物的敏感性有下降趋势。

本例患儿为8月龄大婴儿，病情进展快，入院后出现呼吸急促、精神萎靡症状，肺部CT检查示肺脓肿、胸腔积液，炎性指标明显升高，白细胞下降，符合重症社区获得性肺炎临床表现，结合支气管肺泡灌洗液及胸腔引流液病原学检查结果，社区获得性肺炎诊断明确。本例患儿最终预后良好，尚需随访观察其后续情况以明确有无先天性免疫缺陷病等基础疾病。

【放射科医师】

PA下呼吸道感染的影像学无特异性，可表现为沿支气管散在分布的小斑片实变及磨玻璃密度影，或部分融合成片，可伴有小结节和小的透亮区微脓肿，少数可表现为空洞、气胸等。既往健康的社区获得性肺炎患儿可表现为肺实变影，可在短期内快速进展或形成肺脓肿。金黄色葡萄球菌等革兰氏阳性球菌导致的肺部病变常为多叶浸润、多发性肺脓肿、脓气胸。相较而言，PA 所致肺部病变以单叶浸润居多（好发于右肺），伴胸腔积液，肺脓肿数量不多，气胸少见，可能是 PA 的致病力相对弱于革兰氏阳性球菌，从而导致病灶易于局限。

本例患儿胸部病变进展快，从右肺实变迅速进展至肺脓肿，以右侧受累为主，胸腔积液多，符合社区获得性肺炎的影像学改变。

 **病例点评**

PA 为医院获得性肺炎的常见病原之一，尽管其所致社区获得性肺炎发病率低，但进展快，致死率高。初始抗生素治疗不当是导致社区获得性铜绿假单胞菌肺炎患儿死亡的危险因素，因此早期识别至关重要。对于 1 岁内的婴儿，若温暖季节发病，急性起病，表现为发热、咳嗽、精神差，病情进展快，出现呼吸困难甚至休克，肺部影像学在短期内迅速进展，表现为单叶性肺炎伴脓胸或形成少量肺脓肿，应警惕本病，出现皮肤坏疽性深脓疱者应高度怀疑。初始经验性抗感染治疗可选用对 PA 有效的抗生素，同时寻找病原学依据，有脓肿形成或其他侵袭性病灶时可辅助外科手术清创引流，经积极治疗大多预后较好。

（撰写　杜青　点评　陆小霞　审稿　郑跃杰）

参 考 文 献

1. RESTREPO M I, BABU B L, REYES L F, et al. Burden and risk factors for Pseudomonas aeruginosa community-acquired pneumonia：a multinational point prevalence study of hospitalised patients. Eur Respir J, 2018, 52（2）：1701190.

2. CILLÓNIZ C, GABARRÚS A, FERRER M, et al. Community-acquired pneumonia due to multidrug- and non-multidrug-resistant pseudomonas aeruginosa. Chest, 2016, 150（2）：415 – 425.

3. 陈雨青，沈杨，童文佳，等. 既往健康儿童社区获得性铜绿假单胞菌肺炎二例报道及文献分析. 中国小儿急救医学，2014，21（5）：300 – 304.

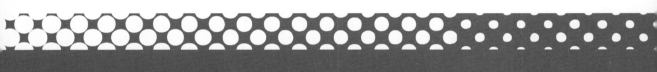

支原体感染类疾病

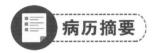

病例 13

儿童重症支原体肺炎合并肺栓塞

病历摘要

【基本信息】

患儿，男，5 岁。

主诉：咳嗽 12 天，发热、胸痛 10 天。

【病史】

入院前 12 天出现阵发性双声咳嗽，就诊于外院给予口服"阿莫西林克拉维酸钾"治疗 2 天，无好转。入院前 10 天发热，热峰 40.5 ℃，伴四肢冰冷、寒战，5～6 次/天，咳嗽加剧，呈阵发性 4～6 声咳嗽，非痉挛性，有痰咳不出，夜间为著，伴气促，可平卧，活动无受限，无面色青紫，伴左下胸痛，阵发性，不易缓解，无胸闷、抽搐、头痛，无皮疹、呕吐、腹痛、腹泻，无浮肿、少尿，再次就诊于外院，给予静脉滴注"头孢噻肟钠 7 天、甲泼尼龙 4 天"、口服"阿奇霉素 3 天"等治疗，患儿气促缓解，咳嗽稍好转，热峰降至 39.0 ℃，1～2 次/天。为进一步诊治来我院，门诊拟"肺炎"收入院。

自发病以来，患儿精神可，食纳欠佳，睡眠尚可，体重无明显改善。

既往婴儿期反复"湿疹"，未正规治疗及检查，1 岁后自愈。反复"鼻塞、流涕"3 年，外院诊断"过敏性鼻炎、鼻窦炎"，无规范治疗，无喘息史，无气喘病史，有"海鲜"过敏史（具体不详）。

新生儿期体健，生长发育正常，正常计划免疫接种，平素体健。否认肝炎及结核等传染病接触史。

【体格检查】

体温 37.3 ℃，脉搏 120 次/分，呼吸 38 次/分，血压 119/73 mmHg。神志清，精神稍倦，无皮疹，浅表淋巴结未触及，无鼻煽，口周无青紫，三凹征阳性，气管居中，左下肺叩诊呈浊音，左下肺呼吸音减弱，右肺呼吸音粗，双肺可闻及痰鸣音及中湿啰音。心音有力，律齐，未闻及杂音。腹软，无压痛及反跳痛，肝脾肋下未触及。神经系统查体未见异常。毛细血管充盈时间 <3 秒。

【辅助检查】

1. 外院检查

胸部 X 线：（入院前 8 天）左下肺炎；（病程第 10 天）左下肺炎，左侧肋膈角消失。

血常规（入院前 2 天）：WBC $9.91 \times 10^9/L$，中性粒细胞百分比 80.30%，Hb 136 g/dL，PLT $338 \times 10^9/L$。

肺炎支原体总抗体（入院前 2 天）：1∶320。

2. 我院检查（入院第 1 天）

血常规：WBC $11.78 \times 10^9/L$，中性粒细胞百分比 67.40%，嗜酸性粒细胞计数 $0.540 \times 10^9/L$，Hb 138 g/L，PLT $259 \times 10^9/L$。CRP 24.31 mg/L，PCT 0.282 ng/mL。

血气（未吸氧）：BE 3.7 mmol/L，PCO_2 32.0 mmHg，pH 7.520，PO_2 74.0 mmHg，HCO_3^- 27.8 mmol/L，乳酸 1.0 mmol/L。

凝血功能：D-二聚体 8.1 μg/mL。

生化：前白蛋白 123.9 mg/L，乳酸脱氢酶 702 U/L，甲胎蛋白 429 U/L，白蛋白 32.20 g/L。

病原体：肺炎支原体总抗体 1∶320，肺炎支原体 IgM 抗体阳性，EBV DNA、抗链球菌溶血素 O、T-SPOT.TB 试验、G 试验、GM 试验、输血前一套均阴性。体液免疫：IgM 3.08 g/L，IgA 1.39 g/L，补体 C4 0.05 g/L，TBNK 检测大致正常。

【影像学检查】

胸部彩超（入院第 2 天）：左侧胸腔探及中 - 大量无回声区，内透声好，右侧胸腔未见积液。

胸部 CT（入院第 2 天）：①双肺炎症，以左肺为著，左侧胸腔积液，建议治疗后复查。②右肺上叶支气管开口位置偏高（图 13－1）。

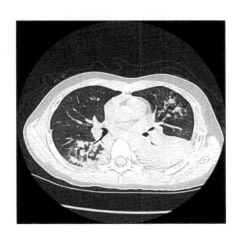

图 13－1　胸部 CT：左肺上叶及右肺下叶见多发支气管血管束走形的斑片影，
部分支气管壁稍增厚，符合支气管肺炎表现；左肺下叶大片实变，
体积缩小，远端支气管闭塞，提示肺膨胀不全

【治疗经过】

入院收入我院 ICU，给予静脉滴注头孢哌酮钠舒巴坦钠、口服阿奇霉素（第 2 轮）抗感染，静脉用丙种球蛋白支持治疗，甲泼尼龙抗炎，并于入院治疗第 2 天在超声引导下行胸膜腔闭式引流，引出 165 mL 胸腔积液。胸膜腔积液常规：透明度微混，李凡他试验阳性，凝聚物少量，量为 110.00 mL，呈黄色，白细胞总数 1980.00×10⁶/L，比重 1.020，单个核细胞 85%，多个核细胞 15%；涂片（－），培养（－）。生化：总蛋白 40.70 g/L，乳酸脱氢酶 2520 U/L，葡萄糖 7.17 mmol/L，白蛋白 21.00 g/L，球蛋白 19.70 g/L。

入院治疗第 2 天左侧胸痛缓解，出现反复不固定肩痛，第 4 天热退，呼吸波动于 20～30 次/分，无胸腔积液，拔除胸腔引流管，并于入院治疗第 4 天复查血常规，提示 WBC 6.77×10⁹/L，中性粒细胞百分比 83.9%，Hb 114 g/L，PLT 210×10⁹/L，CRP 99.63 mg/L。第 7 天再次复查血常规：WBC 13.38×10⁹/L，中性粒细胞百分比 76.6%，Hb 139 g/L，PLT 323×10⁹/L，CRP 4.15 mg/L。第 9 天复查胸部 CT：双肺炎症部分较前吸收，部分进展，右侧胸腔见少许积液（图 13－2）。

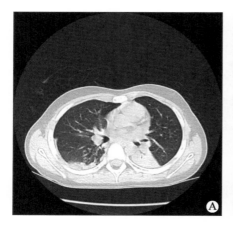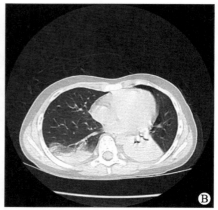

A. 原左肺上叶及右肺下叶斑片影明显吸收，左侧胸腔积液叶较前明显吸收，左下肺充气支气管征较前增多；B. 右肺下叶后、外基底段见弧形高密度影，长轴沿胸膜走行，胸膜下较致密，肺门侧密度较淡，边缘稍模糊。

图 13 - 2　入院第 9 天胸部 CT

入院治疗第 10 天转呼吸科治疗，继续给予静脉滴注头孢哌酮钠舒巴坦钠、口服阿奇霉素（第 3 轮）抗感染、甲泼尼龙口服抗炎。第 10 天下午患儿突发右下胸痛，呈阵发性，程度不剧，与咳嗽、呼吸、体位无明显相关，无咯血，稍气喘、气促，偶有呻吟，无活动受限，无大汗淋漓、口唇发绀，可自行缓解但反复，阵发性双声咳嗽，无发热、抽搐、头晕、头痛，尿量无明显减少。持续心电监护示心率波动于 110 ~ 140 次/分，呼吸波动于 28 ~ 38 次/分，血氧饱和度 > 95%，血压波动于 (103 ~ 118)/(64 ~ 81) mmHg。查体：精神稍倦，全身皮肤黏膜未见瘀点、瘀斑，色泽红润，皮温正常，无鼻煽，三凹征阳性，双肺呼吸音粗，未闻及啰音；心律齐，心音有力，心前区未闻及明显杂音；肢端皮温正常，毛细血管充盈时间 < 2 秒，可扪及足背动脉搏动。考虑肺动脉栓塞可能，建议行胸部 CT 增强扫描，但家属拒绝。

入院第 11 天行支气管镜检查：①鼻窦炎；②腺样体肿大（Ⅱ°）；③肺出血原因待查（图 13 - 3）；④气管 - 支气管内膜炎（双侧）。支气管肺泡灌洗液肺炎支原体 DNA(+)，细菌培养(-)，抗酸杆菌(-)。

入院第 12 天行胸部 CT 增强扫描（图 13 - 4）：①右肺下叶后基底段动脉及前基底动脉栓塞；②右肺下叶片状影较前有所扩大，考虑部分梗阻灶可能，左肺下叶片状影与前大致相仿；③双肺斑片影较前部分吸收；④右侧胸腔见少量积液。

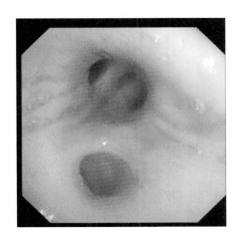

图 13 - 3　支气管镜下见右肺下叶基底段见血性分泌物附着，
吸引清除后未见血性分泌物涌出

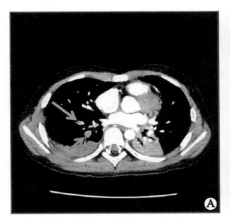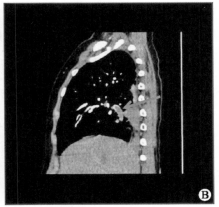

图 13 - 4　入院第 12 天胸部 CT 增强扫描

心电图：窦性心动过速（心率 > 120 次/分）。心脏彩超：三尖瓣反流，左室射血分数 71.5%，右心室无扩张，右心室壁运动协调。双下肢静脉彩超：未见明显异常。血气分析：pH 7.43，PO_2 103 mmHg，PCO_2 40 mmHg，乳酸 2.6 mmol/L，BE 2.0 mmol/L，血糖 7.5 mmol/L，HCO_3^- 27 mmol/L。生化全套：乳酸脱氢酶 388 U/L，肌酸激酶同工酶（CK-MB）21 μ/L，肌钙蛋白（-）。凝血一套：正常。D-二聚体：2.3 μg/mL。血浆鱼精蛋白副凝试验：阴性。

入院第 13 天行低分子肝素钠皮下注射，第 15 天胸痛、气促缓解，第 21 天心率下降至正常，第 24 天转诊其他医院继续给予低分子肝素钙 0.01 mg/kg qd 皮下注射 1 个月。4 个月后复查胸部 CT 示双肺未见明显异常。

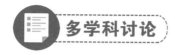

多学科讨论

【内科医师甲】

回顾整个病程，本例患儿为学龄前期儿童，急性起病，最初症状为咳嗽、发热、左侧胸痛。入院查体示左下肺呼吸音减弱，右肺呼吸音粗，双肺可闻及痰鸣音及中湿啰音，胸部 CT 示双侧肺炎并左侧胸腔积液，诊断为急性双侧肺炎（重度）并左侧胸腔积液明确。患儿入院查肺炎支原体 IgM 抗体阳性，肺炎支原体总抗体 1∶320，结合支气管肺泡灌洗液肺炎支原体 DNA 阳性，考虑诊断重症肺炎、肺炎支原体肺炎基本明确。另患儿入院前已使用阿奇霉素 30 mg/kg 足量抗肺炎支原体治疗，但 7 天后体温仍未降至正常，2 次胸部 X 线片相比呈进展表现，CRP 明显增高，考虑诊断为难治性肺炎支原体肺炎可能性大。结合患儿在我院治疗过程中有激素使用史，经治疗，气促、呻吟、心率增快等症状伴随热退开始好转，但数天后虽无发热，上述症状却复发，并出现新发部位胸痛。查 D-二聚体升高，胸部 CT 提示右下肺进展伴胸腔积液，支气管镜检查提示右肺下叶基底段可见血性分泌物，故应高度警惕肺动脉栓塞。后行胸部 CT 增强扫描示肺动脉栓塞诊断明确。

肺炎支原体导致凝血功能障碍的发病机制目前仍不明确，部分学者认为可能有以下原因：①肺炎支原体感染后释放毒素，引起机体微血管内皮损伤，进一步释放炎症细胞因子导致局部血管炎和血栓性血管闭塞；②肺炎支原体与人体脑、肝、肾、关节、心脏等存在共同抗原，促使机体产生自身抗体，进而形成免疫复合物，导致呼吸道及肺外其他器官损伤。③抗心磷脂抗体与肺炎支原体导致血栓形成也有一定关系。

【内科医师乙】

目前针对成人肺动脉栓塞有较成熟的诊疗流程。当临床疑诊肺动脉栓塞时，首先应用临床可能性评分（简化的 Wells 评分、修订的 Geneva 评分量表）进行评估。同时联合 D-二聚体检测进一步筛查。对于临床评估低度可能的患者，如 D-二聚体检测阴性，可基本除外急性肺动脉栓塞；如 D-二聚体检测阳性，建议行选择性肺动脉造影或 CT 肺动脉造影（computed tomographic pulmonary angiography，CTPA）等进一步确诊。对于临床评估高度可能的患者，则建议直接行确诊检查明确诊断。

但对于血流动力学不稳定、无条件或不适合行 CTPA 检查者，可行床旁超声心动图检查，如发现右心室负荷增加和（或）发现肺动脉或右心腔内血栓证据，在排除其他疾病可能性后，建议按照急性肺动脉栓塞进行治疗，在临床情况稳定后再行 CTPA 明确诊断（图 13-5）。对于血流动力学稳定的疑诊患者，推荐将 CTPA 作为首选的确诊检查手段，如果存在 CTPA 检查相对禁忌（如碘造影剂过敏、肾功能不全、妊娠等），建议选择其他影像学确诊检查，包括通气血流比例、磁共振肺动脉造影或 CT 下肺动脉造影等（图 13-6）。

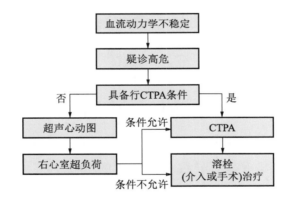

图 13-5 高危肺血栓栓塞诊断流程

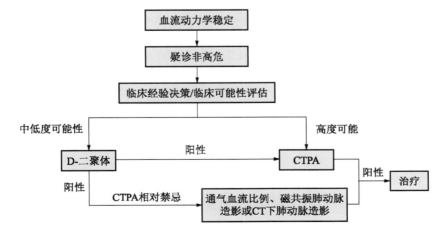

图 13-6 非高危肺血栓栓塞诊断流程

当确诊肺动脉栓塞后，再针对患者的血流动力学状态、心肌损伤标志物及右心室功能等指标综合评估后进行危险度分层，一般分为高危、中危（中高危、中低危）、低危。

但成人肺动脉栓塞可能性评分表中的指标并不适用于儿童。目前儿童肺动脉栓塞的诊疗流程仍参照成人，可采取危险因素、临床表现、辅助检查相结合的诊断方法。危险因素中全身感染、中心静脉置管、骨折制动、肾病综合征、先天性/获得性心脏病、肠外营养等在儿科相对常见。在临床表现方面，因该疾病在儿科发病率不高，目前尚无大样本量的相关研究。成人仍以肺梗死"三联征"（胸痛、气促、咯血）最为常见。根据其他学者在成人肺栓塞症状中的研究，可以看到气促在上诉3个症状中更为常见。因此，如果具有危险因素的患儿出现不明原因的持续性呼吸急促，或接受机械通气治疗的患儿对氧气需求量的不断增加，或出现右心衰竭、发绀、低血压、心律失常等应警惕肺动脉栓塞，需做进一步检查。检查的金指标仍为肺动脉造影，但考虑到其有创性、操作风险大，并且在大多数中心仍无条件实施，因此CTPA仍为儿科诊断肺动脉栓塞常用的诊断方法。值得注意的是，如为亚段肺动脉栓塞，仍需警惕漏诊的可能性。D-二聚体也是临床常用的诊断肺动脉栓塞的方法，但肿瘤、外伤、感染等均可导致D-二聚体的增高。D-二聚体阴性预测值的意义大于阳性预测值，一般用于基层或急诊科作为肺动脉栓塞初筛方法。对于低度或中度疑似肺动脉栓塞患者，可行D-二聚体检测。当结果为阴性时可选择继续观察，暂不予CTPA，以减少不必要的辐射；如果为高危患者，即使D-二聚体阴性，仍不能排除肺动脉栓塞的可能性。因此，对于高危患者，不建议行D-二聚体检测，而建议直接选择行CTPA检测，以进一步明确诊断。

【放射科医师】

CTPA是临床诊断肺动脉栓塞的主要检查方法，其诊断效能及临床应用价值分为直接征象（中心型、周围型及混合型）和间接征象。其中，直接征象主要表现为：①肺动脉管腔内低密度充盈缺损；②钝角附壁型偏心性狭窄；③肺动脉管腔狭窄或完全闭塞。间接征象主要表现为宽基朝向外周胸膜面的楔形或不规则斑片状、节段性渗出实变或"马赛克征"，这是急性肺动脉栓塞最常见的继发性并发症，病理改变多为肺实质内出血、渗出、水肿合并肺不张，也可见肺门旁局部肺纹理稀少即"少血征"。

如前所述，本例患儿存在肺动脉栓塞风险，且入院治疗第9天复查胸部CT示虽原发病灶较前明显吸收，但右肺下叶后外基底段新增长轴沿胸膜走行的孤形高密度影，与入院治疗第2天胸部CT显示的沿支气管血管束走行的病灶不一致，提示新发病灶可能与原发病灶病变性质不同，且右下肺动脉及其后基底段分支明显增粗，也提示肺动脉栓塞可能。患儿家属在患儿行胸部CT后因担心辐射对其的损害，拒绝短期内再次行CTPA。由此思考，疑难或危重患儿在行影像学检查前，应与放射科医师充分沟通，进而选取更加合理的影像检查方式。重症肺炎支原体肺炎的患儿存在肺动脉栓塞风险时，应直接行CTPA。如家属对CTPA的辐射量存在顾忌，或可先行CTPA准备，若胸部CT平扫发现异常，可立即进行CTPA检测。

【介入肺科医师】

儿童因自我表述能力有限，特别是年幼儿无法准确表达胸痛，且肺出血量较少时难以咳出，故胸痛和咯血症状很难察觉。如本例患儿，虽支气管镜检查可见右肺基底段血性分泌物涌出，但从未咯血。儿童肺动脉栓塞的诊断，较成人可能更倚重辅助检查的协助。

在儿科，肺动脉栓塞诊断仍以CTPA为主，但如本例患儿，再次出现气促、异位胸痛前，刚行胸部CT，家属无法接受短时间行CTPA时，可考虑支气管镜辅助诊断。

支气管镜检查在本例患儿中的应用除明确是否存在病变部位的肺出血外，在重症肺炎处理中，可积极行肺泡灌洗，以清除气道中的痰液、坏死组织及炎症因子，通畅气道，有利于肺部恢复。留取标本后，可送相应检查，明确病原体，协助指导临床精准用药，是一种有效的辅助诊疗手段。

 病例点评

儿童肺血管栓塞是一种临床相对罕见但可能致命的疾病，随着儿科医师对肺动脉栓塞的认识不断加深及CTPA的普及化，儿童肺动脉栓塞的诊断率越来越高。但由于总体发病率不高，诊疗经验不足，缺少标准的管理指南，每个中心的诊疗方案

差异很大。儿科的诊疗策略来自成人,但儿童肺动脉栓塞的发病病因、高危因素与成人并不完全相同,临床表现也较成人更加隐匿,不容易早期识别。成人肺动脉栓塞的可能性评分表、危险分层方法及诊疗策略,并不完全适用于儿科,需要制订专属于儿童的肺动脉栓塞诊疗指南。目前诊断儿童肺动脉栓塞主要还是依靠 CTPA,但由于不是所有的儿科中心均能普及 CTPA,且考虑到其辐射对儿童产生的损害,也需要我们进一步探寻一个更简便、副作用更小的检测手段,便于临床预测、早期识别或初筛肺动脉栓塞的患儿。同时成人肺动脉栓塞患者部分存在易栓倾向,如因子 V Leiden(导致蛋白 C 活化抵抗)、凝血酶原 20210A 基因突变、抗凝血酶Ⅲ缺乏、蛋白 C 缺乏及蛋白 S 缺乏等,以及 ADRB2 和 LPL 基因突变。但儿童肺动脉栓塞患儿是否同样存在易栓倾向,有待于进一步研究。

(撰写 刘婷 审稿 曹玲)

参 考 文 献

1. 中华人民共和国国家健康委员会,国家中医药局. 儿童社区获得性肺炎诊疗规范(2019 年版). 中华临床感染病杂志, 2019, 12(1): 6 – 13.

2. 中华医学会儿科学分会呼吸学组,《中华实用儿科临床杂志》编辑委员会. 儿科肺炎支原体肺炎诊治专家共识(2015 年版). 中华实用儿科临床杂志, 2015, 30(17): 1304 – 1308.

3. 张育才,孙汀. 儿童肺炎支原体相关凝血功能障碍与血栓形成. 中国小儿急救医学, 2021, 28(1): 16 – 19.

4. 中华医学会呼吸病学分会肺栓塞与肺血管病学组,中国医师协会呼吸医师分会肺栓塞与肺血管病工作委员会,全国肺栓塞与肺血管病防治协作组. 肺血栓栓塞症与预防指南. 中华医学杂志, 2018, 98(14): 1360 – 1087.

5. KONSTANTINIDES S V, MEYER G, BECATTINI C, et al. 2019 ESC Guidelines for the diagnosis and management of acute pulmonary embolism developed in collaboration with the European Respiratory Society (ERS). Eur Heart J, 2020, 41(4): 543 – 603.

6. 中华医学会心血管病学分会血管病学组,中国医师协会心血管内科医师分会. 急性肺血栓栓塞症诊断治疗中国专家共识. 中华内科杂志, 2010, 49(1): 74 – 81.

7. 裴亮,刘春峰. 儿童急性肺血管栓塞的诊断与治疗. 中国小儿急救医学, 2019, 26(3): 184 – 188.

病例 14

儿童重症难治性肺炎支原体肺炎并肺静脉血栓形成

 病历摘要

【基本信息】

患儿，女，5 岁。

主诉：发热、咳嗽 10 天。

病史：患儿于入院前 10 天出现发热，热峰 39 ℃，每天发热 3~4 次，口服布洛芬可暂降至正常，伴阵发性、非痉挛性咳嗽，初为干咳，夜间为著。无腹痛、腹泻，无头痛、头晕，无咯血、黑便。于当地医院行血常规检查示 WBC 17.58×10^9/L；肺炎支原体 DNA（+）；胸部 CT 示双侧胸腔及心包积液，右肺下叶、中叶肺不张，双肺感染性病变。先后给予"阿奇霉素 5 天、头孢呋辛 5 天"输液治疗共 10 天，仍有反复发热，咳嗽加重，有痰不易咳出，咳剧时伴呕吐，为求进一步诊治来我院，门诊以"重症肺炎、胸腔积液、心包积液"收入院。

自发病以来，患儿精神欠佳，食纳差，睡眠尚可，体重无明显下降。

新生儿期体健，生长发育正常，正常计划免疫接种，平素体健。否认肝炎及结核等传染病接触史。

【体格检查】

体温 38.6 ℃，脉搏 112/分，呼吸 32/分，血压 81/50 mmHg，发热面容，神志清楚，精神欠佳，呼吸促，三凹征阴性，左上臂可见卡介苗瘢痕 1 枚，浅表淋巴结

未触及肿大，皮肤无皮疹及出血点，咽红，左肺呼吸音粗，右肺呼吸音低。心音有力，律齐，未闻及杂音。腹软，无压痛及反跳痛，肝脾肋下未触及。神经系统查体未见异常。

【辅助检查】

血常规：WBC $24.92 \times 10^9/L$，RBC $3.13 \times 10^{12}/L$，Hb 89 g/L，PLT $504 \times 10^9/L$，淋巴细胞百分比 16.0%，中性粒细胞百分比 76.9%，CRP 280 mg/L。

血沉：87 mm/h。

PCT：0.29 ng/mL。

肺炎支原体 + 肺炎衣原体抗体：肺炎支原体 IgM 抗体 1∶1280。

咽拭子肺炎支原体 RNA：阳性。

肝功能 + 血生化：白蛋白 26.5 g/L，余大致正常。

凝血功能：D-二聚体 3.77 mg/L（0~0.5 mg/L），余大致正常。

T-SPOT. TB 试验、便常规、尿常规、肺炎链球菌、百日咳抗体：无明显异常。

胸腔积液常规：黄色，浑浊，李凡它试验阳性，有核细胞计数 $6144 \times 10^6/L$，单个核细胞百分比 35%，多个核细胞百分比 65%，红细胞计数 $4.00 \times 10^9/L$。

胸腔积液生化：腺苷脱氨酶 138.10 U/L，葡萄糖 3.39 mmol/L，氯 100.0 mmol/L，蛋白定量 48.90 g/L。

胸腔积液肺炎支原体 RNA：阳性。

胸腔积液抗酸染色、结核分枝杆菌 DNA 定量、脱落细胞：（－）。

血培养、痰培养、尿培养、胸腔积液培养、支气管肺泡灌洗液培养均阴性。

易栓四项：狼疮抗凝物、狼疮抗凝物确诊试验、蛋白 C 活性 98.8%（70%~140%）、蛋白 S 活性 77.6%（60%~130%）正常。

血管炎抗体系列：抗髓过氧化物酶抗体、核周抗中性粒细胞胞质抗体、抗中性粒细胞胞质抗体（胞质型）、抗肾小球基底膜抗体均正常。

结缔组织病相关抗核抗体 1∶100（阳性），抗双链 DNA 抗体、抗 Sm 抗体、抗 SSA/Ro 抗体、抗 SSB/La 抗体等均正常。

第 1 次支气管镜检查：支气管内膜炎，右下叶各段管腔软化塌陷，气管、右主支气管、右中间支气管、右下叶各段血性痰液附壁。

第 2 次支气管镜检查：支气管内膜炎，右下叶基底各段、背段稀薄血性痰液附壁。

【影像学检查】

胸部 X 线片示右肺炎症并胸腔积液（图 14 - 1）。

胸部 CT 示右肺下叶、中叶大片状不规则软组织密度灶（图 14 - 2）。

胸部 CT 血管成像示右下肺静脉延续至邻近左心房见不规则低密度充盈缺损（图 14 - 3）。

抗凝治疗第 18 天复查 CT 血管成像示左心房显影好，左心房与右肺下静脉近段充盈缺损吸收，中远段未见显示（图 14 - 4）。

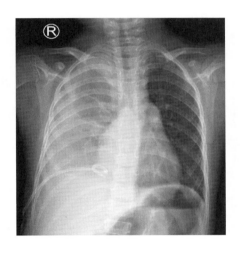

图 14 - 1 胸部 X 线片

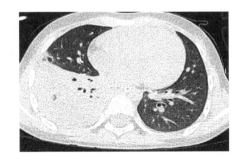

图 14 - 2 胸部 CT

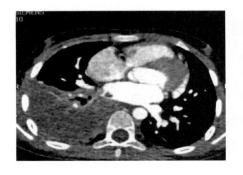

图 14 - 3 胸部 CT 血管成像

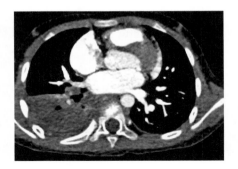

图 14 - 4 抗凝治疗第 18 天 CT 血管成像

【治疗经过】

入院后给予阿奇霉素联合头孢哌酮钠舒巴坦钠抗感染治疗，甲泼尼龙抗炎，丙种球蛋白免疫支持，白蛋白、雾化、补液、纠正电解质紊乱、氧疗、退热、祛痰等治疗，患儿病情好转，体温于第4天降至正常。因肺不张于入院第5天行支气管镜检查，镜下见右下叶各段管腔软化塌陷，气管、右主支气管、右中间支气管、右下叶各段血性痰液附壁，给予局部冰盐水、肾上腺素喷洒，并给予酚磺乙胺、巴曲酶等静脉止血治疗3天。入院第10天复查支气管镜示右肺下叶各段仍可见稀薄血性痰液附壁。复查凝血五项示D-二聚体7.89 mg/L（0~0.5 mg/L）偏高，蛋白C、蛋白S、结缔组织病及血管炎相关检查均未见异常。行CT血管成像见右下肺静脉及左心房局部栓子形成。超声心动图示右肺静脉近段管腔内探及低回声团块，血流量明显减少。腹部、四肢及颈部等动静脉超声检查均未见异常。多学科会诊后给予低分子肝素联合华法林抗凝治疗。第18天复查CT血管成像示左心房显影好，左心房与右肺下静脉近段充盈缺损吸收，中远段未见显示，提示栓子存在。共住院40天好转出院，院外继续华法林抗凝治疗，于抗凝治疗1个月半时复查超声心动图示未见异常，共抗凝治疗3.5个月，至今随访2年无不适。

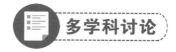

多学科讨论

【小儿呼吸科医师甲】

本例患儿为5岁女童，因"发热、咳嗽10天"入院。查体示右肺呼吸音低，辅助检查示感染指标高，肺炎支原体抗体及肺炎支原体RNA检测均阳性，影像学检查示右肺中叶、右肺下叶肺不张、胸腔积液、心包积液。入院后继续给予阿奇霉素联合头孢哌酮钠舒巴坦钠抗感染治疗及抗炎、免疫支持等对症治疗。患儿经规范大环内酯类抗生素治疗7天后仍有反复发热，同时影像提示肺不张、胸腔积液及心包积液，根据《儿童社区获得性肺炎诊疗规范》《儿童肺炎支原体肺炎诊治专家共识》，故诊断为重症难治性肺炎支原体肺炎（肺不张、胸腔积液、心包积液）。行支气管镜检查见血性痰液附壁，考虑存在肺出血，结合患儿病史考虑重症肺炎所致，给予局部及全身止血药物治疗，5天后再次复查气管镜仍可见少许血性痰液。再次对肺出血相关疾病进行鉴别诊断，最终经胸部CT血管成像诊断为右下肺静脉血栓形成。

儿童肺出血需考虑以下疾病。

（1）气道疾病：①支气管扩张：慢性气道感染和炎症会损害气道，刺激新生血管形成，在咳嗽或进一步感染时出血风险增加；②异物吸入；③气道创伤：患有急性呼吸道感染的儿童剧烈咳嗽可引起气道机械性创伤。

（2）肺实质疾病：①感染：如肺炎或肺脓肿，病原可为细菌、真菌、结核等；②肺毛细血管炎：如抗肾小球基底膜病、系统性红斑狼疮、抗磷脂抗体综合征等；③特发性肺含铁血黄素沉着症。

（3）肺血管疾病：①肺栓塞：可表现为呼吸困难、胸膜炎性胸痛、咳嗽和（或）咯血；②动静脉畸形；③先天性心脏病：如肺静脉阻塞性疾病、肺高压等。

（4）全身性疾病及其他：如凝血功能障碍、胸部创伤等。本例患儿既往无淤血、瘀斑及皮肤出血点史，外院及我院多次化验检查示除D-二聚体略高外无凝血功能异常，两次超声心动图均未提示先天性心脏病、肺高压等情况，化验检查不支持结核及真菌感染。

结合患儿发热、咳嗽及胸部CT肺炎、肺不张、胸腔积液及病原学肺炎支原体检出，考虑重症难治性肺炎支原体肺炎所致肺出血。鉴于患儿症状及体温好转、未再发现肺出血，积极完善结缔组织疾病及CT血管成像等其他相关检查，给临床工作以警示。

【小儿呼吸科医师乙】

儿童肺静脉血栓形成在临床发生率极低，因其存在部位的特殊性，血栓脱落随体循环运输，可引起心、脑、肾等靶器官栓塞而危及生命。肺静脉血栓形成的临床表现缺乏特异性，可表现为咳嗽、咯血、肺梗死、低氧血症等，引起外周血管栓塞时可出现相应脏器梗死情况，易导致误诊，增加病死率。肺静脉血栓形成很少为原发的、孤立性病变，常与房颤射频消融术、原发性和继发性肺部肿瘤以及肺叶切除或肺移植、血液系统疾病如白血病等相关。继发于肺部感染的儿童患者极为少见。

肺炎支原体感染可累及各系统，其可能的机制包括病原体的直接侵入、毒素的产生、自身抗体和免疫复合物的形成。而肺炎支原体感染引起血栓形成已受到越来越多的关注，血栓一旦出现，病情进展快，可短期内致残甚至死亡，尤其是难治性肺炎支原体肺炎患儿更易合并肺外表现。目前肺炎支原体感染引起肺部血栓事件多为肺动脉栓塞，肺静脉血栓形成报道极为少见。对于临床发热时间长、炎性指标高、合并 2 个以上肺外并发症的重症或难治性肺炎支原体肺炎患儿，应充分认识到发生栓塞的潜在风险。对于此类患儿，应注重凝血功能的监测，在发现咯血、胸痛等情况时及时完善胸部 CT 血管成像以明确诊断。

【小儿呼吸科医师丙】

肺静脉是肺循环的重要组成部分，具有重要的生理与病理生理功能，但肺静脉病变在临床上和影像学表现上常不如肺动脉病变突出，易被忽略。儿童肺静脉血栓形成非常少见，常继发于其他疾病，临床症状为咳嗽、呼吸困难和胸痛、咯血、低氧血症等，或以进行性或反复性的肺水肿或肺纤维化隐匿起病，其并发症包括肺梗死及外周血管的栓塞，危及生命。诊断需借助 CT 血管成像、MRI、肺血管造影、心脏彩超等检查。当肺静脉血栓形成延伸至较大的远端血管或心房时，可通过超声心动图诊断。超声心动图检测出肺静脉血流速度增快时可间接提示肺静脉阻塞。CT 与 MRI 均可显示肺静脉血栓，其中 CT 增强扫描可显示肺静脉内充盈缺损，常延伸至左心房，也可伴肺梗死。此外，需注意与左心房黏液瘤或恶性血管内皮细胞瘤显示的充盈缺损相鉴别。

肺炎支原体肺炎常伴有高凝状态，栓塞可发生于全身各脏器，且病情进展快。肢体栓塞表现为局部皮温异常、肿痛、活动障碍；肺栓塞可出现胸痛、咯血表现；脑血管栓塞可出现抽搐甚至死亡。如得不到及时有效的治疗容易留有后遗症，且重要脏器的栓塞极易危及生命。应提高对肺炎支原体肺炎合并栓塞的潜在风险的认识，并早期诊断，及时给予抗凝、溶栓等治疗，以降低并发症的发生及相应脏器的损害。此外，肺炎支原体肺炎患儿发生血栓的时间变异较大，因此病程中密切监测及全程随访管理尤为重要。

【血管外科医师】

儿童血栓形成的危险因素包括遗传性高凝状态、感染、创伤、制动、恶性肿瘤和慢性炎症性疾病等。本例患儿行血管炎抗体、蛋白 S/C、结缔组织疾病相关检查均无明显异常，暂时不考虑遗传性易栓症、系统性红斑狼疮、肺出血肾炎综合征等。结合患儿重症肺炎及肺炎支原体感染，考虑严重感染引起肺静脉血栓形成。肺静脉血栓形成的治疗应根据其病因，主要包括抗凝、溶栓、血栓切除、肺切除。本例患儿生命体征平稳，血流动力学稳定，考虑给予抗凝治疗观察。对于血流动力学不稳定或药物治疗失败患儿，可考虑行血栓切除术，如合并大咯血时可能需要行肺叶切除术。

抗凝药物选择口服华法林，其为维生素 K 拮抗剂，可抑制凝血因子 Ⅱ、Ⅶ、Ⅸ、Ⅹ 在肝脏中合成。因华法林起效缓慢，治疗开始的前 3 天由于血浆抗凝蛋白细胞被抑制可存在短暂高凝状态，可在开始同时应用肝素，待本品充分发挥抗凝效果后再停用肝素。治疗期间应根据凝血时间调整剂量使国际标准化比值为 2~3。治疗期间还应严密观察口腔黏膜、鼻腔、皮下出血及便隐血、血尿等，必要时减量或停药，同时还应注意华法林与特殊食物和药物的相互作用，避免影响药物疗效。抗凝治疗的标准疗程至少为 3 个月。部分患者在 3 个月的抗凝治疗后，血栓危险因素持续存在，为降低其复发率，需要继续进行抗凝治疗。

📋 病例点评

近年来，肺炎支原体肺炎发病率增高并呈全年流行趋势，难治性及重症病例增多且临床表现复杂多样。除肺部炎症表现外，可同时出现 2 种或 2 种以上肺内外并发症，少数患儿甚至以肺外并发症为首发症状，早期识别困难，容易误诊、漏诊。目前儿童肺炎支原体肺炎合并肺栓塞已受到儿科医师越来越多的关注，国内外已有多篇文献报告。当患儿有胸痛、呼吸困难、咯血，尤其伴有 D-二聚体明显升高时，要考虑合并肺栓塞及肺静脉血栓形成可能，尽早给予抗凝治疗。对于存在多个危险因素或有血栓形成高危风险的患儿，应及早行 CT 血管成像。对于肺静脉血栓这类罕见情况的发生更要提高警惕，不要因已存在重症感染而忽略致命疾病，引发不可逆后果。同时在临床工作中对疾病的诊断与鉴别诊断应贯彻全程，遇到不易解释的病情时要及时反思诊断和治疗。

（撰写　杨娟　审稿　曹玲）

病例 15
肺炎支原体肺炎合并肺栓塞

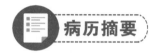 **病历摘要**

【基本信息】

患儿，男，7岁11个月。

主诉：咳嗽8天，发热7天。

【病史】

8天前患儿接触"感冒"同学后出现咳嗽，为阵发性连声咳，病初为干咳，后有痰。7天前发热，热峰39.8℃，给予退热药后体温可降至正常，但易反复，每天需口服退热药物3~4次，无声嘶、喘息，无呼吸困难等。在当地医院诊断为"大叶性肺炎"，静脉滴注"头孢曲松"4天、"阿奇霉素"2天，仍反复发热，转入我院，以"大叶性肺炎"收住我科。个人史、预防接种史、生长发育史正常。

【体格检查】

体温39.8℃，脉搏132次/分，呼吸42次/分，血压95/60 mmHg，SpO_2 95%，体重25 kg。神志清，精神反应差，全身皮肤无黄染、皮疹及出血点，皮肤弹性正常。浅表淋巴结未触及肿大，双瞳孔等大等圆，直径0.3 cm，对光反射灵敏。咽充血，扁桃体Ⅰ°肿大，未见疱疹，未见脓性分泌物。颈软，无抵抗。呼吸促，三凹征阴性，无鼻翼扇动，无点头呼吸，右上肺呼吸音偏低，右下肺及左肺呼吸音粗糙，可闻及痰鸣音。心音有力，律齐，各瓣膜听诊区未闻及杂音。腹软，肝、脾肋下未触及。四肢暖，四肢肌力、肌张力正常，膝反射、腱反射可对称引出，双侧克尼格征阴性，布鲁辛斯基征阴性，双侧巴宾斯基征阴性。

【辅助检查】

血常规：WBC $19.12 \times 10^9/L$，RBC $4.67 \times 10^{12}/L$，Hb 122 g/L，PLT $210 \times 10^9/L$，中性粒细胞百分比 88.4%，淋巴细胞百分比 8.7%；CRP > 200 mg/L。

细菌毒素动态定量检测：< 5 pg/mL。

PCT：0.125 ng/mL；IgE 定量：95.460 ng/mL。

肝肾功能、心肌酶、电解质：丙氨酸转氨酶 75.3 U/L，天冬氨酸转氨酶 78.3 U/L，γ-谷氨酰转肽酶 40.2 U/L，乳酸脱氢酶 836.0 U/L，其余正常。

呼吸道病原学六项检测：肺炎支原体核酸定性阳性。培养：无致病菌生长。

彩超：右侧胸腔内可见等回声组织，范围 77.7 mm×66.2 mm，内可见空气支气管征；右侧可见无回声区，上下径约 25.0 mm，前后径约 48.6 mm；右肺实变，左侧胸腔积液；肝脏位置、形态正常，肋下 18.1 mm；余胆囊、脾脏、肾脏、胰脏、腹腔淋巴结、阑尾未见异常。

肺炎支原体抗体检测：1：1280。

支气管肺泡灌洗液相关检查：涂片革兰氏染色，检出阳性球菌呈短链状排列；抗酸染色，未检出抗酸杆菌。

结核分枝杆菌复合群阴性，利福平耐药基因检测阴性。

血浆抗凝血酶活性测定：97%。

（酶联免疫吸附分析）抗心磷脂抗体阴性。

【影像学检查】

肺部 CT 提示右肺上叶大面积肺实变（图 15 - 1）。

肺部 CT 增强扫描示右肺下叶及分支栓塞（图 15 - 2）。

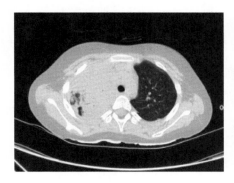

图 15 - 1　肺部 CT

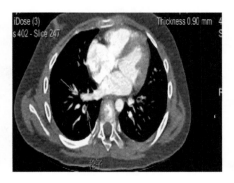

图 15 - 2　肺部 CT 增强扫描

【治疗经过】

入院后给予抗感染治疗：阿奇霉素 10 mg/kg qd，头孢他啶 50 mg/kg q12h。抗炎治疗：甲泼尼龙琥珀酸钠 2 mg/kg q12h，减量后 1 mg/kg q12h；泼尼松 0.5 mg/kg qd。其他治疗：雾化治疗。入院后第 6 天体温降至正常，咳嗽逐渐减轻。入院第 14 天再次出现发热，热峰 38.5 ℃，偶有胸痛，不剧，吸气时明显，咳少量鲜红色或暗红色血性痰，无气促、呼吸困难等，后改为美罗培南抗感染、肝素抗凝等治疗。住院 22 天出院。

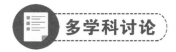

多学科讨论

【内科医师甲】

肺栓塞是指以各种栓子阻塞肺动脉或其分支为发病原因的一组疾病或临床综合征的总称，包括肺血栓栓塞症、脂肪栓塞综合征、空气栓塞和细菌栓塞等。典型肺栓塞的三联征：胸痛，咯血，呼吸困难。儿童肺栓塞的临床表现为非特异性，主要表现为呼吸困难、气促、胸痛、咯血、咳嗽、晕厥、发热等。危险因素：①原发性因素：主要由遗传性疾病引起，包括抗磷脂抗体综合征及抗凝血酶缺乏等；②继发性因素：指后天获得的、易导致肺栓塞的各种病理生理异常，包括感染、中心静脉置管、手术与创伤、恶性肿瘤、先天性心脏病等。国外儿童肺栓塞发病率调查显示其在住院儿童中发病率为(8.6～57.0)/10 万，儿童总体发病率为(0.14～0.90)/10 万；国内尚缺乏儿童肺栓塞的流行病学资料。肺炎支原体并发血栓形成的发病机制尚不清楚，可能原因：①全身损害：病原体及毒素的直接侵犯及免疫损害，导致血管内皮损伤、胶原暴露，从而激活机体凝血系统使其处于高凝状态，导致血栓形成；②局部损害：直接和（或）免疫损害共同作用于局部血管，导致局部血管炎或血栓性血管阻塞，不一定伴有全身高凝状态。

【内科医师乙】

关于肺栓塞的预测指标，D-二聚体是评价急性血栓形成很好的指标。在成人中，D-二聚体对急性肺栓塞诊断的敏感度为 92% ~ 100%，对于中低度临床可能性患者具有较高的阴性预测价值。若 D-二聚体 < 500 μg/L，可基本排除肺栓塞。但在儿童中，D-二聚体在肺栓塞预测方面的研究较少，还有报道显示 15% ~ 40% 的儿童肺栓塞病例中 D-二聚体是正常的。还有研究显示体内炎症反应较强时，过度的炎症反应可通过促进血管重塑、内皮功能障碍和原位血栓形成导致近端肺动脉阻塞，而这时可能不伴有全身高凝状态，D-二聚体不一定升高，故可考虑将 CRP、乳酸脱氢酶作为肺栓塞的联合预测指标。

【放射科医师】

CT 肺动脉造影是诊断肺栓塞的首选检查方法。肺栓塞的典型影像学表现：在原始和重建图像上，肺动脉主干或分支内充盈缺损或截断。若肺内出现大片实变影且强化程度低于正常肺实质，其内血管稀疏者应考虑肺栓塞的可能。肺炎支原体肺炎合并肺栓塞影像学多表现为肺实变内多发小栓塞。

【药学部药师】

美国血液病学会《2018 静脉血栓栓塞管理指南：儿童静脉血栓栓塞症的治疗》建议对于血流动力学不稳定的肺栓塞儿童患者，在溶栓后行抗凝治疗，而不是行单独抗凝治疗（条件性推荐）；而对于次大面积肺栓塞儿童患者，建议行单独抗凝治疗，反对溶栓后抗凝治疗（条件性推荐）。常用抗凝药物有低分子量肝素和华法林。低分子量肝素主要采用皮下注射，剂量为 50 ~ 100 U/kg、1 ~ 2 次/天，使用时无需监测活化部分凝血活酶时间及调整剂量；华法林可长期口服治疗，初始剂量为 0.2 mg/(kg·d)，因需数天才能在体内发挥作用，故需要与肝素重叠应用 5 天，疗程一般维持 3 ~ 6 个月。溶栓药物常用有链激酶和尿激酶等。

病例点评

肺炎支原体肺炎合并肺栓塞的临床表现缺乏特异性，当机体处于高凝状态或炎症指标明显升高并出现胸痛、咯血等时，需警惕肺栓塞的可能。肺炎支原体肺炎合并肺栓塞影像学多表现为肺实变内多发小栓塞，经过积极抗凝治疗，大多预后良好。

（撰写　陈丹　点评　孙晓敏　审稿　曹玲）

参 考 文 献

1. 周云连，张园园，陈志敏. 儿童肺栓塞的诊治进展. 中华儿科杂志，2021，59(3)：246－249.

2. 雷银兰，舒畅. 儿童肺栓塞的诊治进展. 国际儿科学杂志，2020，47(5)：302－306.

3. RAJPURKAR M, BISS T, AMANKWAH E K, et al. Pulmonary embolism and in situ pulmonary artery thrombosis in paediatrics. A systematic review. Thromb Haemost, 2017, 117(6)：1199－1207.

4. 中华医学会呼吸病学分会肺栓塞与肺血管病学组，中国医师协会呼吸医师分会肺栓塞与肺血管病工作委员会，全国肺栓塞与肺血管病防治协作组. 肺血栓栓塞症诊治与预防指南. 中华医学杂志，2018，98(14)：1060－1087.

5. BISS T T, BRANDÃO L R, KAHR W H, et al. Clinical probability score and D-dimer estimation lack utility in the diagnosis of childhood pulmonary embolism. J Thromb Haemost, 2009, 7(10)：1633－1638.

6. RAJPURKAR M, WARRIER I, CHITLUR M, et al. Pulmonary embolism-experience at a single children's hospital. Thromb Res, 2007, 119(6)：699－703.

7. MONAGLE P, CUELLO C A, AUGUSTINE C, et al. American Society of Hematology 2018 guidelines for management of venous thromboembolism：treatment of pediatric venous thromboembolism. Blood Adv, 2018, 2(22)：3292－3316.

病例 16

重症难治性肺炎支原体肺炎致史 – 约综合征/中毒性表皮坏死松解症重叠

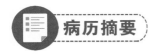 病历摘要

【基本信息】

患儿，男，9 岁 5 个月。

主诉：发热伴咳嗽 7 天。

【病史】

入院前 7 天出现发热，体温最高 39.4 ℃，呈稽留热，伴咳嗽，为阵发性顿咳，少痰，自服头孢类抗生素 3 天无好转。于入院前 6 天就诊于我科门诊，血常规示 WBC 7.47×10^9/L，中性粒细胞百分比 56.2%，Hb 133 g/L，PLT 147×10^9/L。CRP 31.9 mg/L。胸部 X 线片示左下肺片状高密度影，静脉滴注头孢西丁钠、阿奇霉素 1 天，发热、咳嗽无好转，以肺炎收入院。

自发病以来患儿精神反应可，食欲、夜眠可，二便无异常。

个人史及既往史无特殊。

【体格检查】

体温 38.2 ℃，脉搏 120 次/分，呼吸 30 次/分，血压 118/60 mmHg，体重 23 kg。神清，精神稍差，发育正常，营养中等，呼吸稍促，全身无皮疹，浅表淋巴结未触

115 ◄◄

及肿大，无发绀，鼻煽，三凹征（－），咽充血，扁桃体Ⅰ°肿大，未见疱疹及分泌物。颈软无抵抗，双肺呼吸音粗，闻及中小水泡音，左肺为著。心率120次/分，心音有力，律齐，杂音（－）。腹软不胀，无压痛，肠鸣音4次/分，肝脾肋下未触及。关节活动正常，神经系统查体未见异常。

【辅助检查】

血常规：WBC 6.1×10^9/L，中性粒细胞百分比60.4%，Hb 112 g/L，PLT 257×10^9/L，杆状核3%。

CRP：54.189 mg/L。

心肌酶：CK-MB 32.6 U/L，余正常范围。

肝肾功能：无异常。

肺炎支原体IgM抗体：1：320。

PCT：0.13 ng/mL。

铁蛋白：192.1 ng/mL。

呼吸道病原体九项核酸检测：均阴性。

痰培养：阴性。

【影像学检查】

门诊胸部X线片示左下肺片状高密度影（图16－1）。

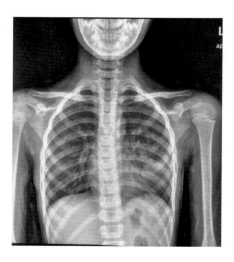

图16－1　门诊胸部X线片

入院后肺 CT 示左肺片状高密度影（图 16-2）。

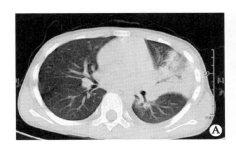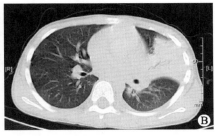

图 16-2　入院后肺 CT

【治疗经过】

入院后诊断"重症肺炎支原体肺炎"，给予静脉滴注阿奇霉素联合头孢西丁钠抗感染，静脉滴注地塞米松 0.2 mg/（kg·d）抗炎、抑制免疫反应，辅以对症支持治疗。经大环内酯类抗生素正规治疗后仍持续发热，中毒症状重，诊断"重症难治性肺炎支原体肺炎"。住院第 6 天出现皮疹，唇部及手掌各出现 1 枚单发直径约 3 mm 疱疹，第 7 天疱疹迅速增多，伴口唇黏膜受累（图 16-3），诊断"史-约综合征"。给予静脉滴注丙种球蛋白 1 g/（kg·d）×2 天、0.5 g/（kg·d）×1 天，静脉滴注地塞米松 0.3 mg/（kg·d），加用第 2 疗程阿奇霉素抗感染。请皮肤科、口腔科、眼科会诊后，皮肤疱疹处给予莫匹罗星软膏、氧化锌外用，口唇给予红霉素外用防治感染、利多卡因凝胶涂口腔缓解疼痛及氯己定漱口液漱口防治口腔感染，眼科给予玻璃酸钠、氟米龙点眼抗炎防治感染及粘连，并给予补液防治水电解质及酸碱平衡紊乱。住院第 9 天咳嗽及肺部炎症减轻，复查血常规、CRP、PCT 正常，将头孢西丁钠静脉滴注调整为头孢地尼口服序贯治疗。口唇黏膜损害进一步加重，出现眼结膜及生殖器皮肤黏膜受累，监测 CRP、电解质无异常，继续上述治疗。住院第 14 天，口唇血痂明显，皮肤呈大疱样，部分疱疹破溃（图 16-4）。住院第 15 天，体温基本平稳，无新发皮疹出现，将地塞米松调整为泼尼松 1.25 mg/（kg·d）序贯治疗，停用头孢地尼，加用第 3 疗程阿奇霉素。住院第 17 天，皮疹呈大疱样改变，部分破溃，口唇出血结痂明显（图 16-5），修正诊断为"史-约综合征/中毒性表皮坏死松解症重叠"。住院第 19 ~ 第 23 天，患儿体温平稳，偶咳，少痰，肺内啰音基本吸收，口腔黏膜糜烂好转，多数皮肤水疱破溃，疱液吸收，创面干燥，痂皮渐脱落，可见新生皮肤组织（图16-6），泼尼松减量（20 mg/d，3天后改10 mg/d），复查胸部X线片示炎症较前吸收。住院第23天好转出院，出院口服泼尼松10 mg/d×7天。出院2周、1个月复查无特殊。

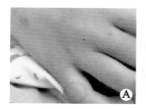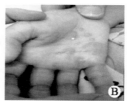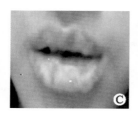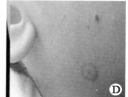

图16-3　住院第7天手背、手掌、口唇及面部皮疹

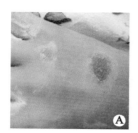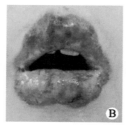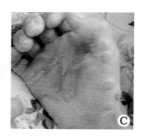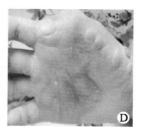

图16-4　住院第14天口唇黏膜及手部皮疹

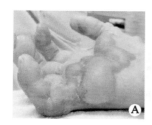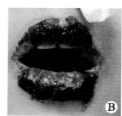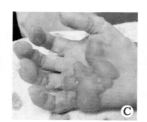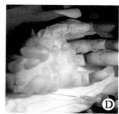

图16-5　住院第17天口唇黏膜及手部皮疹

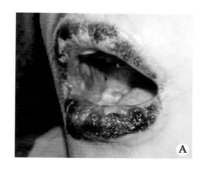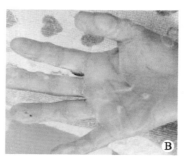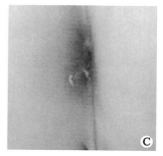

图16-6　住院第19~第23天口唇黏膜及手部、肛周皮疹

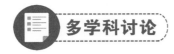 多学科讨论

【儿科医师】

史－约综合征和中毒性表皮坏死松解症是严重的表皮松解性药物不良反应疾病谱的两端，其组织病理特点为快速而广泛的角质形成细胞凋亡，继而导致表皮与真皮分离。药物和感染是引起该疾病的主要原因。也有研究表明，*HLA* 基因在该病的发生发展中起重要作用。

本例患儿在肺炎支原体肺炎治疗期间出现皮肤黏膜改变，考虑可能原因不除外与肺炎支原体感染相关，同时治疗期间使用大环内酯类抗生素也是史－约综合征常见的诱发因素之一，因此药物原因不能完全除外。从临床特征上讲，有研究表明肺炎支原体感染相关史－约综合征多见于儿童，且多伴随呼吸道症状及黏膜损害；而药物引起史－约综合征可见于各年龄段，黏膜受累更少，伴肝功能异常更多见。本例患儿年龄小，病原学支持肺炎支原体感染，发病时有呼吸系统原发病伴黏膜改变，肝功能无异常，且治疗期间未停用可疑药物，皮疹经治疗明显好转，综合患儿病历特点考虑主要与肺炎支原体感染相关。

治疗上虽还存在争议，但主要治疗药物仍为糖皮质激素及静脉注射免疫球蛋白。有研究表明早期给予糖皮质激素冲击及大剂量静脉注射免疫球蛋白 $0.6 \sim 2 \text{ g/(kg·d)}$ 可降低史－约综合征/中毒性表皮坏死松解症死亡率。免疫抑制剂如环孢素 A、环磷酰胺、肿瘤坏死因子拮抗剂、血浆置换等可作为替代治疗。目前公认的方法是对症支持治疗，中毒性表皮坏死松解症患者经皮水分丢失可导致低血容量及电解质变化，最大的危险是感染，败血症是最常见的死亡原因，恢复期可遗留不可逆性后遗症。因此，加强护理、补液、防治感染等并发症、对症支持治疗是急性期治疗成功及防治远期后遗症的关键。

本例患儿在治疗过程中考虑到皮疹出现前已应用地塞米松 $0.2 \text{ mg/(kg·d)} \times 4$ 天，一定程度上抑制了部分免疫反应，加之考虑到糖皮质激素不良反应，皮疹出现后未再给予大剂量地塞米松冲击，继续给予常规剂量地塞米松 $0.2 \text{ mg/(kg·d)} \times 7$

天治疗，皮损基本控制后，改口服泼尼松并逐渐减量至停药（激素共用 3 周），联合早期大剂量静脉注射免疫球蛋白×3 天共用 2.5 g/kg 治疗，同时辅以皮肤、眼科、黏膜护理、抗感染、补液及其他对症支持治疗，获得了较好的疗效。

【皮肤科医师】

本例患儿皮疹主要考虑史 - 约综合征、中毒性表皮坏死松解症及重症渗出性多形性红斑的鉴别。从皮疹形态上讲，史 - 约综合征皮疹呈广泛分布，为非靶形红斑样皮疹，伴黏膜损害更明显，中毒性表皮坏死松解症则以广泛皮肤剥脱为特点。二者区分要点主要在于剥脱体表面积，史 - 约综合征表皮剥脱范围 <10% 体表面积，中毒性表皮坏死松解症表皮剥脱范围 >30% 体表面积，而史 - 约综合征/中毒性表皮坏死松解症重叠是指皮肤剥脱面积为 10%～30%。史 - 约综合征与重症渗出性多形性红斑的鉴别方面，史 - 约综合征多由药物引起，而重症渗出性多形性红斑则多由感染导致。临床特点上来说，重症渗出性多形性红斑有典型的突起的靶形皮损且主要分布于四肢，史 - 约综合征皮疹则呈广泛分布。本例患儿皮疹形态多为非靶形皮疹，表现为水疱、大疱，伴皮肤剥脱，且呈广泛分布，伴明显黏膜受累，结合皮肤剥脱面积，可考虑诊断史 - 约综合征/中毒性表皮坏死松解症重叠。

治疗方面，在抗生素的保障下，激素的应用还是有必要的，而且量最好是中到大量。史 - 约综合征患者的预后可采用 SCORTEN 评分进行评价，包括 7 个独立的因素（共 7 分），分值越高，预后越差。需要指出的是，SCORTEN 评分是关于预后（生命）的 1 个可靠指标，但并不是用来预测任何后遗症的指标。史 - 约综合征急性期过后，可遗留远期并发症：皮肤可能出现瘙痒、多汗、干燥症；毛发出现可逆性脱发；指甲基质的参与可能导致指甲部分或完全丧失，甚至指甲变形。根据急性期黏膜受累的情况，也可能出现各种黏膜后遗症，包括口腔舌乳头缺失、粘连、味觉丧失及食管、尿道和肛门狭窄，女性患者可能出现阴道粘连、黏膜干燥、瘙痒和生殖器出血等。也有关于史 - 约综合征急性期合并噬血细胞综合征的报道。此外，史 - 约综合征的复发率较高，约为 20%，提示其易感性可能与潜在遗传因素有关。

【口腔科医师】

与史－约综合征/中毒性表皮坏死松解症重叠相关的是口腔科的黏膜病，针对此病，口腔黏膜的护理非常重要，包括以下几方面：①止痛：可给予凝胶类或利多卡因。②黏膜护理：可涂抹油性药膏及生理盐水湿敷，口腔可给予漱口液防治口腔黏膜感染，并及时清理嘴唇及黏膜表面，防治粘连。③鼓励进食。这些目前在我们的病例中都做得非常好，效果也不错。

【眼科医师】

史－约综合征/中毒性表皮坏死松解症重叠者80%合并眼科并发症，可累及角膜、虹膜甚至导致结膜粘连，从而影响眼球运动，还可能导致干燥综合征、睑内翻倒睫、睑球粘连、纤维化甚至失明。急性期可酌情考虑给予眼部抗感染及抗炎症治疗，后期可给予人工泪液用以防治干眼病，确保角膜上皮完整；如出现粘连，可给予凝胶涂抹或眼棒分离，主要目的是防止远期损害和粘连。

【影像科医师】

肺炎支原体肺炎在儿童中常见，影像学上往往表现多样，有些以肺外表现首发。一般来说，肺炎支原体肺炎影像学表现多以斑片状阴影为主，也可出现肺实变或胸腔积液等，较重者往往表现为实变影，鉴别诊断要考虑到病毒性肺炎、大叶性肺炎、肺结核等。调取当时影像学资料，发现本例患儿CT显示实变影为主，伴间质损害；胸部X线片表现为左下肺片状密度增高影，其内可见支气管充气征，也有一些肺间质改变，还是比较符合肺炎支原体肺炎的表现。一般来说，初始影像学改变可能早于症状，而预后时影像学改变要滞后。临床上选择影像学的检查时要注意到这一点。

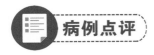 **病例点评**

肺炎支原体是儿童社区获得性肺炎常见的病原体，其感染后的免疫损伤越来越受到关注。史－约综合征/中毒性表皮坏死松解症的发病机制至今尚未完全明确，

HLA 等位基因可能在这方面发挥了重要作用。目前尚无标准化的治疗指南，不同医疗机构的治疗方案也不尽相同，幸存者可能遭受长期后遗症，如黏膜狭窄，包括严重眼部问题，在儿科临床相对少见。但该病进展迅速，病情凶险，急性期可能出现危及生命的并发症，部分患者即便恢复也可能遗留严重后遗症，值得重视。到目前为止，没有已被确定的能够阻止皮肤剥脱进程的治疗方案，早发现、早治疗及跨学科护理和对症支持治疗对患者非常重要。

（撰写　王梦娟　点评　刘长山　审稿　曹玲）

参 考 文 献

1. MOCKENHAUPT M. Stevens-Johnson syndrome and toxic epidermal necrolysis: clinical patterns, diagnostic considerations, etiology, and therapeutic management. Semin Cutan Med Surg, 2014, 33(1): 10 - 16.

2. 孙威, 闵定宏, 郭光华. 中毒性表皮坏死松解症的诊疗进展. 中华烧伤杂志, 2016, 32(6): 341 - 344.

3. LEE H Y, WALSH S A, CREAMER D. Long-term complications of Stevens-Johnson syndrome/toxic epidermal necrolysis (SJS/TEN): the spectrum of chronic problems in patients who survive an episode of SJS/TEN necessitates multidisciplinary follow-up. Br J Dermatol, 2017, 177(4): 924 - 935.

4. 王梦娟, 刘长山, 王雪艳, 等. 重症肺炎支原体肺炎致史 - 约综合征/中毒性表皮松解坏死症重叠症 1 例. 中华实用儿科临床杂志, 2018, 33(22): 1750 - 1752.

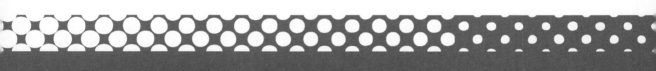

真菌感染类疾病

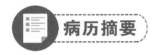

病 例 17
儿童气道侵袭性曲霉病

病历摘要

【基本信息】

患儿，女，6个月18天。

主诉：阵发性咳嗽伴喘息1月余。

【病史】

患儿于入院前1月余接触呼吸道感染家人后出现咳嗽，阵发性，不剧，夜间及哭吵、活动后明显，伴喘息，无发热、呕吐、腹泻，于当地医院雾化治疗1天（具体不详），症状缓解不明显，遂至我院住院治疗，诊断"重症肺炎、Ⅱ型呼吸衰竭、室间隔缺损、房间隔缺损、肺动脉高压、轻度贫血"，期间给予抗感染及对症治疗，症状缓解后转入我院心胸外科行室间隔缺损组织补片修补术＋房间隔缺损修补术＋胸腔闭式引流术，病情好转后出院。出院后仍有喘息，活动后明显，偶伴咳嗽，于我院门诊复诊，完善胸部X线检查提示肺部病灶较前进展，遂以"肺炎、先天性心脏病术后"收入院。起病来，患儿精神、食欲、睡眠尚可，大小便正常，体重无下降。

新生儿期体健，1月龄时完善心脏彩超示室间隔缺损、房间隔缺损。否认肝炎及结核等传染病接触史。

【体格检查】

体温36.5℃，呼吸35次/分、规则，体重6.5 kg，身长64 cm。神志清楚，色泽正常，无皮疹，无水肿，浅表淋巴结无肿大，囟门未闭合，眼睑正常，巩膜无黄染，唇红润，咽充血，口腔黏膜可见白膜状物，不易拭去。呼吸运动两侧对称，呼吸音粗，双肺可闻及粗湿啰音和哮鸣音。心率 125 次/分，心音正常。全腹柔软，肝脏肋下未触及，脾脏肋下未触及，四肢正常。神经系统查体未见异常。

【辅助检查】

血常规：WBC 5.75×10^9/L，中性粒细胞百分比 8.4%，中性粒细胞绝对值 0.49×10^9/L，淋巴细胞百分比 64.1%，单核细胞百分比 25.0%，PLT 547×10^9/L，Hb 115 g/L，RBC 3.94×10^{12}/L；外周血细胞形态学未见明显异常。

血生化大致正常。

CRP 10 mg/L，PCT 0.070 ng/mL。

免疫功能监测及 Treg 细胞计数八项：$CD3^+$/$CD4^+$T 淋巴细胞百分比 41.52%；血清免疫全套测定：补体 C4 0.44 g/L，补体 C3 1.67 g/L，IgG 10.40 g/L，IgE 198.00 IU/mL。

痰培养、呼吸道病毒检测（七项）、肺炎支原体抗体、结核芯片、T-SPOT. TB 试验及血 G 试验、GM 试验阴性。

支气管肺泡灌洗液 Xpert 阴性。支气管肺泡灌洗液病原宏基因组高通量测序：肺炎链球菌（序列数 107），卡他莫拉菌（序列数 363），烟曲霉（序列数 19880）。

支气管镜检查：左肺下叶外、后基底段共干，外基底段支气管开口稍狭窄，右下叶支气管开口可见内生性异物（形态不规则，白色胶胨状）堵塞管口，支气管镜进入下叶支气管后见内、前、外、后基底段支及背段 b 亚支气管黏膜光滑，管腔通畅，a 亚支开口被内生性异物堵塞（图 17 - 1）。

支气管镜下取管腔中内生性异物送病理，结果提示送检纤维结缔组织表面被覆鳞状上皮，部分组织变性、坏死，周围可见大量粗细较一致的分支杆状菌丝，结合临床，形态类似曲霉菌（图 17 - 2）。

【影像学检查】

胸部 CT（2021 年 3 月 13 日）：双肺肺炎肺实变，右肺下叶部分肺不张，双肺通气不均；右侧中间段及下叶支气管腔内异常密度灶，炎性分泌物可能，建议追踪复查（图 17 - 3）。

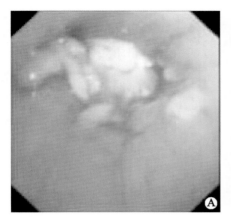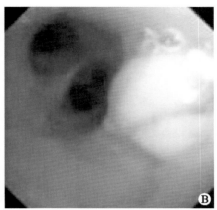

图 17 –1 支气管镜检查

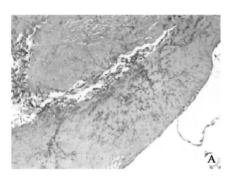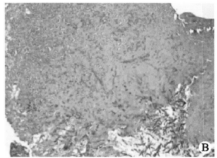

图 17 –2 支气管镜下取出的管腔中内生性异物病理

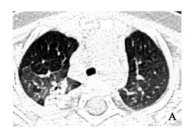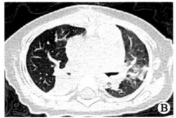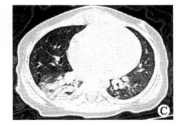

图 17 –3 胸部 CT（2021 年 3 月 13 日）

胸部 CT（2021 年 4 月 12 日）：双肺肺炎，部分肺实变，较前片部分吸收（图 17 –4）。

【治疗经过】

患儿入院后给予头孢替唑抗感染、雾化等对症支持治疗。因患儿反复咳嗽、喘息时间长，治疗效果欠佳，遂完善胸部 CT，提示双肺肺炎、肺实变、右肺下叶部分肺不张、双肺通气不均（图 17 –3）。患儿既往有先天性心脏病基础疾病，不能

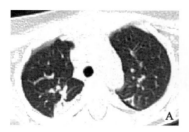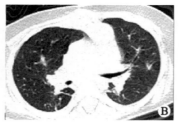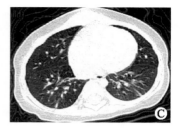

图 17 - 4　胸部 CT（2021 年 4 月 12 日）

除外合并气管软化、支气管狭窄等气道异常，结合患儿病史、胸部影像学，建议完善支气管镜以明确气道内情况，完善支气管肺泡灌洗液宏基因组高通量测序以明确感染病原。入院第 4 天完善电子支气管镜，镜下见左肺外基底段支气管开口稍狭窄，右下叶支气管开口可见内生性异物（形态不规则，白色胶胨状）堵塞管口（图 17 - 1）。支气管肺泡灌洗液宏基因组高通量测序示肺炎链球菌（序列数 107），卡他莫拉菌（序列数 363），烟曲霉（序列数 19880）。取内生性异物送病理示部分组织变性、坏死，周围可见大量粗细较一致的分支杆状菌丝，结合临床，形态类似曲霉菌（图 17 - 2）。本例患儿存在真菌感染高危因素，结合病史、临床症状、气道内组织病理结果及宏基因组高通量测序结果，气道侵袭性曲霉病诊断明确。遂于入院第 6 天给予伏立康唑静脉滴注抗真菌治疗，患儿喘息逐渐减轻。入院第 13 天，病情好转出院。出院后继续口服伏立康唑，1 个月后门诊随访时患儿无明显喘息，胸部 CT 示病灶较前好转（图 17 - 4）。

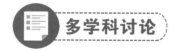 多学科讨论

【内科医师甲】

本例患儿为 6 月龄大婴儿，病史迁延 1 月余，临床表现为长期喘息，伴间断咳嗽，病程中曾经于我院重症监护室治疗，后续转入我院心胸外科行先天性心脏病手术，住院时间久，使用抗生素时间长，后期影像学示肺炎、肺实变、部分肺不张伴双肺通气不均，支气管镜可见支气管腔内较多白色胶胨状物堵塞气道，支气管肺泡灌洗液宏基因组高通量测序结果示烟曲霉，病理见大量粗细较一致的分支杆状菌

丝，形态类似曲霉菌，结合临床，故目前诊断肺曲霉病，考虑为气道侵袭性曲霉病。

气道侵袭性曲霉病属于侵袭性肺曲霉病（invasive pulmonary aspergillosis，IPA）的一类，以曲霉侵犯肺基底膜和细支气管炎为主，血管浸润及凝固性坏死相对较少。其临床表现无特异性，可表现为发热、咳嗽、喘息、呼吸困难等。依据影像学累及部位，IPA可分为气管支气管炎型、细支气管炎型及支气管肺炎型。因往往无特异性改变，儿童IPA早期诊断极具挑战，可综合宿主因素、临床表现、影像学特征、真菌生物标志物（G试验、GM试验、PCR等）、培养/病理等结果来诊断。

当儿童确诊为IPA后，推荐首选伏立康唑口服或静脉滴注，病情危重者优选静脉滴注。目前研究证据均不足以最终确定IPA的疗程，根据现有资料，推荐IPA治疗疗程为6~12周。IPA可采用具有抗霉活性的三唑类药物或静脉给予两性霉素B含脂制剂治疗。在可行情况下，尽量减轻或纠正免疫低下状态，并对特定病例进行支气管镜下气道病灶处理。对于高危、反复或持续发热96小时、应用广谱抗生素无效、临床拟诊患儿，主张经验性给予抗真菌治疗。

【内科医师乙】

曲霉菌属广泛存在于土壤、腐烂的植被、食物、空气和水中。引起IPA的主要是烟曲霉，其次是黄曲霉、土曲霉和黑曲霉。曲霉病的发生、发展与曲霉暴露的剂量、感染途径、机体的免疫状态和特异体质有关。肺曲霉的主要感染途径是呼吸道吸入曲霉孢子，免疫正常宿主通常无不良后果，而在免疫抑制患者中可引起IPA。此外，其他部位的曲霉感染血行播散至肺亦可引起IPA。另一少见感染途径是溺水时经气道呛入含曲霉孢子的污水。近些年来，儿童IPA发病率逐渐增加，造成病死率增加，严重威胁易感儿童的健康。

儿童IPA的高危人群与成人类似。高危人群包括长期粒细胞缺乏者、异体造血干细胞移植受者、实体器官移植受者、遗传性或获得性免疫缺陷病者、使用皮质激素者、有基础疾病者（早产儿、低体重儿、先天发育异常、慢性疾病和重度营养不良等）、ICU患儿等。此外，需关注环境危险因素，免疫功能基本正常的儿童吸入大量曲霉孢子后亦可能引起IPA。

IPA 诊断的金标准是组织病理（真菌病理改变，见菌丝或孢子）或无菌体液培养阳性，但组织标本往往难以获取，培养阳性率不高，因此临床应用相对广泛的是 GM 试验、G 试验等血清学检查。怀疑 IPA 患者可同时取血清和支气管肺泡灌洗液行 GM 试验以提高阳性率。另外，GM 试验假阳性率在儿童中高于成人，应结合临床综合评估。G 试验有助于协同诊断 IPA，但不具有曲霉菌特异性。曲霉菌属特异性 PCR 在儿童中的相关研究还非常有限，现有研究结果存在较大差异。

因此，曲霉菌属特异性 PCR 对儿童 IPA 不具有诊断价值，仅用于疑似 IPA 的高危患儿。近些年来，宏基因组高通量测序在临床有了较多的应用，其对具有较厚细胞壁的病原微生物如真菌感染的核酸提取效率较低，导致临床检出率和敏感性相对较低，但相较于培养显著增高。

本例患儿年龄小，有先天性心脏病基础疾病，有入住 ICU 病史，住院期间行心脏手术，有侵袭性操作，使用抗生素时间长，且处于粒细胞减少状态，均为 IPA 高危因素。虽然血清 G 试验、GM 试验阴性，但支气管镜下可见白色胶胨状物堵塞，支气管肺泡灌洗液宏基因组高通量测序可见烟曲霉、序列数较高，送病理可见形态类似曲霉的分支杆状菌丝，结合临床，肺曲霉病诊断明确。

【放射科医师】

当临床怀疑 IPA 时，无论胸部 X 线检查结果如何，推荐行胸部 CT 检查。对于成人 IPA 患者，早期胸部高分辨率 CT 可见晕轮征，晚期出现空气新月征或空洞形成。晕轮征即磨玻璃样环状阴影环绕病灶周围，由病灶周围水肿或出血所致。空气新月征表现为病灶中出现新月状的低密度透光区，较常见于免疫抑制患者中性粒细胞恢复期，由梗死灶收缩所致。上述征象在 IPA 患儿中发生率较成人低，很多 IPA 患儿早期胸部 CT 往往是非特异性改变，与其他病原引起的感染灶或原发恶性病灶类似。

IPA 可分为气管支气管炎型、细支气管炎型、支气管肺炎型。气管支气管炎型胸部 CT 无异常，偶见管壁增厚或阻塞性肺炎和肺不张。细支气管炎型胸部 CT 可见呈斑片状分布的小叶中央小结节和树芽征，病灶内常见坏死和空洞。支气管肺炎型表现为支气管周围实变区，偶见大叶分布的实变。

本例患儿胸部 CT 可见肺实变、不张及局部气肿，考虑曲霉在气道管腔内呈团块状生长，导致支气管阻塞所致。

【介入肺科医师】

气道侵袭性肺曲霉病根据支气管镜下表现，可分为浅表型、全层累及型、阻塞型及混合型。支气管镜下可见管腔内生性异物，表面不光滑，可见坏死或分泌物，管腔不同程度阻塞，可充满炎症物质。

对于有相应临床症状的气道侵袭性肺曲霉病患儿，可采取支气管镜介入治疗，在支气管镜下去除黏液堵塞。

本例患儿支气管镜下可见白色胶胨状物堵塞右下叶支气管开口及其亚支开口。气道被内生性异物堵塞后会导致患儿出现喘息症状，且影像学出现肺不张、肺气肿等改变。镜下清除内生性异物可缓解患儿临床症状，结合全身足疗程抗真菌治疗，最终达到较好的治疗效果。

 病例点评

由于儿童（尤其年幼儿）组织病理获取困难、体液培养阳性率低、早期临床表现和影像学无特异性，使 IPA 早期诊断困难。临床诊疗过程中，应关注宿主因素及环境因素，若有高危因素或可能的临床症状，需积极性寻找病原学依据，可完善GM 试验、G 试验、曲霉特异性 PCR、宏基因组高通量测序、真菌培养等明确诊断。对于怀疑 IPA 患儿，若条件允许建议完善支气管镜检查，一方面可明确气道情况及有无气道侵袭性病变；另一方面可取支气管肺泡灌洗液行相关病原学检查及取组织活检，以提高检查阳性率。此外，建议直接完善胸部高分辨率 CT 检查以明确有无特异性改变。

（撰写　杜青　点评　陆小霞　审稿　郑跃杰）

参 考 文 献

1. 张静，瞿介明. 肺曲霉病病谱及其诊断策略. 中华结核和呼吸杂志，2015，38(1)：11 - 13.

2. PATTERSON T F, THOMPSON G R 3RD, DENNING D W, et al. Practice guidelines for the diagnosis and management of aspergillosis：2016 update by the Infectious Diseases Society of America. Clin Infect Dis, 2016, 63(4)：e1 - e60.

3. 王莹. 儿童侵袭性曲霉病诊治进展. 中华实用儿科临床杂志，2017，32(6)：412 - 416.

病例 18

婴儿肺念珠菌病

 **病历摘要**

【基本信息】

患儿，女，2 个月 21 天。

主诉：咳嗽 8 天，气促 3 天。

【病史】

患儿入院前 8 天无明显诱因出现阵发性咳嗽，干咳为主，非痉挛性咳嗽，不伴鸡鸣样尾音。病程第 1 天出现一过性发热，38 ℃，可自行下降至正常，未给予特殊处理。3 天前患儿咳嗽加重，出现呼吸急促，吃奶量下降，就诊于当地医院。查血常规示 WBC $30.69 \times 10^9/L$，中性粒细胞百分比 52.4%，Hb 88 g/L，PLT $876 \times 10^9/L$，CRP 60.85 mg/L。痰培养提示革兰氏阴性杆菌优势生长（未报告具体菌种）。血清总蛋白 42.7 g/L，白蛋白 22.2 g/L。胸部 CT 显示双肺多发斑片高密度影，部分融合。当地医院抗感染（具体药物不详）治疗疗效欠佳转至我院，以"重症肺炎"收入院。

自发病以来，患儿精神欠佳，吃奶量下降，睡眠欠佳，大小便正常。

既往体健，第 4 胎第 4 产，足月产，出生体重 2 kg，目前 4 kg，配方奶喂养。否认肝炎及结核等传染病接触史。

【体格检查】

体温 37 ℃，脉搏 160 次/分，呼吸 56 次/分，经皮血氧饱和度 97%。精神欠佳，颜面稍浮肿，卡疤可见，浅表淋巴结未触及，口唇欠红润，呼吸促，三凹征阳性，双肺未闻及干湿性啰音和喘鸣音。心率快，律齐，无杂音。腹软无压痛，肝脾未触及肿大。神经系统查体未见异常。

【辅助检查】

血常规示 WBC 34.2×10^9/L，中性粒细胞百分比 57.3%，Hb 97 g/L，PLT 786×10^9/L，CRP 74.51 mg/L；PCT 0.481 μg/L；血清总蛋白 44.3 g/L，白蛋白 15.8 g/L，球蛋白 25.8 g/L，前白蛋白小于 70 mg/L；肝肾功能、心肌酶、血电解质、钙糖基本正常；体液（IgA 0.93 g/L，IgG 10.81 g/L，IgM 1.1 g/L）及细胞免疫（$CD3^+$T 细胞 64.2%，$CD4^+$T 细胞 48.8%，$CD8^+$T 细胞 13.2%，总 B 细胞 26.8%，自然杀伤细胞 $CD56^+$B 细胞 2.8%）功能大致正常。免疫荧光法痰微生物 13 项（包含肺炎链球菌、金黄色葡萄球菌、耐甲氧西林葡萄球菌、大肠埃希菌、铜绿假单胞菌、鲍曼不动杆菌、嗜麦芽窄食单胞菌、流感嗜血杆菌、肺炎克雷伯菌、嗜肺军团菌、结核分枝杆菌复合群、肺炎支原体、肺炎衣原体）检查：耐甲氧西林葡萄球菌阳性。血培养（单侧）：耐甲氧西林凝固酶阴性葡萄球菌阳性，痰培养阴性。痰多重呼吸道病原（常见呼吸道病毒及肺炎支原体、肺炎衣原体 PCR 法）均阴性。心脏、腹部超声正常。

初步诊断：重症肺炎，低蛋白血症。

【治疗经过】

给予氧疗，头孢哌酮钠舒巴坦钠联合利奈唑胺抗感染，白蛋白纠正低蛋白血症。治疗第 6 ～ 第 12 天后患儿精神好转，颜面浮肿消退，呼吸急促减轻，仍有阵发性咳嗽及三凹征。患儿治疗过程中血常规变化见表 18 - 1，胸部影像学变化见图 18 - 1。

表 18 - 1　患儿治疗中血常规变化

	WBC/L^{-1}	中性粒细胞百分比/%	Hb/(g·L^{-1})	PLT/L^{-1}	CRP/(mg·L^{-1})
治疗前	34.2×10^9	57.3	97	786×10^9	74.51
治疗第 6 天	28.6×10^9	64.8	86	742×10^9	83.49
治疗第 12 天	29.8×10^9	65.9	94	540×10^9	70.42

治疗效果欠佳，外周血白细胞及血 CRP 下降不明显，胸部影像学示炎症无吸收。再次进行血液、痰液细菌及真菌培养，进一步完善支气管肺泡灌洗液、脑脊液细菌及真菌培养。

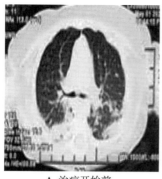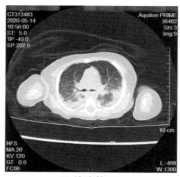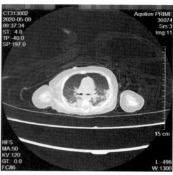

A. 治疗开始前　　　　　　　B. 治疗第6天　　　　　　　C. 治疗第12天

图 18－1　治疗过程中影像学变化

支气管肺泡灌洗液细菌培养：鲍曼不动杆菌，菌落计数＞10 万 CFU/mL（真菌 2＋）；真菌培养：白念珠菌，菌落计数为 5 万 CFU/L；细菌 13 项检查：均阴性。痰真菌培养（合格痰液）：白假丝酵母菌阳性。痰涂片：可见真菌孢子。脑脊液检查：无异常，真菌培养阴性，墨汁染色阴性。血培养：真菌、细菌均阴性。G、GM 试验均阴性。全外显子基因检测未发现免疫缺陷病及遗传代谢疾病相关的基因变异。

修正诊断：肺念珠菌病合并细菌感染（临床诊断）。停用头孢哌酮钠舒巴坦钠及利奈唑胺，更换为氟康唑［12 mg/（kg·d）］联合头孢他啶（50 mg/kg bid）抗感染。氟康唑治疗 1 周后患儿体温正常，精神反应可，吃奶可，呼吸平稳，三凹征阴性，复查血常规示白细胞下降、血 CRP 明显下降，带氟康唑、头孢地尼出院继续治疗。氟康唑治疗 1 个月、3 个月时影像变化见图 18－2。

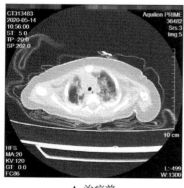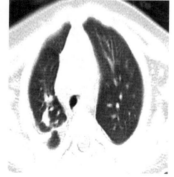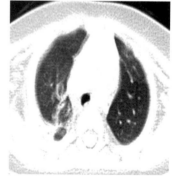

A. 治疗前　　　　　　　B. 治疗1个月　　　　　　　C. 治疗3个月

图 18－2　氟康唑治疗前、1 个月、3 个月时影像变化

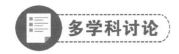

多学科讨论

【内科医师】

正常情况下，念珠菌可定植于皮肤、呼吸道、消化道以及生殖道黏膜。当机体免疫力低下时，口咽部念珠菌可下行引起肺部感染甚至发生播散。相对于细菌、病毒、肺炎支原体等病原微生物，肺念珠菌感染是相对少见的，主要发生于有免疫缺陷病、因基础疾病或重症感染需长期使用糖皮质激素或广谱抗生素的患儿。一些重症感染患儿如需气管插管、留置导尿管、建立中心静脉通路，亦是念珠菌感染的重要危险因素。本例患儿并无重症感染、长期广谱抗生素治疗病史，经全外显子基因检测也并未发现存在免疫缺陷病相关基因变异，支持为原发性肺念珠菌感染，追问生长环境，发现其家庭从事橡皮泥制作，患儿可能长期暴露于潮湿发酵环境，增加了真菌感染机会，且患儿出生体重低、营养状态差、月龄小，其呼吸道分泌型 IgA 相对缺乏，是念珠菌造成肺部感染的条件。因此，小婴儿可作为独立危险因素引发念珠菌原发感染，值得临床注意。

肺念珠菌病的临床表现及实验室检查均缺乏特异性，而且其可与耐药性葡萄球菌及大肠埃希菌感染同时存在，因此早期往往容易误诊漏诊。本例患儿血常规示白细胞增高，中性粒细胞百分比占优势，血 CRP 增高，且首次痰免疫荧光检测耐甲氧西林葡萄球菌阳性，因此被误诊为细菌性肺炎，予以抗细菌治疗。但在敏感抗生素治疗下，患儿临床症状、实验室检查及肺部影像无好转，提示可能存在除细菌之外的其他微生物感染，再次行支气管肺泡灌洗液、痰液培养则发现念珠菌存在。念珠菌肺炎的肺部影像表现无特异性，但如表现为①细支气管周围炎，双侧、随机、不对称分布，以结节或团块为主；②不局限于1个肺段，不伴空洞；③在有效抗生素治疗下，肺部影像无好转，并不断出现新的病灶而变化形态，则需警惕肺念珠菌感染的存在。

早期诊断、早期治疗对于念珠菌感染的预后及预防并发症至关重要。大多数病例在临床诊断阶段先发治疗比较合适。临床诊断治疗（先发治疗）包括：①有参考病原菌，如白念珠菌和除光滑念珠菌、克柔念珠菌外的念珠菌感染，应用氟康唑（足量）治疗，如有耐药情况，依次更换为伊曲康唑、伏立康唑、卡泊芬净、米卡芬净、两性霉素，疗程为 2~3 个月；②如 G 试验阳性，并临床诊断，理论上选用广谱抗真菌药，如伊曲康唑、伏立康唑，但临床白念珠菌发病最多，仍可试用氟康唑治疗，5 天后无效再更换。确诊后的治疗原则同临床诊断治疗中①。当然，如为气管插管、留置导尿管、中心静脉导管导致的念珠菌感染，在抗真菌治疗的同时，早期解除医源性因素也同样重要。

【检验科医师】

真菌性肺部感染的微生物检查包括有临床诊断意义的检查及有确诊意义的检查。有临床诊断意义的微生物检查包括合格痰标本直接镜检发现菌丝，且连续 2 次以上培养分离到同种真菌；支气管肺泡灌洗液直接镜检发现菌丝，真菌培养阳性；血 G 试验连续 2 次阳性。任何 1 项符合即可认为有微生物学证据。有确诊意义的微生物检查为肺组织穿刺或胸腔积液念珠菌培养阳性。本例患儿血培养（单侧）示耐甲氧西林凝固酶阴性葡萄球菌阳性，未应用敏感抗生素治疗前再次血培养未发现同种细菌生长，免疫荧光法微生物 13 项检查示耐甲氧西林葡萄球菌阳性，并非确诊依据，可能为口腔定植菌污染，因此支持耐甲氧西林凝固酶阴性葡萄球菌为污染菌。之后从痰液、支气管肺泡灌洗液中均培养出白念珠菌，单位体积菌落数高，且在痰涂片中发现真菌菌丝。有文献指出，痰液直接镜检发现大量念珠菌的真菌菌丝，说明念珠菌正处于致病状态，因此，本例患儿可临床诊断为肺念珠菌病。当然，如果可在支气管镜检查时钳取病变部位的部分支气管黏膜行病理检查，且发现特征性菌丝存在，则可更有力地证实念珠菌感染的存在。

 病例点评

本例患儿 2 个月 21 天，急性起病，初诊诊断为细菌性肺炎，治疗后效果欠佳，

后经痰液、支气管肺泡灌洗液培养、痰液涂片证实为真菌（念珠菌）感染。肺念珠菌病的临床表现及常规实验室检查均缺乏特异性，且可与耐药性葡萄球菌及大肠埃希菌感染同时存在，因此早期容易被误诊为细菌性肺炎。小婴儿可为念珠菌感染的危险因素，因此在敏感抗菌药物治疗无效时，应考虑到真菌感染的可能，应详细询问病史、环境因素，寻找线索。肺部影像表现为细支气管周围炎、结节、团块等对念珠菌感染有一定提示意义，但确诊仍需无菌体液念珠菌培养阳性或组织病理发现特征性菌丝。目前微生物宏基因组高通量测序对真菌性肺炎诊断率的提高有显著意义，亦值得临床借鉴。抗真菌治疗应坚持早期、足量、足疗程原则。

（撰写　侯伟　点评　安淑华　审稿　郑跃杰）

参 考 文 献

1. 方峰. 儿童侵袭性肺真菌病的临床诊断. 中华儿科杂志, 2013, 51(4): 246-250.

2. 赵成松, 赵顺英, 刘钢, 等. 非血液肿瘤和儿科重症监护病房内儿童侵袭性真菌病的高危因素分析. 中华儿科杂志, 2013, 51(8): 598-601.

3. 陈菲, 朱晓东. 危重症儿童念珠菌血症的诊治进展. 中国小儿急救医学, 2013, 20(2): 215-218, 221.

4. 黄敬孚. 侵袭性肺念珠菌病的诊治——如何运用《儿童侵袭性肺部真菌感染诊治指南》. 中华儿科杂志, 2009, 47(4): 318-320.

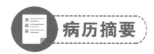

病 例 19
儿童变应性支气管肺曲霉病

病历摘要

【基本信息】

患儿，女，13 岁。

主诉：反复咳嗽、喘息 9 月余。

【病史】

患儿于入院前 9 月余开始出现咳嗽，干咳为主，偶有黄白黏痰，后出现喘息，以活动后明显，伴气促及活动量下降，曾有短暂发热，无胸闷、胸痛，无咯血等其他不适，在当地医院诊断为"肺炎、支气管哮喘"，予以抗感染、抗过敏、雾化吸入等治疗后症状好转，后继续予以布地奈德福莫特罗粉吸入剂（160 μg：4.5 μg，每次 1 吸，每天 2 次）规律治疗。此后患儿多次因咳喘再发加重住院，有时伴发热，多次胸部 CT 示双肺炎症，经抗感染及对症处理后症状有所好转但未完全控制。入院前 1 个月患儿受凉后咳喘再次加重，伴咳脓痰、低热，自服药物（具体不详）约 3 天后热退，仍有轻微咳喘伴咳痰。入院前 4 天外院复查胸部 CT 示炎症较前加重，为求进一步诊治来我院，门诊以"肺炎"收入院。

自发病以来，患儿精神、食欲、睡眠可，大小便正常。体重无下降，体力有所下降。

新生儿期体健，生长发育正常，正常计划免疫接种，平素体健。否认肝炎及结核等传染病接触史。否认食物、药物过敏史。否认湿疹、过敏性鼻炎、荨麻疹病史。否认哮喘及特应性体质家族史。

【体格检查】

体温 36.8 ℃，心率 100 次/分，呼吸 20 次/分，血压 106/68 mmHg，体重 45.5 kg。神志清楚，精神反应可，呼吸平稳，未见三凹征。左上臂可见卡介苗瘢痕 1 枚，皮肤无皮疹及出血点，浅表淋巴结未触及肿大。口唇红润，咽充血，扁桃体无肿大。双肺呼吸音粗，左肺底呼吸音偏低，未闻及明显干湿性啰音。心音有力、律齐，各瓣膜区未闻及病理性杂音。腹软，无压痛及反跳痛，肝脾肋下未触及，四肢末端暖，未见明显杵状指（趾）。神经系统查体未见异常。

【辅助检查】

血常规：WBC $6.18 \times 10^9/L$，中性粒细胞百分比 43%，淋巴细胞百分比 30%，嗜酸性粒细胞百分比 21%，Hb 127 g/L，PLT $258 \times 10^9/L$。

血气分析、血生化正常；CRP 1 mg/L；血沉 8 mm/h。

Ig 系列：IgG、IgA、IgM 基本正常，总 IgE 1916.18 IU/mL。CD 系列：正常范围内。

过敏原特异性 IgE：螨虫组合 1 级（0.35 kUA/L），点青霉、分支孢菌、烟曲霉、交链孢霉 1 级（0.6 kUA/L），蟑螂 1 级（0.6 kUA/L），大豆 3 级（4.49 kUA/L）。烟曲霉菌特异性 IgE 2 级（2.54 kUA/L）。

自身抗体系列阴性；寄生虫全套抗体阴性。

呼吸道病原体 IgM 抗体检测（九项）：肺炎支原体 IgM 抗体阳性，余阴性。

T-SPOT.TB 试验阴性；G 试验、GM 试验阴性。

痰液抗酸杆菌涂片、细菌培养、结核分枝杆菌培养、真菌培养均阴性。

支气管肺泡灌洗液培养：烟曲霉（1+）；支气管肺泡灌洗液 GM 试验 5.4（≥1.0 为阳性）。

支气管镜检查：气管支气管内膜炎，双侧支气管见较多黏稠分泌物。

肺功能：轻度阻塞性通气功能障碍；支气管舒张试验阳性。

心电图、超声心动图无异常。

【影像学检查】

本例患儿不同病程时胸部 CT 结果见图 19-1。

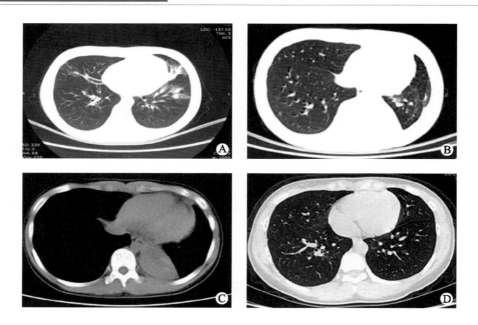

A. 入院前 3 个月（病程 6 个月），胸部 CT 示右肺中叶、左肺上叶舌段及双肺下叶浸润影，黏液嵌塞可见；B、C. 入院时（病程 9 个月），胸部 CT 示左肺下叶肺不张；D. 出院后 6 个月（病程 15 个月），胸部 CT 示双肺下叶支气管局部稍扩张，可见少许黏液栓。

图 19 - 1   患儿不同病程时胸部 CT

【治疗经过】

入院后给予甲泼尼龙 0.5 ~ 1 mg/(kg·d)静脉滴注、伏立康唑静脉滴注、支气管镜灌洗及其他对症治疗，2 周后咳喘减轻，痰量减少。复查外周血嗜酸性粒细胞绝对值 0.12×10^9/L（嗜酸性粒细胞百分比 1.3%），血清总 IgE 水平下降至 306.30 IU/mL；胸部 CT 示左下肺不张复张，原肺部浸润影、黏液栓部分好转。激素及伏立康唑改为口服，1 周后病情稳定出院。院外继续口服激素及伏立康唑维持治疗，激素逐渐减量。

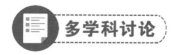

多学科讨论

【内科医师甲】

本例患儿为 13 岁女童，临床表现为反复咳喘及反复肺部阴影，病程达 9 月余。既往体健，否认哮喘及特应性体质家族史。诊断与鉴别诊断可从两方面着手分析：反复咳喘的鉴别和反复肺部阴影的鉴别。

1. 反复咳喘的鉴别

①支气管哮喘：本例患儿反复发作咳嗽伴喘息，活动后明显，发作期肺部可闻及哮鸣音，经抗哮喘治疗后有一定缓解，有多种吸入过敏原阳性，外周血嗜酸性粒细胞、总IgE升高，肺功能示阻塞性通气功能障碍，支气管舒张试验阳性，提示存在可逆性气流受限。以上均支持哮喘诊断，但本例患儿在正规抗哮喘治疗数月后症状未达良好控制，似乎表现为难治性哮喘，且反复咳嗽、咳痰，肺部反复出现阴影。哮喘的诊断需要进一步排除其他可引起反复咳喘的疾病，并注意共存疾病的识别。②感染性疾病：如反复呼吸道感染、迁延性细菌性支气管炎、特殊病原感染（肺结核、侵袭性肺曲霉菌病等）。本例患儿13岁，既往体健，无特殊基础疾病史，Ig系列及CD系列无明显异常，无气道、心血管发育异常，病原学检测结果无反复呼吸道感染的依据，且抗感染治疗效果不佳，不支持反复呼吸道感染与迁延性细菌性支气管炎；患儿无结核接触史，查体可见卡疤，临床表现无明显结核中毒症状，病原学及支气管镜结果均不支持肺结核；患儿虽支气管肺泡灌洗液培养烟曲霉阳性，但无侵袭性肺曲霉菌病的高危因素，影像学也无相应征象，不支持侵袭性肺曲霉菌病。③其他非感染性疾病：A. 先天性气道、肺、心血管发育异常：往往起病较早，有相应的病史及影像学表现，生长发育落后，本例患儿不支持。B. 闭塞性细支气管炎：表现为急性重症感染或其他原因所致肺损伤后出现慢性咳嗽、喘息和呼吸困难，运动不耐受，肺功能表现为不可逆的以小气道阻塞为主的通气功能障碍，影像学以马赛克灌注为特征。本例患儿起病前无重症肺炎或其他相关前驱病史，影像学及肺功能表现也不支持。C. 囊性纤维化、原发性纤毛运动障碍：除反复咳喘外往往有其他表现，如前者易累及胰腺和胃肠道，后者常伴有鼻窦炎、反复中耳炎及部分有内脏转位，需要进一步完善检查进行鉴别并注意是否与哮喘共存。D. 异物吸入：反复咳喘患儿均要注意排除气道异物，本例患儿病史及影像学表现不支持。E. 变应性支气管肺曲霉病（allergic bronchopulmonary aspergillosis，ABPA）、嗜酸细胞性多血管炎、过敏性肺泡炎等：往往以喘息首发，且多表现为难治性哮喘。对于反复咳喘不愈者，需注意考虑这些疾病，而不是盲目升级治疗。

2. 反复肺部阴影的鉴别

①反复肺炎：指1年内反复患肺炎≥2次（2次肺炎诊断期间肺炎体征及影像

学改变应完全消失）。除考虑病原外，需要寻找反复肺炎的基础疾病：A. 反复单一部位肺炎：需要注意先天性支气管发育异常、肺发育异常、气道内阻塞或管外压迫、局限性支气管扩张等；B. 反复多部位肺炎：需考虑免疫缺陷病、反复吸入、支气管发育异常、肺发育异常、先天性心脏病、原发性纤毛运动障碍、囊性纤维化、广泛支气管扩张等。②肺结核。③其他非感染性疾病：A. 哮喘；B. 特发性肺含铁血黄素沉着症；C. 嗜酸细胞性肺炎；D. 过敏性肺泡炎；E. 闭塞性细支气管炎并机化性肺炎；F. 特发性间质性肺炎；G. ABPA；H. 肺部肿瘤等。本例患儿既往体健，无引起反复肺炎的基础疾病，无结核接触史，否认肿瘤病史，无咯血，结合临床表现及辅助检查不支持反复肺部感染、肺结核、肺部肿瘤、特发性肺含铁血黄素沉着症及其他以肺间质改变为主的疾病。

综合分析患儿反复咳喘及反复肺部阴影的原因，并结合其临床特点和影像学、免疫学异常结果，可作出 ABPA 的诊断。

【内科医师乙】

本例患儿为青春期女童，病史迁延 9 月余，临床表现为反复咳嗽、喘息、咳痰，有时伴发热，按"支气管哮喘、肺炎"治疗仍反复发作，发作时肺部可闻及湿啰音、哮鸣音，有时会出现呼吸音减低，多次外周血嗜酸性粒细胞计数明显升高，过敏原特异性 IgE 示螨虫、霉菌等多种过敏原阳性，烟曲霉特异性 IgE 水平升高，血清总 IgE 水平明显升高，肺部 CT 示反复出现肺部浸润影、部位多变、可见到黏液栓及支气管扩张，支气管镜下可见到气道黏液栓塑形，经全身糖皮质激素及抗真菌治疗后病情控制，故诊断 ABPA。

ABPA 是曲霉致敏引起的一种变应性肺部疾病，表现为慢性支气管哮喘和反复出现肺部阴影，可伴有支气管扩张。该病相对少见，常发生于哮喘或囊性纤维化患者。国内外关于成人 ABPA 的报道相对较多，而儿童的报道较少，且其临床表现缺乏特异性，导致儿科医师对其认识不足，极易被误诊、漏诊。早期诊断、及时给予全身糖皮质激素治疗可控制病情，防止不可逆的肺部损伤。

2022 年发表的《儿童变应性支气管肺曲霉病诊治专家共识》推荐的我国儿童 ABPA 的诊断标准（需具备①、②及③中的至少 2 项）：①基础疾病：哮喘、囊性纤维化、纤维空洞性肺结核；②必备条件（均需满足）：A. 血清烟曲霉特异性 IgE 水平升高（>0.35 kUA/L）或烟曲霉皮肤试验阳性；B. 血清总 IgE 水平>1000 IU/mL；③其他条件（满足至少 2 项）：A. 血清烟曲霉特异性 IgG>27 mg/L；B. 影像中存在肺部浸润影、支气管扩张、高密度黏液嵌塞；C. 外周血嗜酸性粒细胞>0.5×10^9/L。如果符合其他所有诊断标准，特别是血清烟曲霉特异性 IgG>27 mg/L 时，即使总 IgE<1000 IU/mL 也可以诊断。

【内科医师丙】

ABPA 是特应性体质患者对寄生于支气管的曲霉产生的变态反应，好发于哮喘或囊性纤维化患者。引起 ABPA 最常见的是烟曲霉，其次是黄曲霉、黑曲霉等。临床表现缺乏特异性，但反复咳喘是几乎所有患者共同的临床表现，咳棕褐色黏冻样痰栓为特征性表现，存在支气管扩张时可有咯血。体格检查时肺部可闻及湿啰音或哮鸣音，黏液嵌塞时可出现肺不张的体征，晚期患者可出现杵状指和发绀。实验室检查主要表现为外周血嗜酸性粒细胞计数、总 IgE 水平明显升高，曲霉特异性 IgE 升高。影像学表现为反复出现肺部浸润影、支气管扩张及黏液嵌塞。黏液嵌塞在胸部高分辨率 CT 上表现为指套征或牙膏征，而高密度气道黏液栓为 ABPA 特征性的影像表现之一。根据临床表现、血清学与影像学结果，ABPA 的自然病程可分为Ⅰ~Ⅴ期：Ⅰ期（急性期），既往无 ABPA 病史，具备 ABPA 的临床症状，符合 ABPA 的诊断标准；Ⅱ期（缓解期），无临床症状，无肺部浸润，总 IgE 水平下降35% 以上且持续 6 个月以上；Ⅲ期（复发期），症状复发，胸部 X 线片出现新的浸润影及总 IgE、嗜酸性粒细胞升高；Ⅳ期（糖皮质激素依赖期），需要全身糖皮质激素控制症状，激素减量后症状加重；Ⅴ期（纤维化期），影像学上有不可逆的肺纤维化和慢性空洞，而血清学检查阴性。早期诊断和治疗可降低疾病进展，避免发生不可逆肺部损伤。曲霉在呼吸道和肺部引起的反应有多种表现形式，除 ABPA 外，还包括气道定植、侵袭性肺曲霉病、真菌致敏性重症哮喘等。其中真菌致敏性重症哮喘是真菌致敏所致的重症哮喘，其临床表现和实验室检查与 ABPA 相似，但前者影像学表现无肺部浸润和支气管扩张，且血清总 IgE<1000 IU/mL，可鉴别。

ABPA 治疗的目标是控制症状，预防急性加重，防止或减轻肺功能受损。口服激素是 ABPA 的基础治疗，可抑制过度免疫反应、减轻炎症损伤，其中吸入激素不作为 ABPA 的首选治疗，单独使用无临床获益。抗真菌药物可减少真菌定植、减轻炎症反应，常用伊曲康唑或伏立康唑。其他还包括抗 IgE 治疗、支气管灌洗等。

本例患儿前期一直按"哮喘、肺炎"治疗，效果欠佳，在病程 9 月余时诊断为 ABPA，应用全身糖皮质激素和伏立康唑治疗约半个月后症状好转，外周血嗜酸性粒细胞及血清总 IgE 水平下降，影像学表现改善，治疗 6 个月后复查肺部影像遗留少许黏液栓及局部支气管扩张，停药后随访 2 年未再复发，肺功能正常。

【放射科医师】

部分 ABPA 患者的胸部 X 线片可无阳性表现。当哮喘患儿胸部 X 线片出现一过性、游走性斑片影或指套征时要注意 ABPA 可能，也可表现为实变、肺不张、牙膏状阴影、支气管扩张等。高分辨率 CT 是 ABPA 的首选影像学检查，常见表现为肺部一过性、反复性、游走性浸润影或实变影，肺浸润呈均质性斑片状、片状或点片状，部位不定，可累及单侧或双侧，各肺叶均可，但以上肺叶多见。ABPA 有一定特征性表现，包括黏液嵌塞、支气管扩张、小叶中心性结节、树芽征等。气道黏液嵌塞在高分辨率 CT 上表现为指套征或牙膏征。黏液栓通常表现为低密度影，但约 20% 可表现为高密度影，是 ABPA 特征性影像表现之一。外周细支气管黏液阻塞可致"树芽征"。中心性支气管扩张曾是 ABPA 的诊断标准之一，但目前发现有部分 ABPA 患者只有周围性支气管扩张。因此，目前认为支气管扩张只是 ABPA 的表现之一，而非诊断所必需。部分患者在疾病后期并发慢性肺曲霉病时，影像学可出现肺部空腔、曲霉球及上肺纤维化等。

本例患儿胸部 CT 表现为肺部游走性浸润影、肺不张、黏液栓及中心性支气管扩张等，为 ABPA 常见表现，治疗 6 个月后复查肺部影像仍遗留少许黏液栓及局部支气管扩张的表现，停药后随访未复发，肺部病变无进展。对于表现为难治性哮喘并有真菌致敏的患儿，临床要注意行胸部高分辨率 CT 检查，当有黏液栓特别是高密度黏液栓、中心性支气管扩张、游走性肺部浸润影等表现时高度提示 ABPA。对于没有特征性表现或未达 ABPA 诊断标准者，也应定期随访并动态复查影像学，以便在出现严重不可逆肺部损伤前及时诊断。

病例点评

目前我国哮喘患病率呈明显上升趋势，尤其是儿童，虽临床控制情况不容乐观，但重症哮喘和（或）难治性哮喘相对比较少见。对哮喘患者的管理需要认识到病情评估应该贯穿治疗的全过程，对于难以控制的哮喘儿童，要全面分析可能的原因，注意鉴别诊断与并存疾病的识别。

ABPA 是重症哮喘或难治性哮喘的重要原因之一，其临床表现缺乏特异性，导致临床儿科医师对其认识不足，尤其在疾病早期，特别容易被误诊或漏诊，从而使患者往往在病情进展多年以后出现肺部不可逆损害时才得到诊断。因此，建议在对哮喘患者管理中常规进行曲霉致敏的筛查。对于曲霉致敏的难治性哮喘患者，应进一步检查以明确是否存在 ABPA，除评估免疫学改变外，建议尽早行胸部高分辨率 CT 检查。如果患者尚未达 ABPA 的诊断标准也应定期随访，以期在出现明显肺功能不可逆损害前及时诊治，改善预后。

（撰写　周秀云　点评　黄永建　审稿　郑跃杰）

参 考 文 献

1. 中华医学会儿科学分会呼吸学组，中华医学会儿科学分会呼吸学组疑难少见病协作组，国家呼吸系统疾病临床医学研究中心，等. 儿童变应性支气管肺曲霉病诊治专家共识. 中华实用儿科临床杂志，2022，37（22）：1688 – 1693.

2. 中华医学会呼吸病学分会哮喘学组. 变应性支气管肺曲霉病诊治专家共识（2022 年修订版）. 中华结核和呼吸杂志，2022，45（12）：1169 – 1179.

3. 中华儿科杂志编辑委员会，中华医学会儿科学分会呼吸学组，中国医师协会儿科医师分会儿童呼吸专业委员会. 儿童支气管哮喘规范化诊治建议（2020 年版）. 中华儿科杂志，2020，58（9）：708 – 717.

病例 20
婴儿肺孢子菌肺炎

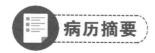 病历摘要

【基本信息】

患儿，男，2 个月 20 天。主诉：反复咳嗽 2 月余。

【病史】

入院前患儿在日龄 16 天时因接触感冒家属出现咳嗽，经口服头孢及雾化治疗无好转，咳嗽逐渐呈阵发性、痉挛性，血常规提示 WBC 明显升高，以淋巴细胞百分比升高为主，CRP 正常，胸部 X 线检查提示支气管炎，遂在当地医院因诊断为"肺炎、类百日咳综合征"入院治疗，持续 25 天，住院期间患儿 WBC 最高达 54.6×10^9/L，淋巴细胞百分比 68.9%，未查到明确病原体，经抗感染、人免疫球蛋白支持、甲泼尼龙抗炎、雾化对症治疗后，患儿咳嗽有好转，出院前血常规提示 WBC 降至 20.4×10^9/L，淋巴细胞百分比 67.6%。当地医院出院后患儿继续在家中口服阿奇霉素治疗 3 个疗程（口服 3 天停用 4 天为 1 个疗程），期间仍有间断咳嗽，血常规示 WBC 最低降至 17.13×10^9/L，胸部 X 线检查提示支气管肺炎。入院前 5 天患儿仍有咳嗽，血常规提示 WBC 20.26×10^9/L、淋巴细胞百分比 44.94%，在当地医院给予红霉素抗感染治疗后，仍有咳嗽，精神欠佳，遂转入我院住院治疗。

出生史：患儿系 G2P2，孕 39 周顺产，出生体重 2.9 kg，无宫内窘迫，生后无窒息抢救史。

【体格检查】

体温 36.9 ℃，脉搏 168 次/分，呼吸 42 次/分，血压 88/45 mmHg，未吸氧经皮

血氧饱和度 93%。神志清楚，精神反应欠佳，呼吸急促，轻度三凹征，无发绀，皮肤无皮疹、瘀点、瘀斑，双侧瞳孔等大、等圆，对光反射存在。心率 168 次/分，律齐，无杂音。两肺呼吸音粗，未闻及明显啰音。腹部软，无包块，颈软。神经系统查体阴性。

【辅助检查】

血常规 + CRP：WBC 22.45×10^9/L，中性粒细胞百分比 79%，淋巴细胞百分比 18%，Hb 105 g/L，PLT 704×10^9/L，CRP < 0.499 mg/L。

血气分析：PO_2 56.2 mmHg，PCO_2 33.2 mmHg，pH 7.374。

生化常规、体液免疫、淋巴细胞亚群、凝血功能、血沉、心脏彩超等均未见明显异常。

血培养、痰培养、鼻咽吸取物呼吸道病毒抗原及 PCR 检测均阴性。

支气管肺泡灌洗液宏基因组高通量测序：耶氏肺孢子菌检出序列数为 1007。

全外显子基因检测结果：①主要检测结果为：未检出与受检者临床表型相关的致病/疑似致病变异/遗传模式相符的临床意义未明变异。②次要检测结果为：在裸淋巴细胞综合征 2 型相关的 *CIITA* 基因上检出 1 个与受检者表型部分相符的意义未明变异。

【影像学检查】

入院时胸部 X 线检查：两肺散在渗出（图 20 -1）；肺部 CT：两肺弥漫性磨玻璃影（图 20 -2）。

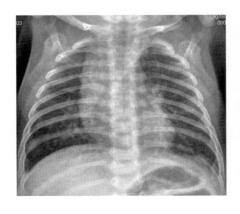

图 20 -1 入院时胸部 X 线检查

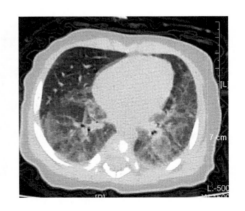

图 20 -2 入院时肺部 CT

入院第 14 天肺部 CT：两肺弥漫性磨玻璃影较前增多（图 20 - 3）。

出院 5 个月时肺部 CT：两肺渗出基本吸收（图 20 - 4）。

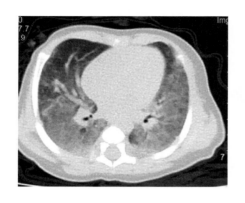 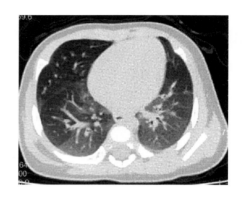

图 20 - 3　入院第 14 天肺部 CT　　　　　图 20 - 4　出院 5 个月时肺部 CT

【治疗经过】

入院后给予鼻导管吸氧、抗感染、甲泼尼龙抗炎、雾化等常规治疗，完善肺部 CT 示双肺弥漫性浸润影，血培养、痰培养、鼻咽吸取物呼吸道病毒抗原及 PCR 检测均未明确病原体，经治疗患儿咳嗽、气促无好转，复查肺部影像提示双肺弥漫性浸润加重，遂与家长沟通、签字及完善术前检查后给予支气管镜检查，取支气管肺泡灌洗液经宏基因组高通量测序明确病原体，结果回报肺孢子菌属序列数为 1012，其中耶氏肺孢子菌检出序列数为 1007，结合患儿临床资料，肺孢子菌肺炎（Pneumocystis carinii pneumonia，PCP）诊断成立。换用磺胺甲噁唑（SMZ）-甲氧苄啶（TMP）治疗，按剂量 SMZ 75～100 mg/（kg·d）和 TMP 15～20 mg/（kg·d）分 2 次口服。治疗 5 天后患儿咳嗽、气促、精神状态明显好转，可以脱氧，血常规示白细胞计数降至 19.09×10^9/L、中性粒细胞百分比 68.2%，肺部影像示双肺浸润好转。出院后继续口服 SMZ-TMP 共 21 天，门诊随访患儿偶有间断咳嗽，无气促，血常规示白细胞计数降至 11.57×10^9/L、淋巴细胞百分比 72.9%，肝肾功能正常，肺部 CT 示肺部浸润明显吸收。出院后 5 个月随访，患儿不咳嗽，精神佳，肺部 CT 提示肺部浸润基本吸收。

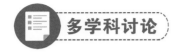

多学科讨论

【呼吸科医师甲】

本例患儿为小婴儿，临床主要表现为咳嗽、气促、烦躁，入院后肺部 CT 提示两肺弥漫磨玻璃影，完善血培养、痰培养、鼻咽吸取物呼吸道病毒抗原及 PCR 检测均未明确病原体，经常规抗感染治疗无效后完善支气管镜检查，术中见两侧支气管黏膜苍白明显，并取支气管肺泡灌洗液送宏基因组高通量测序，结果回报肺孢子菌属序列数为 1012，其中耶氏肺孢子菌检出序列数为 1007，结合患儿临床资料，PCP 诊断成立。

PCP 的病原治疗首选 SMZ-TMP，TMP 和 SMZ 分别作用于肺孢子菌的二氢叶酸还原酶和合成酶，阻断叶酸合成，从而干扰蛋白质的合成，起到杀菌作用。用药剂量为 TMP 15 ~ 20 mg/（kg·d）和 SMZ 75 ~ 100 mg/（kg·d）。根据病情轻重，分别选择口服或静脉治疗，疗程为 2 ~ 3 周。本例患儿在确诊后按上述剂量给予 TMP-SMZ 口服治疗 5 天后临床症状即缓解，胸部 X 线检查示吸收好转，治疗 21 天后停药观察，后续随访至出院后 5 个月，复查肺部 CT 示肺部渗出已经基本吸收。

【呼吸科医师乙】

PCP 过去被称为卡氏肺孢子（囊）虫肺炎，是一种发生于免疫功能低下患者的严重肺部机会性感染。PCP 常见于人类免疫缺陷病毒（HIV）感染者，曾被视为艾滋病（AIDS）的"标志病"。PCP 的临床表现传统分为流行型（经典型或婴儿型）和散发型（免疫功能抑制型）。流行型主要发于早产儿、营养不良和虚弱儿童，年龄多在 2 ~ 6 个月之间，最早见于第二次世界大战期间的欧洲，起病缓慢，主要症状为食欲缺乏、烦躁不安、咳嗽、气促及发绀，而发热不显著，肺部体征少、与呼吸窘迫症状的严重程度不成比例为其特点之一。散发型好发于免疫缺陷的儿童和成人，此型中 HIV 感染和非 HIV 感染免疫抑制宿主并发 PCP 的临床表现、病程进展及预后方面有所不同。本例患儿突出的临床表现为咳嗽、气促、烦躁、低氧血症但无发热，结合患儿年龄及未检测到有意义的免疫功能低下，更符合流行型（经典型或婴儿型）类型。

PCP 主要见于免疫功能低下人群的机会性感染：①早产新生儿和婴儿；②先天性免疫缺陷病患者；③恶性肿瘤继发性免疫缺陷病，如白血病、淋巴瘤患者；④器官移植后接受免疫抑制剂治疗者；⑤HIV 患者等。在一些 PCP 临床研究中，均提到肺部疾病为 PCP 的基础疾病，包括结核、巨细胞病毒性肺炎等重症肺部感染、慢性阻塞性肺病、囊性纤维化、支气管扩张、支气管哮喘、间质性肺炎及长期机械通气等。先前肺部疾病已成为非 HIV 患者感染 PCP 的一项新的危险因素。国内刘霜等报道的 10 例非 HIV 感染的 PCP 患儿中有 3 例基础疾病为重症肺炎，如麻疹病毒肺炎、腺病毒肺炎。本例患儿年龄仅 2 月余，入院前在外院因诊断为"肺炎、类百日咳综合征"住院治疗 1 月余，住院期间短期使用了静脉激素，住院期间及出院后长期使用了抗生素及激素雾化治疗。由于患儿入院前的外院治疗并未明确查出肺炎病原体，因此不能完全确定患儿是从新生儿期开始患上肺孢子菌感染，还是因"肺炎、类百日咳综合征"大量长期应用抗生素后继发了肺孢子菌感染。本例患儿新生儿期咳嗽表现为阵发性痉挛性，血常规一直提示白细胞计数及淋巴细胞百分比均很高，经治疗患儿症状有缓解，且血常规亦提示白细胞计数下降，后出现咳嗽反复伴烦躁，白细胞计数再次升高且以中性粒细胞比例增高为主，入院后完善全外显子基因检测未见明显异常。综合以上病情发展，考虑患儿在患有"肺炎、类百日咳综合征"且长期使用抗生素基础上，继发感染了肺孢子菌。

【感染科医师】

由于 PCP 临床表现缺乏特异性，所以诊断主要依赖病原学检测。目前检测的标本主要是痰液、支气管肺泡灌洗液和各种肺活检标本，其中支气管肺泡灌洗液是多数患者的首选。检测方法方面，传统方法是对标本借助特殊染色（吉姆萨染色、嗜银染色、甲苯胺蓝染色等）镜检寻找病原体，但因敏感性、特异性较低导致检出率较低。高通量测序的发展，为临床感染性疾病的诊断带来了突破性变革。针对临床病原微生物的高通量测序主要采用宏基因组高通量测序，其可同时检测细菌、病毒、支原体、真菌等所有临床已知及未知的病原微生物。本例患儿在入院后病原体检测方面，先后经历了常规痰液标本镜检及培养、免疫荧光法检测病毒抗原及 PCR 方法检测病毒、支原体、细菌，均未明确感染的病原体，同时常规抗感染及其他等治疗无效后，完善了支气管镜检查，取得支气管肺泡灌洗液进行宏基因组高通量测序，结果回报肺孢子菌属序列数为 1012，其中耶氏肺孢子菌检出序列数为 1007，结合患儿的临床表现及资料，从而确立了 PCP 的诊断。

【放射科医师】

PCP 的影像学主要表现为弥漫性肺间质浸润，典型 X 线片改变为双侧弥漫性颗粒状阴影，自肺门向周围伸展，呈毛玻璃样，伴支气管充气征，之后变成致密索条状，索条间有不规则片块状影。肺部高分辨率 CT 可见广泛毛玻璃状改变和囊泡状损害。本例患儿的突出临床表现为咳嗽、气促、烦躁、低氧血症但无发热，结合患儿年龄及未检测到有意义的免疫功能低下，更符合流行型（经典型或婴儿型）PCP。胸部 X 线检查提示肺弥漫性肺间质浸润，肺部高分辨率 CT 则提示弥漫性毛玻璃样改变，与文献报道基本相符。

 **病例点评**

PCP 可见于免疫功能正常的小于 3 月龄婴儿，临床表现为逐渐加重的咳嗽、气促甚至低氧血症和呼吸困难，影像学特征性显示双肺弥漫性浸润或磨玻璃影，由于常规病原学检查并不包括肺孢子菌，所以经常导致病源诊断不清而延误治疗，需要引起儿科医师的高度重视。支气管肺泡灌洗液宏基因组高通量测序对 PCP 具有很高的诊断价值。首选治疗药物是 SMZ-TMP。与存在免疫缺陷的患儿不同，小婴儿不存在免疫缺陷病，因而治疗疗效明显，及时使用 SMZ-TMP 可以获得很好的疗效，

减轻肺部损害。因此，对于出现弥漫性肺部炎症且常规抗感染无效的小婴儿，需要及时排除 PCP 的可能性。

（撰写　朱其国　点评　王立波　审稿　郑跃杰）

参 考 文 献

1. MOFENSON L M, BRADY M T, DANNER S P, et al. Guidelines for the prevention and treatment of opportunistic infections among HIV-exposed and HIV-infected children: recommendations from CDC, the National Institutes of Health, the HIV Medicine Association of the Infectious Diseases Society of America, the Pediatric Infectious Diseases Society, and the American Academy of Pediatrics. MMWR Recomm Rep, 2009, 58(RR/11): 1 - 166.

2. MILLER R F, HUANG L, WALZER P D. Pneumocystis pneumonia associated with human immunodeficiency virus. Clin Chest Med, 2013, 34(2): 229 - 241.

3. 刘霜, 任晓旭, 郭琳瑛, 等. 非人类免疫缺陷病毒感染患儿重症肺孢子菌肺炎的临床特点. 中华实用儿科临床杂志, 2015, 30(18): 1379 - 1382.

4. 李伟, 陶然, 尚世强. 病原体核酸技术在儿童感染性疾病检测中的发展及应用. 中华检验医学杂志, 2019, 42(7): 489 - 492.

5. PITCHER R D, ZAR H J. Radiographic features of paediatric pneumocystis pneumonia—a historical perspective. Clin Radiol, 2008, 63(6): 666 - 672.

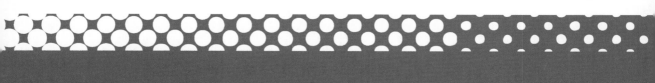

结核

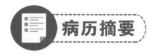

病例21
粟粒性肺结核合并急性
呼吸窘迫综合征

病历摘要

【基本信息】

患儿，女，12岁。

主诉：间断发热20天，咳嗽伴气促4天。

【病史】

于入院前20天无诱因出现发热，热峰39.4℃，每天发热1~2次，不伴寒战、咳嗽及喘息，于诊所静脉滴注阿奇霉素治疗3天，未见好转。入院前14天，于市级医院就诊，行胸部CT检查（图21-1A）提示双肺间质及渗出改变、双肺小结节，血常规、CRP正常，肺炎支原体抗体1:80，回诊所相继静脉滴注阿奇霉素及红霉素治疗7天。其中3天使用地塞米松时无发热，停用后再次发热，性质同前。入院前7天，于另一家市级医院住院治疗，复查胸部CT（图21-1B）示渗出较前增多，给予头孢甲肟、炎琥宁、维生素C治疗6天及阿奇霉素治疗3天，仍有发热，夜间为主。入院前4天出现咳嗽，呈阵发性干咳，夜间为主，无喘息及呼吸困难。入院前2天，咳嗽加重，出现呼吸急促、呼吸困难。为求进一步诊治，转入我院，门诊以"肺炎"收入院。

自发病以来，患儿精神状态尚可，无头痛、头晕，无意识障碍及抽搐，无腹泻，无皮疹，无盗汗及体质量下降，食欲稍差，尿便正常。

既往体健，生长发育正常，正常计划免疫接种。否认肝炎、结核、新型冠状病毒等传染病接触史。

【体格检查】

体温36.5℃，脉搏138/分，呼吸58/分，血压96/73 mmHg，未吸氧下经皮血氧饱和度85%。神志清，一般状态差，呼吸促，气短，轻度鼻煽及三凹征。全身未见皮疹及出血点，浅表淋巴结未及肿大。咽峡红，双扁桃体Ⅱ°肿大。气管居中，胸廓对称，双肺叩诊呈清音，双肺听诊呼吸音粗，可闻及密集中小水泡音。心音有力，心律齐，各瓣膜听诊区未闻及杂音。腹平软，无压痛及反跳痛，肝、脾肋下未触及。四肢末梢温，毛细血管充盈时间＜3秒，四肢活动自如。神经系统查体未见异常。

【辅助检查】

1．入院前

入院前14天：血常规WBC 5.63×10⁹/L，中性粒细胞百分比75.81%，淋巴细胞百分比16.6%，Hb 128 g/L，PLT 246×10⁹/L；CRP 7.75 mg/L。

入院前7天：血常规WBC 5.7×10⁹/L，中性粒细胞百分比68.0%，淋巴细胞百分比24.3%，Hb 127 g/L，PLT 234×10⁹/L。

入院前1天：T-SPOT.TB试验阴性（混合淋巴细胞培养数目3.2×10⁵/L）。

2．入院后

动脉血气离子分析（5 L/min吸氧）：pH 7.406，$PaCO_2$ 35 mmHg，PaO_2 118 mmHg，离子正常。

血常规：WBC 4.7×10⁹/L，中性粒细胞百分比65.7%，淋巴细胞百分比23.7%，Hb 128 g/L，PLT 263×10⁹/L。

CRP 4.58 mg/L；PCT 0.123 ng/mL。

血沉正常。

铁蛋白正常。

凝血指标：凝血酶原时间 13.1 秒，活化部分凝血活酶时间 31 秒，血浆纤维蛋白原 3.2 g/L，D-二聚体 1124 μg/L。

生化正常。

淋巴细胞绝对计数：总 T 细胞 209 个/μL，CD8⁺T 细胞 85 个/μL，CD4⁺T 细胞 92 个/μL，NK 细胞 25 个/μL，总 B 细胞正常。免疫球蛋白正常。

血清总 IgE 106 IU/mL；食物 + 呼吸过敏原均阴性。

病原学：肺炎支原体 IgM(±)，肺炎支原体 IgG(−)，肺炎支原体 DNA(−)，肺炎支原体 RNA(−)；肺炎衣原体 IgM(+)，肺炎衣原体 IgG(+)；甲型、乙型流感病毒、呼吸道合胞病毒、腺病毒核酸均阴性；EBV 抗衣壳抗原（VCA）IgM 抗体（抗 VCA-IgM）(−)，EBV 抗早期抗原（EA）IgG 抗体（抗 EA-IgG）(−)，抗 EBV 核抗原（NA）IgG 抗体（抗 EBNA-IgG）(+)，EBV 抗 VCA-IgM(+)，EB-DNA(−)；单纯疱疹病毒 IgM 抗体(−)。

PPD 试验：阴性。

胸部 CT 动态变化见图 21−1。

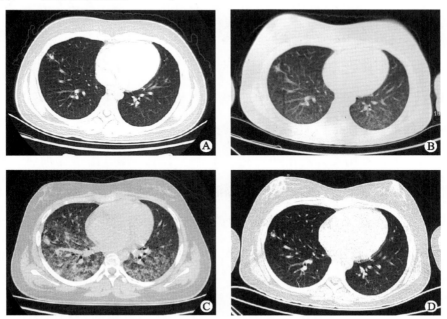

A. 入院前 14 天，双肺间质及渗出改变，右肺下叶可见一较大结节影；B. 入院前 7 天，双肺渗出增多；C. 入院后第 3 天，磨玻璃样阴影；D. 入院后第 12 天，磨玻璃影消散，粟粒样结节再现并融合。

图 21−1 胸部 CT 动态变化

【诊治经过】

入院后给予面罩吸氧（5 L/min）、阿奇霉素联合头孢他啶抗感染、丙种球蛋白支持治疗。入院第 3 天，发热、咳嗽无好转，呼吸困难进一步加重，复查胸部 CT 示双肺磨玻璃样改变、渗出增多（图 21 - 1C），遂转入 PICU 进行无创通气（BiPAP 模式，PIP：PEEP = 29/8 cmH_2O，$FiO_2 = 0.7$，$PaO_2/FiO_2 = 140$ mmHg），调整治疗方案为左氧氟沙星、复方新诺明、利巴韦林及卡泊芬净联合抗感染。

入院第 5 天，仍有发热，无创通气 $FiO_2 = 0.5$，复查血常规示 WBC 2.7×10^9/L，中性粒细胞百分比 78.8%，淋巴细胞百分比 15.9%，CRP、PCT、抗中性粒细胞胞质抗体、抗核抗体系列、补体 C3、补体 C4、抗心磷脂抗体（ACA）、ANA 均正常；血细菌培养阴性，GM ≤ 0.25 μg/L，1,3-β-D 葡聚糖 133.37 pg/mL，军团菌 IgG、巨细胞病毒 IgM 及新型冠状病毒 IgM、IgG、核酸均阴性。给予支气管镜检查，镜下主气道可见白色黏性痰栓，各亚段黏膜明显水肿充血，气道内壁附着黏性分泌物。支气管肺泡灌洗液细胞分数：白细胞 17×10^6/L，中性粒细胞百分比 47.1%，巨噬细胞百分比 52.9%，红细胞 0；病原学：细菌涂片及培养、真菌涂片及培养均阴性；结核分枝杆菌涂片（萋尼法和荧光法）阳性，结核分枝杆菌 DNA 检测阳性，利福平敏感；病原体宏基因高通量测序示结核分枝杆菌复合群，序列数为 16。复查 T-SPOT.TB 试验阳性（混合淋巴细胞培养数目 51×10^5/L）。支气管镜检查后患儿呼吸困难加重，予以机械通气。

入院第 7 天，停用复方新诺明、利巴韦林、卡泊芬净，给予异烟肼、利福平、吡嗪酰胺三联抗结核治疗，同时检查脑脊液，压力 280 mmHg，细胞数及生化均正常，病原学阴性，给予甘露醇降颅压治疗；泌尿系统及超声心动图均正常。入院第 8 天，热峰下降，FiO_2 下调至 0.4。入院第 12 天起体温平稳，停止有创通气，改为鼻导管吸氧（1 L/min）；复查胸部 CT（图 21 - 1D）示磨玻璃影消散，可见多发结节，部分融合；复查淋巴细胞绝对计数较前明显增高，仍低于正常水平，1,3-β-D 葡聚糖正常。入院第 14 天，停止吸氧。入院第 17 天，病情稳定，无发热、咳嗽及呼吸困难，转入结核病专科医院继续治疗。

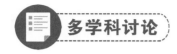 **多学科讨论**

【内科医师甲】

本例患儿为 12 岁年长儿，既往体健，以发热为首发症状，呼吸系统症状出现较晚且进展快，突发呼吸困难，早期肺部体征不明显，呼吸困难出现后有湿啰音，实验室检查示 WBC、CRP、PCT 始终正常，影像学提示炎症进展迅速，早期表现为肺间质浸润和结节影，随着呼吸困难的出现表现为磨玻璃样阴影，抗生素治疗无效。患儿在支气管镜检查前病因不明确，需要与多种疾病鉴别。其一，患儿有发热、咳嗽、呼吸困难，要考虑细菌感染，但 WBC、CRP、PCT 始终不高，抗生素治疗无效。其二，肺炎支原体是学龄期儿童社区获得性肺炎的常见病原体，患儿有发热、咳嗽的临床表现，影像学有肺间质渗出，病原学检查肺炎支原体 IgM 弱阳性，然而肺炎支原体肺炎少有呼吸困难，但可见于合并塑形性支气管炎或合并急性哮喘发作者。其三，病毒性肺炎也可有长期发热、肺间质改变、抗生素治疗无效等特点，但病毒核酸检测均阴性，由于该患儿的发病时间正处于新型冠状病毒肺炎流行期间，虽无流行病学史，但仍进行了新型冠状病毒抗体及核酸检测，结果均为阴性。其四，长期发热、抗生素治疗无效也应考虑结核病，但本例患儿无明确活动性结核病接触史，PPD 试验阴性，外院 T-SPOT. TB 试验阴性，影像学示间质渗出为主的改变，似乎不支持结核病。其五，由于感染性疾病不能解释该患儿的肺炎，需要注意是否为全身免疫或炎症性疾病所引起的肺部改变，完善了抗核抗体系列等相关指标，均为阴性。

鉴于临床表现、实验室检查、影像学、经验性治疗均不能明确诊断，因此进行了支气管镜检查，支气管肺泡灌洗液查到了结核分枝杆菌，复查 T-SPOT. TB 试验亦呈阳性，抗结核治疗后体温平稳，影像学好转，均支持结核病的诊断。通过回顾本例患儿入院前 14 天的胸部 CT，考虑为急性粟粒性肺结核，排查泌尿系统、心血管系统和神经系统，并未见结核病灶，因此考虑原发病灶为右肺一直存在的结节样病灶。

【内科医师乙】

本例患儿最终诊断明确，但在入院初期诊断的难点在于以下几个方面：第一，早期胸部 CT 上粟粒结节影较小，且胶片排版不合理导致单个层面的面积变小，不利于识别过小的粟粒样结节，因此必要时应联合放射科，调取原始影像。第二，T-SPOT.TB 试验首次检查阴性，可能与以下因素有关：一方面，病程初期院外使用 3 天激素，可能会导致假阴性；另一方面，本例患儿病程初期 T 淋巴细胞受到抑制、处于较低水平，体外抗原刺激后反应可能较差，出现假阴性。第三，PPD 试验假阴性，其原因可能为急性粟粒性肺结核病情相对较重，抑制了机体的免疫反应，尤其是 T 淋巴细胞；本例患儿 T 淋巴细胞计数明显减低，故在此类患儿中要注意 PPD 试验假阴性的可能。第四，入院后影像学上的磨玻璃样改变掩盖了粟粒样结节，本例患儿特殊之处在于急性粟粒性肺结核过程中合并了急性呼吸窘迫综合征（acute respiratory distress syndrome，ARDS），而磨玻璃样改变则是 ARDS 的典型表现。第五，本例患儿无明确结核接触史，有研究表明，儿童结核感染中 36% 无明确结核接触史，因此结核接触史虽然对诊断有很大帮助，但不能除外诊断。另外，我国目前仍是结核高负担国家，居全球第 2 位，接触性感染的机会较大，且随着儿童年龄的增长，接触性感染的机会也会随之而增加。第六，本例患儿无乏力、盗汗、体质量下降等典型结核中毒症状，可能与其营养状态相对较好有关，目前我国社会经济条件逐渐提高，儿童营养状况也不断改善，因此部分患儿可能缺乏此类症状。

此外，本例患儿的发病过程也有别于其他急性粟粒性肺结核。急性粟粒性肺结核常见于 3 岁以下婴幼儿，多发生于初次感染半年内，麻疹、百日咳和营养不良常为其诱因。临床上常以发热为首发症状，根据临床表现特点不同可分为：①"伤寒型"：表现为高热、严重中毒症状，多见于 3 岁以上儿童；②"肺型"：表现为高热、咳嗽、气促、发绀，多见于婴幼儿；③"脑膜型"：是最常见的类型，早期出现脑膜刺激征，以婴幼儿为主；④"败血症型"：表现为弛张高热、中毒症状、全身紫癜和出血；⑤"消化不良型"。然而，急性粟粒性肺结核引起 ARDS 在成人有报道，但儿童则罕见。本例患儿起病初期仅表现为发热，在病程 2 周后出现咳嗽、气促及呼吸困难，可能与大量结核分枝杆菌短期内进入肺循环有关，其引起了毛细血管内皮损伤和细胞过敏反应，使毛细血管通透性增加，大量蛋白和液体渗出，导致肺水肿和透明膜形成，发生 ARDS。急性粟粒性肺结核合并 ARDS 病情危重、误诊率高、病死率高、预后较差，其治疗的关键在于尽早行抗结核治疗、尽早行机械通气、慎用激素。尽早抗结核治疗、祛除诱因是治疗的首要原则，但有文献报道，即使及时行抗结核治疗，仍有部分患者会发展成 ARDS。发生 ARDS 后，尽早行机械通气能有效改善呼吸功能，降低病死率。激素的使用目前仍有很大争议，在病因明确前应慎用激素，不建议常规使用。若病情需要使用激素，应在有效抗结核治疗的同时，适量、短期应用。本例患儿在病程初期仅表现为发热，基层医院在未明确病因前给予地塞米松治疗3天，其后复查胸部 CT 示双肺渗出增多，随后即发生了 ARDS，可见地塞米松可能是结核播散导致 ARDS 的主要原因。

【放射科医师】

急性粟粒性肺结核的典型影像学表现为双肺散在粟粒样结节影，并具有大小、分布、密度"三均匀"的表现。而 ARDS 则以磨玻璃影为典型症状，可伴有双肺间质渗出影。本例患儿在入院前14天即病后第8天，胸部 CT 上即有粟粒样结节，但结节过小，加之胶片排版过于密集，使之进一步缩小，查看从当地医院调取的影像学电子资料，可见双肺弥漫分布的小结节影，且右肺下叶靠近胸膜处可见一较大结节，考虑可能为原发病灶。入院前7天复查胸部 CT 示双肺背侧段多发渗出改变，可能为 ARDS 的早期表现，此时粟粒样结节影已被掩盖。入院后第3天复查胸 CT 较前明显加重，并非结核病灶的加重，而是 ARDS 所致的渗出增多，双肺磨玻璃样改变。入院后第12天复查胸部 CT 明显好转，与 ARDS 好转后渗出较少有关，此时粟粒样结节较前减少，部分融合，右肺原发病灶仍可见。因此，本例患儿影像学的变化过程，除了典型的粟粒性肺结核过程外，还合并了 ARDS 的变化过程，二者混合在一起，给诊断带来了困难。

【介入肺科医师】

对于病因不明的肺炎，可行支气管镜检查，获取下呼吸道标本，有助于明确病原体。本例患儿来院时已有呼吸困难，支气管镜属于有创检查，可能导致呼吸困难进一步加重，应做好呼吸支持准备。在支气管镜检查时，可采用多种方法获取标本来提高检测阳性率，如刷检、活检、灌洗、镜后痰检等，以减少单一方法的局限性。另外，粟粒性肺结核患者经呼吸道排菌量少，支气管肺泡灌洗液查结核分枝杆菌的阳性率亦不高，可联合多种方法查找病原体，如结核分枝杆菌核酸等，以提高检测的阳性率。本例患儿不仅抗酸染色涂片阳性，结核分枝杆菌DNA检查也阳性，故病原学诊断明确。急性粟粒性肺结核患者支气管镜下可无异常表现，只有当结核分枝杆菌突破支气管内膜，形成支气管结核，支气管镜下才会有典型的结核表现，如黏膜粗糙、充血、水肿、皱褶、糜烂、溃疡及黏膜干酪坏死形成、管腔炎性狭窄等。

 **病例点评**

　　急性粟粒性肺结核的诊断主要依据结核病接触史、临床表现、胸部影像学、PPD试验、T-SPOT.TB试验、抗酸染色涂片镜检、结核分枝杆菌培养、结核分枝杆菌核酸检测，然而其临床表现具有多样性，病程初期可无阳性体征，故早期诊断相对困难，容易导致误诊或漏诊。影像学检查对其诊断起关键性作用，但早期粟粒样结节影较小，不易在X线片上被发现，虽然CT相对更为敏感，但本例患儿早期的粟粒样结节影亦不明显，当临床医师对影像结果存在疑问时，需联合放射科医师，共同阅片。本例患儿在急性粟粒性肺结核的基础上合并了ARDS，使得影像学表现更为复杂，进一步增加了诊断的难度。另外，本例患儿无结核接触史、T-SPOT.TB试验和PPD试验均阴性、无结核中毒症状，也加大了早期诊断的难度。因此，要注意PPD试验和T-SPOT.TB试验假阴性的可能，尤其是重症结核病患者。本例患儿的及时诊断有赖于支气管镜检查，对于病原学不明且抗菌药物治疗效果不佳的肺炎患者，可行支气管镜以查找下呼吸道病原体。急性粟粒性肺结核往往是原发病灶破溃侵入血管，导致大量结核分枝杆菌经血液循环播散至全身脏器，因此积极寻找原发病灶及排查肺外结核病灶也很重要。本例患儿右肺较大的结节影应考虑是原

发病灶，经排查泌尿系统、神经系统和心血管系统未见异常，可除外肺外结核存在。尽管本例患儿目前尚无消化系统结核感染的临床表现，但仍需排查消化系统是否有结核病灶的可能。急性粟粒性肺结核合并 ARDS 极少见，病死率高，本例患儿经过积极抗结核、呼吸支持等治疗，症状得到迅速控制，但应注意粟粒性肺结核容易合并结核性脑膜炎，且患儿在院期间脑脊液压力已有增高，虽然尚无生化改变，仍需密切注意神经系统症状，建议定期复查脑脊液。

（撰写 冯雍 审稿 申阿东）

参 考 文 献

1. FRANCO R, SANTANA M A, MATOS E, et al. Clinical and radiological analysis of children and adolescents with tuberculosis in Bahia, Brazil. The Brazilian Journal of Infectious Diseases: an official publication of the Brazilian Society of Infectious Diseases, 2003, 7(1): 73 – 81.

2. 中华医学会结核病学分会,《中华结核和呼吸杂志》编辑委员会. γ-干扰素释放试验在中国应用的建议. 中华结核和呼吸杂志, 2014, 37(10): 744 – 747.

3. 胡亚美, 江载芳, 申昆玲, 等. 诸福堂实用儿科学. 8 版. 北京: 人民卫生出版社, 2015: 1071 – 1109.

4. 中华医学会结核病学分会. 结核分枝杆菌 γ-干扰素释放试验及临床应用专家意见(2021 年版). 中华结核和呼吸杂志, 2022, 45(2): 143 – 150.

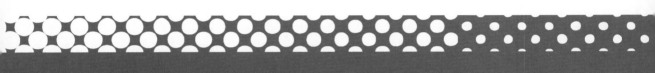

喘息和过敏

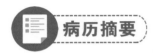

病例 22
儿童变应性鼻炎合并鼻窦炎

病历摘要

【基本信息】

患儿，女，5岁7个月。

主诉：反复咳嗽2月余，加重2天。

【病史】

患儿2月余前无明显诱因出现咳嗽，以夜间平卧后及晨起后为主，有痰不易咳出，伴鼻塞、流清涕、喷嚏等"感冒"症状，偶有流脓涕，基本每天均有发作。无发热，外院给予"头孢地尼、克拉霉素及止咳祛痰药"等口服，症状稍有好转，但易反复。10天前门诊查胸部X线片未见明显异常，继续给予"阿奇霉素及氨溴特罗"口服，近两天患儿咳嗽再次加重，仍伴鼻塞、流涕，为求进一步诊治，遂来我院门诊就诊。

起病以来，患儿精神、饮食、睡眠可，大小便正常，体重无明显下降。

既往有2次荨麻疹病史，平素易咳嗽，否认喘息病史及异物呛咳史，否认结核等其他病史及家族史。

【体格检查】

体温36.3℃，脉搏102次/分，呼吸25次/分，体重20 kg。神清，精神可，全身皮肤未见皮疹，颈部未触及肿大淋巴结。双侧下眼睑黑眼圈，双侧鼻黏膜水肿、苍白，唇红，咽稍充血，扁桃体Ⅰ°肿大，咽后壁可见滤泡增生。呼吸平稳，双肺呼吸音稍粗，未闻及干湿啰音。心音有力，律齐，未闻及病理性杂音。腹软，肝脾肋下未及。

【实验室检查】

血常规：WBC $7.76 \times 10^9/L$，中性粒细胞百分比55.3%，淋巴细胞百分比34.4%，嗜酸性粒细胞百分比4.1%，Hb 119.0 g/L，PLT $358.0 \times 10^9/L$；超敏C反应蛋白1.2 mg/L。呼吸道病原体五项（甲型流感、乙型流感、肺炎支原体、肺炎衣原体、腺病毒）IgM 阴性。通气肺功能正常，舒张试验阴性，FeNO 12 ppb，FnNO 42 ppb。血清特异性IgE检测：总IgE升高（322.60 IU/mL），螨虫组合5级。

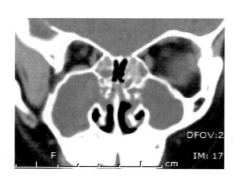

图22-1 鼻窦CT

【影像学检查】

肺部CT未见明显异常。

鼻窦CT示全组鼻旁窦炎（图22-1）。

【诊断与鉴别诊断】

初步诊断：①变应性鼻炎。诊断依据：患儿有鼻塞、流涕、喷嚏等症状，查体可见鼻腔黏膜水肿、苍白，既往有荨麻疹病史，过敏原检测提示尘螨过敏，诊断明确。②鼻窦炎。患儿有鼻部症状及体征，鼻窦CT提示鼻窦炎症，诊断明确。

鉴别诊断：①咳嗽变异性哮喘：多以干咳为主，合并感染时可为湿性咳嗽，有可逆性气流受限的依据，排除其他疾病后方可诊断。本例患儿虽以咳嗽为主要表现且有过敏体质，但肺功能正常，舒张试验阴性，否认哮喘家族史，故暂不考虑。②迁延性细菌性支气管炎：确诊需下呼吸道的细菌感染证据，经抗生素治疗2周后可好转，临床诊断也需除外其他疾病。③支气管异物：患儿家属否认患儿有呛咳史，双肺听诊呼吸音对称，肺部CT未见明显异常，故暂不考虑。

【治疗经过】

门诊给予生理性海水鼻腔喷雾(3次/天)、糠酸莫米松鼻喷雾剂[50 μg/(次·侧)，1次/天]，口服氯雷他定糖浆（5 mL/次，1次/天），孟鲁司特钠口溶膜（5 mg/晚），鼻窦负压置换术（1次/天，7天）。治疗2周后再次门诊复诊，鼻塞、流涕、咳嗽等症状明显好转，无其他不适，复查 FnNO 较前升高，行粉尘螨滴剂舌下免疫治疗，继续门诊随诊。

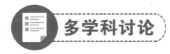

【耳鼻喉科医师】

　　本例患儿以咳嗽、流涕等为主要症状，既往有荨麻疹病史，查体提示鼻腔黏膜苍白、水肿，特异性过敏原检测提示螨虫过敏且级别较高，鼻窦 CT 提示鼻窦炎，结合病史、体征及相关辅助检查，需考虑变应性鼻炎、鼻窦炎。目前儿童变应性鼻炎发病率呈增长趋势，检查方法还包括电子鼻咽镜，考虑有腺样体肥大时可行腺样体侧位片检查。治疗上主要以鼻用激素为主，同时口服抗过敏药物等。对于尘螨过敏的患儿，还可考虑进行免疫治疗；对于症状较重且内科保守治疗效果欠佳者，可行手术治疗以缓解症状。

【儿童呼吸科医师】

　　本例患儿为学龄前儿童，以慢性湿性咳嗽就诊，引起慢性咳嗽最常见的病因包括上气道咳嗽综合征、哮喘合并感染、迁延性细菌性支气管炎等。本例患儿既往有荨麻疹病史，对尘螨过敏，但无喘息病史，无哮喘家族史，肺功能正常，舒张试验阴性，诊断哮喘或咳嗽变异性哮喘证据不足。外院给予口服抗菌药物无明显好转，病情易反复，故迁延性细菌性支气管炎不应为首要考虑。综合分析，应考虑上气道咳嗽综合征可能性大。引起上气道咳嗽综合征的病因包括变应性鼻炎、鼻窦炎、腺样体肥大等。本例患儿无发热，有尘螨过敏，伴鼻塞、流涕、喷嚏等典型鼻炎症状，需考虑变应性鼻炎，同时鼻窦 CT 提示鼻窦炎，故变应性鼻炎合并鼻窦炎诊断明确。

　　（1）变应性鼻炎、鼻窦炎可导致长期、反复咳嗽，严重影响患儿学习、生活

甚至生长发育。变应性鼻炎诊断并不困难，变应性鼻炎合并哮喘发病率较高，儿科医师一般会注意鉴别，但变应性鼻炎合并鼻窦炎容易被忽视。

（2）需要重视呼出气一氧化氮在儿童呼吸系统疾病诊断中的价值，FeNO、FnNO、CaNO 高或低值的意义。变应性鼻炎 FnNO 是否一定会增高？鼻窦炎时 FnNO 可以降低，治疗好转后鼻窦口开放，反而会增高，应注意复查。如果 FnNO 持续低，应排除原发性纤毛运动障碍，当然也需要排除鼻炎、糖皮质激素的影响。

（3）变应性鼻炎诊断明确后，主要采用回避变应原、鼻用激素喷雾、抗过敏等治疗，辅以清洗鼻腔。内科治疗效果欠佳时，可根据情况考虑进行外科手术干预。有特定变应原时，免疫治疗也是推荐的一线干预手段。

（4）合并慢性鼻窦炎时，治疗可加用鼻窦负压置换术，一般能较快减轻症状。

（5）儿童变应性鼻炎、鼻窦炎是儿童呼吸科和耳鼻咽喉科的交叉病种，发病率高，也是困扰广大患儿及其家长的常见病种，儿童呼吸专科医师应熟练掌握该病相关的知识。

（撰写　徐东　点评　黄永建　审稿　殷菊）

参 考 文 献

1. 中华医学会儿科学分会呼吸学组慢性咳嗽协作组，《中国实用儿科杂志》编辑委员会. 中国儿童慢性湿性咳嗽的诊断与治疗专家共识（2019 年版）. 中国实用儿科杂志，2019，34(4)：256 - 264.

2. 中华医学会儿科学分会临床药理学组，国家儿童健康与疾病临床医学研究中心，中华医学会儿科学分会呼吸学组，等. 中国儿童咳嗽诊断与治疗临床实践指南（2021 版）. 中华儿科杂志，2021，59(9)：720 - 729.

3. 中华医学会儿科学分会呼吸学组哮喘协作组. 儿童呼出气一氧化氮检测及临床应用专家共识（2021 版）. 中华实用儿科临床杂志，2021，36(6)：417 - 423.

病例23

婴幼儿反复喘息

 **病历摘要**

【基本信息】

患儿，男，3 岁 10 个月。

以"反复咳嗽、喘息 1 年余，再发 5 天"入院。

【病史】

患儿入院前 1 年余开始出现咳嗽伴喘息，多于"感冒"后诱发，运动或吹风后也可出现。咳嗽呈阵发性，夜间明显，可单独或伴喘息出现，每年 1—4 月发作 1 次，多为冬春季节（具体发作日期为 2018 年 12 月，2019 年 2 月、4 月、6 月、10 月、11 月、12 月，发作次数 >4 次），症状持续 10 ~ 12 天，自行好转或经雾化治疗后缓解。发作间歇期玩闹时偶有咳喘症状，其中 2019 年 4 月因"支气管肺炎"住院治疗，给予静脉滴注甲泼尼龙治疗后好转，后一直未行规范治疗。5 天前再次出现咳嗽伴喘息，无发热，无揉鼻、流涕等症状。自发病以来，患儿精神睡眠可，食纳一般，体重无下降。既往有婴儿湿疹史。否认异物吸入史。足月顺产，母乳喂养至 1 岁，6 月龄开始添加辅食，父亲有吸烟史。外祖母有哮喘病史。母亲 3 岁前有喘息病史，年长后未再发作，现有过敏性鼻炎病史。

【体格检查】

体温 36.6 ℃，脉搏 90 次/分，呼吸 25 次/分，体重 15 kg，动脉血氧饱和度（SaO_2）98%。精神状态良好，自主体位，说话可成句，无发绀，无鼻翼扇动，口鼻无异常分泌物，咽无充血，双侧扁桃体无肿大，咽后壁未见滤泡。胸廓无畸形，无三凹征，双肺闻及哮鸣音。心率 90 次/分，律齐，未闻及杂音。腹部查体无特殊。

【实验室检查】

外周血嗜酸性粒细胞百分比 6.5%。过敏原检测：IgE 109 IU/L，尘螨强阳性。潮气呼吸肺功能检测示轻度阻塞性通气功能障碍。FeNO 检测：89 μg/g。胸部 X 线片未见异常。

【诊疗经过】

入院后诊断为婴幼儿反复喘息（急性发作期，轻度）［改良哮喘预测指数（mAPI）阳性］，治疗意见如下。

（1）门诊留观，嘱家属观察患儿口唇发绀情况，有条件可监测血氧饱和度，必要时给予氧疗。

（2）门诊雾化治疗：雾化吸入（布地奈德 1 mg + 沙丁胺醇 2.5 mg + 异丙托溴铵 250 μg）每 20 分钟 1 次 ×3 次，雾化后评估，待症状缓解 60 分钟、肺部喘鸣音消失，可予以回家。

（3）回家处理：雾化吸入（布地奈德 1 mg + 沙丁胺醇 2.5 mg + 异丙托溴铵 250 μg，1 天 2 次）。一般情况可持续雾化 5 ~ 7 天后复诊；如出现咳喘加重或雾化后症状无缓解，请及时回院就诊。口服孟鲁司特钠 4 mg，每晚 1 次，5 ~ 7 天。口服氯雷他定糖浆 5 mL，每晚 1 次，5 ~ 7 天。

（4）家庭教育：手机微信关注"中国儿童哮喘行动计划""广东省妇幼保健院儿科呼吸专科""陈教授工作室"等资源，建立儿童哮喘日记，详细记录儿童情况，定期在微信群与专科医生沟通。

（5）居家通风，生活中避免接触过敏原，避免"触发因素"，注意防尘、防螨，每周清理床被、空调滤网，避免接触地毯和毛玩具等。

（6）如出现气促、呼吸困难、发绀、高热、剧烈咳嗽或精神不好等，请及时就诊；如无特殊，请5~7天后到呼吸专科就诊。

（一）第1次复诊，日期为2019年3月11日

【基本信息】

确诊"婴幼儿反复喘息"，治疗1周后复诊。

【病史】

患儿被诊断为婴幼儿反复喘息，于2019年3月4日起行雾化吸入（布地奈德1 mg + 沙丁胺醇2.5 mg + 异丙托溴铵250 μg 1天2次）治疗，1周来无喘息发作，偶有咳嗽，活动无受限，夜间睡眠好。

【体格检查】

体温36.2 ℃，脉搏92次/分，呼吸24次/分，体重15 kg，SaO₂ 100%。精神状态良好，自主体位，说话成句，无发绀，无鼻翼扇动，口鼻无异常分泌物，咽无充血，双侧扁桃体无肿大，咽后壁未见滤泡。胸廓无畸形，无三凹征，双肺无干湿啰音。心率92次/分，律齐，未闻及杂音。腹部查体无特殊。

【诊疗方案】

患儿被诊断为婴幼儿反复喘息（慢性持续期，初始治疗），治疗意见如下。

（1）清淡饮食，注意休息，适量喝水，避免感染。

（2）居家通风，生活中避免接触过敏原，避免"触发因素"，注意防尘防螨，每周清理床被、空调滤网，避免地毯和毛玩具等。

（3）长期治疗：雾化吸入（布地奈德1 mg + 生理盐水2 mL，1天1次）。如出现咳喘加重时，按需加用缓解药物雾化吸入（沙丁胺醇2.5 mg）；如加用沙丁胺醇雾化后症状无缓解，请及时回院就诊。

（4）家庭教育：坚持记录儿童哮喘日记，定期在微信群与专科医师沟通。

（5）如出现气促、呼吸困难、发绀、高热、剧烈咳嗽或精神不好等，请及时就诊。如无特殊，请4周后到呼吸专科就诊。

（二）第 2 次复诊，日期为 2019 年 4 月 10 日

【基本信息】

确诊"婴幼儿反复喘息"，治疗 1 个月后复诊。

【病史】

患儿被诊断为婴幼儿反复喘息，于 2019 年 3 月 11 日起行雾化吸入（布地奈德 1 mg + 生理盐水 2 mL，1 天 1 次），维持治疗 1 个月，现患儿无日间症状，活动无受限，无夜间症状，未使用沙丁胺醇，TRACK 评分为 95 分。

【体格检查】

体温 36.4 ℃，脉搏 93 次/分，呼吸 28 次/分，体重 15.5 kg，SaO_2 100%。精神状态良好，自主体位，说话成句，无发绀，无鼻翼扇动，口鼻无异常分泌物，咽无充血，双侧扁桃体无肿大，咽后壁未见滤泡。胸廓无畸形，无三凹征，双肺无干湿啰音。心率 93 次/分，律齐，未闻及杂音。腹部查体无特殊。

【诊疗方案】

患儿被诊断为婴幼儿反复喘息（慢性持续期，完全控制）。治疗意见如下。

（1）清淡饮食，注意休息，适量喝水，避免感染。

（2）居家通风，生活中避免接触过敏原，避免"触发因素"，注意防尘防螨，每周清理床被、空调滤网，避免接触地毯和毛玩具等。

（3）长期治疗：维持雾化吸入（布地奈德 1 mg + 生理盐水 2 mL，1 天 1 次）。如出现咳喘加重时，按需加用缓解药物雾化吸入（沙丁胺醇 2.5 mg）；如加用沙丁胺醇雾化后症状无缓解，请及时回院就诊。

（4）家庭教育：坚持记录儿童哮喘日记，定期在微信群与专科医师沟通。

（5）如出现气促、呼吸困难、发绀、高热、剧烈咳嗽或精神不好等情况，及时就诊；如无特殊，2 个月后到呼吸专科就诊。

（三）第 3 次复诊，日期为 2019 年 6 月 10 日

【基本信息】

确诊"婴幼儿反复喘息"，治疗 3 个月后复诊。

【病史】

患儿被诊断为婴幼儿反复喘息，于2019年3月11日起行雾化吸入（布地奈德1 mg + 生理盐水2 mL，1天1次），维持治疗3个月，现患儿无日间症状，活动无受限，无夜间症状，未使用沙丁胺醇，TRACK评分为92分。

【体格检查】

体温36.7 ℃，脉搏90次/分，呼吸24次/分，体重16.3 kg，SaO$_2$ 100%。精神状态良好，自主体位，说话成句，无发绀，无鼻翼扇动，口鼻无异常分泌物，咽无充血，双侧扁桃体无肿大，咽后壁未见滤泡。胸廓无畸形，无三凹征，双肺无干湿啰音。心率90次/分，律齐，未闻及杂音。腹部查体无特殊。

【实验室检查】

复查儿童潮气呼吸肺功能：正常儿童肺功能。复查FeNO：16 μg/g。

【诊疗方案】

患儿被诊断为婴幼儿反复喘息（临床缓解期，完全控制，中度持续），治疗意见如下。

（1）清淡饮食，注意休息，适量喝水，避免感染。

（2）居家通风，生活中避免接触过敏原，避免"触发因素"，注意防尘防螨，每周清理床被、空调滤网，避免接触地毯和毛玩具等。

（3）长期治疗：减量雾化吸入（布地奈德0.5 mg + 生理盐水2 mL，1天1次）。如出现咳喘加重时，按需加用缓解药物雾化吸入（沙丁胺醇2.5 mg）；如加用沙丁胺醇雾化后症状无缓解，及时回院就诊。

（4）家庭教育：坚持记录儿童哮喘日记，定期在微信群与专科医师沟通。

（5）如出现气促、呼吸困难、发绀、高热、剧烈咳嗽或精神不好等，及时就诊。如无特殊，3个月后到呼吸专科就诊。

（四）第4次复诊，日期为2019年9月11日

【基本信息】

确诊"婴幼儿反复喘息"，治疗6个月后复诊。

【病史】

患儿被诊断为婴幼儿反复喘息，于 2019 年 3 月 11 日起行雾化吸入（布地奈德 1 mg + 生理盐水 2 mL，1 天 1 次），维持治疗 3 个月。2019 年 6 月 10 日起行雾化吸入（布地奈德 0.5 mg + 生理盐水 2 mL，1 天 1 次）维持治疗 3 个月。现患儿无日间症状，活动无受限，无夜间症状，未使用沙丁胺醇，TRACK 评分为 96 分。

【体格检查】

体温 36.3 ℃，脉搏 92 次/分，呼吸 25 次/分，体重 16.9 kg，SaO_2 100%。精神状态良好，自主体位，说话成句，无发绀，无鼻翼扇动，口鼻无异常分泌物，咽无充血，双侧扁桃体无肿大，咽后壁未见滤泡。胸廓无畸形，无三凹征，双肺无干湿啰音。心率 92 次/分，律齐，未闻及杂音。腹部查体无特殊。

【诊疗方案】

患儿被诊断为婴幼儿反复喘息（临床缓解期，完全控制，轻度持续），治疗意见如下。

（1）清淡饮食，注意休息，适量喝水，避免感染。

（2）居家通风，生活中避免接触过敏原，避免"触发因素"，注意防尘防螨，每周清理床被、空调滤网，避免接触地毯和毛玩具等。

（3）长期治疗：维持雾化吸入（布地奈德 0.5 mg + 生理盐水 2 mL，1 天 1 次）。如出现咳喘加重时，按需加用缓解药物雾化吸入（沙丁胺醇 2.5 mg）；如加用沙丁胺醇雾化后症状无缓解，及时回院就诊。

（4）家庭教育：坚持记录儿童哮喘日记，定期在微信群与专科医师沟通。

（5）如出现气促、呼吸困难、发绀、高热、剧烈咳嗽或精神不好等，请及时就诊；如无特殊，请 3 个月后到呼吸专科就诊。

（6）拟计划维持目前低剂量吸入糖皮质激素 3 个月后停药观察，并密切随访。

 **病例点评**

　　婴幼儿反复喘息是儿童常见临床症状，其中一部分病例可转化为儿童哮喘。据统计80%的儿童哮喘均起源于婴幼儿反复喘息，早期识别和干预是预防儿童哮喘肺功能损害的主要手段之一，因此在权衡肺功能损害和用药风险等情况下，区分出需要治疗的婴幼儿反复喘息极其重要。目前婴幼儿反复喘息需干预治疗的标准尚未统一，常用的包括有改良哮喘预测指数（mAPI）和6岁以下儿童哮喘诊断标准等。全球哮喘防治创议（GINA）也提出了相关的高风险指标。本例患儿存在典型儿童哮喘症状特征，mAPI指数阳性，均提示需要进行长期干预治疗。另外，需对已开展长期治疗的患儿进行哮喘管理，如家庭教育、哮喘日记、远程监测管理和定期复诊等，形成婴幼儿反复喘息的多方位监测手段，以达到症状控制和维持肺功能的良好目标。

（撰写　谭艳芳　点评　李增清　审稿　殷菊）

参 考 文 献

1. 中华医学会儿科学分会呼吸学组，《中华儿科杂志》编辑委员会. 儿童支气管哮喘诊断与防治指南(2016年版). 中华儿科杂志，2016，54(3)：167-181.

病 例 24
婴幼儿反复呼吸道感染致喘息

病历摘要

【基本信息】

患儿，女，1岁8个月。

主诉：反复咳嗽、喘息1月余，加重1天。

【病史】

患儿于1月余前出现阵发性咳嗽，非犬吠样咳嗽，无痉挛样咳嗽及鸡鸣样回声，伴喘息，晨起明显，偶有气促，伴烦躁不安，无明显唇色发绀及呼吸困难。于外院就诊，予以"异丙托溴铵、布地奈德"雾化及"孟鲁司特钠、头孢克洛"口服，患儿咳嗽、喘息稍有缓解，但停药后症状反复。入院前1天，喘息加重，无面色发绀，伴有咳嗽，不伴痰响，病程中无发热，无刺激性呛咳及异物呛入史，无潮热、盗汗。

自发病以来，患儿精神可，食纳欠佳，睡眠尚可。

既往史：生后因"气促、吐沫10分钟"收治入院，予以"头孢噻肟钠"抗感染，无创呼吸机辅助通气，使用3天后撤机改为箱内吸氧后逐步停氧。出院后未吸氧。之后因肺炎住院治疗4次，其中1次因重症肺炎于PICU住院治疗。有喘息史2次。

33^{+3} 周早产，出生体重1.96 kg，Apgar评分正常。喂养史、生长发育史及家族史无特殊。

【体格检查】

体温 36.5 ℃，脉搏 123 次/分，呼吸 36 次/分，血压 82/47 mmHg，SpO₂ 96%，体重 9.8 kg。神志清楚，反应可，无气促，无唇周发绀，咽稍红，扁桃体 Ⅰ° 肿大，未见分泌物，未见吸气性三凹征。双肺呼吸音粗，闻及少许喘鸣及中粗湿啰音。心音有力，律齐，未闻及杂音。腹软，不胀，肝脾不大，四肢暖，循环好。

【辅助检查】

血常规：WBC 11.5×10^9/L，中性粒细胞百分比 22%，淋巴细胞百分比 68%，RBC 4.2×10^{12}/L，Hb 152 g/L，PLT 347×10^9/L。

CRP < 1 mg/L。

血生化正常。

PCT、凝血功能、心肌损伤标志物正常。

血气分析：pH 7.367，PO₂ 139 mmHg，PCO₂ 30.9 mmHg，HCO₃⁻ 19.3 mmol/L。

呼吸道病原体九项检测：副流感病毒 IgM 阳性，腺病毒 IgM 阳性。

痰培养：卡他莫拉菌。

心脏彩超：心脏结构及血流未见明显异常，左心室收缩功能测值正常范围内。

体积描记肺功能：气道阻力增加，中 - 重度阻塞性通气功能降低。肺顺应性正常。气道阻力正常，功能残气量（functional residual capacity，FRC）222.1 mL，占预计值 66.7%。

特殊有效通气阻力：0.42 kPa/*s，占预计值 114.2%，正常。

潮气呼吸肺功能：气道阻力增加，轻 - 中度阻塞性通气功能降低。吸入舒张剂后气道阻力无明显改善。

肺部 CT（图 24 - 1）：双肺密度不均，多叶、段分布空气滞留区；双肺纹理稍粗乱，部分支气管壁稍增厚、管腔扩张，以下叶为著，见少量树芽征及小叶中心结节；双肺门影不大，各层面未见肿大淋巴结影；心脏及大血管未见确切异常。三维成像示气管及各段以上支气管通畅。

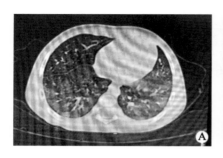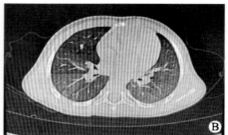

图 24 - 1　胸部 CT

【治疗经过】

入院后予以头孢哌酮钠舒巴坦钠输注抗感染，甲泼尼龙静脉滴注全身抗炎，布地奈德、异丙托溴铵联合特布他林雾化，吸痰保持呼吸道通畅等对症支持治疗。为明确诊断进一步完善纤维支气管镜检查及基因筛查，纤维支气管镜检查提示气管支气管内膜炎症，支气管肺泡灌洗液培养阴性。全外显子基因检测结果提示在患儿 *ABCA3* 基因发现两处意义不明突变，分别为 c.1809G > C 和 c.3484-4G > A，一代验证提示均来自其母亲。

本例患儿经治疗后，喘息发作次数减少，程度缓解，无明显咳嗽，无面色及口唇发绀，SpO_2 正常。住院 9 天，病情好转出院。

出院后门诊随访复查肺部 CT：①心肺 CT 平扫未见异常，肺部病变明显吸收。②气道三维成像未见异常。

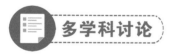

多学科讨论

【医师甲】

本例患儿为 1 岁余幼儿，临床表现为反复咳嗽、吼喘，病程长，既往已有 2 次喘息病史。低龄儿童的反复喘息，病因较年长儿复杂，其中很重要的一个病因为儿童哮喘；但是低龄儿童的哮喘诊断十分困难，其中哮喘预测指数（API）是一个识别 6 岁以下儿童为哮喘高危患儿的常用手段。2018 年中华医学会变态反应分会儿童过敏和哮喘学组建立了 6 岁以下儿童哮喘诊断标准，主要指标为喘息发作频率

（累计≥4次）及可逆性气流受限的证据，次要指标包括过敏性鼻炎/特应性皮炎、一级亲属中存在过敏史、体内/体外变应原检测结果是否阳性，总分≥4分可考虑诊断为哮喘。结合本例患儿的病情，即使存在反复喘息的情况，但是肺功能未提示可逆气流受限的证据，患儿既往无相关过敏史，故暂不考虑儿童哮喘可能。

【医师乙】

本例患儿特殊的一点在于其全外显子基因筛查提示 ABCA3 基因发现两处意义不明突变。大约10%的儿童间质性肺疾病尤其是婴幼儿间质性肺疾病是由编码肺泡表面活性蛋白的基因和其相关代谢通路的基因突变引起，包括 SFTPB、SFTPC、ATP 结合盒式蛋白转运子 ABCA3 等，其参与肺表面活性物质的储存和分泌过程。ABCA3 基因定位于16号染色体，含有33个外显子，其突变分纯合子基因突变和杂合子基因突变，临床表现包括：①新生儿期以呼吸窘迫综合征为主要表现，生后不久出现进行性加重的呼吸窘迫和呼吸衰竭；高分辨率CT的表现与新生儿呼吸窘迫综合征非常相似。②儿童期以进行性氧合障碍为特点，影像学上表现为肺泡、肺间质、肺血管的弥漫性病变，病理以炎症、纤维化为主；高分辨率CT均有弥漫性或片状磨玻璃影，通常累及多叶或所有肺叶，并逐渐出现外带的小叶间隔增厚及多发间质性小囊状影。结合本例患儿临床表现没有明显氧合障碍，治疗后临床症状明显好转及影像学变化，同时患儿基因检测一代验证提示突变位点均来自其母亲，不符合 ABCA3 基因突变相关疾病隐性遗传的特点，故目前应考虑此基因突变不是导致患儿反复喘息的病因。

【医师丙】

对于低龄儿童喘息的病因，需要考虑的因素较多。本例患儿为1岁余幼儿，33^{+3}周早产，在诊断中，除上述提到的需要考虑的病因以外，还需要鉴别的疾病包括：①反复病毒性呼吸道感染；②闭塞性细支气管炎；③气管支气管软化症；④支气管肺发育不良；⑤先天性心脏病；⑥免疫缺陷病等。本例患儿此次喘息病程中病原学筛查提示有细菌及病毒感染的证据，入院后经过抗感染及雾化抗炎对症治疗后临床症状明显改善。结合患儿生后使用无创呼吸机辅助通气仅3天，出院后无吸氧，而且其入院辅助检查提示心脏彩超、纤维支气管镜检查均未发现异常，经过治疗后再次随访患儿肺部CT提示间质性炎症已明显吸收，故目前考虑为反复呼吸道感染导致患儿反复喘息及肺部间质性病变的可能性较大。

 **病例点评**

儿童反复喘息的病因往往较成人复杂，尤其是对于小于5岁的低龄儿童，由于其生理结构的特点，导致其喘息的病因往往是多种多样的。对于反复喘息的患儿，不能简单地做出临床诊断，需要结合患儿既往病史、出生史、过敏史及家族史等情况进行综合判断。对于病程长或病情复杂的患儿，为明确诊断，往往需要完善肺部CT、心脏彩超、免疫功能、肺功能等检查甚至包括支气管镜检查，以及近年来在临床逐渐开始广泛应用的高通量测序等手段，帮助我们明确病因。若发现一些少见疾病，应尽早展开积极治疗和疾病管理，改善患儿预后。

（撰写　黄懿洁　点评　艾涛　审稿　殷菊）

参 考 文 献

1. 月小飞. 腺苷三磷酸结合盒转运体A家族成分3与儿科肺疾病相关性研究进展. 临床儿科杂志，2018，36（3）：227－230.

2. 鲍燕敏，刘小兰，刘晓莉，等. 一种新的ABCA3基因复合杂合突变导致儿童弥漫性肺间质病一例. 中华儿科杂志，2017，55（11）：835－839.

病 例 25
婴幼儿喘息

病历摘要

【基本信息】

患儿，男，1 岁 3 个月。

以"反复咳喘 1 月余"为主诉入院。

【病史】

患儿于 1 个半月前出现咳嗽，稍喘，门诊给予头孢托仑匹酯、孟鲁司特钠口服、雾化对症治疗。治疗 1 周后咳嗽好转不明显，胸部 X 线片示肺炎，先后给予头孢西酮钠、注射用头孢哌酮钠舒巴坦钠及阿奇霉素抗感染、甲泼尼龙平喘治疗，咳喘好转，复查胸部 X 线片吸收。其后仍有间歇性咳嗽，门诊给予克拉霉素、阿奇霉素、头孢托仑匹酯、孟鲁司特钠和雾化治疗，咳喘有好转。1 周前受凉后咳喘加重，夜间明显，先后给予头孢唑肟、注射用头孢曲松钠、阿奇霉素静脉滴注抗感染、甲泼尼龙和雾化对症治疗，仍有喘息。

既往史：2 月龄时有湿疹，1 岁时曾流涕、打喷嚏 1 个月，门诊治疗后好转。否认呛咳和异物吸入史。无重症肺炎史，无结核传染史。

个人史：试管婴儿，足月顺产，无窒息抢救，出生体重 3.5 kg，生长发育无殊。

家族史：妈妈有过敏性鼻炎病史，近 2 个月反复咳嗽。

【体格检查】

体温 36.8 ℃，脉搏 125 次/分，呼吸 45 次/分，血压 80/55 mmHg。神志清，精

神反应可，呼吸稍促，无发绀。两肺呼吸运动对称、叩诊清音、呼吸音粗，可闻及双肺散在哮鸣音及湿啰音。心音有力，律齐。腹软，无压痛，肝脾肋下未及。四肢活动可，肌张力正常。

【辅助检查】

血常规：WBC $6.2 \times 10^9/L$，中性粒细胞百分比 52.4%，嗜酸性粒细胞百分比 9%，Hb 131 g/L，CRP < 8 mg/L，肺炎支原体 IgM 弱阳性。血清肺炎支原体抗体滴度 1：160。尿肺炎链球菌抗原阴性。鼻咽拭子甲型流感病毒、乙型流感病毒、腺病毒及呼吸道合胞病毒抗原阴性。T-SPOT.TB 试验阴性。血 G 实验、GM 均阴性。血生化、CD 系列及凝血功能均正常。过敏原：粉尘螨 0.21 kUA/L，牛肉/羊肉 0.45 kUA/L，鸡蛋黄 0.52 kUA/L，鸡蛋白 0.50 kUA/L，牛奶 3.7 kUA/L。超声心动图：心内结构及心功能未见异常。肺吸入检查：未见明显肺吸入征象。支气管镜检查：右肺上叶支气管开口肿胀狭窄，左肺舌叶支气管开口狭窄，2.8 mm 气管镜不能进入。支气管肺泡灌洗液培养阴性，呼吸道病原体九项阴性，GM 试验阴性，免疫荧光染色未发现真菌孢子或菌丝。

胸部 CT：左侧支气管多发病变，异物/分泌物？两下肺局部气肿（图 25-1）。

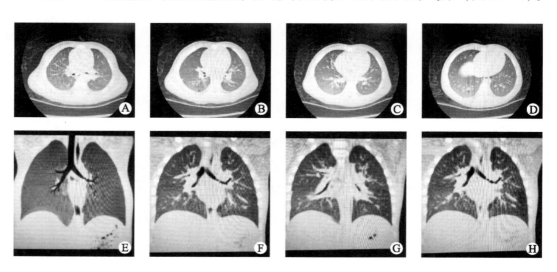

图 25-1　胸部 CT

气管镜检查：右上叶支气管开口肿胀狭窄（图 25-2A），左舌叶支气管开口狭窄（图25-2B），2.8 mm气管镜不能进入（图25-2）。

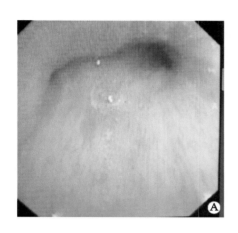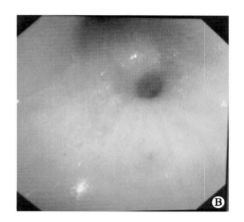

图25-2 气管镜下所见

【诊疗经过】

入院后诊断：①喘息性肺炎；②支气管狭窄（左舌叶开口）。

治疗经过：入院后给予头孢曲松钠抗感染，甲泼尼龙平喘，盐酸丙卡特罗糖浆和孟鲁司特钠口服，雾化三联1天3次治疗。治疗后，患儿体温正常，晨起喘息明显，运动后加重，下午和睡眠中稍好转。后改为注射用头孢哌酮钠舒巴坦钠抗感染，加用西替利嗪抗过敏，保留甲泼尼龙、盐酸丙卡特罗糖浆、孟鲁司特钠和雾化。治疗后好转出院，给予阿奇霉素（3天）、甲泼尼龙（3天）、孟鲁司特钠（2周）、雾化三联（2周）治疗。2周后随访，偶有咳嗽，无喘息，查体未闻及哮鸣音，继续雾化（布地奈德＋异丙托溴铵雾化剂，2周）治疗，后改用辅舒酮＋储雾罐吸入治疗。

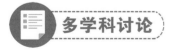 多学科讨论

【医师甲】

本例患儿为1岁3月龄婴儿，病史迁延1月余。临床反复咳嗽、喘息。尽管病程中有发热，但抗生素治疗疗效不显著。入院体格检查双肺可及湿啰音和哮鸣音，

结合入院后胸部 CT 和气管镜检查，喘息性肺炎和左舌叶气管狭窄诊断明确。

喘息是婴幼儿时期呼吸系统常见的临床症状，但引起喘息的病因不尽相同。不同病因引起的喘息临床表现也不同，包括起病时间、发作频率、喘息终止时间和对治疗的反应。在众多病因中引起婴幼儿喘息常见的是呼吸道感染、过敏、气道反应性疾病或哮喘，其次是胃食管反流、支气管肺发育不良、异物吸入，罕见原因是闭塞性细支气管炎、先天性血管畸形、充血性心力衰竭、囊性纤维化、免疫缺陷病、纵隔肿物、气管支气管异常、原发性纤毛运动障碍、恶性肿瘤、声带功能异常等。

【医师乙】

本例患儿喘息病程迁延，寻找反复喘息的病因是诊疗的关键。患儿入院后在呼吸道感染检查方面，血肺炎支原体 IgM 弱阳性，其他病原检测均阴性，结合患儿病程中有发热，肺炎支原体感染不能排除。另外，患儿外周血嗜酸性粒细胞百分比为 9%，显著升高，过敏原检测中多项过敏原阳性，尤其是牛奶蛋白过敏明显。结合以上两点，考虑过敏和肺炎支原体感染是患儿可能的主要喘息原因。有报道过敏是肺炎支原体感染的高危因素，而肺炎支原体感染亦可触发气道过敏的发生。

本例患儿入院前已行抗感染和平喘治疗，但仍然反复喘息，需考虑其他引起喘息的原因。入院后行免疫功能、肺吸入检查及超声心动图检查，初步排除了先天性免疫缺陷病、胃食管反流及心血管畸形引起的喘息。胸部 CT 提示左侧支气管多发病变，异物/分泌物阻塞不能排除。气管镜检查后明确没有异物，左肺舌叶开口狭窄，右肺舌叶开口肿胀（考虑炎症）。患儿生长发育良好，罕见疾病引起的喘息暂时不考虑。

【医师丙】

气管镜下发现的左肺舌叶开口狭窄可能是正常变异，本例患儿在后续的生长发育过程中，气道会进一步生长发育，因此左舌叶的狭窄可能是暂时性的。感染和过敏是喘息的主要原因，但是患儿门诊的治疗并不理想，考虑与牛奶蛋白的持续暴露有关。因此，在治疗方面，建议本例患儿更换为低敏奶粉或氨基酸奶粉。另外，GINA已经指出，6岁以下儿童出现严重的反复喘息，若合并过敏体质，发展成哮喘的可能性大，应尽早将他们纳入哮喘管理中。因此，本例患儿应持续给予吸入性糖皮质激素治疗。

 **病例点评**

婴幼儿喘息是一组异质性疾病，病因和表型多样。呼吸道感染、特应质和哮喘是最主要的原因。在诊断方面，不能片面的一味求单个病因，多病因引起的喘息也不容忽视。治疗方面，需根据病因正确评估，并针对病因给予相应的治疗和随访，如脱离变应原，将合并有特应质的早期持续性喘息患者纳入到哮喘管理中，以改善远期预后。

（撰写　陆爱珍　点评　王立波　审稿　殷菊）

参 考 文 献

1. 严永东. 婴幼儿喘息病因及表型. 中国实用儿科杂志，2014，29(6)：404 - 407.

2. 王晓阳，邵明军，王宇璠，等. 儿童IgE介导牛奶蛋白过敏的临床特征. 中华儿科杂志，2022，60(5)：447 - 451.

3. BATEMAN E D, HURD S S, BARNES P J, et al. Global strategy for asthma management and prevention：GINA executive summary. Eur Respir J, 2008, 31(1)：143 - 178.

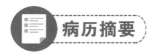

病例 26
儿童支气管哮喘

病历摘要

【基本信息】

患儿，男，3岁5个月。以"反复咳喘2个月"入院。

【病史】

现病史：患儿入院前2个月无明显诱因出现咳嗽，干咳，晨起为主，无活动后加重，伴喘息，夜间为主，无憋气，无气促及呼吸困难，无发热。病初未诊治，患儿咳嗽较前频繁，仍喘息。入院前2个月就诊于当地医院，检查及诊断不详，给予"头孢地尼、止咳药"口服2周，咳喘无好转，少许痰咳不出。入院前36天就诊于我院门诊，查血常规示单核细胞百分比及CRP增高，诊断为"支气管炎"，给予"罗红霉素、孟鲁司特钠、止咳糖浆"口服10天，患儿咳喘减轻后仍有反复，伴咳痰，痰液性质不详。继续于我院门诊就诊，诊断同前，给予"孟鲁司特钠、止咳糖浆"口服及"布地奈德、复方异丙托溴铵"雾化吸入治疗20余天，患儿咳喘减轻后仍有反复，有痰不会吐出。入院前1天就诊于我院咳喘门诊，行胸部CT示马赛克灌注征、支气管壁增厚、局部气管支气管内不规则变窄，以"闭塞性细支气管炎？气管、支气管内隆起原因？"收入院。

患儿自发病以来，精神可，食纳、睡眠尚可，体重无下降。

既往史：平素体健，既往无喘息史；否认结核及其接触史；否认异物吸入史；

按计划接种疫苗；否认药物及食物过敏史。

个人史及家族史：婴幼儿期有特应性皮炎史，余无特殊。否认支气管哮喘家族史。否认过敏性疾病家族史。

【体格检查】

体温 36.5 ℃，脉搏 100 次/分，呼吸 27 次/分，体重 16 kg。神志清，精神反应可，鼻煽及三凹征(−)。皮肤黏膜无皮疹、黄染及出血点，左上臂可见 1 枚卡疤。浅表淋巴结未触及明显肿大。口唇红润，口腔黏膜光滑，咽略充血，扁桃体无肿大。颈软无抵抗，气管居中。胸廓对称，无畸形。呼吸动度一致。呼吸节律规则，双肺呼吸音粗、对称，双肺可闻及呼气相哮鸣音。心音有力，律整，各瓣膜听诊未闻及明显杂音。腹平，无胃肠型及蠕动波，触软，无肌紧张，肝脾不大，未及异常包块。双下肢无水肿，肢端暖。

【辅助检查】

2020 年 3 月 22 日血常规 + CRP：WBC 7.18×10^9/L，单核细胞百分比 10.3%，中性粒细胞百分比 30.1%，淋巴细胞百分比 54.3%，嗜酸性粒细胞百分比 4.9%，Hb 138 g/L，PLT 297×10^9/L，CRP 16.6 mg/L。

2020 年 4 月 27 日血常规 + CRP：WBC 10.45×10^9/L，中性粒细胞百分比 25%，淋巴细胞百分比 62%，嗜酸性粒细胞百分比 6.7%，Hb 138 g/L，PLT 226×10^9/L，CRP <0.8 mg/L。

2020 年 4 月 27 日肺炎支原体 IgM：阴性。

2020 年 4 月 27 日 FeNO 测定：29 ppb。

2020 年 4 月 27 日潮气呼吸肺功能：TPTEF/TE 19.67%，VPEF/VE 23.12%，V_T/kg 14.22 mL/kg。

2020 年 4 月 28 日免疫球蛋白组合测定：IgE 538.45 IU/mL，余正常。

【影像学检查】

2020 年 4 月 27 日胸部高分辨率 CT 示双肺透光度欠均匀，可见马赛克灌注征；双肺部分支气管小分支壁增厚，充气欠均匀；气管右后壁（自胸廓入口至气管隆嵴水平）、右肺上叶及中间段支气管后壁局部隆起，管腔局部不规则变窄（图 26 - 1）。

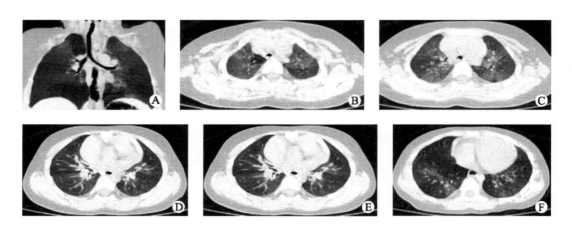

图 26 - 1 胸部高分辨率 CT（2020 年 4 月 27 日）

【初步诊断】

①咳喘原因：闭塞性细支气管炎？②气管、支气管内隆起原因待查。

【诊断依据】

（1）咳喘原因：闭塞性细支气管炎？患儿 40 余天前于当地医院查血常规单核细胞增高，CRP 增高，提示前驱感染史。临床表现：患儿反复咳喘 2 个月。查体示双肺可闻及呼气相哮鸣音。抗哮喘治疗效果不佳。2022 年 4 月 27 日胸部高分辨率 CT 可见马赛克灌注征、部分支气管管壁增厚，潮气呼吸肺功能提示轻 - 中度气道阻塞性通气功能障碍，考虑小气道炎症、闭塞性支气管炎可能。但患儿无明确重症肺部感染或其他原因引起肺损伤的前驱史，且仍需排除其他引起咳喘的疾病，如下呼吸道感染、支气管哮喘、支气管肺发育畸形、肺结核、弥漫性泛细支气管炎。

（2）气管、支气管内隆起原因待查：患儿于 2020 年 4 月 27 日胸部高分辨率 CT 示气管右后壁（自胸廓入口至气管隆嵴水平）、右肺上叶及中间段支气管后壁局部隆起，管腔局部不规则变窄，故诊断。

【鉴别诊断】

（1）支气管哮喘：哮喘发作时因气道黏液栓形成，可有马赛克灌注征，但哮喘的气道阻塞呈可逆性，抗哮喘治疗有效，马赛克随病情控制后消失。本例患儿有特应性皮炎病史，最近 2 个月内反复咳喘，发作时有呼气相哮鸣音，嗜酸性粒细胞增高，FeNO 增高，需警惕本病，但患儿抗哮喘治疗效果不显著，暂不支持。

（2）肺结核：尤其是支气管淋巴结结核。支气管结核可出现持续咳喘，需与闭塞性细支气管炎鉴别。本例患儿无结核接触史，无结核感染中毒症状，生后按时接种卡介苗，卡疤存在，胸部 CT 未见典型结核病灶，暂不支持本病。可完善痰液结核菌涂片检菌，必要时行支气管镜检查以鉴别。

（3）弥漫性泛细支气管炎：多有鼻窦炎，反复咳嗽、咳脓痰，肺部可有干湿啰音，胸部高分辨率 CT 显示双肺弥漫分布的小叶中心结节和支气管扩张，小剂量红霉素治疗有效。本例患儿无鼻窦炎表现，无咳脓痰，结合胸部高分辨率 CT 未见小叶中心结节及支气管扩张表现，暂不支持本病。

（4）下呼吸道感染：特别是各种免疫缺陷病所致反复肺炎，导致咳喘症状反复持续。闭塞性细支气管炎一般无发热征象，临床和影像学表现持续存在。本例患儿此次反复咳喘 2 个月，但平素体健，无反复呼吸道感染病史，且胸部高分辨率 CT 未见斑片及片状影，不支持反复肺炎。

（5）先天性气管、支气管、肺及心血管发育异常：以婴幼儿尤其多见，可有持续咳嗽。本例患儿系 3 岁 5 个月学龄前儿童，既往无反复呼吸道感染及反复喘息史，但胸部高分辨率 CT 提示支气管不规则变窄，原因不明，需警惕本病，可完善胸部 CT 增强扫描及心脏 B 超进一步鉴别。

【治疗经过】

入院后给予布地奈德、复方异丙托溴铵雾化吸入，乙酰半胱氨酸化痰，阿奇霉素口服抗炎，孟鲁司特钠口服抑制气道炎症，并完善相关辅助检查（表 26 - 1）、胸部 CT 增强扫描及心脏 B 超，并完善纤维支气管镜术前检查后行纤维支气管镜检查。

表 26 - 1　相关辅助检查

日期	项目	结果
2020-4-28	肺炎衣原体 IgM 抗体	阴性
2020-4-28	柯萨奇病毒 IgM、肺炎支原体 IgM、腺病毒 IgM、呼吸道合胞病毒 IgM	阴性
2020-4-28	结核分枝杆菌 DNA	阴性
2020-4-28	痰培养	阴性
2020-4-28	免疫球蛋白组合测定	IgE 538.450 IU/mL，余正常
2020-4-28	甲状腺 B 超	未见异常
2020-4-30	心脏 B 超	未见异常
2020-4-30	胸部 CT 增强扫描	气管及主支气管通畅，走形自然，支气管管腔未见明显狭窄，双肺、纵隔、气管及支气管未见明显异常强化影

2020 年 4 月 30 日完善纤维支气管镜检查，镜下未见肉芽、异物，右肺下叶及左肺下叶背段、内前基底段可见大量白色黏痰，未见出血、狭窄及新生物。行支气管肺泡灌洗治疗，灌洗后吸引出大量白色黏痰及大量痰栓，送检支气管肺泡灌洗液检查结果见表 26 - 2。

表 26 - 2　支气管肺泡灌洗液检查结果

日期	项目	结果
2020-5-1	细胞分类计数	100 个有核细胞：淋巴细胞 19%，组织细胞 58%，纤毛柱状上皮细胞 21%，嗜酸性粒细胞 2%
2020-5-1	肺炎支原体 DNA	小于最低检出限
2020-5-1	结核分枝杆菌 DNA	小于最低检出限
2020-5-1	抗酸染色	未找到抗酸杆菌
2020-5-1	培养	正常菌群生长

2020 年 4 月 30 日复查胸部高分辨率 CT 示马赛克灌注征消失，局部支气管分支管壁增厚好转，气管、支气管内隆起消失（图 26 - 2）。

经支气管肺泡灌洗治疗后患儿咳嗽减轻，喘息缓解，肺部体征消失，胸部影像学好转。患儿家属自觉患儿病情好转，要求自动出院。

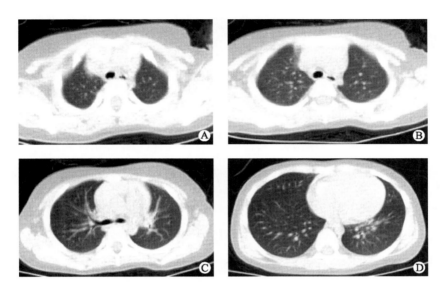

图 26 – 2 胸部高分辨率 CT（2020 年 4 月 30 日）

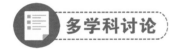

【医师甲】

本例患儿短期内临床症状体征及胸部影像学明显好转，显然与闭塞性细支气管炎临床特点不符。讨论一下患儿的病因及诊断。回顾本例患儿病例特点：①学龄前期儿童，有特应性皮炎病史。②反复咳喘 2 个月。③双肺可闻及呼气相哮鸣音，潮气呼吸肺功能示阻塞性小气道通气功能障碍，IgE 增高，FeNO 增高，外周血及支气管肺泡灌洗液嗜酸性粒细胞增高提示嗜酸性粒细胞性气道炎症。④胸部高分辨率 CT 可见双肺马赛克灌注征，双肺部分支气管小分支壁增厚。⑤行支气管镜后临床症状体征缓解，马赛克灌注征消失，局部支气管隆起消失。这些特点提示支气管哮喘的诊断，但是本例患儿曾行抗哮喘治疗效果欠佳，如果是支气管哮喘，那么患儿的抗哮喘治疗效果不理想又是什么原因呢？

根据本例患儿入院时特点，高度提示闭塞性支气管炎的诊断。引起闭塞性细支气管炎最主要的病因是感染，感染因素中最常见的是腺病毒肺炎，麻疹病毒及肺炎支原体感染也较常见，其他因素有结缔组织病导致的气道损伤、吸入毒物、器官移植后的急性排异反应，部分患儿找不到病因。本例患儿没有一个明确的感染或其他原因引起的肺损伤前驱病史，符合闭塞性细支气管炎临床诊断标准中的第 2 项及第 3 项。在做排除诊断时，反复下呼吸道感染、肺结核、弥漫性泛细支气管炎基本上是除外的。本例患儿胸部 CT 提示有气管、支气管内局部隆起，管腔不规则变窄，要考虑先天性气道、肺及心血管发育异常，以及气管外因素导致气管支气管受压变窄。本例患儿完善甲状腺 B 超示无甲状腺肿大导致气管受压，胸部 CT 增强扫描及心脏 B 超未发现异常，不支持心血管、肺血管发育异常。支气管镜下也未发现肉芽、异物等，不支持内生性及外源性异物导致的气管、支气管管腔变窄。本例患儿完善纤维支气管镜及支气管肺泡灌洗治疗后复查胸部 CT 示局部隆起及管腔狭窄消失，说明局部隆起可能由痰栓阻塞或其他可逆性因素导致，可进一步观察病情，必要时完善血管造影等检查。本例患儿的临床特点亦高度提示支气管哮喘的诊断，患儿既往无反复喘息史，无支气管哮喘家族史，尤其是抗哮喘治疗效果不理想，我们当时首先考虑是否为闭塞性细支气管炎，现在已考虑除外闭塞性细支气管炎，根据患儿临床特点应考虑支气管哮喘的诊断。本例患儿病初提示有前驱感染史，入院后纤维支气管镜下见大量黏痰，支气管肺泡灌洗治疗后灌洗出大量痰栓，考虑抗哮喘治疗效果不佳原因可能为合并感染、小气道内形成黏液栓，影响了抗哮喘治疗效果。

【医师乙】

本例患儿胸部 CT 提示细支气管炎改变。细支气管炎根据病因包括继发性细支气管炎和原发性（特发性）细支气管炎。继发性细支气管炎临床常见且病因较确切，包括肺部感染、闭塞性细支气管炎、哮喘等变应性疾病。肺部感染以毛细支气管炎最常见，呼吸道合胞病毒、腺病毒、副流感病毒及肺炎支原体可诱发。本例患儿为 3 岁 5 月龄儿童，慢性起病，无发热及卡他症状，呼吸道合胞病毒、腺病毒及肺炎支原体 IgM 抗体均为阴性，胸部 CT 无斑片影，暂不支持毛细支气管炎等急性小气道炎症。本例患儿没有一个明确的感染或其他原因引起的肺损伤前驱病史，症状上非进行性加重的喘息或持续存在的咳嗽，无气促、呼吸困难及运动不耐受，经支气管肺泡灌洗治疗后迅速好转，不支持闭塞性细支气管炎。

变应性肺疾病除哮喘外，还有变应性支气管肺曲霉菌病、慢性嗜酸性粒细胞性肺炎、变应性肺炎和肺嗜酸性肉芽肿性多血管炎等。本例患儿无鸟类蛋白质等变应原暴露情况，血清 IgE、外周血嗜酸性粒细胞、支气管肺泡灌洗液嗜酸性粒细胞增高均未达标准，且患儿未应用糖皮质激素治疗病情好转，不支持变应性肺炎、变应性支气管肺曲霉菌病、慢性嗜酸性粒细胞性肺炎及肺嗜酸性肉芽肿性多血管炎。本例患儿胸部高分辨率 CT 提示细支气管炎改变，无毒性气体及烟雾吸入，亦未应用损伤小气道的药物，不考虑毒物、药物诱发的小气道炎症，亦无结节病及肿瘤因素导致的小气道损伤。原发性（继发性）细支气管炎包括弥漫性泛细支气管炎、婴儿神经内分泌细胞增生、结缔组织病。本例患儿无鼻窦炎，胸部高分辨率 CT 无弥漫性泛细支气管炎的表现，不支持弥漫性泛细支气管炎。婴儿神经内分泌细胞增生主要以片状影轻度炎症或纤维化为主要特征，治疗上可能需要数月的氧疗、营养支持，本例患儿行支气管肺泡灌洗治疗后病情明显好转，与之不符。

本例患儿无皮肤损伤、关节炎、心脏损伤、肾脏损害等相关表现，不支持结缔组织病。本例患儿既往有特应性皮炎病史，此次反复咳喘，可闻及呼气相哮鸣音，外周血及支气管肺泡灌洗液嗜酸性粒细胞增高，FeNO 增高，应高度怀疑哮喘，可动态随访患儿后期有无咳喘发作再进行下一步诊治。

【医师丙】

本例患儿为 3 岁 5 月龄儿童，诊断支气管哮喘需谨慎，需充分除外其他原因。《儿童支气管哮喘诊断与防治指南（2016 年版）》中指出了 6 岁以下儿童支气管哮喘的诊断线索，即喘息儿童如果具备多于每月 1 次的频繁发作性喘息高度提示哮喘的诊断。本例患儿近 2 个月来喘息反复发作，发作频率明显多于每月 1 次，高度提示哮喘的诊断。临床上也可用哮喘预测指数来评估患儿发展为持续性哮喘的危险性。本例患儿既往有特应性皮炎病史，外周血嗜酸性粒细胞百分比 >4%，符合 1 项主要危险因素及 1 项次要危险因素，哮喘预测指数阳性。后期可参照哮喘治疗方案开始试验性治疗，并定期评估治疗反应。本例患儿已自动出院，可在喘息发作时于咳喘门诊就诊行试验性治疗。

本例患儿曾于门诊抗哮喘治疗效果不佳，需要分析以下几方面的因素：①药物使用是否正确，吸药装置使用是否正确。患儿应用我院雾化泵吸入治疗，该方面的因素暂不支持。②有些合并症可造成哮喘控制不好，如鼻炎、胃食管反流都会造成哮喘控制不佳，本例患儿无鼻炎症状，无胃食管反流症状。哮喘患儿合并感染时亦会影响治疗效果。若除外上述因素及药物剂量不足的因素后，治疗4~8周无明显疗效，需进一步评估哮喘的诊断。支气管哮喘的主要病理生理改变是气道炎症即气道高反应性，因急性细支气管收缩、气道壁肿胀、气道黏液栓形成和气道重建而形成程度不一的气流受限，结合患儿纤维支气管镜下见大量痰栓，考虑抗哮喘治疗效果不佳可能是由于前期感染后，气道黏液栓形成从而影响了药物治疗效果。此外，本例患儿反复咳喘2个月，伴咳痰，纤维支气管镜下可见大量白色痰栓，还应注意考虑迁延性细菌性支气管炎。患儿支气管肺泡灌洗液无细菌生长，细胞分类计数示中性粒细胞比例不高，证据不足，且患儿已应用抗生素治疗，可能影响结果；但是该患儿门诊应用抗生素治疗咳嗽未见好转，与迁延性细菌性支气管炎特点不符，后期需动态随访患儿病情变化。

 **病例点评**

马赛克灌注征由空气滞留所致，其不是闭塞性细支气管炎的特异性表现。即使病史、临床表现、辅助检查均高度提示闭塞性细支气管炎，也必须充分除外其他原因导致的细支气管炎。本例患儿最初的临床特点及影像学表现完全符合闭塞性细支气管炎的临床诊断标准，但是在行支气管镜检查及支气管肺泡灌洗治疗后患儿临床症状、体征迅速缓解，提示患儿小气道阻塞是因小气道黏液栓堵塞所致，黏液栓排出后小气道通气功能恢复正常，影像学的马赛克灌注征也随之消失。支气管镜检查及支气管肺泡灌洗治疗对本病例的诊断及治疗均起了非常重要的作用。在进行闭塞性细支气管炎诊断时也要重视支气管镜探查的鉴别意义。对于小于6岁以下儿童支

气管哮喘的诊断应谨慎，在病史采集时不仅要注意有鉴别意义的症状的询问，亦需注重支气管哮喘患儿过敏进程的询问，而且需要充分除外其他病因。本例患儿的诊断应为支气管哮喘，目前已自动出院，后期需动态随访患儿有无咳喘发作，咳喘发作时于咳喘门诊就诊，进行支气管哮喘试验性治疗后进一步明确。

本例患儿出院3天后于我院咳喘门诊复查，临床症状体征均消失，复查潮气呼吸肺功能恢复正常。患儿出院3周后再次出现喘息发作，于我院咳喘门诊就诊，完善潮气呼吸肺功能提示达峰时间比和达峰容积比均降低，给予抗哮喘试验性治疗1周后咳喘门诊复查，患儿咳喘缓解、体征消失，诊断为支气管哮喘。

（撰写 解童玲 点评 孙广荣 审稿 殷菊）

参 考 文 献

1. 中华医学会儿科学分会呼吸学组. 儿童闭塞性细支气管炎的诊断与治疗建议. 中华儿科杂志, 2012, 50(10)：743-745.

2. 殷勇, 陈健德. 儿童细支气管炎的诊治思维. 中华实用儿科临床杂志, 2019, 34(4)：247-253.

3. 陆权. 全面认识儿童细支气管炎. 中华儿科杂志, 2012, 50(10)：722-725.

4. 中华医学会儿科学分会呼吸学组,《中华儿科杂志》编辑委员会. 儿童支气管哮喘诊断与防治指南(2016年版). 中华儿科杂志, 2016, 54(3)：167-181.

5. MONAGLE P, CUELLO C A, AUGUSTINE C, et al. American Society of Hematology 2018 guidelines for management of venous thromboembolism: treatment of pediatric venous thromboembolism. Blood Adv, 2018, 2(22)：3292-3316.

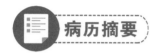

病例 27

胃食管反流相关的婴幼儿喘息

病历摘要

【基本信息】

患儿，男，6 月龄。

主诉：反复咳嗽、喘息 1 个月。

【病史】

患儿于入院前 1 个月无明显诱因出现咳嗽、喘息，多于纳奶后及夜间更显著，无呛奶，无发热、流涕，无食欲缺乏、消瘦，当地医院行胸部 X 线检查提示双肺纹理增多，间断给予抗炎、平喘治疗（具体不详），咳喘可减轻，但不能完全缓解，为进一步诊治来我院。门诊查血常规示 WBC 7.2×10^9/L，中性粒细胞百分比 30.6%，嗜酸性粒细胞百分比 1.1%，RBC 4.26×10^{12}/L，Hb 107 g/L，PLT 318×10^9/L，CRP 0.5 mg/L，为进一步治疗以"咳喘原因待查"收入院。

自发病以来，患儿精神可，食欲、睡眠欠佳，大小便正常。

患儿出生史无异常，生长发育正常，正常计划免疫接种。既往喘息 2 次，否认湿疹史，否认肝炎及结核等传染病接触史，家族中无哮喘患者。

【体格检查】

体温 36.5 ℃，呼吸 42 次/分，脉搏 132 次/分，体重指数（BMI）28.2 kg/m²。神志清楚，精神反应可，左上臂可见卡介苗瘢痕 1 枚，浅表淋巴结未触及肿大，皮肤无皮疹及出血点，呼吸稍促，三凹征阴性，两肺呼吸音粗，可闻及少量痰鸣音和哮鸣音。心律齐，心音有力，各瓣膜区未闻及杂音。腹软，未触及包块，肝脾肋下未触及，肠鸣音存在，四肢及神经系统查体未见异常。

【辅助检查】

常规：尿、便常规无异常，肝肾功能、心肌酶、电解质、免疫球蛋白、总淋巴细胞分析、血沉、降钙素原均无异常。

病原：肺炎支原体抗体阴性，T-SPOT. TB 试验阴性，痰培养未见致病菌，多重呼吸道病原检测（流感病毒、副流感病毒、腺病毒、博卡病毒、鼻病毒、偏肺病毒、呼吸道合胞病毒、衣原体）均阴性。

过敏原吸入 – 食物组 28 项检测均阴性。

影像学：胸部高分辨率 CT 提示双肺透光度不均，双肺下叶可见片状高透光区（图 27 – 1）。

腹部、肝、胆、胰、脾、肾超声未见异常，超声心动图未见异常。

肺功能（潮气分析）：达峰时间比 26.38%，达峰容积比 27.57%，提示阻塞性通气功能障碍，舒张试验阴性。

纤维支气管镜检查：未见喉软骨软化，未见各段气管、支气管畸形及软化，双肺各段支气管黏膜水肿；支气管肺泡灌洗时见支气管黏膜粗糙、苍白，管腔内白色条状分泌物吸出，各管腔通畅（图 27 – 2）。

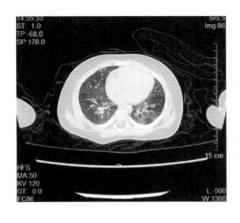

图 27 – 1　胸部高分辨率 CT

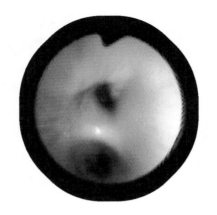

图 27 – 2　纤维支气管镜检查

支气管肺泡灌洗液细胞分类：单核吞噬细胞 72%，淋巴细胞 26%，中性粒细胞1%，嗜酸性粒细胞0，纤毛柱状上皮细胞1%，鳞状上皮细胞0。过碘酸希夫染色（PAS）阴性。支气管肺泡灌洗液细菌培养阴性。

【治疗经过】

入院后给予氨溴索祛痰，雾化吸入布地奈德联合硫酸沙丁胺醇抗炎、平喘。经治疗，患儿咳嗽、喘息减轻，但夜间及晨起仍有阵发性喘息，再次仔细询问病史，患儿并无呛奶、咀嚼等症状，但偶有睡眠不安、哭闹、拒食。喘息发作时，有时雾化不能缓解，有时不雾化仅仅竖抱后半小时至1小时可自行缓解，临床考虑是否存在胃食管反流病。患儿年龄较小，家属拒绝行24小时食管pH值监测及胃镜检查。行腹部胃肠道彩超检查：哺乳期间动态观察5分钟，未见明显胃食管反流；哺乳后动态观察5分钟，可见10次胃食管反流，提示胃食管反流病。给予左侧卧位、少量多餐及厚奶喂养，经治疗，患儿仍有阵发性喘息，请消化科会诊，给予奥美拉唑口服后咳喘症状缓解，带药出院。出院1个月复查胸部高分辨率CT，提示双肺间质改变较前明显好转（图27-3）。

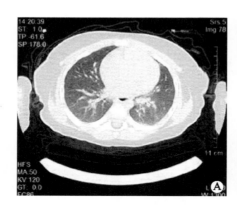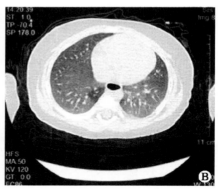

图27-3 胸部高分辨率CT（出院1个月）

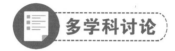 多学科讨论

【内科医师甲】

本例患儿为6月龄小婴儿，以咳嗽、喘息为主要表现，病情迁延，常规抗炎、平喘治疗效果不佳，胸部高分辨率CT提示双肺间质性改变，后经腹部胃肠道彩超检查提示胃食管反流病，给予左侧卧位、少量多餐及厚奶喂养、奥美拉唑口服后，

咳喘症状缓解。1个月后复查胸部高分辨率CT提示双肺间质改变较前明显好转，治疗有效，故诊断为胃食管反流相关的婴幼儿喘息。

胃食管反流一般定义为胃内容物逆行进入食管，伴或不伴反流和（或）呕吐。婴儿的反流通常是生理性的，多数发作短暂，不引起症状或并发症。一旦胃食管反流导致食管内、外症状和（或）并发症，则被认为是病理性的，被称为胃食管反流病。胃食管反流病患儿的临床表现多种多样，不同年龄婴儿可能出现的胃食管反流病症状差异很大且无特异性，可表现为易怒、过度啼哭、食欲缺乏、拒绝进食、呕吐、睡眠障碍、慢性咳嗽、喘息、面部扭曲、斜颈。

24小时食管pH值监测技术长期以来被认为是诊断胃食管反流病的金标准，但其操作复杂、价格昂贵、有侵入性，不易被患儿接受。与24小时食管pH监测相比，腹部胃肠道超声检测的敏感性为95.5%，阳性预测值为84.3%，阴性预测值为33.3%，可作为初步筛选小儿胃食管反流病及治疗随访的一种安全简便的手段，且无侵入性，可反复多次监测，方便易行。

胃食管反流病的治疗一般包括药物治疗和非药物治疗。非药物治疗主要包括饮食疗法、体位疗法和生活方式的改变及服用广泛水解低过敏配方或氨基酸配方奶粉。药物治疗主要用于症状较重、非药物治疗无效的患儿，常用的药物为H_2受体拮抗剂、质子泵抑制剂、抗酸药物、促胃动力药物和食管胃黏膜保护剂。

【内科医师乙】

引起婴幼儿喘息的原因很多。本例患儿发病年龄小，病史长，既往喘息2次。咳喘原因需考虑：①婴幼儿哮喘；②肺结核；③支气管异物；④先天性支气管、肺、血管发育畸形；⑤胃食管反流病。

本例患儿无湿疹史，无特异性体质家族史，查过敏原阴性，肺通气功能潮气分析、舒张试验阴性，不支持婴幼儿哮喘。患儿年龄小，已接种卡介苗，否认结核接触史，无结核中毒症状，T-SPOT.TB试验阴性，胸部CT未见肿大淋巴结，不支持肺结核。患儿月龄小，否认异物吸入史，胸部CT未见异物征象，不支持支气管异物。胸部CT及纤维支气管镜下均未见气管、支气管、肺发育异常，不支持先天性支气管、肺、血管发育畸形。本例患儿虽未行24小时食管pH监测，但腹部胃肠道超声提示存在胃食管反流，且抗反流治疗有效，临床可以诊断为胃食管反流相关的婴幼儿喘息。

【放射科医师】

胃食管反流导致肺部病变的机制可能是食管酸反流所致的微量吸入引起呼吸道高反应性及通气变化，对肺造成直接或间接损伤，在胸部 CT 上可表现为酸反流所致的吸入性肺炎改变，最常累及上叶后段和下叶背段，也可表现为双肺弥漫性透光度不均或局限性肺不张，这与婴幼儿常处于仰卧位有关。

本例患儿早期胸部 CT 提示双肺透光度不均，双肺下叶可见片状高透光区，为典型间质改变，后期病变吸收时，间质性改变明显改善。

【介入肺科医师】

对于反复喘息的患儿，有纤维支气管镜检查的适应证，主要是为了检查是否存在喉软化、气管支气管软化等，并可以除外气管支气管发育畸形。本例患儿支气管镜下表现为黏膜水肿或苍白，没有特异性表现。

 病例点评

婴幼儿喘息在临床上是非常常见的疾病，引起喘息的因素众多，最常见的原因是感染。但如果遇到患儿病情迁延、喘息反复发作，而常规抗感染及平喘治疗效果不佳时，还应考虑到发育畸形、胃食管反流病等少见原因。诊断时应仔细询问病史、详细体格检查，严密观察治疗效果，完善相关的辅助检查。在遇到家属不能接受一些侵入性检查时，应与家属有效沟通，积极寻找是否有非侵入检查可以代替，以便及时查找病因，明确诊断，改善预后。

（撰写　刘新锋　点评　石艳玺　审稿　殷菊）

参 考 文 献

1. LEUNG A K, HON K L. Gastroesophageal reflux in children: an updated review. Drugs Context, 2019, 8: 212591.

病例 28

婴儿胃食管反流与喘息——孰因孰果

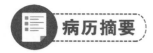 **病历摘要**

【基本信息】

患儿，男，5 个月。

主诉：咳嗽 40 天，喘息 30 天。

【病史】

入院前 40 天患儿着凉后出现单声咳嗽、流涕，伴嗓子呼噜，有痰不易咯出，不伴发热或喘息。当地诊断为"上呼吸道感染"，给予"小儿伪麻美芬滴剂、氨溴特罗口服液"口服 1 周，效果欠佳。入院前 30 天咳嗽加重，出现喘息，活动及晨起后明显，喉中有痰，不易咯出，雾化治疗效果欠佳。入院前 20 天，喘息加重，在当地查血常规示 WBC 10.15×10^9/L，中性粒细胞百分比 30%，淋巴细胞百分比 56%，单核细胞百分比 10%，CRP 25 mg/L，查胸部 X 线片示两肺内带可见少许絮片影，查呼吸道合胞病毒抗原、甲型流感抗原、乙型流感抗原、腺病毒抗原阴性，诊断为"肺炎"，给予拉氧头孢钠抗感染、甲泼尼龙 1～2 mg/kg q8h 静脉滴注抗炎、丙种球蛋白共 10 g 调节免疫及止咳、化痰、加强呼吸道管理、调节肠道菌群等对症支持治疗后咳嗽、喘息较前减轻。入院前 6 天患儿自动出院，自服中药、行雾化、口服曲安西龙片治疗，效果欠佳。入院当天，患儿咳喘再次加重，就诊于我院急诊。鉴于患儿呼吸费力，急诊给予经鼻持续气道正压通气（NCPAP），为进一步治疗收入院。

出生后 2 天患儿出现间断呛奶、呕吐，嗓子呼噜。无腹泻病史。出生体重 3.6 kg，生后无窒息史，新生儿期体健。否认哮喘、喘息性疾病家族史。

【体格检查】

体重 8.7 kg，身高 67 cm，呼吸 41 次/分。神志清楚，发育营养好，三凹征阳性，双肺散在喘鸣音。心音有力，律齐，未闻及杂音。腹部平坦，未见胃肠型及蠕动波，神经系统查体未见异常。

【辅助检查】

胸部 X 线片：两肺纹理粗多、模糊，两肺内带可见少许絮片影。

血常规：白细胞总数正常，嗜酸性粒细胞百分比 3.3%，嗜酸性粒细胞计数 $0.19 \times 10^9/L$。

CD 系列、Ig 系列：未见异常。

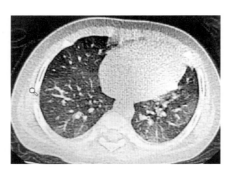

图 28-1　胸部 CT

血气分析：未见异常。

呼吸道病原体检测：细菌、病毒、支原体均阴性。

过敏原检测阴性。

超声心动图：未见异常。

胸部 CT：双肺透光度欠均匀，少许间实质浸润，提示小气道病变（图 28-1）。

【诊治经过】

入院后完善相关检查。上消化道造影：食管腹段延长，胃呈"虾状"，幽门高于十二指肠球部，球部呈"倒吊状"（图 28-2）。24 小时食管 pH 值监测：反流周期数 42，未见病理性酸反流。咽部 pH 值监测：立位时，患儿低于基线百分时间为 20.57%，酸暴露事件数为 29 次，最长暴露时间为 67.5 分，RYAN 评分为 648.6 分。卧位时，患儿低于基线百分时间为 3.05%，酸暴露事件数为 16 次，最长酸暴露时间为 14.1 分，RYAN 评分为 15.43 分。本次检查共检测到酸暴露事件 45 次。支气管镜检查：未见气管食管瘘，声带闭合不全？咽喉反流？气管黏膜粗糙、红肿。喉镜：声带闭合良好，双侧襞裂红肿，提示反流。

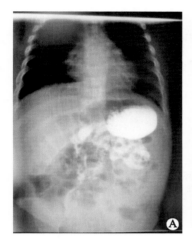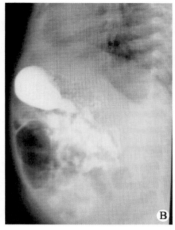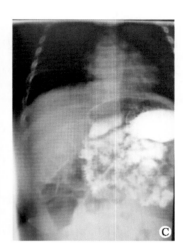

图 28－2　上消化道造影

入院后给予 NCPAP 呼吸支持、头孢类抗生素抗感染及抗炎平喘雾化治疗，有好转。入院第 4 天停用 NCPAP，但仍间断嗓子呼噜、喘息。确诊胃食管反流及咽喉反流后，加用奥美拉唑口服，咳喘缓解。出院后，患儿未坚持服用奥美拉唑，仅用雾化治疗，2 周后咳喘痊愈，之后未再喘息。

多学科讨论

【内科医师甲】

根据患儿咳喘病史长，病史中无发热，查体双肺呼吸音粗，可闻及散在喘鸣音和痰鸣音，故诊断咳喘原因待查。

儿童常见喘息按原因可分为结构异常和功能异常。结构异常的病因包括气管支气管软化、血管压迫/血管环、气管支气管狭窄、囊肿/肿物、肿瘤/淋巴结压迫、心脏扩大等；功能异常包括哮喘、胃食管反流、反复吸入、原发性免疫缺陷病、囊性纤维化、原发性纤毛运动障碍、支气管肺发育不良、异物长期存留、闭塞性细支气管炎、间质性肺疾病等。

入院后，胸部 CT 示双肺透光度稍欠均匀、双肺野散在少许磨玻璃影，故诊断为支气管肺炎。因其抗炎、止喘效果欠佳，考虑有闭塞性细支气管炎可能性。根据患儿入院后 24 小时食管 pH 值监测示反流次数较多，故诊断为胃食管反流病。患儿以反复咳嗽、喘息为主要表现，查体可闻及散在喘鸣音，完善支气管镜检查示食道分泌物自杓状切迹间流入气道，喉镜示双侧襞裂、黏膜充血，24 小时咽喉 pH 值监测示反流次数增多，故诊断为咽喉反流。根据患儿上消化道造影示胃扭转（器官轴型）、胃出口未见梗阻，故诊断为胃扭转。

【内科医师乙】

胃食管反流的慢性微量吸入可引起严重黏膜水肿和炎症，导致慢性咳嗽和喘息。国外研究显示，呼吸系统疾病合并胃食管反流病占 10%～90%。美国胸科医师协会《儿童慢性咳嗽评估指南》指出，胃食管反流性咳嗽是继气道咳嗽综合征、咳嗽变异性哮喘之后的儿童慢性咳嗽的前 3 位病因之一。国内有报告，胃食管反流性咳嗽占儿童慢性咳嗽的 4.7%。在一项"构成比研究"中，胃食管反流性咳嗽占儿童慢性咳嗽病因的 0.63%，但在完成 24 小时食道下段 pH 检查的病例中，胃食管反流者占 30.77%。因此，对于反复发作的慢性呼吸道感染、治疗效果不佳的喘息等，应考虑胃食管反流病的可能。

【内科医师丙】

咽喉反流时，食道无法保护性收缩而发生反流。发病机制为胃酸－胃蛋白酶对咽喉部黏膜以及周围组织产生直接损伤。另外，食管和支气管树有共同胚胎起源，由迷走神经支配，胃酸可以刺激远端食管引起迷走神经反射从而使支气管收缩，引发患儿反复清嗓、咳嗽从而导致咽喉部黏膜损伤。临床症状包括：①呼吸道症状：咳嗽、喘息、打鼾、声嘶、清咽、气促、喉鸣、鼻塞甚至呼吸暂停等；②消化道症状：呛奶、吐沫、呕吐、吞咽困难、呃逆、食欲减退等。诊断标准：24 小时咽喉、食管 pH/MII-pH 监测，24 小时咽喉反流事件 ≥3 次或喉咽部 pH <4 的总时间 ≥1% 或 24 小时内喉咽反流面积指数 >6.3 即可诊断；或直立位时 RYAN 评分 >9.41 分和（或）卧位时 >6.79 分即可诊断。本例患儿喉镜示双侧襞裂红肿，支气管镜示气管黏膜粗糙、红肿，以及咽喉、食管 pH 监测提示存在咽喉反流，因此考虑患儿持续喘息与咽喉反流有关。

病例点评

　　胃食管反流和咽喉反流可引起慢性呼吸系统症状。需要注意的是，胃食管反流是一种可发生于健康婴儿、儿童及成人的正常生理现象，大多数发作短暂，不引起症状、食管损伤或其他并发症。一项针对健康儿童的研究显示，3月龄以下婴儿中约50%每天至少出现1次胃内容物反流，胃内容物反流在4月龄左右最常见、达61%，6~7月龄降至21%，10~12月龄仅为5%。另外，长期咳嗽、喘息，也可以导致胃食管反流。

　　本例患儿在4月龄时发病，表现为持续喘息，常规止喘、抗炎治疗效果欠佳，确诊为胃食管反流病及咽喉反流后，在原治疗基础上，加用奥美拉唑口服，患儿咳喘好转，但是并未坚持服药，喘息及吐奶自行缓解。因此，对于持续性咳嗽、喘息的婴儿，在评估胃食管反流及咽喉反流时，需考虑生理性反流的因素，这对于确定治疗疗程有一定的帮助。在生理性胃食管反流期间，患呼吸道感染后，咳嗽、喘息等呼吸道症状与反流症状相互影响，可加重临床症状。

（殷菊）

参 考 文 献

1. 中华医学会儿科学分会呼吸学组哮喘协作组，《中华儿科杂志》编辑委员会. 中国儿童慢性咳嗽诊断与治疗指南(2013修订版). 中华儿科杂志, 2014, 52(3)：184－188.

2. NELSON S P, CHEN E H, SYNIAR G M, et al. Prevalence of symptoms of gastroesophageal reflux during infancy. A pediatric practice-based survey. Pediatric Practice Research Group. Arch Pediatr Adolesc Med, 1997, 151(6)：569－572.

3. 常丽，王安琪，曹玲. 咽喉反流与儿童慢性咳嗽的关系研究. 中国医刊, 2019, 54(1)：50－52.

4. HOUGHTON, L A, LEE A S, BADRI H, et al. Respiratory disease and the esophagus：reflux, reflexes and micro-aspiration. Nature Reviews Gastroenterology & Hepatology, 2016, 13(8), 445－460.

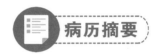

病例 29

肺动脉吊带引起反复喘息

病历摘要

【基本信息】

患儿，女，1岁1个月。

主诉：咳嗽、喘息1天。

【病史】

现病史：入院前1天，患儿无明显诱因出现咳嗽，为阵发性连声咳嗽，有痰不易咯出，无声音嘶哑及犬吠样咳嗽，伴喘息，喘息声音低调、粗糙、响亮，伴轻微气促和呼吸困难，无发绀，无发热。起病后精神食欲尚可，大小便正常。

既往史：既往有3次喘息病史，雾化平喘治疗数天后可逐渐缓解。平时喝水易呛咳，呛咳后喘息，十余分钟至数小时内可逐渐缓解。患儿喘息时声音粗糙、响亮，不需听诊器可闻及。

出生史、喂养史、生长发育史、预防接种史均无特殊。

否认个人过敏史和过敏性疾病家族史。

【体格检查】

入院时体温36.8 ℃，脉搏121次/分，呼吸43次/分，体重8.8 kg，SpO_2 97%（呼吸空气）。神清，精神反应一般，咽充血，呼吸稍促，可见吸气性三凹征，双肺呼吸音粗，可及双相喘鸣音。心音有力，律齐，无杂音。腹软，肝脾无肿大。肢端暖。

【辅助检查】

血常规：WBC 13.6×10^9/L，中性粒细胞绝对值 6.7×10^9/L，淋巴细胞绝对值

$6.0 \times 10^9/L$，中性粒细胞百分比49%，淋巴细胞百分比44%，Hb 118 g/L，PLT $478 \times 10^9/L$；CRP < 0.5 mg/L。

肝肾功能、心肌酶谱、电解质、体液免疫正常。

食物和吸入性过敏原特异性 IgE 筛查阴性。

呼吸道病原体 PCR：呼吸道合胞病毒阳性。

支气管肺泡灌洗液液基薄层细胞学检查：中性粒细胞86%，巨噬细胞15%。

【影像学检查】

胸部 CT 见图 29 - 1。支气管镜检查见图 29 - 2。

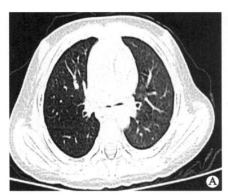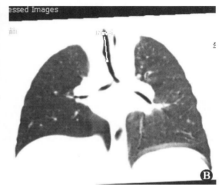

A. 隆嵴及左右主支气管开口狭窄；B. 右主支气管起始段较窄，气管下段向左偏移。

图 29 - 1 胸部 CT

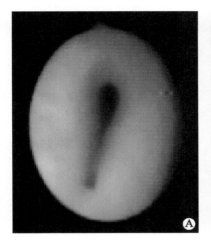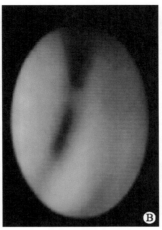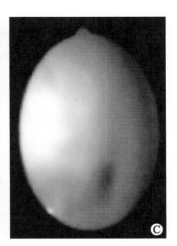

气管下段偏向左侧，呈环形狭窄，左主支气管（A）、右主支气管（B）开口及隆嵴（C）处外压狭窄明显，以右主支气管开口为著，外径 2.8 mm 镜端施压后方可进入左右主支气管。

图 29 - 2 支气管镜检查

电子喉镜：咽喉部结构无明显异常。

心脏彩超：主肺动脉正常，左肺动脉起源于右肺动脉，绕气管后方向左侧走行。心脏结构无异常。

胸部 CT 血管造影见图 29-3。

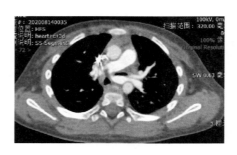

左肺动脉起自右肺动脉左后缘，约平气管隆嵴水平绕气管后方走行至左肺（呈半环形环绕气管），气管下段及左右主支气管起始部稍受压。

图 29-3 胸部 CT 血管造影

【治疗经过】

入院后初步诊断为急性喘息性支气管炎、呼吸道合胞病毒感染，给予"布地奈德＋特布他林＋异丙托溴铵"雾化吸入、"甲泼尼龙"静脉滴注抗炎、雾化抗病毒治疗，效果欠佳。先后完善胸部 CT、超声心动图和胸部 CT 血管造影检查，修正诊断为肺动脉吊带、气管支气管狭窄、呼吸道合胞病毒肺炎。进一步行支气管镜检查，术中见左右主支气管开口及隆嵴处外压性狭窄。术后患儿症状明显加重，出现严重喘憋、气促，可见鼻翼扇动、吸气性三凹征及呼气相延长，SpO_2 降至 88%，右侧呼吸音几乎消失。立即给予面罩吸氧、"甲泼尼龙"静脉滴注抗炎、肾上腺素雾化减轻水肿、硫酸镁解痉平喘等治疗，患儿病情逐渐趋于缓解，但喘息症状持续存在。病情稳定后转入心胸外科，行肺动脉吊带矫治术。共住院 26 天，出院 2 周复诊，患儿无气促、喘息，肺部听诊未见异常。出院 2 个月后电话随访，患儿呛奶后仍有喘息，次数较前减少，持续时间缩短，数分钟至半小时内可缓解。

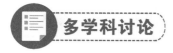多学科讨论

【内科医师甲】

患儿 1 岁 1 个月，急性起病，因"咳嗽、喘息 1 天"入院，双肺闻及哮鸣音，

初步印象是病毒感染诱发喘息，呼吸道病原体 PCR 提示呼吸道合胞病毒阳性，支持这一判断。既往已反复喘息超过 3 次，需要鉴别支气管哮喘，但患儿抗炎、平喘、雾化治疗效果欠佳，症状需要较长时间缓解，过敏原阴性且无过敏性疾病家族史，不支持过敏性哮喘。患儿为小婴儿，还需鉴别气道畸形导致的反复喘息。喘息声低调、粗糙、响亮，肺部听诊闻及双相喘鸣音，抗炎、平喘效果欠佳，平时呛水可诱发喘息发作，应考虑大气道狭窄。患儿胸部 CT 平扫提示气道狭窄、气管偏移，血管走行异常导致外压性气道狭窄。经胸部 CT 血管造影（胸部 CT 增强扫描＋心血管重建）最终确诊为肺动脉吊带。本病例诊治过程提示，小婴儿反复喘息、平喘治疗效果欠佳时要考虑气道狭窄，尤其是心血管畸形，如大血管走行异常导致的外压性气道狭窄。

【外科医师】

肺动脉吊带指左肺动脉异常起源于右肺动脉的后方，穿行于气管和食管之间到达左肺门，一吊带样结构在气管远端和主支气管近段形成，又称先天性迷走左肺动脉。根据气管隆嵴所在的胸椎水平，将肺动脉吊带分为 Ⅰ、Ⅱ 型（气管隆嵴在 T4~T5 水平为 Ⅰ 型，在 T6~T7 水平为 Ⅱ 型）；又根据右上叶支气管是否存在，分为 A、B 两种亚型（存在右上叶支气管为 A 亚型，不存在右上叶支气管为 B 亚型），本例患儿为 ⅡB 型。肺动脉吊带是一种罕见的先天性心血管畸形，在我国台湾学龄儿童中，其患病率为 59/100 万例。国内一宗大样本的先天性心脏病调查显示，肺动脉吊带在先天性心脏病中所占的比例为 0.14%（71/52 200 例）。

肺动脉吊带常合并①其他心血管畸形：如室间隔缺损、房间隔缺损、动脉导管未闭、永存左上腔静脉、右肺动脉分支异常等；②呼吸系统畸形：如气管狭窄、右侧气管性支气管、右肺发育不良等。此外，还有癫痫、肛门闭锁、唐氏综合征、气管食管瘘、先天性巨结肠、四肢躯干发育畸形等，多数患儿以反复咳嗽、喘息等气道狭窄症状起病。CT 血管造影是诊断肺动脉吊带的金标准，可显示肺动脉吊带、大血管、气管的空间关系，评估气管狭窄的程度及部位。心脏彩超通常作为补充检查，可明确有无其他心脏病变，经验丰富的操作者可通过超声心动图明确血管解剖结构，但无法评估气管和食管受压程度。

有呼吸道症状的肺动脉吊带应尽早行手术治疗。左肺动脉重建术将左肺动脉在右肺动脉起源处离断，从气管、食管中间拖出，重置于主肺动脉，同时治疗合并的心脏畸形。根据呼吸道症状严重程度，轻者气道畸形可予以观察，必要时采取球囊扩张、气管支架植入、外科手术矫治等干预措施。有学者指出"多数患儿的气道畸形不需要手术处理"。另有研究报道单纯肺动脉吊带矫治术死亡率很低，而同时做气道修复的患儿，死亡率上升至24%（5/21）。重庆儿童医院报道29例肺动脉吊带患儿，手术矫治16例，死亡率25%（4/16），死亡危险因素为机械通气>72小时、手术年龄<5岁、体外循环时间>100分钟。广东省人民医院报道47例肺动脉吊带平均随访23个月，死亡率为18%（5/28），平均死亡时间为5天（2～97天）。

【内科医师乙】

90%的肺动脉吊带患儿在1岁以前出现呼吸道症状，表现为反复呼吸道感染，咳嗽，咳嗽可呈金属音，反复喘息，喘息声音低调、粗糙、响亮，可伴喉鸣或闻及双相喘鸣音，发作时呼吸急促，可见三凹征。由于是外压性气道狭窄，抗炎平喘治疗效果差，症状恢复缓慢。患儿在呛奶等刺激或用力呼气时容易诱发喘息发作。肺动脉吊带还可压迫食管引起不同程度的食管狭窄，轻者可无明显症状或在添加辅食后出现哽噎，重者可出现反复吐奶、生长发育落后等表现。因此，对于小婴儿反复喘息而抗炎、平喘治疗效果欠佳，尤其喘息声音低调、粗糙、响亮，或咳嗽呈金属音（本例不明显），活动、呛奶等刺激容易诱发喘息，以及反复喘息合并喂养困难、呕吐等消化道症状时，需要考虑气道狭窄和大血管走行异常。

【介入科医师】

支气管镜常用于慢性咳嗽和反复喘息的病因诊断和鉴别诊断。对于血管吊带和血管环患儿，支气管镜可明确气道压迫水平，但不能确定血管畸形的解剖结构及有无其他心脏畸形。不同机构对支气管镜的运用存在差异，国外有些机构可能会在初始评估中使用支气管镜，有些则只在患儿有气道梗阻的症状和（或）体征时才使用，还有些用于术前或术中引导气管插管。不论如何，需要考虑到支气管镜检查是侵入性操作，可能会引起气管水肿而加重患儿的症状。本例患儿支气管镜术后喘憋和呼吸窘迫明显加重，考虑原因为在气道外压性狭窄合并呼吸道合胞病毒急性感染基础上，支气管镜操作的刺激加重了气管、支气管内膜水肿和气道梗阻。因此，对于肺动脉吊带等血管吊带及血管环畸形，支气管镜不是一项常规检查，尤其在合并急性呼吸道感染时，行支气管镜检查需谨慎。

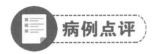

病例点评

学龄前反复喘息的病因可分为结构性异常（如气管支气管软化、血管环压迫、气管狭窄、囊性病变、肿块、肿瘤、淋巴结肿大、心脏增大压迫气道等）和功能性异常（如哮喘、胃食管反流、反复吸入、异物吸入、声带功能障碍、囊性纤维化、免疫缺陷病、支气管肺发育不良、闭塞性细支气管炎、间质性肺病等基础疾病）。血管吊带和血管环导致的气道狭窄虽然不常见，但是在小婴儿反复喘息的鉴别诊断中不容忽视。本例患儿诊断肺动脉吊带和气道狭窄的临床线索有起病年龄小，抗炎平喘治疗效果差，感染和呛水等可诱发反复喘息，喘息声低调、粗糙、响亮，伴随消化道症状如吃奶易呛咳等。CT 血管造影检查是诊断肺动脉吊带的金标准，对于合并气道梗阻症状的患儿，应尽早行手术矫治异常走行的血管。本例的一个经验教训是，在临床实践中需遵循"先无创，再有创"的原则进行检查操作，支气管镜为有创操作，不是本病的常规检查，尤其在合并急性呼吸道感染时对肺动脉吊带患儿进行支气管镜检查，可能加重气道狭窄引起呼吸衰竭。

（撰写　陈杰华　点评　王文建　审稿　殷菊）

参 考 文 献

1. XIE J, JUAN Y H, WANG Q, et al. Evaluation of left pulmonary artery sling, associated cardiovascular anomalies, and surgical outcomes using cardiovascular computed tomography angiography. Sci Rep, 2017, 7: 40042.

2. YONG M S, ZHU M Z L, BELL D, et al. Long-term outcomes of surgery for pulmonary artery sling in children. Eur J Cardiothorac Surg, 2019.

3. 梁文雅, 蔡勇, 黄君瑶, 等. 先天性肺动脉吊带患儿的临床特点及诊治分析. 广州医科大学学报, 2020, 48（1）: 23 - 26.

病例 30

食管气管瘘所致儿童反复喘息

病历摘要

【基本信息】

患儿，女，10 个月 10 天。

以"咳嗽、喘息 10 余天，加重伴气促 4 天"为主诉入院。

【病史】

入院前 10 天，患儿无明显诱因出现咳嗽，咳嗽较剧，伴白色黏痰，伴喘息，以晨起及活动后明显，无吐奶及吐沫，伴气促、烦躁，有一过性低热。外院给予头孢美唑静脉滴注 7 天、哌拉西林他唑巴坦静脉滴注 3 天及解痉平喘等治疗，效果欠佳。

患儿病后精神、食欲欠佳，大小便正常。

足月剖宫产，出生体重 3150 g，混合喂养，发育正常，仅接种卡介苗。否认湿疹、鼻炎，对蛋清、牛奶过敏。新生儿期发现先天性Ⅲb 型食管闭锁并行食管吻合重建、食管气管瘘修补术，术后行食管扩张并规律随访。随后出现喘息 10 余次，因肺炎住院 6 次，其中重症肺炎 1 次。有房间隔缺损、先天性肛门闭锁伴直肠舟状窝瘘。父母及 5 岁姐姐体健，否认哮喘、鼻炎家族史。

【体格检查】

体温 36.5 ℃，脉搏 135 次/分，呼吸 52 次/分，持续气道正压通气下 SpO_2 95%，体重 8.0 kg。神萎，面色欠佳，右胸后外侧见陈旧性手术瘢痕，前囟平软，张力不高，唇周发绀，咽部充血，可见点头样呼吸及吸气性三凹征。双肺呼吸音对称，双肺可闻及中－大量粗中湿啰音及哮鸣音。心音有力、律齐，心前区及心底部未闻及明显杂音，腹软，肝肋下 1.5 cm，脾未扪及，肛门闭锁，于阴道下方可见瘘口，肢端暖。

【辅助检查】

血常规：WBC $8.63 \times 10^9/L$，中性粒细胞百分比 0.71%，淋巴细胞百分比 0.25%，嗜酸性粒细胞百分比 0，RBC $4.96 \times 10^{12}/L$，Hb 101 g/L，PLT $466 \times 10^9/L$。CRP 10 mg/L。PCT 0.122 ng/mL↑。血气分析（持续气道正压通气下）：pH 7.46，$PaCO_2$ 33 mmHg，PaO_2 113 mmHg，HCO_3^- 23.5 mmol/L，SaO_2 0.99。病毒血清学：巨细胞病毒 IgG > 250 AU/mL，EB-CA-IgG（＋），EB-NA-IgG（＋），肺炎支原体抗体滴度 1：160。呼吸道病毒七项：副流感病毒Ⅲ型抗原阳性（＋＋＋）。肺炎支原体、肺炎衣原体 PCR：阴性。鼻咽抽吸物培养：正常菌群。血生化：正常。淋巴细胞分类：CD4/CD8 1.96%（↑），余正常。免疫球蛋白：IgG 7.9 g/L，IgA 0.204 g/L，IgM 2.01 g/L（↑），IgE 25.2 IU/mL，C3 0.55 g/L（↓），C4 0.13 g/L。白细胞吞噬功能：正常。心脏彩超：房间隔中部可见细束分流（2.3 mm），三尖瓣轻度反流，余未见明显异常。

【影像学检查】

胸部 X 线片示双肺纹理增多、模糊，内中带见条絮影（图 30－1）。

【既往资料】

3 月龄时上消化道钡餐提示食管局限性狭窄。

6 月龄时支气管镜检查提示慢性气管、支气管内膜炎。

6 月龄时胸部 CT 提示右肺上叶见斑片影，余肺散在条片状浅淡模糊影；气管下段局限性变窄，右侧中间支气管起始处稍窄（图 30－2）。

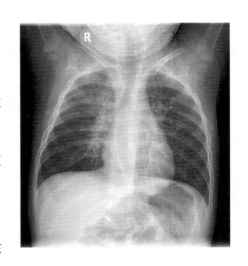

图 30－1 胸部 X 线片

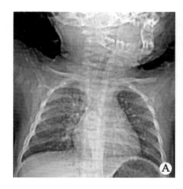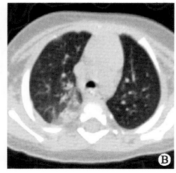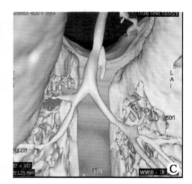

图30-2 患儿6月龄时胸部CT

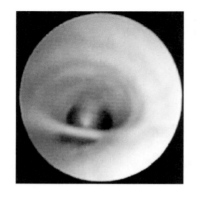

图30-3 支气管镜检查

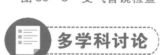

【治疗经过】

给予持续气道正压通气4天，头孢唑肟钠抗感染11天及雾化对症治疗，呼吸困难缓解后行支气管镜检查，提示距隆嵴上方1 cm处6点钟方向在患儿呛咳时可见一线形开口（图30-3），从胃管注射亚甲蓝，见气管分叉上方约1 cm处亚甲蓝溢出，考虑食管气管瘘，行食管气管瘘修补术，术后至今未再喘息。

【内科医师甲】

本例患儿为女性婴儿，此次病程10余天，临床表现为咳嗽伴痰响，有喘息、气促、呛奶及低热等。查体：呼吸52次/分，可见点头样呼吸及吸气性三凹征，双肺呼吸音对称，双肺可闻及中-大量粗中湿啰音及哮鸣音。结合患儿胸部X线片提示内中带见条絮影，故诊断肺炎成立。病原学方面，患儿病程10余天，有感染中毒症状，CRP及PCT轻度升高，中性粒细胞百分比升高，结合入院后副流感病毒Ⅲ型抗原阳性，考虑细菌、病毒混合感染。患儿喘息与肺炎相关，但是患儿多次住院，尚需除外有无基础性疾病导致反复肺炎。

【内科医师乙】

本例患儿反复喘息10余次，每次常规抗感染及解痉平喘治疗均有效，但易反复。反复喘息的原因需要考虑：①先天性气道发育异常：患儿年龄小，起病早，病情反复，且既往 2 次 CT 气道重建提及可疑异常（局限性变窄），需首先警惕气管软化、狭窄等，但其 6 月龄时已行支气管镜检未见异常，不支持该诊断；②原发性免疫缺陷病：患儿年龄小，起病早，反复肺炎需警惕，但其免疫球蛋白、补体、淋巴细胞分类、白细胞吞噬功能等免疫初筛基本正常，不支持；③支气管异物：反复喘息需考虑，但患儿 2⁺ 月龄即起病，尚未添加辅食，且双肺呼吸音对称，影像学及支气管镜检结果不支持；④支气管哮喘：反复喘息伴牛奶过敏，但无特应性皮炎、鼻炎及哮喘家族史，外周血嗜酸性粒细胞百分比＜4%，哮喘预测指数阴性，雾化吸入支气管舒张剂和足量糖皮质激素疗效不佳，不支持诊断；⑤胃食管反流：患儿虽有呛奶，但平素无吐奶，且上消化道钡餐造影均未见明显反流征象，不支持；⑥其他：支气管扩张、原发性纤毛运动障碍等疾病证据不足，必要时还需进一步完善基因检测等寻找证据。

【内科医师丙】

在反复询问病史时，家长告知患儿 2⁺ 月龄后出现吃奶、饮水时呛咳，结合患儿生后有先天性Ⅲb 型食管闭锁并行食管吻合重建、食管气管瘘修补术，需考虑食管气管瘘复发可能，仍需进一步完成支气管镜检查明确。

【心胸外科医师】

食管气管瘘复发因其罕有自愈可能，是再次手术的指征。延迟手术可能导致症状加重，但若距离首次手术时间太短、局部炎症反应过重可能增加手术难度，影响伤口愈合。何秋明等建议根据有无严重肺炎或撤除呼吸机是否困难确定是否行分期手术，建议选择干预时机为无严重呼吸道症状、CT 检查无胸腔积液/积脓、距首次手术＞2个月时进行。手术方式包括外科手术及内镜下手术：外科手术仍是治疗食管气管瘘复发的最主要方式；而内镜下治疗方式多样，近年来虽取得一定进展，但总体尚不成熟。

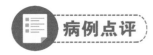　病例点评

食管闭锁发生率为 1/（3000～4000 个活产新生儿），半数病例伴有其他畸形，如肛门闭锁、肠旋转不良、肠闭锁、先天性心脏病等。此病可能是由多种因素导致

胚胎期原始前肠在发育过程中贯通和分隔发生障碍所致。超过90%的食管闭锁合并食管气管瘘,其中Ⅲ型占Gross分型5种病理类型的85%～90%,表现为近端食管为盲端,远端食管有瘘管与气管交通。食管闭锁的手术方式包括开放式手术及胸腔镜手术,术后常见并发症为吻合口瘘及吻合口狭窄。

食管气管瘘复发是少见但严重的并发症,发生率为5%～10%,主要症状为反复进食呛咳、发绀及反复呼吸道感染等。食管气管瘘复发的危险因素较多,文献显示可能与手术吻合口张力过大、吻合口血运不良、吻合口瘘及吻合口狭窄、反复食管扩张导致吻合口狭窄处薄弱破损、术式选择不当、手术中技术操作欠缺等有关,其中术后吻合口瘘是首要原因。大多数文献报道食管气管瘘复发多见于Ⅲ型食管闭锁患儿。李樱子等报道303例先天性食管闭锁患儿中,有261例为Ⅲ型,而17例食管气管瘘复发全部属于Ⅲ型。本例患儿为Ⅲb型,其瘘口位于气管分叉上方1.0 cm。术后食管气管瘘复发时间尚无统一结论,何秋明等报道中位时间为术后75天(8～288天)。本例患儿术后1月余出现呛咳、喘息等症状,术后309天确诊复发。患儿首次支气管镜检未发现瘘口,可能与支气管镜术麻醉方式、手术医师经验等有关。

对既往有先天性Ⅲb型食管闭锁的患儿,如果在术后出现反复喘息,需警惕食管气管瘘复发,建议在局麻状态下行支气管镜仔细观察,并结合胃管内注入亚甲蓝的方法,可能提高诊断率。

(撰写 李思敏 点评 罗征秀 审稿 殷菊)

参 考 文 献

1. 何秋明,王哲,钟微,等. 食管闭锁术后发生食管气管瘘复发患儿的程序化治疗. 中华小儿外科杂志,2020,41(12):1078-1083.

2. KOIVUSALO A I, PAKARINEN M P, LINDAHL H G, et al. Revisional surgery for recurrent tracheoesophageal fistula and anastomotic complications after repair of esophageal atresia in 258 infants, J Pediatr Surg, 2015, 50(2):250-254.

3. WANG J, ZHANG M, PAN W, et al. Management of recurrent tracheoesophageal fistula after esophageal atresia and follow-up. Dis Esophagus, 2017, 30(9):1-8.

4. 李樱子,黄金狮,杜京斌,等. 先天性食管闭锁手术后并发症及处理. 临床小儿外科杂志,2018,17(7):519-522.

病例 31

儿童食物依赖运动诱发严重过敏反应

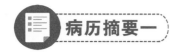 病历摘要一

【基本信息】

患儿，男，12岁。

主诉：发作性头晕、呼吸不畅、皮疹3个月。

【病史】

现病史：患儿3个月来发作性头晕伴呼吸不畅18次，有时伴皮疹、皮肤瘙痒症状。症状严重时可伴喘息、头晕、胸闷憋气，皮肤可见风团样皮疹伴瘙痒。曾有2次出现眼前发黑并晕倒，不伴意识丧失，平卧休息0.5～1小时可以恢复。症状轻时只有头晕、胸闷、咽痒，伴或不伴皮疹，休息10～30分钟可缓解。

发作多出现在早饭后上学的路上。发作当日早饭多为面食：面包，馒头，饼。多在追赶公交车或快速走路时严重发作。

既往史：春季过敏性鼻炎史，3岁前喘息史2次，无湿疹、荨麻疹史，无食物过敏史。

个人史：足月顺产，无特殊疾病史，生长发育正常。

家族史：其父有过敏性鼻炎史。

【体格检查】

查体：生命体征平稳，无皮疹，头颅、五官查体未见异常。口周无发绀，咽部无充血，无三四征，双肺呼吸音清，无啰音。心音有力，律齐。腹软，肝脾肋下未触及，肠鸣音正常。四肢肌力正常。神经系统查体未见异常。

【辅助检查】

过敏原特异性 IgE：树花粉 21.3 kUA/L（↑），春季树木花粉组合 11.4 kUA/L（↑），小麦 15.7 kUA/L（↑），牛奶 0，鸡蛋白 0，坚果组合 0，花生 0，黄豆 0，蟹 0，虾 0，过敏原总 IgE 147 kUA/L（↑）。

新鲜食物过敏原皮肤点刺试验：小麦 7 mm（↑），牛奶 0，鸡蛋白 0，阳性对照 4 mm。

血生化：肝功能、肾功能、心肌酶、电解质正常。

心电图：正常，24 小时心电图正常。

超声心动图：正常。

脑电图：正常。

头颅 CT：正常。

运动肺功能（运动前避食小麦）：正常。

【诊疗过程】

诊断：小麦依赖运动诱发严重过敏反应。

治疗：运动前避食小麦制品，进食小麦后 2 小时内不能运动，早餐避食小麦制品。遵医嘱后未再出现。积极治疗和预防季节性鼻炎。

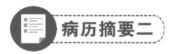 病历摘要二

【基本信息】

患儿，女，10 岁。

主诉：憋气、皮疹 40 分钟。

【病史】

现病史：患儿 40 分钟前于操场跑步约半小时后出现长出气，随后很快出现憋气和皮肤瘙痒。30 分钟前出现声音嘶哑伴喘息，皮肤出现风团样皮疹，自行口服西替利嗪滴剂，服药 10 分钟后皮疹好转。30 分钟前 120 到场，听诊肺部可闻及"喘鸣音"，给予吸氧并转运至我科急诊，运送途中憋气症状和皮疹均缓解。

患儿于症状出现 50 分钟前进食午餐（芹菜、猪肉、米饭）。

既往史：3 个月前曾有类似发作，当时进食食物包括芹菜、牛肉、土豆、米饭。有过敏性鼻炎病史。否认食物过敏。无湿疹史。

个人史：足月顺产，无特殊疾病史，生长发育正常。

家族史：其父有过敏性鼻炎史。

【体格检查】

查体：生命体征平稳，未见风团皮疹，头颅、五官查体未见异常。口周无发绀，咽部无充血，无三凹征，双肺呼吸音清，无啰音。心音有力，律齐。腹软，肝脾肋下未触及，肠鸣音正常。神经系统查体未见异常。

【辅助检查】

过敏原特异性 IgE 检测：总 IgE 146 kUA/L（↑），桦树花粉 11.32 kUA/L（↑），春季树木花粉组合 9.1 kUA/L（↑），艾蒿 19.71 kUA/L（↑），户尘螨 1.47 kUA/L（↑），粉尘螨 2.31 kUA/L（↑），霉菌组合 0，坚果组合 1.2 kUA/L（↑），花生 0，黄豆 0，牛奶 0，蟹 0，虾 0，芝麻 0。

新鲜食物过敏原皮肤点刺试验：芹菜 9 mm，阳性对照 3 mm。

心电图正常，24 小时心电图正常。

超声心动图：正常。

运动肺功能（运动前避食芹菜）：正常。

【诊疗过程】

诊断：食物依赖运动诱发严重过敏反应。

治疗：运动前避食芹菜，进食芹菜后 2 小时内不能运动，之后未再出现。积极治疗和预防季节性鼻炎。

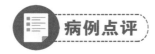

食物依赖运动诱发严重过敏反应（food-dependent exercise-induced anaphylaxis，FDEIA）是一类特殊类型严重过敏反应，其是 IgE 介导的过敏反应，在患儿血清中可发现致敏食物特异性 IgE。FDEIA 在进食后由运动诱发，但单纯进食或单纯运动后并不发作。多数在进食后 2 小时内由运动诱发，主要相关食物为小麦、蔬菜、水果、虾、贝类。研究显示，日本初中生 FDEIA 发病率为 0.02%，其中 1/3 是青少年。

在我国，相比其他食物，小麦依赖运动诱发严重过敏反应（wheat-dependent-exercise-induced anaphylaxis，WDEIA）多见，采用口服食物激发试验进行诊断存在困难，并且结果可重复性不佳。诊断可以参考以下标准，同时满足标准①、②、③、④或者①、②、③、⑤可考虑诊断：①症状和体征与运动时出现的严重过敏反应是一致的；②进食小麦 6 小时内运动出现症状；③小麦提取物的特异性 IgE 阳性，特别是对面筋和（或）ω-5 麦胶蛋白，或过敏原皮肤点刺试验阳性；④避食小麦，或进食 6 小时内避免运动可以避免发生；⑤症状可以在非甾体抗炎药、阿司匹林和酒精作用下，不运动而诱发。

与小麦诱发严重过敏反应不同的是，小麦依赖运动诱发严重过敏反应患儿单纯进食小麦不会出现过敏反应。小麦依赖运动诱发严重过敏反应的主要致敏原为 ω-5 麦胶蛋白，而小麦诱发严重过敏反应致敏原可以包括多种麦胶蛋白或麦谷蛋白组分。

考虑 FDEIA 或者 WDEIA 后，需要建议：运动前 4～6 小时避食小麦类饮食；食入小麦食物时避免其他可能的因素（如非甾体抗炎药、酒精、感染）；每天服用阿司匹林的心血管疾病患者应严格避免食用小麦制品或含谷蛋白的食物；锻炼时应随身携带肾上腺素注射笔和手机；当出现早期皮肤症状时，服用抗组胺药（如盐酸西替利嗪口服滴剂）；喘息症状发生时吸入短效 β_2 肾上腺素受体激动剂（如沙丁胺醇）。

病例1中患儿，在进食小麦类食物后运动从而诱发严重过敏反应发生。严重过敏表现包括皮疹、呼吸系统症状和晕倒，根据严重过敏反应分级标准符合Ⅱ、Ⅲ级。治疗包括早餐避食小麦类食品，嘱患儿随身携带肾上腺素注射笔和盐酸西替利嗪滴剂，当出现过敏症状时停止运动，及时给予肾上腺素肌内注射并呼叫急救。其他蔬菜、水果、虾、贝类等食物依赖运动诱发严重过敏反应的诊断与治疗同上。

（撰写　刘玲　点评　周薇　审稿　向莉）

参 考 文 献

1. SPERGEL J M, ANDREWS T, BROWN-WHITEHORN T F, et al. Treatment of eosinophilic esophagitis with specific food elimination diet directed by a combination of skin prick and patch tests. Ann Allergy Asthma Immunol, 2005, 95(4): 336 - 343.

2. JIANG N N, WEN L P, LI H, et al. A new diagnostic criteria of wheat-dependent, exercise-induced anaphylaxis in China. Chin Med J (Engl), 2018, 131(17): 2049 - 2054.

3. 向莉，万伟琳，曲政海，等. 中国儿童严重过敏反应诊断与治疗建议. 中华实用儿科临床杂志，2021, 36(6): 410 - 416.

病例 32

严重过敏反应（一）

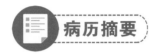 **病历摘要**

【基本信息】

患儿，女，11 岁。主诉：服钙片数分钟后突发喉中瘙痒、喘憋。

【病史】

患儿口服钙片 1 粒，数分钟后感觉喉中瘙痒、呼吸不畅、憋喘。即刻呼叫 120 急救中心，同时给予沙丁胺醇气雾剂、沙美特罗福替卡松吸入。10 分钟后 120 救护人员到位。查体：呼吸困难，口唇青紫，烦躁，喘憋。即刻给予吸氧，地塞米松 2.5 mg 肌内注射，沙丁胺醇气雾剂吸入。同时运往医院。转运途中患儿由烦躁逐渐神志恍惚，呼之不应。再次给予地塞米松 2.5 mg 肌内注射。到达医院急救中心后查体示呼吸、心跳停止。

发病前无发热、咳嗽、喘憋。精神可，饮食正常。婴儿期有食入牛奶、鸡蛋后严重皮疹史，有头孢类、青霉素过敏史。首次喘息发作于 1 岁左右，以后每年发作 3～4 次，多因天气变化诱发，多次诊断为"支气管炎、支气管肺炎"，给予输液治疗，疗效不佳。5 年前因反复咳嗽、喘息 2 个月来哮喘门诊就诊。过敏原检查：屋尘螨/粉尘螨 5 级，屋尘 1 级，猫毛皮屑 1 级，鸡蛋 3 级，牛奶 5 级。诊断为支气管哮喘、食物过敏，并纳入哮喘管理。近 2 年无咳喘发作史。家族史：母亲春秋季荨麻疹史，小姨、外祖母过敏性哮喘病史。

【体格检查】

体温 37.1 ℃，脉搏 0，呼吸 0。即刻行胸外心脏按压、心肺复苏、气管插管、强心、扩容、利尿、降颅压等抢救治疗。心跳恢复，无自主呼吸。心搏骤停复苏成功。

【心搏骤停后体格检查】

体温 36 ℃，脉搏 132 次/分，呼吸 25 次/分，血压 120/53 mmHg，SpO$_2$ 93%（呼吸机辅助通气）。昏迷状态，压眶无反应，双瞳孔等大等圆，对光反射无。双肺呼吸音对称，闻及粗湿啰音。心率 132 次/分钟，律齐，心音低钝。腹略膨隆，四肢肌力低，手足凉。

【辅助检查】

血常规：WBC 29.53×10^9/L，中性粒细胞百分比 53.9%，淋巴细胞百分比 38.9%，Hb 145 g/L，PLT 264×10^9 g/L，CRP 1.4 mg/L。

生化检查：钾 7.7 mmol/L，钠 138.2 mmol/L，钙 1.98 mmol/L，葡萄糖 9.7 mmol/L，高敏肌钙蛋白 T 0.303 μg/L，IgE 1697 IU/mL，丙氨酸转氨酶 121.8 U/L，天冬氨酸转氨酶 298.8 μmo/L，肌酸激酶 470 U/L，肌酸激酶同工酶 181.1 U/L，尿素氮 4.99 mmol/L，肌酐 106.3 μmo/L。

血气分析：pH 7.06，PO$_2$ 73 mmHg，PCO$_2$ 73 mmHg，钠 139 mmol/L，钾 4.3 mmol/L，钙 1.0 mmol/L，红细胞压积 49%，葡萄糖 5.2 mmol/L，乳酸 3.7 mmol/L。

胸部 X 线：左肺渗出性改变，右肺上叶不张。

腹部 B 超：肝胆间隙液性暗区。

心脏彩超：左室壁增厚。

【治疗经过】

患儿心跳复苏后转入 PICU 继续抢救治疗，自主呼吸始终未恢复，2 天后宣布死亡。

【尸检报告】

左右冠状动脉及各级分支动脉平滑肌痉挛呈波浪样改变，心、肺、胃等多脏器灶性出血等改变符合过敏性休克的相关病理改变。未查见明显机械性窒息、机械性损伤改变，可排除机械性窒息、机械性损伤引起的死亡。

患儿所服的钙片说明书中表明辅料中含有奶粉。

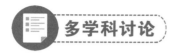

多学科讨论

【重症监护科医师】

患儿，学龄期女童，因口服钙片 1 粒数分钟后感觉喉中瘙痒、呼吸困难、憋喘，由 120 转运至我院急救中心，转运中给予吸氧、地塞米松 2.5 mg 肌内注射，沙丁胺醇气雾剂吸入。转运至急救中心时心跳、呼吸已停止。回顾病史发现未及时给予肾上腺素。肾上腺素是严重过敏反应的首先急救药物。严重过敏反应急救治疗还包括评估循环、气道、呼吸、皮肤症状等，同时快速启动急救流程。对于循环功能障碍者，取仰卧位，抬高下肢。高流量面罩吸氧。尽快建立静脉通道行晶体液扩容，必要时静脉滴注肾上腺素、多巴胺等升压药物。严重呼吸困难时尽快建立人工气道及行机械通气治疗。

【内科医师】

从本例患儿临床表现、病情演变迅速恶化等特点分析，符合严重过敏反应、过敏性休克诊断。患儿来院后心跳、呼吸已停止。经积极抢救治疗心跳复苏成功，但自主呼吸终未恢复，直至死亡。严重过敏反应主要是一种由 IgE 介导的肥大细胞、嗜碱性粒细胞、嗜酸性粒细胞等释放多种生物介质引起的全身反应。儿童严重过敏反应最常见的诱因之一为食物。严重过敏反应是一组综合征，可累及皮肤黏膜、呼吸和（或）循环、消化等多个系统，表现为皮疹、血管神经性水肿、喉鸣、喘息或低血压、剧烈呕吐等各种症状。诊断主要依据为已知或可疑变应原暴露后数分钟至数小时内发生典型发作史，包括症状和体征。如果符合下述 2 种情况中的 1 种：①典型的皮肤表现合并至少 1 个其他系统的表现（呼吸系统、心血管系统、胃肠道系统）；②暴露于已知或可疑变应原，导致呼吸和（或）心血管系统症状，可无典型皮肤黏膜症状，极可能诊断为严重过敏反应。肾上腺素是严重过敏反应的首选急救药物。快速、及时注射肾上腺素能降低患儿住院及死亡风险。

【变态反应科医师】

儿科医师都应重视儿童严重过敏反应的早期识别，特别是对于有过敏性疾病病史或过敏体质患者。当暴露于已知或可疑变应原后数分钟至数小时内，出现皮肤瘙痒、皮肤潮红、荨麻疹、口唇或眼睑肿胀、胸闷、喘鸣、腹痛、腹泻、呕吐等症状，往往提示发生了过敏反应。也有部分患儿无皮肤黏膜症状，直接出现呼吸困难、喘息、低氧血症和血压下降、循环衰竭等症状，这些都对早期识别儿童严重过敏反应增加了难度。严重过敏反应、过敏性休克、急性哮喘发作有时不易鉴别。喘息、咳嗽、气促均可发生于哮喘和严重过敏反应，但皮肤瘙痒、荨麻疹、血管神经性水肿、腹痛和低血压等情况在急性哮喘中很少见。回顾本例患儿吸入及食物过敏原检出级别较高、有支气管哮喘史，当食入含有牛奶蛋白辅料的药物后短时间内发生喉中瘙痒、呼吸困难及憋喘，符合严重过敏反应的临床表现，非哮喘急性发作。此外，异物吸入、晕厥和焦虑/惊恐发作也要注意与严重过敏反应相鉴别。

【儿童保健科医师】

本例患儿身高偏低，门诊检查提示维生素 D 缺乏，生长激素水平低，给予钙剂口服系常规保健治疗。但患儿初次服药后很快出现咽部不适、口唇青紫、呼吸困难等严重过敏反应表现，虽然转运途中有救治，但病情仍继续恶化，最终呼吸、心跳停止。儿童严重过敏反应的危险因素包括严重食物过敏反应病史、哮喘等。同时哮喘和严重食物过敏也是致死性严重过敏反应的危险因素。作为儿童保健科医师要详细了解患儿食物、药物过敏史，了解过敏进程在不同年龄阶段的表现特点，了解各类儿童保健药品的成分特别是复方制剂中的辅料成分，确保安全用药。

病例点评

严重过敏反应是一种主要由 IgE 介导的临床表现为速发、危及生命、可累及全身多系统的超敏反应。少数仅表现为单一呼吸系统或心血管系统症状、体征，如严重上气道梗阻、气道痉挛及低血压等。过敏性休克为危重症表现。目前在我国仍存在对儿童严重过敏反应治疗不足的问题。儿童发生严重过敏反应最常见的诱因为食物。有报道我国 0~3 岁儿童最常见食物诱因为牛奶（62%），青少年最常见的诱因为小麦。喉水肿可导致气道阻塞，在短时间内出现危及生命的缺氧。支气管阻塞是危及生命的首要原因，特别是有哮喘的患者更易出现。致死性严重过敏反应的危险因素包括哮喘、年龄＞10岁、食物过敏类型为花生/坚果以及延迟使用肾上腺素。严重过敏反应治疗原则：尽早使用肾上腺素肌内注射急救治疗，同时将患儿送往附近医院急诊。

广大基层医院首选的抗过敏治疗的抗组胺药和糖皮质激素仅为辅助药物，不能单独使用来治疗严重过敏反应，更不能替代肾上腺素。

对严重过敏反应的识别及诊断目前在基层医院尚未被多数医师充分认识，使得肾上腺素作为一线治疗药物也未在临床实践中被广泛应用。这些有可能造成治疗延误，增加重症结局风险。

（撰写 尹作香 点评 郑宇飞 审稿 向莉）

参 考 文 献

1. 向莉，万伟琳，曲政海，等. 中国儿童严重过敏反应诊断与治疗建议. 中华实用儿科杂志，2021，36(6)：410-416.

2. JIANG C, LI H, WANG L, et al. Gaps between actual initial treatment of anaphylaxis in China and international guidelines: a review and analysis of 819 reported cases. Allergy, 2020, 75 (4)：968-971.

3. JIANG N, YIN J, WEN L, et al. Characteristics of anaphylaxis in 907 Chinese patients referred to a tertiary allergy center: a retrospective study of 1, 952 episodes. Allergy Asthma Immunol Res, 2016, 8(4)：353-361.

病例 33

严重过敏反应（二）

 病历摘要

【基本信息】

患儿，男，12 岁。

主诉：反复发作颜面部红肿、呼吸困难 1 年。

【病史】

1 年前患儿下午放学在家中首次发病，进食花生酱后约半小时在写作业时出现腹痛、腹泻、眼睑红肿、呼吸困难，口服氯雷他定 1 片，半小时后上述症状逐渐好转。2 个月前患儿晚饭后（具体饮食不详）第 2 次发病，突发腹痛、腹泻、面部红肿（以口、唇、眼睑为主）、呼吸困难、口唇青紫，无意识丧失，口服抗过敏药 10 分钟后症状缓解。3 天前晚 10 点患儿第 3 次发病，进食大樱桃 10 余个、荔枝数个后，玩电子游戏时出现面部红肿、喉头发紧、呼吸困难、口唇青紫、无意识丧失。送当地急诊给予抗过敏药口服、盐酸异丙嗪肌内注射、地塞米松注射治疗，2 小时后好转。为求进一步诊治来我院。自发病以来，患儿精神饮食可，睡眠尚可。

患儿既往"过敏性鼻炎"病史 5 年，春秋两季发作。无药物过敏史。足月顺产，新生儿期体健，生长发育正常，正常计划免疫接种，平素体健。否认肝炎及结核等传染病接触史。

母亲有青霉素过敏史，姐姐有过敏性鼻炎病史。

【体格检查】

体温 36.5 ℃，脉搏 86 次/分，呼吸 20 次/分，血压 100/65 mmHg，神志清楚，

精神反应可。全身皮肤无皮疹。眼睑无浮肿，口唇红润。双侧下鼻甲肿大。双肺呼吸音清，未闻及干湿啰音。心律齐，心音有力，未闻及杂音。腹软，全腹无压痛及反跳痛，肝脾肋下未触及。双下肢无浮肿。神经系统查体未见异常。

【辅助检查】

1. 第 3 次发病时

血常规：WBC $7.46 \times 10^9/L$，中性粒细胞百分比 17%，淋巴细胞百分比 68%，RBC $5.12 \times 10^{12}/L$，Hb 119 g/L，PLT $271 \times 10^9/L$，嗜酸性粒细胞计数 $0.61 \times 10^9/L$，嗜酸性粒细胞百分比 8.2%。

2. 门诊首诊时

血常规：WBC $6.7 \times 10^9/L$，中性粒细胞百分比 69%，淋巴细胞百分比 31%，RBC $4.3 \times 10^{12}/L$，Hb 120 g/L，PLT $266 \times 10^9/L$，嗜酸性粒细胞计数 $0.28 \times 10^9/L$，嗜酸性粒细胞百分比 4.8%。

血生化：正常。

肺功能：正常。

【过敏原检查】

过敏原皮肤点刺试验：英国梧桐花粉 +++，大籽蒿花粉 ++++，链格孢 ++，槐树花粉 ++，豚草 ++++，猫毛 ++++（图 33 - 1 ~ 图 33 - 4）。

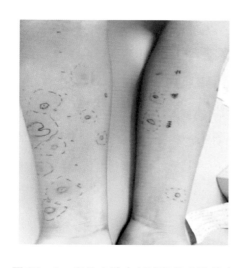

图 33 - 1　患儿皮肤点刺试验的皮肤反应　图 33 - 2　吸入组过敏原皮肤点刺试验结果

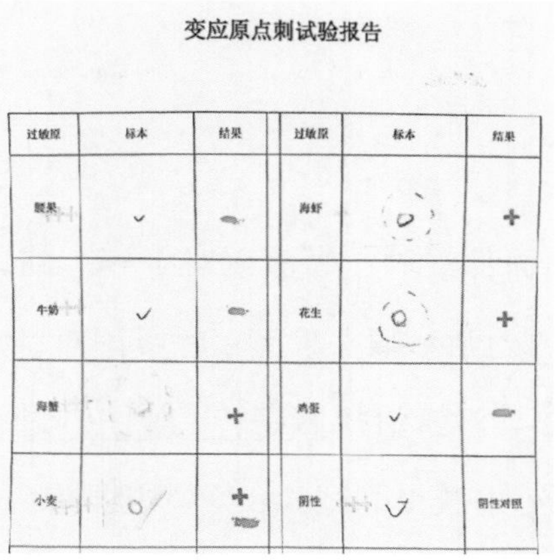

图 33 -3　食物组过敏原皮肤点刺试验结果 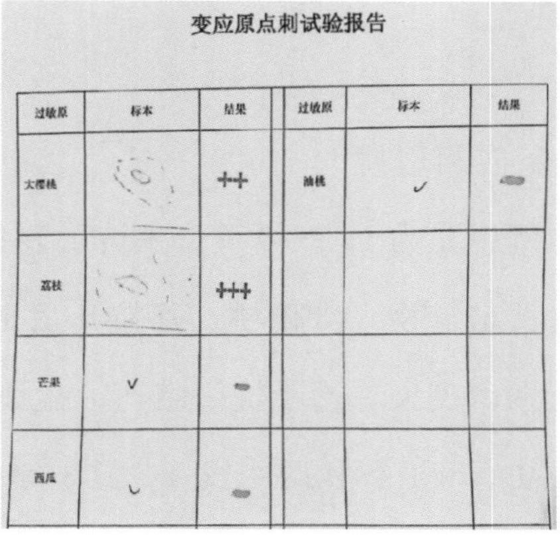　图 33 -4　新鲜水果皮肤点刺试验结果

血清过敏原特异性 IgE 测定见图 33 -5。

英文	中文名称	结果	单位	英文	中文名称	结果	单位
d1	户尘螨	0.25	kUA/L	f1	鸡蛋清	0.14	kUA/L
d2	粉尘螨	0.21	kUA/L	f2	牛奶	0.07	kUA/L
w1	豚草	0.33	kUA/L	f3	鱼	0.14.	kUA/L
w22	葎草	0.14	kUA/L	f4	小麦	0.25	kUA/L
w6	艾蒿	2.09（2 级）	kUA/L	f13	花生	2.64（2 级）	kUA/L
e6	猫皮屑	0.60（1 级）	kUA/L	f14	芝麻	0.37（1 级）	kUA/L
e5	狗皮屑	0.32	kUA/L	f23	螃蟹	0.26	kUA/L
m6	链格孢	0.11	kUA/L	f24	虾	0.22	kUA/L
i6	蟑螂	0.14	kUA/L	fx1	黄豆	0.06	kUA/L
t3	桦树	0.20	kUA/L	T-IgE	总免疫球蛋白	216	kU/L

图 33 -5　患儿血清过敏原特异性 IgE 检查结果

【治疗经过】

嘱患儿避免摄入食物过敏原（花生、樱桃、荔枝等蔷薇科水果），进行花粉过敏原的回避防护。给予布地奈德喷鼻剂喷鼻 bid、氯雷他定 10 mg qd 治疗过敏性鼻炎。备用盐酸西替利嗪片滴剂 5～10 mg 舌下含服 PRN，万托林 1 吸 PRN。经过以上处理，患者未再出现严重过敏反应。

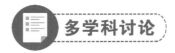 **多学科讨论**

【变态反应科医师】

本例患儿为 12 岁男童，主诉反复发作颜面部红肿、呼吸困难 1 年。临床表现为进食特定食物（如樱桃、荔枝）后出现面部红肿、喉头发紧、呼吸困难、口唇青紫，无意识丧失。给予抗组胺药、盐酸异丙嗪、激素治疗后好转。既往"过敏性鼻炎"病史 5 年，春秋两季发作。过敏原检查：①皮肤点刺试验：英国梧桐花粉 +++，大籽蒿花粉 ++++，链格孢 ++，槐树花粉 ++，豚草 ++++，猫毛 ++++，大樱桃 ++，荔枝 +++；②总 IgE 216 kU/L，艾蒿特异性 IgE 2.09 kUA/L，猫毛特异性 IgE 0.60 kUA/L，花生特异性 IgE 2.64 kUA/L，芝麻特异性 IgE 0.37 kUA/L。饮食回避（花生、大樱桃、荔枝），至今未再发作。因此诊断为严重过敏反应、花粉 - 食物交叉过敏综合征、过敏性鼻炎。

严重过敏反应是一种主要由 IgE 介导的临床表现为速发、危及生命、可累及全身多系统超敏反应。严重过敏反应的终身患病率为 0.05%～2.0%。约 1/4 的严重过敏反应发生于 <18 岁的儿童和青少年。临床多见皮肤黏膜系统表现，少数可仅表现为单一呼吸系统或心血管系统症状、体征，如严重上气道梗阻、气道痉挛及低血压等。过敏性休克为危重症表现。《中国儿童严重过敏反应诊断与治疗建议》提出的儿童严重过敏反应的诊断标准见表 33 - 1。本例患儿符合该诊断标准，因出现了明显的呼吸系统症状，按照严重程度分级为Ⅱ级。治疗原则：肌内注射肾上腺素为一线治疗，应尽早使用肾上腺素肌内注射急救治疗，同时将患儿送往附近医院急诊。抗组胺药和糖皮质激素仅为辅助药物，不能单独使用来治疗严重过敏反应，更不能替代肾上腺素。有呼吸困难、喘息者予以吸入短效 β 受体激动剂，每 15 分钟可重复吸入 1 次。

对于严重过敏反应，明确过敏原诱因非常重要。本例患儿采用过敏原皮肤点刺试验和血清过敏原特异性 IgE 检测，相互补充，确定了吸入性花粉过敏原（大籽蒿、豚草、英国梧桐、槐树）、霉菌（链格孢）、猫毛，以及食物性过敏原中花生、大樱桃、荔枝是主要致敏原，结合患者既往一次发病前曾较大量进食花生，另一次发病前曾进食樱桃和荔枝，因此诊断为食物诱发严重过敏反应。需要注意的是，患者既往有过敏性鼻炎病史，结合过敏原检查结果诊断为花粉症。花粉中含有的致敏活性蛋白质（如脂质转移蛋白、致病相关蛋白、贮存蛋白等）与某些食物中致敏蛋白的结构相似，因而易发生交叉过敏反应，在临床上表现为花粉–食物交叉过敏综合征。较常见的有蒿花粉与桃等蔷薇科水果交叉过敏，梧桐花粉与花生交叉过敏等。本次患儿的吸入性致敏原检出有英国梧桐、大籽蒿等花粉，食物致敏原检出有花生、大樱桃和荔枝等蔷薇科水果，具备过敏性鼻炎病史及进食食物后过敏症状，因此，花粉–食物交叉过敏综合征诊断成立。应对患者进行健康宣教，生活中减少或者避免摄入花生、蔷薇科水果等，以免再次诱发严重过敏反应。

表 33-1 严重过敏反应的诊断标准

数分钟至数小时内急性发作的皮肤和（或）黏膜症状（如全身荨麻疹、瘙痒或潮红、唇舌腭垂水肿），并伴发以下至少 1 种症状：
① 呼吸道症状（如呼吸困难、喘息/支气管痉挛、喘鸣、呼气流速峰值下降、低氧血症）；
② 血压下降或伴终末器官功能不全（循环衰竭、晕厥、尿便失禁）；
③ 严重胃肠道症状（如剧烈腹绞痛、反复呕吐），尤其在非食物过敏原暴露后
暴露已知或可疑的变应原后数分钟至数小时内[a]，急性发作的血压降低[b]，或支气管痉挛，或喉部症状[c]，可无典型皮肤黏膜症状

注：a. 大部分过敏反应发生于暴露变应原的 1~2 小时，一般可能更快。但对于某些食物变应原，如寡糖基半乳糖-α-1,3-半乳糖或免疫治疗，可发生迟发性反应（>10 小时）。
b. 低血压定义：婴儿和儿童收缩压低于年龄正常值或较基础值下降 >30%。
［儿童低收缩压定义：1 月龄~1 岁，<70 mmHg；1~10 岁，<70 mmHg+（2×年龄）；1~17 岁，<90 mmHg］。
c. 喉部症状：包括喉鸣、声音改变、吞咽困难。

【儿科医师】

儿童严重过敏反应发生时，可表现为多个器官和系统受累，难以立即识别。评估要点有以下几个方面：①既往有过敏性鼻炎、变应性哮喘、特应性皮炎或湿疹等过敏性疾病，有过敏性疾病家族史。②有可疑过敏原接触史。③急性起病，数分钟至数小时内出现症状体征，并快速进展。④皮肤黏膜表现：全身荨麻疹、瘙痒或潮红、血管神经性水肿等。⑤呼吸系统表现：声音嘶哑、喘鸣、呼吸急促、呼吸困难、发绀、因缺氧意识不清等。⑥循环系统表现：心悸、出汗、面色苍白、肢端凉、低血压、休克、心搏骤停等。⑦神经系统表现：烦躁、头晕、视物模糊、意识不清、抽搐、昏迷等。⑧消化系统表现：恶心、呕吐、腹痛、大便失禁等。严重过

敏反应发生时，最早、最常见的症状常常是皮肤黏膜表现，也有部分过敏反应患儿可不伴有皮肤黏膜改变，如果仅有皮肤黏膜病变而无其他系统改变者不能视为严重过敏反应。呼吸系统和循环系统可单一或联合受累，神经系统表现通常继发于呼吸及心血管系统表现，而消化系统表现容易被忽略。

需注意与血管迷走神经性晕厥、心源性休克等鉴别。①血管迷走神经性晕厥：常在静脉采血或注射后出现，情绪急剧变化时也会发生，患者常表现为突发颜面苍白、出汗、恶心与低血压。无典型皮肤和呼吸道症状，常伴有心动过缓。②心源性休克：是指由于心脏功能减退导致心排血量显著减少而引起严重急性周围循环衰竭的一组综合征。多发生于成年人尤其是中老年人，常有心前区剧痛，可持续数小时，伴恶心、呕吐、大汗、严重心律失常和心功能不全。③肥大细胞增多症：常表现为累及皮肤的肥大细胞聚集（色素性荨麻疹），偶有患者表现为不明原因的复发性颜面潮红或严重过敏反应发作，确诊依靠骨髓活检和基因检测。此外，还需要与呼吸系统疾病（如急性喉气管炎、气管或支气管阻塞、哮喘发作）、药物或毒性反应（如酒精、阿片类药物）、神经精神疾病（如过度通气综合征、惊恐发作、癫痫发作、癔症、脑血管事件）、内分泌系统疾病（如低血糖、甲状腺危象、副肿瘤综合征、嗜铬细胞瘤）等相鉴别。

本例患儿既往有过敏性鼻炎病史，临床上 3 次均为急性起病，临床症状累及皮肤黏膜、呼吸系统、消化系统，过敏原检查发现多种吸入和食物过敏原阳性，符合严重过敏反应的诊断要点且排除了其他鉴别诊断，诊断明确。此外，患儿过敏原检查从体内和体外检测两方面相互补充，而且使用了新鲜水果点刺，进一步明确了诱发因素。嘱患儿在今后的生活中注意防护，避免再次发生严重过敏反应。

【耳鼻咽喉科医师】

本例患儿既往病史有春秋季节鼻痒、鼻塞、喷嚏、流涕的表现，双下鼻甲肿大，过敏原点刺和血清学检查显示多种花粉过敏，诊断为花粉症。花粉过敏患者经常可同时发生口腔过敏，往往表现为口腔黏膜肿胀、咽喉、消化道水肿、喘鸣等症状，严重时甚至会发生过敏性休克，这可能是特定花粉和某些植物性食物成分有交叉抗原（过敏原）反应。花粉－植物性食物交叉过敏反应是一种由特异性 IgE 介导的过敏反应，是由于患者对花粉过敏，机体产生特异性 IgE 抗体后再次暴露于与花粉过敏原结构相似的植物性食物过敏原所引发的交叉反应。

目前常见的花粉－食物交叉过敏有：白桦花粉与苹果、樱桃、桃子；艾蒿花粉与桃、荔枝、杏等蔷薇科水果及芹菜、辣椒粉；豚草花粉与哈密瓜、香蕉、西瓜等。我国学者还发现，花生过敏与法国梧桐、胡桃和桦树花粉过敏高度相关，表明花生和花粉过敏原之间也可能存在交叉反应。在我国北方，蒿属花粉和葎草花粉是最主要的花粉过敏原。本例患儿的致敏花粉是蒿花粉，其常见组分 Art v 3 与蔷薇科水果中致敏蛋白（如桃，过敏原 Pru p 3）均为脂质转移蛋白，存在交叉反应。而患儿的致敏食物正是蔷薇科大樱桃、荔枝，另一种致敏花粉为梧桐，也与花生有交叉反应性。

查清过敏原，能使患者形成必要的防范意识。有季节性发病的花粉症患者要积极开展预防性治疗，可在春季花粉季（3—5 月）和秋季花粉季（8—11 月）提前 4 到 6 周来医院检查，并在医师指导下进行及时治疗。85% 以上的患者在花粉季节来临时都可以得到有效控制。本例患儿应当进行过敏性鼻炎的规范治疗，并在花粉季节之前进行预防性治疗，有助于预防严重过敏反应的发生。

【儿童保健科医师】

食物过敏是指由免疫机制介导的食物不良反应。牛奶、鸡蛋、坚果（包括花生）是常见的食物过敏原，婴儿最常见的过敏食物是牛奶、鸡蛋、大豆等。随着年龄的增长，花生、坚果、贝壳类食物过敏的发生率逐渐增加。本例患儿的致敏食物是花生、大樱桃、荔枝，且 2 次均在进食上述食物后快速发病，属于自行食物激发后发生过敏反应。

一旦确定食物过敏的过敏原，应嘱咐患儿科学忌口，并注意以下饮食管理的注意事项：①避食过敏食材和容易交叉过敏食材（如牛奶过敏的患儿也不要食用羊奶），以及用食材制作的加工食品（如牛奶过敏的患者注意避食奶酪或其他奶制品）。②注意查看食品包装上的配料表和过敏食物提示信息。③患儿不要接受他人分享的食品。尽量在自家做饭吃饭，减少外出就餐和外卖，外出就餐时也提前告知餐厅需忌口的食材。④家长与幼儿园或学校做好沟通，告知患儿过敏食物，以避免发生误食过敏食材。⑤食物过敏有随着年龄增长自愈的可能。因此，本例患儿应当每6～12个月在变态反应专科复诊，复查皮肤点刺试验、血清特异性IgE，有条件时行口服食物激发试验。若评估提示患儿已经产生耐受，可恢复进食既往过敏的食物，这有助于提高患儿生活质量，保证营养均衡。

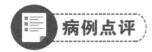
病例点评

近年来，儿童严重过敏反应的发病率呈上升趋势，尤其是低龄儿童。但是在我国仍存在对儿童严重过敏反应认识、诊断、治疗不足的问题，且我国人群严重过敏反应的诱因尚未充分阐明，肾上腺素作为一线治疗也仍未在临床实践中被广泛应用，这有可能造成治疗延误，增加预后不良的风险。本例患儿的诊断与治疗，强调了儿童严重过敏反应要及时、正确诊断，应尽早明确诱因、降低再发风险，也强调了肾上腺素是一线治疗，这需在医务人员尤其是急诊医务人员中广泛普及。应对患儿进行长程管理、定期随访评估和制定个体化急诊治疗方案，教育患儿家长识别早期症状并使用肾上腺素。目前，我国变态反应学发展的难点之一在于过敏原体内和体外诊断的开展尚不广泛，许多基层医院缺乏过敏原点刺试验、血清特异性IgE检测等诊断手段，限制了过敏性疾病的规范诊断和治疗，也使部分患者尤其是严重过敏反应患者不能及时得到确诊和救治。总之，对于严重过敏反应，尚需进一步基于国外前沿进展，在国内大力开展相关研究，制定适合我国儿童的诊疗方案，提升我国儿童过敏性疾病的治疗水平。

（撰写　高翔　点评　曲政海　审稿　向莉）

参 考 文 献

1. 向莉，万伟琳，曲政海，等. 中国儿童严重过敏反应诊断与治疗建议. 中华实用儿科临床杂志，2021，36(6)：410-416.

2. TURNER P J, WORM M, ANSOTEGUI I J, et al. Time to revisit the definition and clinical criteria for anaphylaxis? World Allergy Organ J, 2019, 12(10): 100066.

3. DRIBIN T E, SCHNADOWER D, SPERGEL J M, et al. Severity grading system for acute allergic reactions: A multidisciplinary Delphi study. J Allergy Clin Immunol, 2021, 148(1): 173-181.

4. SIMONS F E, EBISAWA M, SANCHEZ-BORGES M, et al. 2015 update of the evidence base: World Allergy Organization anaphylaxis guidelines. World Allergy Organ J, 2015, 8(1): 32.

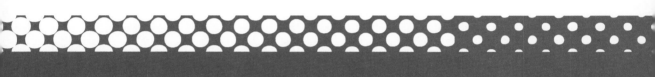

气道异物

病例 34
儿童气道异物并发负压性肺水肿

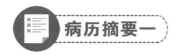 病历摘要一

【基本信息】

患儿，男，1岁。

主诉：喘息1天。

【病史】

患儿入院前1天食用"花生粥"时出现刺激性呛咳，随后出现喘息，就诊于我院。病程中无发热、咳痰、口唇发绀等症状。

自发病以来，精神、睡眠尚可，饮食稍差，大小便正常。

患儿既往喘息史1次，有湿疹史，否认药物及食物过敏史，否认家族哮喘病史。

【体格检查】

体温36.2 ℃，脉搏122次/分，呼吸42次/分，血氧饱和度93%（未吸氧状态下）。神志清楚，精神反应可，浅表淋巴结未触及肿大，皮肤无出血点及瘀斑，口唇无发绀，呼吸急促，42次/分，胸骨上窝凹陷，听诊左肺闻及喘鸣音，右肺闻及水泡音。心音有力，律齐，未闻及病理性杂音。腹软，无压痛、反跳痛，肝脾肋下未触及。神经系统查体无异常。

【辅助检查】

血常规、血生化均正常。乙肝、丙肝、梅毒、HIV抗体均阴性。

影像学检查：肺CT提示左肺过度通气，呈阻塞性肺气肿，右肺多发斑片状高密度影；三维成像提示左主支气管远端堵塞，考虑异物（图34-1）。

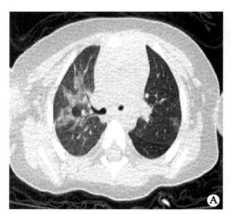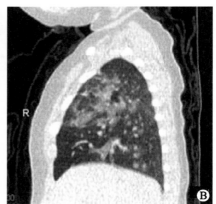

图34-1　肺CT（病例1）

【治疗经过】

入院后根据患儿异物呛咳史，喘息临床表现，查体发现患儿左肺闻及喘鸣音，右肺闻及水泡音，结合肺部CT示阻塞性过度通气及肺部水肿影，诊断为左主支气管异物、Ⅰ型负压性肺水肿。给予鼻导管吸氧、纤维支气管镜术前化验检查，于腔镜室在丙泊酚静脉深度镇静下行纤维支气管镜异物摘除术，于左主支气管远端靠下叶开口处取出碎果仁，术程顺利。术后2小时患儿呼吸平稳，喘鸣音消失，24小时后右肺水泡音消失，48小时后痊愈出院。

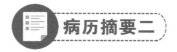 病历摘要二

【基本信息】

患儿，男，3岁。

主诉：喘息、声音沙哑半个月，加重1天。

【病史】

患儿于半个月前吃葵花籽后出现喘息，伴声音沙哑，无犬吠样咳嗽及喉鸣，曾就诊于当地县医院，诊断为支气管炎，给予肌内注射药物治疗（具体不详），效果

欠佳。1 天前喘息加重、呼吸费力，查肺 CT 提示颈 5 水平气管内可见小条型高密度影，右肺中间段支气管显示不清，考虑异物不除外。为进一步治疗来我院，门诊以"Ⅱ°喉梗阻、支气管异物?"收入院。病程中无发热、咳痰、发绀。

自发病以来，患儿精神、睡眠尚可，饮食欠佳，大小便正常。

既往无喘息史，否认药物及食物过敏史，否认家族哮喘病史及肝炎、结核传染病史。

【体格检查】

体温 37.3 ℃，脉搏 122 次/分，呼吸 36 次/分，血氧饱和度 95%（未吸氧状态下）。神志清楚，精神反应可，浅表淋巴结未触及肿大，皮肤无出血点及瘀斑，口唇无发绀，吸气性呼吸困难，36 次/分，胸骨上窝凹陷，听诊闻及喉鸣音，右肺呼吸音低。心音有力，律齐，未闻及病理性杂音。腹软，无压痛、反跳痛，肝脾肋下未触及。神经系统查体无异常。

【辅助检查】

血常规：WBC 11.2×10^9/L，淋巴细胞百分比 32.4%，中性粒细胞百分比 61.8%，CRP 2 mg/L。

血生化正常；乙肝、丙肝、梅毒、HIV 抗体均阴性。

肺 CT 检查见图 34 - 2。

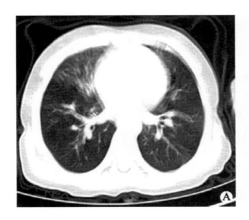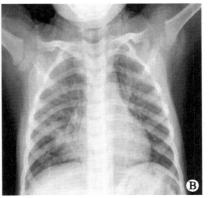

A. 取异物术前表现，双肺局灶性过度通气；B. 异物术后右肺见高密度渗出影。

图 34 - 2　肺 CT（病例 2）

【治疗经过】

根据患儿临床表现、体格检查及影像学特点，考虑气道异物，于全麻下行支气管镜异物摘除术，分别于声门处及右中叶支气管开口处取出碎葵花籽仁，声门下黏膜糜烂、少量肉芽组织，气管内大量脓性及血性分泌物，诊断为声门异物、右侧支气管异物。术后患儿呼吸好转、喘息消失，肺部听诊无干湿啰音。术后约半小时患儿呼吸稍促，血氧饱和度下降至 93%，口唇无发绀，听诊双肺闻及水泡音，右肺明显，考虑并发 Ⅱ 型负压性肺水肿。给予持续气道正压通气（continuous positive airway pressure，CPAP）辅助吸氧、布地奈德雾化，约 2 小时后呼吸逐渐平稳，胸部 X 线检查提示右肺高密度渗出影、24 小时肺部水泡音消失。

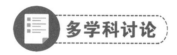

多学科讨论

【内科医师甲】

对于本文病例 1，根据发病年龄、异物呛咳史，肺部查体示左肺闻及喘鸣音，结合肺 CT 示左侧存在阻塞性过度通气特点，左侧支气管异物诊断明确，但是与既往异物诊断不同之处为：①查体右肺闻及水泡音；②右肺多发斑片状高密度影。基于此，我们考虑支气管异物并发了 Ⅰ 型负压性肺水肿。对于本文病例 2，根据患儿临床表现、体格检查及影像学特点，考虑气道异物，于全麻下行支气管镜异物摘除术，分别于声门处及右中叶支气管开口处取出碎葵花籽仁，声门异物、右侧支气管异物诊断明确。异物摘除术后患儿呼吸好转、喘息消失，肺部听诊无干湿啰音，然而术后约半小时患儿呼吸稍促，口唇无发绀，听诊双肺闻及水泡音，右肺明显，胸部 X 片提示双肺高密度渗出影、右肺显著，考虑并发 Ⅱ 型负压性肺水肿。

负压性肺水肿又称为梗阻后肺水肿，是由于气道梗阻或解除梗阻后胸腔负压急剧增加而引起的非心源性肺水肿，分为 Ⅰ 型和 Ⅱ 型。Ⅰ 型为急性气道梗阻后迅速发生的肺水肿，如急性喉炎、会厌炎、呼吸道异物等；Ⅱ 型较少见，多见于慢性气道梗阻解除后发生的肺水肿，如扁桃体、腺样体肥大及上呼吸道肿瘤术后，气管支气管异物取出术后发生的肺水肿也属于 Ⅱ 型负压性肺水肿。根据上述定义，本文病例

1为气道梗阻后迅速发生的肺水肿，为Ⅰ型负压性肺水肿；病例2为异物取出术后并发的肺水肿，称为Ⅱ型负压性肺水肿。

【内科医师乙】

本文两例气道异物患儿均并发了负压性肺水肿，但二者分型、发病机制及发病部位不同。正常生理情况下，肺毛细血管内胶体渗透压、肺间质静水压与肺毛细血管内静水压处于平衡状态，称为Starling's law（斯塔林定律）。Ⅰ型负压性肺水肿时，由于急性气道梗阻，机体为缓解缺氧用力吸气，致使胸腔负压明显升高。胸腔负压增加使右心静脉回流增多，右心舒张期末容积、肺血容量和肺毛细血管静水压上升，打破了斯塔林定律的平衡状态，使肺毛细血管内液渗漏进入肺间质和肺泡，此时出现Ⅰ型负压性肺水肿。Ⅱ型负压性肺水肿时，呼吸道慢性梗阻不仅增加了胸腔负压，同时也增加了呼气性呼吸困难，大量气体潴留形成肺气肿，即呼气末容积增加，相当于肺泡自动产生了呼气末正压通气（PEEP），这种PEEP抵消了起初胸腔负压增加导致的高肺毛细血管静水压，当异物被迅速移除，肺泡内压力迅速降低，PEEP消失，过高的肺毛细血管静水压促使肺水肿发生。本病例1在急性异物梗阻后发生，发生部位为梗阻对侧；而病例2在异物被移除后发生，且发生部位同侧较对侧显著。由上述发病机制不难推断出Ⅰ型负压性肺水肿发生部位为多为梗阻对侧的原因，即对侧只增加了胸腔负压，却缺少了由于气体潴留、呼气末容积增加而产生的自动PEEP，因此本文病例1患儿并发Ⅰ型负压性肺水肿出现在对侧符合上述发病机制；同理解释了病例2患儿Ⅱ型负压性肺水肿异物取出后出现同侧较对侧严重这一现象。另外，负压性肺水肿发病快，病程短，呈自限性，一般12～48小时恢复，且预后较好。

【影像科医师】

异物梗阻的影像学表现多样，当异物梗阻形成完全活瓣、只吸入气体而不呼出气体时，此时在阻塞性肺气肿的基础上容易形成纵隔气肿、气胸；当异物形成不完全活瓣、吸入气体大于呼出气体时，出现本文病例1单侧阻塞性肺气肿，加之上述发病机制，对侧容易出现负压性肺水肿；然而当异物完全堵塞、气体无法吸入时，此时梗阻侧或者梗阻段剩余气体吸收后，容易并发肺不张，肺泡内无自动PEEP产生，不容易形成Ⅱ型负压性肺水肿。

 病例点评

儿童气道异物并发Ⅰ型负压性肺水肿多发生于梗阻对侧，影像学一般表现为梗阻侧阻塞性肺气肿，对侧渗出性肺水肿。临床医师应通过病史、临床表现及影像学特点正确识别，防止漏诊和误诊。Ⅱ型负压性肺水肿发生于异物移除术后，影像学表现为梗阻同侧或双侧渗出性改变。对于异物取出术后又迅速出现缺氧和呼吸困难，应及时想到本病可能，以免怀疑存在残余异物，而增加再次纤维支气管镜术风险。

（撰写　李芹　点评　安淑华　审稿　郑跃杰）

参 考 文 献

1. MASUDA A, ASANO F, TSUZUKU A, et al. Postobstructive pulmonary edema that developed immediately after the removal of an endobronchial foreign body. Intern Med, 2015, 54(5): 497 - 502.

2. 朱磊, 李卫华, 张虹, 等. 急性喉炎并发负压性肺水肿9例临床分析. 中华实用儿科临床杂志, 2016, 31(16): 1245 - 1247.

3. TOUKAN Y, GUR M, BENTUR L. Negative pressure pulmonary edema following choking on a cookie. Pediatr Pulmonol, 2016, 51(7): E25 - 27.

4. XIONG J, SUN Y. Negative pressure pulmonary edema: a case report. BMC Anesthesiol, 2019, 19(1): 63.

病例 35
儿童支气管异物

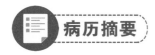

病历摘要

【基本信息】

患儿，男，9岁。

主诉：咳嗽伴喘息2个月。

【病史】

患儿2个月前无明显诱因出现咳嗽，呈阵发性、刺激性咳嗽，以夜间为主，咳白色泡沫痰，伴喘息，无口唇青紫，无发热，家长自行给予口服药物（具体不详）治疗5天后咳嗽、喘息较前稍好转。入院前45天患儿早饭后出现呕吐，呕吐物为胃内容物，呕吐后出现口唇青紫、喘息加重，就诊于当地医院，完善肺部CT等相关检查，考虑"肺结核"，并给予静脉输液抗结核治疗18天。后于入院前27天，患儿上述症状稍好转后出院，出院后继续遵医嘱口服"异烟肼0.1 g/d、利福平0.15 g/d、吡嗪酰胺0.25 g/d、乙胺丁醇0.25 g/d、复方甘草酸苷片100 mg/次，3次/d"四联抗结核及保肝治疗。期间患儿仍反复出现咳嗽、喘息、呼吸困难症状，现为进一步诊治来我院就诊。

自发病以来，患儿神志清，精神欠佳，食纳欠佳，睡眠欠佳，有盗汗，体重减轻4 kg。

足月剖宫产，按时接种疫苗，无食物、药物过敏史，无湿疹，既往无喘息病史，无结核接触史，家族无过敏性疾病史及反复咳喘史。

【体格检查】

体温 36.3 ℃，脉搏 156 次/分，呼吸 48 次/分，血压 100/60 mmHg，SpO_2 85%。体重 18 kg，身高 105 cm，营养 3 分。神志清，精神反应差，腹部皮褶厚度 0.6 cm，卡疤？呼吸偏快，可见三凹征，喜端坐，不能平卧，全身体表淋巴结未触及肿大。口唇轻度发绀，双肺呼吸音粗，双肺可闻及散在湿性啰音及喘鸣音，呼气相延长。心音有力，律齐，未闻及杂音。腹软，无压痛及反跳痛，肝脾肋下未触及。神经系统查体未见明显异常。

【辅助检查】

血气：pH 7.33，PCO_2 45.0 mmHg，PO_2 50.8 mmHg，BE −3.5 mmol/L。

血常规：WBC 18.7×10^9/L，中性粒细胞百分比 71.9%，淋巴细胞百分比 20.9%，Hb 128 g/L。

血生化：正常。

PCT 0.1 ng/mL，IL-6 37.86 pg/mL，CRP 39.5 mg/L。

血沉：20 mm/h。

脑利尿钠肽：112.00 ng/L。

体液免疫、细胞免疫、凝血功能：均正常。

总 IgE：8 kU/L。

呼吸道病原体九项核酸检测：均阴性。

痰涂片：革兰氏阴性杆菌（＋），革兰氏阳性杆菌（±）。

结核菌涂片：未找到抗酸杆菌。

痰培养：正常菌群。

T-SPOT.TB 试验：阴性；PPD 试验：阴性。

心电图：窦性心律。

心脏彩超、腹部 B 超：均未见明显异常。

鼻咽正侧位片：腺样体肥大。

鼻内镜：腺样体略肥大，鼻窦炎。

【影像学检查】

肺CT：右肺中叶、左肺上叶舌段及右肺下叶炎症，右肺下叶及左肺支气管柱状扩张（图35－1）。

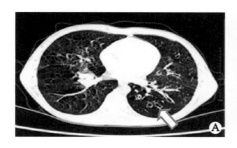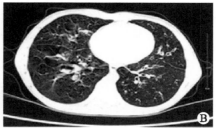

图35－1 肺CT

【治疗经过】

入院后给予头孢曲松钠静脉滴注抗感染，布地奈德、异丙托溴铵、硫酸特布他林雾化改善气道痉挛，间断低流量氧气吸入及营养支持治疗3天，复查感染指标明显降低，但患儿咳嗽、喘息症状及双肺听诊未明显好转，仍有三凹征，不能完全平卧。遂行纤维支气管镜检查：探查右肺中叶开口处见形状不规则、反光性异物堵塞气道，周围有少许肉芽组织，导致管腔狭窄约60%，钳取出异物，异物实物为笔帽；探查右肺上叶、下叶及左肺上叶、下叶未见残余异物，右肺各叶较多脓性分泌物，给予灌洗后通畅（图35－2）。

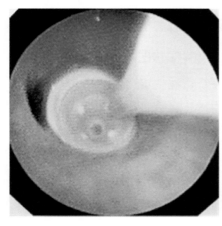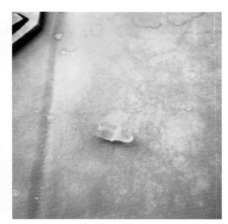

A. 右肺中叶开口处   B. 白色塑料笔帽

图35－2 支气管镜检查

异物取出后，患儿呼吸平稳，咳嗽、喘息明显好转，加用糠酸莫米松喷鼻、"海盐水"洗鼻、孟鲁司特钠口服，继续给予头孢曲松钠静脉滴注抗感染及雾化平喘治疗，5天后复查肺部CT示较前好转（图35-3）。

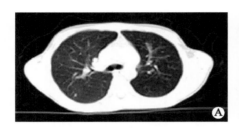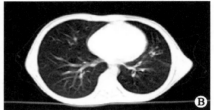

图35-3　复查肺部CT

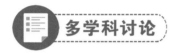多学科讨论

【内科医师甲】

本例患儿为学龄期儿童，病史迁延2个月，临床表现为长期咳嗽、喘息，伴有食纳、睡眠欠佳、盗汗，体重减轻4 kg。因新疆为结核病高发地区，故外院考虑诊断为"肺结核"，并给予抗结核治疗，但效果不明显。入院后，患儿PPD试验阴性、T-SPOT. TB试验阴性，否认结核接触史，卡疤？肺CT虽可见局部炎症及支气管扩张表现，但未见淋巴结肿大、"哑铃征"等肺结核的特征性改变，故目前"肺结核"诊断不成立，需要进一步查找病因。在随后的支气管镜检查中发现右肺中叶开口处见异物堵塞气道，异物取出后，患儿咳喘症状明显减轻，复查肺部CT也较前好转，故目前诊断"右侧支气管异物，继发肺部感染，继发支气管扩张"。

气道异物是小儿较为常见的意外伤害之一，应引起家长和儿科医师的重视。临床所见：当异物较大且嵌顿于喉头气管时有窒息死亡的危险；当较小、尖锐的异物嵌顿于喉头者，除有吸气性呼吸困难和喉鸣外，大部分有声音嘶哑甚或失音。多数异物位于单侧支气管，因此无明显呼吸困难症状，后因异物长期堵塞和并发炎症，刺激气管黏膜，使之充血肿胀，分泌浆液性或脓性分泌物，最终继发肺炎甚至支气管扩张、慢性肺不张、肺脓肿等并发症。

【内科医师乙】

对于气管支气管异物，可结合患儿异物吸入史、临床症状、体格检查和辅助检查来明确诊断。对于疑难病例，可行诊断性内镜（硬质或弯曲内镜）检查确诊。气道异物需与以下几种疾病鉴别。

（1）呼吸道感染性疾病：常见呼吸道感染性疾病如急性喉炎、肺炎等有咳嗽、气促、声嘶、喉鸣甚至呼吸困难等表现，需与气管支气管异物相鉴别，但此类疾病多有呼吸道感染病史，无明显异物吸入史，积极抗感染治疗多可获得满意疗效。肺部影像学检查（如 CT）、支气管镜检查有助于鉴别诊断。

（2）喘息性疾病：罹患哮喘等喘息性疾病的患儿，以反复发作的喘息、咳嗽为主要临床表现，肺部查体可闻及哮鸣音，呼吸音减低，影像学表现可有纵隔、心影反常大小、肺气肿，常易与气道异物混淆。需注意喘息诱因，若平喘治疗有效，可进行鉴别诊断。

（3）呼吸道占位性疾病：如喉乳头状瘤、气管及支气管肿瘤。呼吸道占位性病变可引起声音嘶哑、喉鸣、气促、吸气性呼吸困难等临床表现，进行鉴别时需注意有无明显异物吸入史、是否症状逐渐加重，通过纤维支气管镜和胸部 CT 等影像学检查可鉴别。

（4）喉部、气管及支气管等结构性畸形：喉蹼、气管及支气管狭窄等先天性畸形及喉、气管支气管继发瘢痕狭窄，可导致患儿出现声音嘶哑、喉鸣、气促、呼吸困难等，需与气管支气管异物进行鉴别，相应的病史是鉴别要点之一。

【内科医师丙】

气管支气管异物一经诊断，应尽早行手术取出异物，取出的过程中亦会有并发症的出现，常见并发症的处理和预防如下。

（1）气胸、纵隔气肿和皮下气肿：这类情况的出现常常是由异物阻塞导致肺气肿、肺内压力突然增大所致，发病率为 0.48%。可发生于异物呛入的当时，也可在呛入异物几天之后出现，还可发生于手术过程中由于气管镜、异物钳造成气管、支气管壁损伤或患儿挣扎哭闹、巨大的肺内压力引起肺泡破裂所致。当手术中患儿突然出现呼吸困难、青紫，同时出现皮下气肿时，应先考虑纵隔气肿及气胸的可能，应根据患儿情况暂时停止取异物。若气胸压迫一侧肺＞70%，应先做胸腔内抽气或胸腔闭式引流；纵隔积气较严重时可行气管切开，分离气管前筋膜将纵隔内积气释放出。患儿呼吸困难缓解后选择全身麻醉下取异物。患儿若来院前已出现气胸、纵隔气肿，且异物位于支气管时也应先处理并发症，并密切观察。本例患儿因注意了术前、术中的处理，并选用了全身麻醉，未出现该并发症。另外，术者应熟悉气管、支气管的解剖结构，气管镜应看准方向沿支气管管腔下行，不能盲目深入钳取，同时取异物过程中切勿钳住黏膜，以防撕破黏膜造成气管穿孔。

（2）气管内出血：气道异物刺激黏膜常致炎症肿胀、充血，易出血。病程越长，此类情况越多。出血多时影响视野，给取出异物增加了困难。不影响观察时可继续钳夹取出异物，出血量增多时往气管内注入1%麻黄素溶液或1：10 000肾上腺素溶液可使出血明显减轻。

（3）急性呼吸衰竭：取异物时有可能出现呼吸停止，此时应分析原因。若置入喉镜暴露声门就出现呼吸、心搏骤停，多为迷走神经反射引起喉痉挛进而影响心脏，应立即给予大容量氧气吹向声门或高频通气、插管或插入气管镜进行通气。置入喉镜前用2%利多卡因喷喉可有效避免喉痉挛。取异物中若出现呼吸、心跳停止，多为异物的变位造成双侧支气管内堵塞而不能进行气体交换，出现呼吸衰竭。此外，急性气胸、纵隔气肿也可引起呼吸衰竭；先天性心脏病、巨大胸腺可使肺受压迫，取异物时也可能出现呼吸和心脏功能衰竭。术前应行详细的心肺功能检查，做好监测和应急的准备，并选择全身麻醉，可有效预防这类危症的出现。

（4）肺炎、肺不张：因异物阻塞和继发感染而导致的肺炎和肺不张，在异物取出后经用抗生素治疗，大多都可治愈。但是对于时间较长的异物特别是肺不张伴气管、支气管内有大量脓液的患儿，术后可用抗生素溶液做支气管灌洗，同时充分抽吸分泌物、雾化吸入、拍背吸痰，可有效帮助肺叶膨胀及炎症吸收。

【放射科医师】

对于不透 X 线的异物，可通过 X 线平片来确定其部位、大小及形状。因扁平异物在气管内为矢状位，在食管内为冠状位，故除拍正位片外，应拍侧位片，以确定异物在气管内或在食管内。对于透 X 线的异物，可以观察呼吸道梗阻情况，如肺气肿、肺不张及纵隔移位等，从而确定诊断。透视检查亦为气道异物 X 线诊断的主要方法，气道异物时在透视下可观察到双侧肺透亮度增高，横膈位置低平，因气管有阻塞，呼气终末时肺变暗、横膈上升不明显，心影有反常大小；对于支气管异物伴患侧阻塞性肺气肿者，透视时可见患侧肺透亮度高，横膈低平，活动度受限，纵隔向健侧移位，吸气时纵隔向患侧摆动，随即回到原位；对于支气管异物伴患侧阻塞性肺不张者，透视时可见患侧肺透亮度减低，横膈上升，健侧有代偿性肺气肿，纵隔向患侧移位，吸气时纵隔向患侧摆动。

由于支气管异物对不同肺叶的阻塞情况不同，各肺叶可发生不同的病理变化。本例患儿镜下见右肺中叶异物，因异物长期堵塞气道，刺激气管、支气管黏膜分泌脓性分泌物，导致肺部各叶间较多脓性分泌物，最终导致肺部如 CT 所示改变。

 **病例点评**

气管支气管异物是儿科急症，可以突发，危及生命，有些病例在送往医院的过程中就因呼吸、循环衰竭而死亡。本病多见于学龄前儿童，5 岁以下者占 80%～90%，植物性异物最常见，多为花生仁、瓜子等干果类。当小儿仰面哭笑或突然大吸气时，很容易把含在嘴里的东西吸进气管内，如笔帽、玩具零件、钉子果冻等。因人体右侧的支气管较为短、粗、直，故异物易落入右侧，一般很难自行咳出，一经诊断，应尽早取出异物，以保持呼吸道通畅。

气管支气管异物可经直接喉镜、可弯曲支气管镜、硬支气管镜或经由气管切开、开胸等方法取出。可弯曲支气管镜和硬支气管镜是最常见的异物取出方法。位于喉部的异物，如病情紧急，又无法进行麻醉者，可选择经直接喉镜下取出（此方法损伤较大）；如通过可弯曲支气管镜或硬支气管镜还无法取出，则应行开胸手术或气管切开手术取出异物。可弯曲支气管镜检查可在局部麻醉或全身麻醉下进行，适用于已进入较细支气管的小而易碎的异物而硬质支气管镜难以达到者。因可弯曲支气管镜为实体镜，所以会部分阻塞呼吸道，在操作过程中应注意患者呼吸情况，观察血氧饱和度变化。若患者情况尚可，应分别检查左右主支气管、肺叶及肺段支气管，以免遗漏残余异物。可弯曲支气管镜下可使用套丝或异物钳取出异物，还可对病变支气管进行局部灌洗治疗，有利于炎症的恢复。

本例患儿因外院"肺结核"的诊断依据不足、抗结核疗效不佳，且入院后肺部 CT 存在局部气道阻塞导致支气管扩张的改变，故支气管镜作为进一步诊疗的手段尤为重要。对患儿采用全麻下纤维支气管镜检查，发现并钳取出右肺中叶开口处的异物，又对右肺各叶进行了灌洗治疗，疗效显著。这提示我们，对于长期咳嗽、喘息而无发热等感染表现，肺部影像上存在同一部位慢性病灶且抗感染治疗无效的患儿，即使没有明确的异物吸入史仍应警惕气道异物可能！

（撰写　王亚南　点评　茹凉　审稿　郭琰）

参 考 文 献

1. 江载芳，申昆玲，沈颖. 诸福棠实用儿科学. 8 版. 北京：人民卫生出版社，2015.

2. 中华医学会耳鼻咽喉头颈外科学分会小儿学组. 中国儿童气管支气管异物诊断与治疗专家共识. 中华耳鼻咽喉头颈外科杂志，2018，53(5)：325 - 338.

3. 中华医学会儿科学分会呼吸学组慢性咳嗽协作组，《中华儿科杂志》编辑委员会. 中国儿童慢性咳嗽诊断与治疗指南(2013 年修订). 中华儿科杂志，2014，52(3)：184 - 188.

病例 36
儿童右主支气管异物

病历摘要

【基本信息】

患儿，女，3 岁 5 个月。

主诉：反复咳嗽、喘息 3 个月。

【病史】

患儿于就诊前 3 个月开始反复出现咳嗽、喘息，间断伴发热，根据外院病历记录，症状出现时接诊医师听诊"可闻及喘鸣音"，外院诊断"气管炎"或"支气管炎"，给予口服和（或）静脉应用抗生素、口服止咳祛痰药物、雾化吸入布地奈德和支气管舒张剂治疗后，咳喘可短时缓解。于当地医院就诊时多次化验血常规提示白细胞计数正常或轻度增高，胸部 X 线片示"双肺纹理增多"，曾诊断为"支气管哮喘"，给予雾化吸入布地奈德 2 mg/d、2 个月和口服孟鲁司特钠 4 mg/d、1 月余，患儿仍有反复咳喘发作，性质同前。此次就诊于我院门诊后，为进一步诊治收入病房。

患儿自发病以来，精神可，食欲、二便如常，睡眠可，无短期体重下降。

新生儿期体健，生长发育正常，正常计划免疫接种，既往体健，否认本次患病前反复呼吸道感染、慢性咳嗽、反复喘息发作病史，否认异物吸入史，否认传染病接触史。半岁前患轻微湿疹，保湿护理后症状消失，未再出现。否认过敏性鼻炎史，否认重症肺炎病史。

【体格检查】

体温 36.4 ℃，脉搏 108 次/分，呼吸 21 次/分，血压 95/60 mmHg。神志清楚，精神反应好，左上臂可见卡介苗瘢痕 1 枚，浅表淋巴结未触及肿大，皮肤未见皮疹和出血点。双肺呼吸音粗，右肺呼吸音减低，双肺闻及喘鸣音和痰鸣音。心音有力，心律齐，未闻及杂音。腹软，无压痛及反跳痛，肝脾肋下未触及，神经系统查体未见异常。

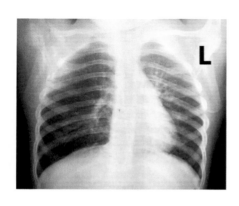

图 36 -1　外院胸部 X 线片

【辅助检查】

血常规：WBC 9.8×10^9/L，中性粒细胞百分比 38%，淋巴细胞百分比 51%，嗜酸性粒细胞百分比 1%，RBC 4.6×10^{12}/L，Hb 120 g/L，PLT 331×10^9/L；CRP < 8 mg/L。

【影像学检查】

外院胸部 X 线：双肺纹理增多，右肺透光度增强，心影左移（图 36 -1）。

胸部 CT + 气道重建：右主支气管内高密度影，右主支气管显影中断（图 36 -2）。

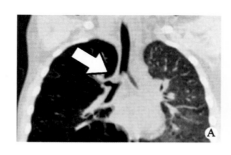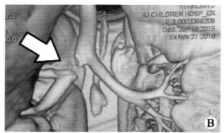

图 36 -2　胸部 CT + 气道重建

胸部高分辨率 CT：右肺透光度增强，纵隔肺疝（图 36 -3）。

支气管镜见图 36 -4。

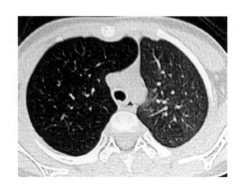

图 36 -3　胸部高分辨率 CT

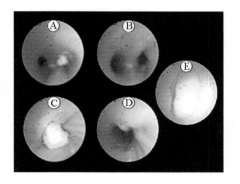

A. 气管隆嵴；B. 气管隆嵴（异物取出后）；
C. 右主支气管开口；D. 右主支气管开口（异物取出后，局部肉芽增生）；E. 取出的异物（半枚花生仁）。

图 36 -4　支气管镜检查

【治疗经过】

患儿入院后在局部表面麻醉下行纤维支气管镜检查，镜下于右主支气管开口处取出异物（半枚花生仁）。术后常规抗炎、雾化治疗，咳喘症状消失。出院后 1 个月电话随访，未再出现反复咳喘的症状。

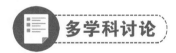

多学科讨论

【内科医师甲】

本例患儿为 3 岁 5 个月学龄前女童，病史迁延 3 个月，临床主要表现为反复咳嗽、喘息，伴间断发热，发作时肺部听诊可闻及喘鸣音，按呼吸道感染性疾病给予常规抗感染、雾化、口服止咳药物治疗后有一定效果，但症状反复出现。外院诊断"支气管哮喘"，并给予吸入激素治疗 2 个月，病情无显著改善。外院胸部 X 线片虽曾报告"双肺纹理增多"，但阅片发现纵隔心影左移，右肺透光度增高，进一步完善胸部 CT + 气道重建提示右肺过度通气和右主支气管异物可能，支气管镜下在右主支气管开口处取出半枚花生仁，故诊断"右主支气管异物"。

气管支气管异物占 0 ~ 14 岁儿童意外伤害的 7.9% ~ 18.1%，1 ~ 3 岁是好发年龄。绝大多数为外源性异物，以可食性异物为主，坚果类约占 80%。与左主支气管相比，儿童由于右主支气管内径更宽，角度更垂直，因此儿童右侧支气管异物更为常见。诊断主要依据明确或可疑的异物吸入病史及典型症状，结合临床体征和影像学特点，必要时可进行诊断性内镜检查。本病需要与呼吸道感染性疾病、喘息性疾病、呼吸道占位性疾病、气道结构性畸形等相鉴别，如本例患儿以反复出现咳嗽、喘息为主要表现，且曾诊断为支气管哮喘，但使用吸入激素规范治疗后，症状控制并不理想。我国《儿童支气管哮喘诊断与防治指南（2016年版）》也指出，疑诊哮喘，给予规范治疗后症状控制不佳者，需要注意鉴别诊断。

明确诊断后，在处理严重呼吸困难、气胸等并发症的同时，做好术前麻醉评估，尽快行支气管镜取出异物。根据患儿年龄、异物种类、异物所处部位等不同，选择不同型号的支气管镜与取出方式。围手术期，应对喉水肿、喉-支气管痉挛、气胸、纵隔气肿、皮下气肿、感染、出血等并发症进行规范治疗，并在出院时进行患者教育，防止异物吸入的再次发生，并指导气道异物的院外急救方法（海姆利希手法）。

【内科医师乙】

部分支气管异物患儿的诊断存在一定挑战，如本例患儿家长否认异物吸入史，结合患儿反复咳喘、发作时肺部可闻及喘鸣音的特点，易与哮喘等喘息性疾病混淆；但其发作时双肺呼吸音听诊不对称，且外院胸部X线片有明确右肺过度通气和纵隔心影左移的征象，也不难考虑到支气管异物可能。医师接诊治疗不顺利的反复咳喘患儿时，需要格外警惕鉴别诊断。

除异物吸入病史不明和医师诊断意识不足外，不恰当的抗生素和糖皮质激素应用也是既往研究中造成诊断延误的主要原因。延误诊断可增加肺气肿、肺炎、肺不张等并发症的发生。异物在气道中滞留时间长，以及其对气道黏膜机械性和（或）化学性刺激造成的炎症反应，是患儿气道内肉芽组织形成的危险因素，且可增加下呼吸道继发感染的风险，并增加治疗难度，在一定程度上影响预后。此外，支气管异物并非持续固定，有可能随儿童体位变动、胸部外力等原因脱落，若移动到主气道，有可能造成窒息而危及生命。小年龄婴幼儿，也可能因单侧主气道阻塞致患侧肺呼吸功能减弱甚至消失，从而降低自身对呛奶等情况的耐受能力而出现突然病情加重。异物继发感染可使下呼吸道黏膜水肿和分泌物增多，也可使婴幼儿患者病情急转直下。

因此，对于支气管异物患儿正确诊断至关重要，在家长不能明确提供异物吸入史的情况下，对于反复咳喘的患儿，评估既往治疗效果、仔细进行专科查体是做出正确诊断的基础。影像胶片、症状发作时的音频和（或）视频资料，也是重要的客观依据，应尽量收集，以协助诊断。

【放射科医师】

阅患儿外院胸部 X 线片可见双肺纹理增多，右肺透光度增强，纵隔、心影左移，这是右侧主支气管梗阻的影像特点。结合患儿反复咳喘的症状，可考虑进行胸部透视，观察呼吸周期中双肺随呼吸动作的透光度变化，若可见过度通气一侧随呼吸动作时透光度变化减弱甚至消失，则更支持右主支气管梗阻，但胸部透视在判断管腔内梗阻和支气管受压方面存在不足。因此对于类似患儿可行肺 CT + 气道三维重建检查，如本例患儿气道重建可发现右侧主支气管影像不连续，管腔内可见高密度影，伴有肺 CT 提示的右肺过度通气和纵隔肺疝，支持右主支气管腔内梗阻，需要考虑支气管异物可能。

【介入肺科医师】

对于考虑支气管异物的患儿，应尽早采取支气管镜介入手术取出异物，以减少继发感染、支气管扩张、肺不张等后遗症的发生。取出方法目前有镜下负压吸引、钳夹、套取等，应根据患儿吸入异物的种类与性质，及其与周围支气管黏膜的解剖关系，结合黏膜炎症状态和肉芽组织增生情况，具体选择。

本例患儿病史 3 个月，支气管镜下可见右主支气管内侧壁少量肉芽增生，可见半枚花生仁，完全阻塞右主支气管，与胸部 CT + 气道重建所示结果一致。使用套丝成功套取完整异物，异物取出后可见右主支气管通气恢复，肉芽组织并未显著阻塞支气管。

术后继续雾化吸入激素抑制局部炎症反应，治疗 1 周后复查，患侧支气管通气好，未见异物残留征象，肉芽组织减少。

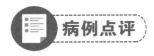 病例点评

在气管支气管异物患儿的正确诊断中，异物吸入史、临床症状、专科体征与

影像学发现是重要的诊断依据。虽然有时家长并不能明确提供异物吸入史，但接诊医师应增强鉴别诊断意识，注重临床基本功的活学活用，主动阅读患者提供的客观影像资料，形成自己的临床判断，进行有针对性的治疗，并注意随访患儿的治疗效果，以验证之前的诊断。若治疗效果未达到预期，应重新评估诊断的准确性。

医师的诊断具有一定主观性，因此在接诊病情反复的患儿时，应尽量收集客观资料，使诊断建立在客观依据的基础上，这是提高诊断正确率的有效方法。

（撰写　许巍　点评　申昆玲　审稿　郭琰）

参 考 文 献

1. 中华医学会耳鼻咽喉头颈外科学分会小儿学组. 中国儿童气管支气管异物诊断与治疗专家共识. 中华耳鼻咽喉头颈外科杂志, 2018, 53(5): 325 – 338.

2. 中华医学会儿科学分会呼吸学组,《中华儿科杂志》编辑委员会. 儿童支气管哮喘诊断与防治指南(2016 年版). 中华儿科杂志, 2016, 54(3): 167 – 181.

3. 陈伟超, 余宏川, 孙欣荣, 等. 儿童气管支气管异物延误诊断的原因及影响分析. 中国妇幼健康研究, 2021, 32(1): 1 – 5.

4. 张悦鸣, 王贞, 张雯. 儿童支气管异物合并肉芽形成的危险因素及并发症分析. 临床肺科杂志, 2020, 25(10): 1574 – 1577.

5. 温鑫, 宋英鸾, 王登茂, 等. 气管支气管异物致突然窒息三例. 中华耳鼻咽喉头颈外科杂志, 2018, 53(9): 692 – 693.

病例 37

儿童气道异物

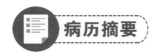 病历摘要

【基本信息】

患儿，女，1岁。

主诉：可疑异物吸入3天，声嘶、咳嗽2天，痰中带血1小时。

【病史】

入院前3天患儿进食鱼汤后出现呕吐1次，呕吐物为胃内容物，伴哭闹不安，无咳嗽、咳痰，无气促、发绀，就诊某医院耳鼻喉科，未特殊处理，建议观察患儿吞咽情况。入院前2天出现声音嘶哑，偶有阵发性咳嗽1~2声，程度不剧烈，伴喉鸣、阵发性气促，频繁夜醒，无发绀，无发热，无恶心、呕吐等不适。就诊某医院儿科急诊，给予"吸入用布地奈德混悬液1 mg，bid"雾化、"泼尼松5 mg，tid"口服、"阿奇霉素100 mg，qd"口服治疗2天，喉鸣及气促较前改善，夜间能入睡，声嘶及阵咳无改善。入院前1小时患儿再次出现呼吸急促、喉鸣，咳出白色黏痰伴暗红色血凝块，共4次，量少。再次就诊某医院，建议于上级医院进一步治疗，遂转诊我院急诊，拟"①Ⅲ°喉梗阻；②气道异物？③咯血"收住PICU。

自发病以来患儿精神欠佳，食纳、睡眠欠佳，大便正常，尿量偏少，体重无明显改变。

新生儿期体健，生长发育正常，正常计划免疫接种，平素体健。否认肝炎及结核等传染病接触史。

【体格检查】

体温 36.4 ℃，脉搏 182 次/分，呼吸 55 次/分，血压 88/55 mmHg，SpO_2 67%（未吸氧状态下）。神志清楚，精神反应差。双瞳孔等大等圆，直径 2.5 mm，对光反射灵敏。鼻翼扇动，口唇发绀，呼吸急促，呻吟，三凹征阳性。双肺呼吸音粗，闻及吸气性喉鸣。心音有力，心律齐，未闻及杂音。腹软，无压痛及反跳痛，肝脾肋下未触及。神经系统查体未见异常。四肢末梢暖，毛细血管充盈时间 2 秒。

【辅助检查】

血气 + 电解质分析（球囊加压给氧下）：PO_2 102 mmHg，PCO_2 73 mmHg，pH 7.14，HCO_3^- 25.3 mmol/L，BE － 4 mmol/L，氧饱和度 95%，钠 139 mmol/L，钾 3.9 mmol/L，钙 1.40 mmol/L。

血常规：WBC 22.4×10^9/L，中性粒细胞百分比 48%，淋巴细胞百分比 46%，RBC 4.81×10^{12}/L，Hb 129 g/L，PLT 416×10^9/L。

血生化正常。

CRP 1.14 mg/L。

【内镜检查】

硬质支气管镜检查：静脉复合全麻成功后，仰卧位，助手抱头，常规消毒铺巾，沿舌根正中置入直达喉镜，挑起会厌暴露声门，见声门稍肿胀，异物位于声门下 0.5 cm 处，用异物钳钳取异物（图 37 - 1）。

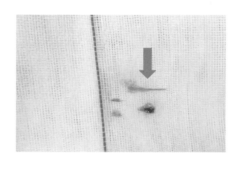

图 37 -1　经硬质支气管镜从声门下取出鱼刺

纤维支气管镜检查记录：给予 3.2 mm 电子镜经喉罩进入，声门及周围水肿明显，局部黏膜可见少许渗血；气管黏膜较充血，未见软化；隆嵴锐利；左主支气管和各段支气管黏膜充血，各管腔可见少许血性分泌物，给予生理盐水 12 mL 局部注入，灌洗后分泌物明显减少；右主支气管及各段支气管黏膜充血，各管腔可见少许血性分泌物，给予生理盐水 10 mL 局部注入，灌洗后分泌物明显减少。术后诊断：①声门下异物取出术后；②喉部水肿；③急性气管、支气管内膜炎症。

【影像学检查】

入院第 2 天胸部 X 线片示双肺纹理增粗，无气胸、肺不张等并发症（图 37 - 2）。

【治疗经过】

入院后完善相关检查，给予心电、血氧监护、球囊面罩加压给氧、"地塞米松"静脉注射、"布地奈德、肾上腺素"雾化后患儿仍有吸气性

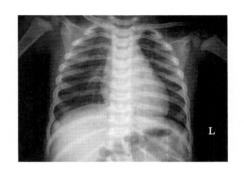

图 37 - 2 入院第 2 天胸部 X 线片

呼吸困难伴发绀，运用可视喉镜挑起会厌暴露声门，见声门稍肿胀，声门下似存在异物。立即于急诊全麻下行硬质支气管镜异物取出术，取出一鱼刺（图 37 - 1）。完善纤维支气管镜提示喉部水肿，急性气管、支气管内膜炎症，气管支气管未见异物残留。术后给予"酚磺乙胺"静脉注射、"甲泼尼龙"静脉滴注 [2 mg/(kg·d)，连用 3 天；1 mg/(kg·d)，用 1 天]、"布地奈德、肾上腺素"雾化、"头孢曲松"静脉滴注。术后呼吸机辅助通气 1 天改鼻导管吸氧耐受良好。术后第 2 天完善胸部 X 线片，提示未见明显异常（图 37 - 2）。住院 5 天，病情好转出院。

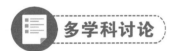 多学科讨论

【内科医师甲】

本例患儿为幼儿，急性起病，病初有可疑异物吸入病史，表现为进食鱼汤后突发呕吐伴哭闹不安。早期出现声嘶、喉鸣、气促等喉部水肿表现，后期气促加重，伴吸气性呼吸困难，并出现咯血。病程中无发热、流涕、犬吠样咳嗽等上呼吸道感染表现，无呕吐、腹痛、黑便等消化道出血表现，结合可视喉镜及气管内镜示鱼刺样异物，气道异物诊断明确。

气管支气管异物根据明确或者可疑临床病史、典型临床体征，辅以影像学或内镜检查可确诊。约 80% 气管支气管异物患者为 5 岁以下儿童，典型临床体征为呼吸音不对称和（或）单侧哮鸣音。对于可疑气管支气管异物者应进一步完善胸部影像学检查协助诊治。因儿童无法准确表述自己的行为及感受，少数看护者未能及时

发现异物吸入或者瞒报病史，且不同异物种类和位置均影响患儿体征及肺部影像学改变，故对于诊断不清或者可疑气道异物患儿，呼吸道内镜检查是重要的诊断及治疗手段。

【内科医师乙】

气管支气管异物的病情严重程度取决于异物的性质、形状、阻塞部位、气道阻塞程度和滞留于气道的时间，轻者可致肺部损害，重者可窒息死亡。植物性异物容易刺激呼吸道产生炎症反应，出现发热、支气管肺炎等并发症，其中以花生、瓜子、核桃为著。应当警惕的是，异物长期滞留于气管支气管会导致不可逆的肺部病变，如发生异物相关的气管支气管肉芽形成或支气管扩张，引发气道狭窄、反复喘息发作、慢性咳嗽等并发症。

异物吸入气管有窒息的风险，需要紧急行内镜取出或行气管插管、心肺复苏，病情相对紧急。然而因气道异物有更为显著的临床表现，故易被家长发现且就医更为及时，急性期后的并发症发生率反而较低。部分婴幼儿气管支气管异物起病隐匿，病初临床表现不明显，如本例患儿疾病早期仅表现为呕吐及烦躁不安，因此未能及时确诊，而且婴幼儿气道解剖结构相对狭窄，水肿后易发生梗阻性通气功能障碍且呼吸代偿功能差，若未及时发现处理，可能很快继发心肺衰竭，危及生命。

【内科医师丙】

大多数气管支气管异物诊断并不困难，通过明确的异物吸入史、典型的临床表现和 X 线下具有特征性的直接或间接表现即可诊断。但临床上仍有一部分气管支气管异物出现漏诊或误诊，其原因如下：①异物吸入史不明确。有研究指出约有30% 的气管支气管异物患者不能提供异物吸入呛咳、发绀病史，而以反复咳嗽、喘息起病，若临床医师未对其临床表现深入分析，容易误诊为支气管炎、支气管肺炎、支气管哮喘、毛细支气管炎、肺不张等。②异物长时间存留于气道会对支气管黏膜产生机械和化学性刺激，或者刺激机体发生变态反应，进入并发症期（如肺炎、支气管扩张）。气管支气管异物继发感染时出现发热、咳嗽、喘息等，X 线检查无明确异物表现，而且经抗感染、对症等治疗有效，故易被误诊为感染性疾病。③胸部影像学检查有一定的局限性。临床医师不可过多地依赖普通 X 线检查，因气管支气管异物多为植物性，X线下不显影，缺乏特异性改变。此外，也有因过分相信胸部CT及三维重建结果，未意识到胸部CT扫描范围不能覆盖声门及咽喉部而漏诊气道高危异物。

因此，临床医师应当提高对气管支气管异物的警惕性：①婴幼儿出现突发咳嗽、喘息而无发热等感染性疾病表现时，即使没有提供明确的异物吸入史，仍应警惕异物可能。②对于肺部同一部位反复感染或长时间治疗无效，以及不明原因的刺激性干咳或肺部感染，应考虑气管支气管异物的可能。

【放射科医师】

胸部X线片对气管支气管异物的检出率仅有70%左右，因此对于可疑气管支气管异物患者，即使胸部X线片未发现病变也需进一步完善胸部CT检查。胸部CT扫描可更为准确地判断气管支气管异物的情况：①CT检查见气管内异物影、高密度影、肺气肿、肺不张等是气管支气管异物的直接或间接表现；②CT三维重建能进一步评估支气管树的连贯性，连续性中断处一般为异物所在位置；③多层螺旋CT对气管支气管异物诊断的准确率高达99.8%。但胸部CT仍然有其局限性，原因在于其是从颈部至肺底，若异物处于声门、咽喉处则很有可能漏诊。如本例患儿鱼刺位于声门下0.5 cm处，即使完善胸部CT仍然有漏诊可能。若较小、薄片状异物进入左右支气管中，因异物贴附于气管壁时，影像学检查可无阳性表现。另外，胸部CT诊断支气管异物存在假阳性可能，如支气管浓痰栓子可被误认为异物。因此，虽然胸部影像学检查为非侵入性检查，安全度、接受度较高，但对于诊断不明确、可疑异物吸入却无典型影像学改变者，支气管镜检查则至关重要，其不但能够明确诊断，同时还可取异物。

【急诊科医师】

对于气管支气管异物等意外伤害，最重要的是加强家庭教育，避免伤害发生。本例患儿虽在家属监护下进食，却未充分处理食材，忽视了鱼刺残留，最终导致气道异物，危及生命。

若已发生意外，气管支气管异物的院前急救对挽救患儿生命、缓解窒息、为异物取出赢得时间均具有重要意义。1岁以上的儿童建议运用上腹部拍挤法，1岁以下应采用头低位拍背法排除异物。对于存在明显呼吸困难的气管支气管异物患儿，应立即给予镇静、吸氧、心电监护（必要时气管插管辅助机械通气），开放静脉通路，建立绿色通道，急诊手术。若病情允许，术前应先缓解皮下气肿、纵隔气肿或气胸等并发症。若患儿系气管支气管异物活动变位引起呼吸困难，应立即将患儿头位向上竖抱扣背，促使异物落于一侧支气管后立即准备急诊手术。本例患儿入院时已存在明显气道梗阻表现，可视喉镜下明确诊断后立即于麻醉下行硬质支气管镜异物取出术，抢救治疗及时，极大地改善了预后。

若患者已无自主呼吸及心跳，应立即面罩加压给氧，直接喉镜下迅速钳取异物。若异物取出困难，需立即进行气管插管操作，气管插管直接送入支气管，将异物从主气道推入一侧，而后将气管插管回退至气管内加压给氧或行机械通气改善缺氧。心肺复苏成功后视全身状况尽快行手术治疗。急诊气管内镜若发现有机异物，应当先行破碎异物，及时改善通气，后期再对碎片进行冲洗、吸引。

【五官科医师】

气管、左右主支气管异物一般应采用硬质支气管镜取出，深部支气管异物需通过可弯曲支气管镜（纤维/电子支气管镜）取出。可弯曲支气管镜具有灵活、可视的特点，随着可弯曲支气管镜技术的发展，其适应证已扩展到气管、左右主支气管异物，以及深部支气管、上叶支气管和下叶后基底段支气管异物，成功率为76%～98.5%。局限性：可弯曲支气管镜本身会占据相对较窄的儿童气道，在维持通气方面不如硬质支气管镜；气道异物体积较大或形状不规则，有阻塞声门导致窒息风险者，推荐使用硬质支气管镜；对于中心气道嵌顿、肉芽包裹的异物，推荐硬质支气管镜处理或备硬质支气管镜应急。本例患儿为鱼刺样气道异物，已出现明显上气道梗阻表现，极有可能进一步发展从而阻塞声门导致窒息，故适合运用硬质支气管镜取出异物。

 病例点评

大多数气管支气管异物通过临床病史、呼吸音不对称等典型临床体征、辅以胸

部 X 线片或胸部 CT 可以明确诊断。胸部 CT 扫描可更为准确地判断气管支气管异物的情况，可见气管内异物影、高密度影、肺气肿、肺不张等表现；CT 三维重建更能进一步准确评估异物所在位置，为指导下一步治疗提供重要依据。对于部分儿童因不能如实获得异物吸入病史，且不同异物种类和位置均影响患儿体征及肺部影像学改变，故对于反复咳喘、反复肺内感染诊断不清或突发呼吸困难可疑异物吸入患者，呼吸道内镜检查为重要的诊断手段。

对于存在明显呼吸困难的气管支气管异物患儿，建立绿色通道并急诊行内镜下异物取出手术是治疗的关键。气管、左右主支气管异物一般由硬质支气管镜取出，深部支气管异物需通过弯曲支气管镜（纤维/电子支气管镜）取出。

（撰写　颜卫源　点评　杨运刚　审稿　郭琰）

参 考 文 献

1. 中华医学会耳鼻咽喉头颈外科学分会小儿学组. 中国儿童气管支气管异物诊断与治疗专家共识. 中华耳鼻咽喉头颈外科杂志, 2018, 53(5): 325-338.

2. RAFANAN A L, MEHTA A C. Adult airway foreign body removal. What's new? Clin Chest Med, 2001, 22(2): 319-330.

3. 陈莉莉, 吴谨准, 陈先睿, 等. 儿童气管支气管异物临床特征分析(附228例报告). 中国实用儿科杂志, 2019, 34(9): 785-788.

4. KAPOOR R, CHANDRA T, MENDPARA H, et al. Flexible bronchoscopic removal of foreign bodies from airway of children: single center experience over 12 years. Indian Pediatr, 2019, 56(7): 560-562.

5. ALTUNTAS B, AYDN Y, EROGLU A. Foreign bodies in trachea: A 25-years of experience. Eurasian J Med, 2016, 48(2): 119-123.

6. ONCEL M, SUNAM G S, CERAN S. Tracheobronchial aspiration of foreign bodies and rigid bronchoscopy in children. Pediatr Int, 2012, 54(4): 532-535.

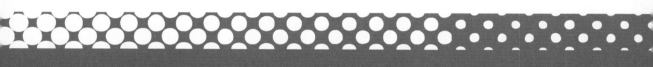

吸入类疾病

病例 38
婴儿重症吸入性肺炎

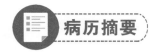 病历摘要

【基本信息】

患儿，女，3个月2天。

以"发现呻吟、呼吸费力2小时"为主诉入院。

【病史】

入院前2小时患儿于夜间熟睡时"突发呻吟"，并出现呼吸费力、面色口唇发绀，口鼻、颈部及身旁见大量奶液（发生于母乳喂养后约2小时，喂奶后即平睡床上），精神、反应差，呼之不应，无发热、抽搐，无腹泻，无犬吠样咳嗽，无肢体抖动，家属立即抱送至我院急诊就诊，当时患儿仍有呼吸费力，伴呻吟、嗜睡、呼之不应，立即给予清理呼吸道（口鼻可吸出大量奶液及奶块）、吸氧、心电监测等处理，患儿面色口唇稍红润，有自主睁眼，手足徐动，烦躁，仍有呼吸费力、呻吟，监测呼吸50~60次/分，心率150~160次/分，SpO$_2$ 88%~92%。急查凝血四项：凝血酶原时间13.00秒，国际标准化比值1.10，凝血酶原活动度83%，活化部分凝血活酶时间28.80秒，血浆纤维蛋白原1.37 g/L，凝血酶时间16.20秒。胸部CT示两肺各叶见斑片状高密度影，急诊科遂拟"吸入性肺炎？窒息？"收入院。

自患病以来，患儿精神、睡眠差，未进食，大小便正常。

既往史：孕36周外院顺产出生，出生体重2.25 kg，出生时无窒息，生后因"早产儿、低体重儿"在新生儿科住院治疗10天好转后出院，生后2天查胸部CT

未见异常，无机械通气史。

个人史：生长发育良好。抬头稳，现与同龄儿无异。

家族史：无特殊。

【体格检查】

体重 5.0 kg，体温 36 ℃，脉搏 193 次/分，呼吸 50 次/分，血压 79/42 mmHg，吸氧下 SpO_2 88%。神志清楚，精神反应差，急性病容，鼻翼扇动，面色口唇稍发绀，全身淋巴结未扪及肿大，前囟平软，大小约 0.5 cm × 1 cm，无隆起或凹陷，两侧瞳孔等大等圆，直径约 3 mm，对光反射灵敏。呼吸 50 次/分，可见明显吸气性三凹征，双肺呼吸音粗，未闻及干湿啰音。心音有力，律齐，未闻及杂音。腹软，无压痛及反跳痛，肝脾肋下未触及，肠鸣音正常。四肢肢端冷，毛细血管充盈时间为 3 秒。神经系统查体未见异常。

【辅助检查】

入院 SpO_2 90%，立即给予气管插管后查动脉血气分析，提示 pH 7.22，PCO_2 45.4 mmHg，PO_2 98 mmHg，HCO_3^- 18.3 mmol/L，BE − 9.5 mmol/L，血氧饱和度 96.9%，乳酸 2.31 mmol/L，钠 132 mmol/L，钙 0.76 mmol/L，葡萄糖 14.5 mmol/L。血常规示 WBC 4.87×10^9/L，RBC 3.93×10^{12}/L，Hb 103.10 g/L，PLT 425.70×10^9/L，中性粒细胞百分比 19.2%，淋巴细胞百分比 75%，中性粒细胞绝对值 0.94×10^9/L，淋巴细胞绝对值 3.65×10^9/L；超敏 C 反应蛋白 < 0.50 mg/L；PCT 5.610 ng/mL。肝功能：天冬氨酸转氨酶 164 U/L，丙氨酸转氨酶 46 U/L。心肌酶：肌酸激酶 439 U/L，肌酸激酶同工酶 110 U/L。脑脊液常规及生化均未见异常。电解质、肾功能、凝血四项、呼吸道 11 项 lgM 抗体均未见异常。入院 3 次支气管肺泡灌洗液：未见恶性肿瘤细胞，未找到含铁血红色细胞，腺病毒 DNA 定性阴性。支气管肺泡灌洗液培养无细菌生长。血培养、尿培养、痰培养均无细菌生长。细小病毒 DNA、EB 病毒 DNA、血尿巨细胞病毒 DNA、流感病毒（甲型、乙型）抗原均未见异常。心电图：窦性心动过速。心脏彩超：未见异常。腹部彩超：肝、胆、胰、脾回声未见明显异常。胃肠 B 超：未见异常。头颅超声：颅内回声未见明显异常，双侧大脑中动脉血流多普勒超声未见明显异常。头颅 CT：未见异常。

急诊胸部 CT 示两肺各叶见斑片状高密度影（图 38 - 1）。

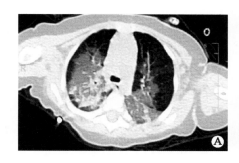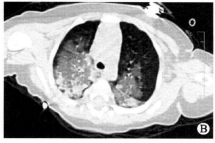

图 38 - 1　胸部 CT

【诊疗经过】

入院后立即给予气管插管、呼吸机辅助通气、哌拉西林钠他唑巴坦钠抗感染、甲泼尼龙 1 ~ 2 mg/（kg·d）静脉滴注减轻炎症反应、对症支持等治疗。入院第 1 天患儿开始出现发热，热峰 39.1 ℃，监测炎症指标较前明显升高（表 38 - 1），血气分析无明显缺氧表现（表 38 - 2），给予支气管镜肺泡灌洗。支气管镜下可见气管黏膜充血水肿，可洗出淡红色灌洗液及白色分泌物（图 38 - 2）。继续抗感染、抗炎及对症支持等治疗。入院第 10 天体温降至正常，复查胸部 X 线片示明显吸收好转（图 38 - 3）。住院第 14 天，患儿精神反应好，抬头稳，复查胸部 X 线片示明显好转，查头颅 MRI 未见异常，给予出院。

表 38 - 1　炎症指标变化

	入院第 1 天	入院第 2 天	入院第 3 天	入院第 8 天
白细胞计数（10^9/L）	4.87	11.41	6.90	9.15
红细胞计数（10^{12}/L）	3.93	2.79	3.73	3.46
血红蛋白（g/L）	103.10	74.80	104.80	96.50
血小板计数（10^9/L）	425.70	294.90	282.50	430.20
中性粒细胞百分比（%）	0.192	0.750	0.650	0.208
淋巴细胞百分比（%）	0.750	0.215	0.332	0.605
单核细胞百分比（%）	0.023	0.033	0.018	0.125
嗜酸性粒细胞百分比（%）	0.031	0.000	0.000	0.058
超敏 C 反应蛋白（mg/dL）	<0.50	173.09	72	0.76
降钙素原（ng/mL）	5.6	>100	41.81	0.61

表 38 -2　血气分析变化

	入院第 1 天	入院第 2 天	入院第 3 天	入院第 8 天
pH	7.22	7.346	7.394	7.414
PO_2（mmHg）	98	74.2	80.5	78.8
PCO_2（mmHg）	45.4	29.4	29.5	33.5
HCO_3^-（mmol/L）	18.3	15.6	17.6	21.0
BE（mmol/L）	-9.5	-9.9	-7.2	-3.0
乳酸（mmol/L）	2.31	1.41	1.07	1.27
氧合指数（mmHg）	4.6	5.3	4.8	4

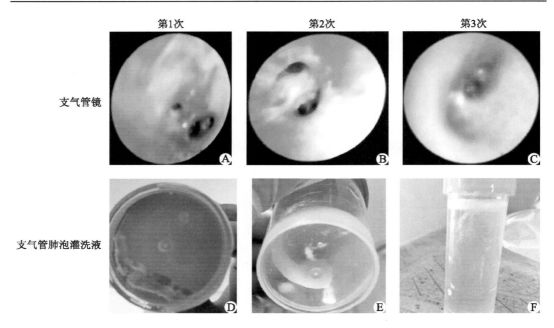

第 1 次行支气管镜肺泡灌洗治疗，镜下可见气管黏膜充血水肿，表面覆盖黄色分泌物；第 2 次支气管镜下气管黏膜充血水肿较前好转；第 3 次支气管镜下气管黏膜稍水肿，表面覆盖少许白色分泌物。

图 38 -2　支气管镜检查

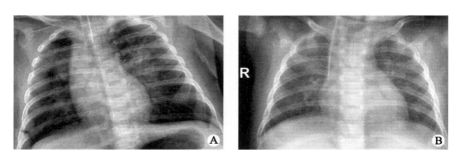

A. 入院第 2 天胸部 X 线片示两肺可见大量斑片状渗出影及过度通气；B. 入院第 10 天胸部 X 线片示两肺斑片状渗出液明显吸收好转。

图 38 -3　胸部 X 线片

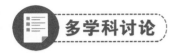 多学科讨论

【内科医师甲】

本例患儿特点：①患儿为3月龄婴儿，既往体健，顺产出生，无基础疾病，无反复吐奶、呛奶病史，无营养不良，生长发育正常；②起病急，发生时间在进食奶液2小时后，在平卧位熟睡中发生，父母未及时发现；③突然出现呼吸困难、口唇发绀；④发病后17小时出现高热；⑤查体：呼吸急促，口唇发绀，鼻煽，见三凹征，双肺呼吸音粗，无啰音；⑥肺部CT示两肺各叶可见斑片状高密度影，提示两肺炎症；⑦吸痰可见口鼻腔大量奶液，气管插管后气管内可见少量白色奶液；⑧经纤维支气管镜检查和支气管肺泡灌洗治疗后患儿临床症状和肺部CT均明显改善。

常见呼吸困难的病因通常分为以下几大类：①呼吸道梗阻：A. 上呼吸道梗阻：急性会厌炎，急性喉炎，咽后壁脓肿，喉痉挛，先天性疾病如喉软骨发育不良、喉部占位等；B. 下呼吸道梗阻：哮喘发作，毛细支气管炎；C. 先天性病变：气管支气管狭窄、心血管异常对气道的压迫等，常于婴儿早期出现呼吸困难。②肺及胸廓病变：A. 肺实质病变：肺炎、急性呼吸窘迫综合征、肺出血、先天性肺发育不良、肺囊肿等；B. 胸廓及胸腔病变：外伤引起的连枷胸、胸腔积液、气胸及肥胖引起的阻塞性呼吸睡眠暂停综合征等。③神经肌肉病变：A. 中枢、外周神经系统及肌肉病变，如中枢神经系统感染、颅内高压症、急性脊髓炎、急性神经根炎、重症肌无力（全身型）等；B. 先天性疾病：如脊髓性肌肉萎缩症、进行性肌营养不良、先天性膈疝等。④心源性呼吸困难：先天或后天性因素所致心功能不全、右向左分流发绀性先天性心脏病、肺动脉栓塞、心包压塞等。⑤全身性疾病或中毒：A. 感染性疾病：如脓毒症、休克等；B. 血液系统疾病：如严重贫血、血红蛋白病变致携氧障碍等；C. 代谢性疾病：如糖尿病酮症酸中毒、各种代谢疾病引起的代谢性酸中毒等；D. 中毒（有机磷、氰化物）：会引起呼吸困难或呼吸节律改变。

根据以上原因，对本例患儿分析如下：①患儿既往无喉鸣、呼吸困难、声音嘶哑、吸气性呼吸困难等上气道梗阻的病史，支气管镜检查未发现咽喉部、声门下以及气道狭窄，不考虑上呼吸道梗阻和先天性气道狭窄或心血管异常对气道的压迫；患儿既往无湿疹，无反复喘息病史，无药物食物过敏病史，家族无特应性体质病史，双肺未闻及哮鸣音，不考虑支气管哮喘的发作。②现为新型冠状病毒流行阶段且为春季，患儿肺部 CT 提示两肺大片状高密度影，警惕存在病毒等病原体感染所致重症肺炎引起的急性呼吸窘迫综合征，如腺病毒、流感病毒、新型冠状病毒等，但患儿无发热、咳嗽等病毒、细菌等呼吸道感染的症状，腺病毒、流感病毒检验结果都为阴性，起病前精神食欲好，营养状况好且无结核接触病史，无结核感染中毒症状，肺部 CT 无肺结核征象，无纵隔淋巴结肿大，不考虑感染所致的重症肺炎。③患儿无神经系统感染的症状体征，无外伤病史，四肢肌力和肌张力正常，头颅 MRI 未见异常，不考虑重症脑炎、脑肿瘤、脑血管病变及先天性肌肉病变。④患儿心脏彩超和心电图都正常，既往无心功能不全的病史，不考虑先天性心脏病和心律失常引起的心源性呼吸困难。⑤患儿无严重贫血，发病前无严重感染表现，血糖正常，无药物摄入史，不考虑严重贫血、严重感染、酮症酸中毒、中毒所引起的呼吸困难。

此外，本例患儿肺部 CT 提示两肺大片弥漫性高密度影，应考虑有无婴儿期的肺间质性疾病：①弥漫性肺泡出血综合征：是由多种病因引起的一种能危及生命的临床综合征，主要表现为咯血、贫血、低氧性呼吸困难或呼吸衰竭。影像学上呈双肺弥散性浸润影。弥漫性肺泡出血综合征的出血来源于肺微循环，包括肺泡毛细血管、小动脉和小静脉，通常为弥散性，但少数也可以是局灶性。Kostianovsky 等的研究发现 88.7% 的弥漫性肺泡出血综合征患者在支气管镜检查时可以看到新鲜出血。排除外伤性出血原因后，在相同部位的支气管肺泡灌洗液中红细胞计数升高，特别是肺含铁血黄素巨噬细胞占肺泡巨噬细胞 20% 有助于弥漫性肺泡出血综合征的诊断。本例患儿第 1 次支气管肺泡灌洗液外观呈红色，血红蛋白为 103 g/L，平均红细胞体积、平均红细胞血红蛋白浓度下降，为轻度小细胞低色素性贫血，不能除外弥漫性肺泡出血综合征，但患儿 3 次支气管肺泡灌洗液未找到肺含铁血黄素细胞，支气管镜下可见黏膜充血水肿明显，未见活动性出血，既往患儿无咯血症状，在出院随访过程中患儿未再次出现类似病情的发作，不考虑此病。②先天性肺表面活性物质代谢缺陷：是婴幼儿肺间质疾病的重要原因之一，主要指肺表面活性蛋白（SP-A、SP-B）、ATP 结合盒 A 家族成分 3（ABCA3）及参与表面活性物质产生的甲状腺转录因子-1、分解代谢过程的粒细胞 – 巨噬细胞集落刺激因子受体基因异常。临床上以咳嗽、气促、呼吸困难等为主要表现，伴生长发育受限，无法脱离鼻导管给氧，血气分析提示低氧血症。本例患儿生后曾有住院病史，但无反复咳嗽、呼吸困难病史，无长期输氧病史，无生长发育受限，不考虑此病。

小婴儿在诊断弥漫性间质性疾病时，首先要排除感染、吸入因素。本例患儿为 3 月龄婴儿，起病急，进食饱餐后熟睡时突然出现发作性呼吸困难，而且当时于患儿床旁大量奶液浸湿，口鼻腔吸痰可见奶液，气管插管时可吸出奶液，查体呼吸急促，肺部 CT 可见两肺大片高密度影，且以上叶后段和下叶背段为主，故诊断为吸入性肺炎，且为大量吸入。患儿于发病 17 小时出现高热，应该考虑合并感染存在。

【内科医师乙】

吸入性肺炎是肺炎的常见类型之一，其通常是指存在误吸风险的患者吸入含有致病菌的口咽内容物时发生的急性细菌性肺炎。误吸是指口咽部内容物或胃内容物反流吸入至喉部和下呼吸道的现象。误吸发生后，患者立刻出现刺激性呛咳、气急甚至哮喘，称为显性误吸；误吸当时（＞1 分钟）不出现咳嗽等外部体征，没有刺激性呛咳、气急等症状，称为隐性误吸，常被漏诊。发生误吸后可导致吸入性肺炎、反流性肺炎、肺脓肿和气道阻塞等。反流性肺炎通常是指存在反流风险的患者误吸无菌胃内容物后引起的急性、无菌性、化学性肺损伤，最初是无菌的，随后有细菌感染的可能。吸入性肺炎的诊断缺乏统一的金标准。吸入物的容积、吸入频率、吸入物的性质、细菌的毒力、获得吸入性肺炎的场所（社区获得或医院获得）以及患者的基础疾病不同，其临床表现差异很大。呼吸系统症状可表现为无症状，也可表现为严重呼吸窘迫。

吸入性肺炎患儿的消化道症状常不典型，可表现为保护性拒食、仅少量进食、咽部不适（提示反流性咽炎）和咀嚼样吞咽动作等，故临床医师需仔细追问病史。相关辅助检查对明确吸入性肺炎的病因非常重要，目前的检查方法包括：①吞咽造影录像检查（video fluoroscopic swallowing study，VFSS）：是吞咽障碍检查的金标准，可以观察到吞咽的整个过程以及吸入的发生，但鉴于肺吸入的间歇性，假阴性率较高，且具有放射性，要求配合度较高，目前在评估婴儿吞咽障碍类型和严重程度等方面还没有被广泛应用。②内镜：喉支气管硬镜是评价肺吸入解剖原因的首选诊断方法，较电子纤维喉镜阳性率更高。吞咽纤维内镜检查（fiberoptic endoscopic evaluation of swallowing，FEES）是在内镜直视下观察气道的解剖结构和功能，并动态观察肺吸入的发生过程，但不能显示吞咽的整个过程，同样假阴性率较高，且为侵入性操作。③同位素唾液吸入显像：将^{99m}Tc-DTPA滴入患者舌根，自然吞咽，使用超高分辨率、低能准直仪的伽马相机连续动态记录60分钟获得图像，为无创性检查，要求配合度低，放射性远远低于VFSS，Drubach等研究显示其阳性率为25%。还有一些检查如消化道造影和B超可提示直接吸入到气管或胃食管反流，24小时食道pH值监测可评估胃食管反流，支气管镜检查可评估支气管树是否存在胃内容物或发现局限性红斑。

同时，我们应该关注吸入性肺炎的高危因素。据文献报道，吸入性肺炎的高危因素为深睡及意识水平下降、吞咽困难（常有神经系统疾病）、胃食管反流、上消化道结构异常、气管插管、留置胃管（包括洗胃）、胃排空延迟等。一次大量误吸口腔内容物，可刺激人体的咳嗽反射，如患者意识清楚，咳嗽反射存在，可出现剧烈呛咳。吸入物进入下呼吸道，可刺激气道平滑肌收缩、气道痉挛，严重者出现类似哮喘的症状，患者可因缺血缺氧而窒息。吸入物进入肺组织，可激活肺部炎症反应，表现为炎症细胞浸润，并分泌多种细胞因子和炎性介质，严重者可导致急性肺损伤（急性呼吸窘迫综合征）。吸入物内的细菌等病原微生物可于肺组织定植并繁殖，产生毒素，进一步加重肺部炎症反应，并可能入血，形成肺脓毒症，继之向其他部位播散。肺部无菌性和感染性炎症如持续发展，可致肺组织结构破坏、液化坏死，形成脓肿，也可形成机化性肺炎，迁延不愈。根据临床误吸内容物质和量的差异，重症患者会出现肺内分流增加，通气血流比异常，很快出现低氧血症。由气道痉挛、水肿液、分泌物等造成气道狭窄、闭塞且缺氧引起血管痉挛、闭塞等造成动脉血氧合障碍者，需要立即行气管插管、呼吸机辅助治疗。本例患儿在 48 小时内逐渐出现反复高热，超敏 C 反应蛋白、降钙素原进行性升高，考虑存在严重炎症反应，并且继发了细菌感染引起脓毒症。

【内科医师丙】

在治疗上，应提倡尽早进行支气管镜检查和肺泡灌洗术。研究认为，临床一旦怀疑为吸入性肺炎，不管为何种类型，均应及早行纤维支气管镜检查。如为固体颗粒性物质，应尽快取出异物；对于化学性吸入，支气管肺泡灌洗可以减轻化学性刺激反应对气道黏膜的损伤，并可清除异物及炎性分泌物，改善病灶局部通气功能，及早有效地纠正缺氧，提高机械通气效率。乳汁早期作为异物主要阻塞气道，并刺激支气管发生痉挛，造成肺气肿或肺不张等改变，后期则极易引发严重的细菌、真菌感染。病原菌的准确获得对于感染的有效控制十分重要，常规吸痰对支气管和肺泡内分泌物的清除效果差，存在盲目性，且操作中可能带入新的细菌，造成医院内感染。支气管镜检查可有效解决上述难题，支气管镜肺泡灌洗能在直视下对分泌物采用生理盐水反复灌洗，对肺不张患者有显著疗效。支气管肺泡灌洗液培养的特异性和敏感性均较常规吸痰高，可为抗生素的应用提供准确的病原学证据。

【放射科医师】

在影像学上，吸入性肺炎表现为呈重力依赖性分布的单侧或双侧气腔实变，仰卧位时多为下叶背段及上叶后段，直立位时为下叶基底段，大量的误吸而致的误吸综合征可为单侧性。本例患儿在熟睡中突然出现呛奶，为大量胃内容物进入到气管和肺内，更倾向于门德尔松综合征，又称吸入性酸肺综合征，是指酸性胃液引起的严重酸误吸综合征。酸误吸可导致支气管痉挛、肺间质水肿及肺透明膜病变，表现为哮喘样呼吸、发绀、呼吸困难、呼吸阻力增加和心动过速，双肺可闻支气管哮鸣音或湿性啰音，可迅速导致肺组织水肿或急性呼吸窘迫综合征。胸部 X 线片多类似急性呼吸窘迫综合征和肺水肿，肺泡内弥漫性渗出明显，一般不表现为典型树芽征，但在临床上，吸入物质不同，其临床和影像学表现都不一样。吸入口腔内细菌引起的吸入性肺炎，可以表现为大叶性、小叶性，可有典型树芽征，此类患者多容易反复误吸和发生肺炎，多有脑卒中病史和延髓性麻痹及吃饭、喝水呛咳，病变多位于中叶和下肺各段（左侧卧位、右侧卧位、平卧位时各不一样）。

病例点评

吸入性肺炎多发于婴幼儿和有基础疾病的老年人，且易反复发作，迁延不愈，在临床上有较高的发病率和病死率。尽管对吸入性肺炎的病原生物学和发病机制的了解不断加深，但仍缺乏明确的定义或诊断标准，易发生误诊。通常将其分为3类：一类为吸入物直接损伤肺组织引起肺化学性炎症，有国外学者将其冠名为aspiration pneumonitis，如吸入胃酸之后出现的肺炎（又称门德尔松综合征）；另一类为吸入固体物质引起阻塞性不张和炎症；第三类为误吸含有定植细菌的口咽分泌物引起的细菌性肺炎，此类在临床中最为常见。在临床工作中，我们首先要认识吸入性肺炎的分类，并尽可能寻找其危险因素，根据不同的病因做出不同的治疗方案和预防措施。本例患儿为婴儿，突然出现大量奶液引起的吸入性肺炎，考虑存在化学性肺炎，因吸入量过大，引起了阻塞和炎症，且后面继发了细菌感染，这3类重叠出现。高危因素考虑为小婴儿饱餐后平卧位熟睡状态，因其吞咽反射不成熟，咽部神经肌肉不协调，乳汁在咽部排空时间延长或进入食道后反流至咽部，容易发生乳汁误吸入呼吸道。在治疗上，选择广谱的、针对革兰氏阴性杆菌和厌氧菌的抗生素，在有效抗感染下，早期使用了小剂量激素。虽然成人吸入性肺炎中，激素类药物的使用还存在争议，但有研究表明使用激素有利于肺部炎症的吸收，并且本例患儿出现了脓毒症，且出现了过强的炎症反应，早期短时间内使用了小剂量的激素，最终患儿在该治疗中获益。

（撰写 黄清梅 点评 梁明 审稿 刘秀云）

参 考 文 献

1. LANDS L C. Dyspnea in Children：What is driving it and how to approach it. Paediatr Respir Rev，2017，24：29 – 31.

2. 农光民，林威. 弥散性肺泡出血诊断与治疗进展. 中华实用儿科临床杂志，2017，32（16）：1218 – 1221.

3. KOSTIANOVSKY A, HAUSER T, PAGNOUX C, et al. Alveolar haemorrhage in ANCA-associated vasculitides：80 patients' features and prognostic factors. Clin Exp Rheumatol, 2012, 30（1 Suppl 70）：S77 – 82.

4. 倪磊，李庆云. 应重视弥漫性肺泡出血综合征的诊治策略. 内科理论与实践，2016，11（4）：202 – 204.

5. DE LASSENCE A, FLEURY-FEITH J, ESCUDIER E, et al. Alveolar hemorrhage. Diagnostic criteria and results in 194 immunocompromised hosts. Am J Respir Crit Care Med, 1995, 151（1）：157 – 163.

6. 刘静，陈杰华，王宇清，等. 肺表面活性物质蛋白 C 基因 218 位点变异致婴幼儿肺间质疾病七例临床研究．中华儿科杂志，2019，57（1）：21 – 26.

7. NEILL S, DEAN N. Aspiration pneumonia and pneumonitis：a spectrum of infectious/noninfectious diseases affecting the lung. Curr Opin Infect Dis, 2019, 32（2）：152 – 157.

8. 中国吞咽障碍康复评估与治疗专家共识组. 中国吞咽障碍评估与治疗专家共识(2017 年版). 中华物理医学与康复杂志，2017，39（12）：881 – 892.

9. 舒方茂，宋宁，张宇. 吸入性肺炎研究进展．国际呼吸杂志，2020，40（3）：215 – 219.

10. 刘金荣，段晓岷，董方，等. 吸入性肺炎 20 例临床分析. 中国循证儿科杂志，2014，（4）：303 – 307.

11. TORRES-SILVA C A. Chronic pulmonary aspiration in Children：diagnosis and management. Curr Probl Pediatr Adolesc Health Care, 2018, 48（3）：74 – 81.

12. TRINICK R, JOHNSTON N, DALZELL A M, et al. Reflux aspiration in children with neurodisability—a significant problem, but can we measure it? J Pediatr Surg, 2012, 47（2）：291 – 298.

13. MARTIN-HARRIS B, CARSON K A, PINTO J M, et al. BaByVFSSImP© A novel measurement tool for videofluoroscopic assessment of swallowing impairment in Bottle-Fed babies：establishing a standard. Dysphagia, 2020, 35（1）：90 – 98.

14. ADIL E, GERGIN O, KAWAI K, et al. Usefulness of upper airway endoscopy in the evaluation of pediatric pulmonary aspiration. JAMA Otolaryngol Head Neck Surg, 2016, 142(4): 339 – 343.

15. MOORE P E, POSTON J T, BOYER D, et al. ATS core curriculum 2017: Part II. Pediatric Pulmonary Medicine. Ann Am Thorac Soc, 2017, 14(Suppl_2): S165 – S81.

16. DRUBACH L A, ZURAKOWSKI D, PALMER E L, et al. Utility of salivagram in pulmonary aspiration in pediatric patients: comparison of salivagram and chest radiography. AJR Am J Roentgenol, 2013, 200(2): 437 – 441.

17. CAMPINOS L, DUVAL G, COUTURIER M, et al. The value of early fibreoptic bronchoscopy after aspiration of gastric contents. Br J Anaesth, 1983, 55(11): 1103 – 1105.

18. LYNN L M, LANDAU L I. Pediatric respiratory medicine. 2nd ed. Philadelphia: Mosby, 2008: 338 – 344.

19. RIBEIRO M A D S, FIORI H H, LUZ J H, et al. Rapid diagnosis of respiratory distress syndrome by oral aspirate in premature newborns. J Pediatr (Rio J), 2019, 95(4): 489 – 494.

20. JIMENEZ M, Carter R C. 肺部高分辨率CT. 2版. 赵绍宏, 聂永康, 译. 北京:人民卫生出版社,2013.

21. 瞿星光, 龚勋, 周刚, 等. 早期床旁纤维支气管镜肺泡灌洗治疗显性吸入性肺炎致ARDS 29例临床分析. 重庆医学, 2011, 40(4): 333 – 334, 340.

22. 刘静, 曾玉兰, 邹潇, 等. 床边纤维支气管镜灌洗联合无创通气治疗老年吸入性肺炎并低氧血症54例. 中国老年学杂志, 2013, 33(3): 661 – 662.

23. 蔡继明, 朱宇, 杨玉芳, 等. 纤维支气管镜在综合ICU中的应用. 中国内镜杂志, 2007, 13(7): 742 – 743.

24. 孟庆义. 误吸所致Mendelson综合征的识别与处理. 医师在线, 2017, 7(14): 28 – 29.

病例 39

空肠喂养治疗婴儿胃食管反流致反复吸入性肺炎

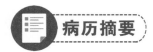 **病历摘要**

【基本信息】

患儿，男，7 个月 18 天。

以"进食困难 6 个月，咳嗽伴发热 2 天"为主诉入院。

【病史】

患儿 6 个月前患"肺炎"后即出现反复呛奶、进食困难，表现为吃奶中或吃奶后立即呕吐，从口鼻呛出，量较多，为液体奶汁，无凝乳块，无呕血，无咖啡渣样物，无黄绿色胆汁，无发绀，无腹胀、腹泻，无发热，无少哭少动，无气促，当地医院考虑"胃食管反流、食管狭窄"，给予鼻饲喂养治疗至今。鼻饲后无呕吐，无腹胀、腹泻，但反复患肺炎 5~6 次，均在当地医院行抗感染对症治疗后好转。2 天前患儿受凉后出现咳嗽，为阵发性单声咳，喉间有痰鸣，无发绀，无喘息、气促，并出现发热，热峰 38.9 ℃，无寒战、抽搐，遂来我院门诊，以"胃食管反流，食管裂孔疝？食管狭窄？"收住院。

患儿发病以来神清，精神可，近 2 个月来每次鼻胃管进奶 80 mL，经口喂奶 20 mL，每 2 小时左右 1 次，大便每天 1 次，黄糊状，尿量可，体重增加缓慢，半年内共增加 2.0 kg 左右。

G2P2，足月顺产，出生体重 2.25 kg。生后母乳喂养，5 月龄给予鼻胃管置管喂养后改奶粉喂养。生长发育落后，俯卧抬头时间短，不能独坐，乳牙未出。否认药物、食物过敏史，否认遗传性疾病家族史。

【体格检查】

体温 38.9 ℃，心率 140 次/分，呼吸 32 次/分，血压 93/57 mmHg，身长 63 cm（-3.14 SD），体重 5.6 kg（-3.65 SD）。消瘦貌，精神萎靡，面色苍白，前囟平软，咽红，浅表淋巴结未及肿大。双肺呼吸音粗，可闻及较多干湿啰音。心律齐，心音中，未闻及病理性杂音。腹平软，包块未及，肝脾肋下未及。神经系统检查阴性。

【辅助检查】

血常规 + CRP：WBC 19.14×10^9/L，淋巴细胞百分比 19.4%，中性粒细胞百分比 76.7%，Hb 117 g/L，PLT 314×10^9/L，超敏 C 反应蛋白 47 mg/L。血气、电解质：pH 7.422，PCO_2 42 mmHg，PO_2 121 mmHg，钾 4.5 mmol/L，钠 133 mmol/L，氯 98 mmol/L，钙 1.22 mmol/L，乳酸 0.8 mmol/L，阴离子间隙 12.4 mmol/L，HCO_3^- 26.9 mmol/L。生化五类：总蛋白 71.3 g/L，白蛋白 50.5 g/L，总胆红素 5.1 μmol/L，直接胆红素 3.3 μmol/L，丙氨酸转氨酶 60 U/L，天冬氨酸转氨酶 74 U/L，γ-谷氨酰转移酶 21 U/L，余正常。PCT 8.47 ng/mL。痰培养：肠杆菌少量，PPD 试验阴性，G 试验、GM 试验均阴性，呼吸道病毒抗原免疫荧光检测均阴性，痰肺炎支原体 + 肺炎衣原体 + 循环肿瘤 DNA（ct DNA）均阴性，血肺炎支原体 + 肺炎衣原体 + Ig 抗体均阴性。

【影像学检查】

上消化道造影：C5、C6 水平食道细，弧形右突，造影剂通过尚可，水平横胃，肺炎。

24 小时食管 pH 测定：可见病理性酸反流。

纤维支气管镜：气管支气管内膜炎症，未见气道畸形。

喉镜：喉软骨软化。

　　电子胃镜检查：食管下段黏膜粗糙，贲门与胃镜之间空隙大于胃镜直径，胃体黏膜可见多处散在出血点，胃窦黏膜略粗糙，血管显露，幽门呈开放状，十二指肠球部黏膜略粗糙；结论：食管炎，食管裂孔疝？

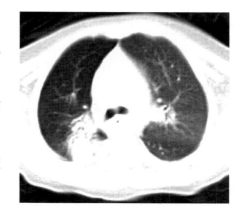

　　胃镜病理：（食管）黏膜慢性炎，未见嗜酸性粒细胞浸润。

　　腹部立位片：未见异常。

　　肝胆胰脾 B 超：未见异常。

图 39 - 1　胸部 CT

　　胸部 CT：肺炎伴右肺上叶气肿征象（图 39 - 1）。

【诊疗经过】

　　入院后诊断为吸入性肺炎、重度营养不良、胃食管反流、先天性喉软骨软化、中毒性肝炎，给予奥美拉唑抑酸、注射用头孢曲松钠抗感染、雾化吸入、电动吸痰及复方甘草酸苷片、注射用复合辅酶护肝等治疗。入院第 5 天热退，但咳嗽加重，吸痰，量多。入院第 8 天起给予禁食，改为注射用头孢哌酮钠舒巴坦钠继续抗感染。住院 2 周因经济问题自动出院。出院后自行鼻饲喂养，出院后第 5 天再次出现发热，第 2 次入院（2012 年 12 月 27 日）。入院后继续给予奥美拉唑抑酸、亚胺培南抗感染、氟康唑抗真菌治疗、电动吸痰、禁食、肠外营养等治疗。2013 年 1 月 15 日全麻下行经皮内镜下胃造瘘术＋空肠置管术（图 39 - 2），术后继续肠外营养治疗，术后 48 小时给予空肠管持续肠内营养治疗。术后第 9 天肠内营养速度为 40 mL/h，总奶量为 960 mL/d，热量 114 kcal/kg，停肠外营养，采用全肠内营养，复查胸部 X 线片示肺炎较前明显吸收好转、咳嗽明显减轻。于 2013 年 2 月 1 日出院行家庭肠内营养治疗。出院后定期于消化科、临床营养科门诊随访。2013 年 6 月 26 日随访患儿，14 月龄，体重 11 kg，身高 79 cm，能独走，体格生长和运动发育同正常同龄儿（图 39 - 3，图 39 - 4），出院后一直未发生肺炎，肝功能恢复正常，并开始逐渐恢复经口进食。2013 年 11 月 28 日再次入院（患儿年龄 1 岁 7 个月，胃造瘘术后 10 个月），经评估经口进食正常，无肺炎发生，给予内镜下拔除造瘘管，次日恢复经口进食，3 天后造瘘口自然闭合，无腹壁瘘发生。

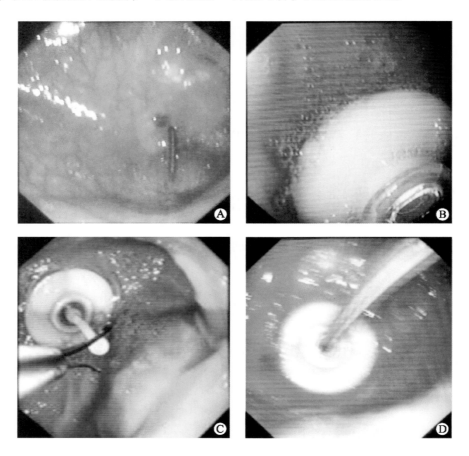

图 39 –2　经皮内镜下胃造瘘术 + 空肠置管术

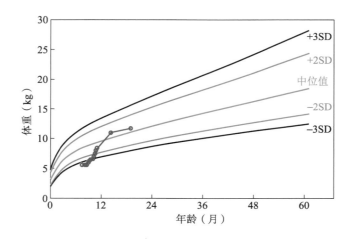

图 39 –3　患儿胃造瘘空肠喂养后年龄别体重生长曲线图

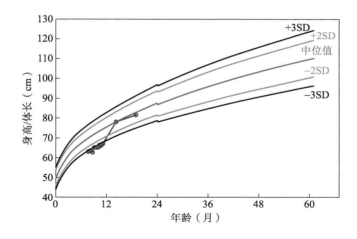

图 39－4 患儿胃造瘘空肠喂养后年龄别身高生长曲线图（WHO 标准）

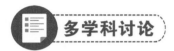

【消化内科医师】

总结患儿病史特点：①患儿，男，7 个月 18 天；②因"进食困难 6 个月，咳嗽伴发热 2 天"入院；③体格检查：消瘦貌，精神萎靡，面色苍白，前囟平软，咽红，浅表淋巴结未及肿大，双肺呼吸音粗，可闻及较多干湿啰音，心律齐，心音中，未闻及病理性杂音，腹软，神经系统检查阴性；④辅助检查：当地医院 24 小时食管 pH 测定示病理性胃酸反流。喉镜：喉软骨软化。上消化道造影：未见器质性病变。胃镜：食管炎。胃镜病理：（食管）黏膜慢性炎，未见嗜酸细胞浸润。胸部CT：肺炎伴右肺上叶气肿征象。患儿存在胃食管反流伴食管炎、先天性喉软化、吸入性肺炎及重度营养不良。吸入性肺炎及重度营养不良的病因是由于患儿喂养困难、反复呕吐导致，同时常规抗感染治疗疗效不佳。因此要治愈患儿的肺炎，一定要从控制胃食管反流导致的反复吸入入手。本例患儿在外院采用奥美拉唑抑酸、多潘立酮促进胃肠蠕动及鼻胃管鼻饲等内科保守治疗，均无法缓解肺炎症状。采取了全肠外营养治疗，虽然患儿肺炎得到了缓解，但是加重了肝功能的损害，体重增长不佳。最终患儿采取了内镜下胃造瘘术，并置入空肠管行空肠持续喂养，不仅缓解了胃食管反流导致的反复吸入，同时改善了肠外营养带来的肝功能损害。胃造瘘空肠喂养改善了患儿的营养状态，使其最终达到恢复经口进食的目的，同时吸入性肺炎也得到了治愈。

【呼吸内科医师】

本例患儿为小婴儿，生后多次发生肺炎，胸部 CT 提示右下肺斑片影及右上肺气肿征象，结合患儿多次呼吸道病原学检查，未提示明确的病原感染，同时患儿存在反复呕吐、喂养困难及喉软化等病史，纤维支气管镜未提示气道畸形，因此考虑为吸入性肺炎。吸入性肺炎常见的原因为胃食管反流及吞咽障碍，后者多见于脑瘫、脑白质发育不良、喉软化等神经系统及咽喉疾病，对于此类疾病通过鼻饲喂养多数能改善和减轻吸入性肺炎症状。本例患儿经鼻饲喂养后仍有反复肺炎，同时24 小时食管 pH 监测提示病理性酸反流，消化道造影未见器质性疾病，需要考虑胃食管反流导致的吸入性肺炎。在常规抗感染、呼吸道护理等治疗下，需要避免反流导致的误吸是治疗的关键。

【临床营养科医师】

本例患儿入院时存在重度营养不良，需通过营养支持治疗改善营养状态。营养状态的改善不仅有利于基础疾病的恢复，同时可以增强免疫力，避免反复感染的发生。营养支持治疗分为肠内营养及肠外营养。在肠道功能基本正常的情况下首选肠内营养。本例患儿因反复呕吐导致吸入性肺炎和重度营养不良，通过胃管鼻饲治疗无法达到目标热卡，也无法改善营养状态，同时由于反复吸入性肺炎导致消耗增加，加重了营养不良。全肠外营养治疗可以减少吸入，但是由于患儿年龄小，反复感染及肠外营养的使用加重了肝功能的损害，导致无法提供足够热卡从而改善营养状态，因此需要采取空肠喂养的方式进行营养支持，这样不仅可以减少吸入，同时也可以避免肠外营养相关的并发症（如肝功能损害、导管相关感染、静脉血栓等）。空肠喂养可以采取鼻空肠喂养和经胃造瘘空肠喂养，前者适用于短期肠内营养治疗，后者适用于长期肠内营养治疗。本例患儿因为年龄小、重度营养不良、反复肺炎病史长达 6 个月，预计需要长期营养支持治疗，同时因患儿存在喉软化，长期经鼻置管会对气道、咽喉部产生压迫，容易导致咽部黏膜损伤、气道压迫及咽喉反流等，不利于病情的恢复，建议采取胃造瘘空肠喂养的方式进行营养支持治疗。

【胸外科医师】

本例患儿生后出现反复呕吐的常见病因有食管裂孔疝、食管狭窄、胃食管反流等，消化道造影及胃镜都未提示食道狭窄及食管裂孔疝，故可排除消化道畸形。本例患儿24小时食管pH监测提示病理性酸反流,提示存在胃食管反流。绝大多数婴幼儿胃食管反流通过抑酸治疗,随着年龄增长症状可逐渐改善,不需要通过外科手术治疗。内科保守治疗无效的严重胃食管反流可以采取胃底折叠术。本例患儿存在严重肺部感染及重度营养不良,无法耐受胃底折叠术及存在手术疗效不佳可能,建议先改善营养状态及治疗反复肺炎,若营养状态改善后仍有反复呕吐可考虑行外科手术治疗。

 **病例点评**

婴幼儿严重胃食管反流不仅可导致反复吸入性肺炎,同时还会严重影响患儿的生长发育。在常规生活方式改变和药物治疗均无效的情况下,营养支持治疗是严重胃食管反流合并严重生长发育障碍患儿的重要治疗手段。空肠喂养治疗不仅可以改善营养状况,同时可以避免反流导致的反复吸入性肺炎。鼻空肠置管及经胃造瘘空肠置管是进行空肠喂养的两种肠内营养途径,前者适用于短期肠内营养患儿,后者适用于需要长期肠内营养的患儿。本例患儿在经胃造瘘空肠置管后行空肠喂养治疗,有效避免了反复吸入性肺炎的发生,同时显著改善了营养状态,最终胃食管反流症状减轻,恢复经口进食,生长发育追赶上正常同龄儿。

(撰写 楼金玕 点评 陈洁 审稿 刘秀云)

参 考 文 献

1. 杨玲蓉. 儿童胃食管反流病研究进展. 中国当代儿科杂志, 2010, 12(7): 592-596.

2. GAUDERER M W. Percutaneous endoscopic gastrostomy and the evolution of contemporary long-term enteral access. Clin Nutr, 2002, 21(2): 103-110.

3. EL-MATARY W. Percutaneous endoscopic gastrostomy in children. Can J Gastroenterol, 2008, 22(12): 993-998.

4. GRUNOW J E, AL-HAFIDH A, TUNELL W P. Gastroesophageal reflux following percutaneous endoscopic gastrostomy in children. J Pediatr Surg, 1989, 24(1): 42-44.

5. WILSON G J, VAN DER ZEE D C, BAX N M. Endoscopic gastrostomy placement in the child with gastroesophageal reflux: is concomitant antireflux surgery indicated? J Pediatr Surg, 2006, 41(8): 1441-1445.

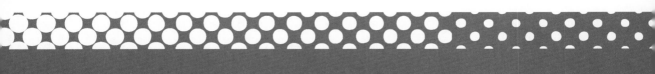

间质性疾病

病 例 40

以气促、肺动脉高压为主要表现的甲基丙二酸血症合并同型半胱氨酸血症

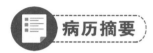 病历摘要

【基本信息】

患儿，男，1岁9个月。

主诉：气促16天。

【病史】

患儿16天前出现发热，热峰38.8℃，伴气促，精神差、乏力，于当地医院门诊输液1天，效果欠佳，遂至我院门诊，查胸部X线（10月6日）示肺炎，给予"拉氧头孢钠、红霉素"治疗1天，患儿仍有发热，气促无改善，收入我院感染科。入院时出现阵发性连声咳，伴有气促，SpO_2低（70%~80%），给予CPAP吸氧及拉氧头孢钠、红霉素抗感染、雾化吸入、注射用甲泼尼龙琥珀酸钠抗炎等治疗2天后，患儿CPAP吸氧下SpO_2仍低，时有烦躁不安，查血气分析示pH 7.438，PCO_2 25.8 mmHg，PO_2 57.3 mmHg，BE −6.8 mmol/L，乳酸1.8 mmol/L。10月8日转入我院PICU，查血常规示Hb 93 g/L（大细胞性贫血），胸部CT（10月9日）示两肺间质性病变伴肺动脉高压（53 mmHg），查痰及胃液含铁血黄素试验阳性，考虑"肺含铁血黄素沉着症?"，给予注射用氟氧头孢钠抗感染、毛花苷C强心、多巴胺

及多巴酚丁胺改善循环、甲泼尼龙（15 mg qd×9 天）抗炎及雾化吸入等治疗 11 天，患儿气促改善，无发热，偶尔咳嗽，CPAP 改鼻导管吸氧，SpO₂ 正常，64 排胸部 CT 示"肺纹理增多、增粗"，经会诊后于 10 月 19 日转入呼吸科。

既往史：2018 年 4 月患"手足口病（普通型）"住院治疗 6 天，出院后食欲变差、体重生长不佳。近 5 个月体重下降约 1.5 kg。2018 年 8 月诊断为"贫血"，外院给予"琥珀酸亚铁"补铁可改善（由中度贫血改善至轻度贫血），曾于外院查微量元素示铁低、血铅正常。

个人史：G2P2，足月（37 周）剖宫产（母亲孕期有妊娠高血压及妊娠糖尿病），出生体重 3.02 kg，但患儿平素挑食严重（喜吃白米饭，肉类菜类几乎不吃）、饮奶少，运动发育基本同一般同龄儿，但平时运动耐量相对较差、懒动。按时按计划预防接种。父母体健，非近亲婚配。姐姐 10 岁，体健。

【体格检查】

体温 36.9 ℃，脉搏 120 次/分，呼吸 42 次/分，体重 7 kg，SpO₂ 91%（未吸氧）。四肢血压：左上肢 109/64 mmHg，左下肢 117/74 mmHg，右上肢 92/60 mmHg，右下肢 117/63 mmHg。神志清楚，精神反应可，呼吸稍促，轻度三凹征，面色稍苍，营养不良貌，全身皮肤无皮疹，皮下脂肪菲薄，浅表淋巴结未及肿大，鼻导管吸氧下口周无发绀，颈软。两肺呼吸音粗，未及干湿啰音。心音有力，律齐，未闻及杂音。腹软，肝脏右肋下 3.0 cm，质软，脾脏肋下未及。双下肢无浮肿，未见杵状指（趾），四肢肌力及肌张力正常，双侧巴宾斯基征阴性。

【辅助检查】

入院第 2 天血常规：CRP < 8 mg/L，WBC 10.76×10⁹/L，淋巴细胞百分比 36.2%，中性粒细胞百分比 53.4%，Hb 93 g/L，MVC 114.3 fL（80～100 fL），MCHC 324 g/L（320～360 g/L），PLT 143×10⁹/L，网织红细胞百分比 6.35%。

入院第 18 天血常规：CRP < 8 mg/L，WBC 7.13×10⁹/L，淋巴细胞百分比 48.9%，中性粒细胞百分比 43.0%，Hb 93 g/L，PLT 183×10⁹/L。

入院第 21 天血常规：CRP < 8 mg/L，WBC 30.52×10⁹/L，淋巴细胞百分比 33.7%，中性粒细胞百分比 55.3%，Hb 97 g/L，PLT 277×10⁹/L。

贫血四项：血浆维生素 B_{12}、血浆铁蛋白、血浆促红细胞生成素、红细胞叶酸均在正常范围。

骨髓细胞形态学：骨髓增生活跃，血小板散在、成簇可见，凝血常规无异常。

生化：肝肾功能、空腹血糖、白蛋白、胆红素均在正常范围，球蛋白偏低，为 13 ~ 15 g/L。

尿沉渣：尿蛋白（＋＋），红细胞计数 39.60/μL（↑），白细胞计数 28.10/μL（↑），管型 2.52/μL（↑）；尿红细胞形态：混合型？后多次复查尿沉渣未见异常。

肺炎支原体 IgM 1.67（阳性）；呼吸道病原体九项核酸检测阴性；痰肺炎支原体、解脲支原体 DNA 阴性；痰培养阴性。

PCT 0.105 ng/mL，血沉 5 mm/h，血清铁蛋白、炎症因子五项均正常。

G 试验、GM 试验、T-SPOT. TB 试验阴性；血培养阴性；脑脊液培养阴性。

TORCH 抗体均阴性；血 CMV DNA、EBV DNA 均阴性；传染病四项：乙肝表面抗体阳性，余均阴性。

脑脊液常规、生化、培养无异常。

体液免疫：IgG 2.58 g/L（明显降低），IgM 0.846 g/L，IgA 0.495 g/L，C3 0.645 g/L（稍低），C4 0.0814 g/L（稍低）。

细胞免疫：T 淋巴细胞 50.77%（稍低），余未见异常。

3 次痰找含铁血黄素试验 2 次阳性，胃液含铁血黄素试验 3 次均阳性。

过敏原特异性 IgE 19 项均阴性，总 IgE 552.3 IU/mL。肿瘤四项：神经元特异性烯醇化酶（NSE）33.82 pg/mL，甲胎蛋白（AFP）、癌胚抗原（CEA）、糖类抗原 19-9（CA19-9）均正常；自身抗体阴性；外院核周抗中性粒细胞胞质抗体阴性；抗肾小球基底膜抗体阴性；甲状腺功能七项无异常。

血半胱氨酸：31 μmol/L（正常范围 5 ~ 15 μmol/L）。

【影像学检查】

头颅 CT 平扫：未见明显异常。

腹部 B 超：肝、胆、胰、脾未见明显占位性病变。

心电图：窦性心动过速。

超声心动图（入院第 3 天）：右房室稍扩大，二尖瓣、三尖瓣收缩期各见少量反流，估测肺动脉收缩压 53 mmHg。考虑：①肺动脉高压；②右房、室稍扩大；③心功能未见明显异常。

超声心动图（入院第 17 天）：估测肺动脉收缩压 40 mmHg。考虑：①肺动脉高压（轻度）；②右房、室稍扩大。

超声心动图（入院第 24 天）：右房室明显增大，肺动脉稍增大，余房室及大血管径线正常，LVEF 86.5%，LVFS 53.6%，估测肺动脉收缩压 62 mmHg。考虑右房室明显增大、肺动脉稍增大。

超声心动图（入院第 26 天）：估测肺动脉收缩压 40 mmHg，考虑右房室稍扩大、肺动脉稍增大。

入院第 3 天胸部 CT：小叶中心磨玻璃结节伴小叶间隔明显增厚（图 40 - 1）。入院第 19 天胸部 CT：小叶中心磨玻璃结节较前好转，但仍伴小叶间隔增厚（图 40 - 2）。

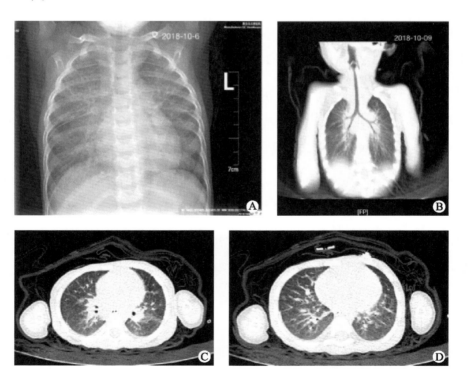

图 40 - 1　入院第 3 天胸部 CT

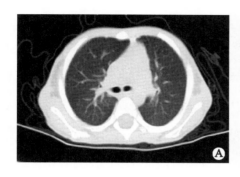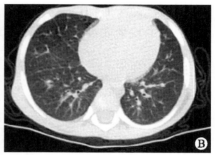

图 40 - 2 入院第 19 天胸部 CT

【治疗经过】

10月19日入呼吸科后给予鼻导管吸氧，继续氟氧头孢抗感染、泼尼松抗炎及补钙、调节肠道菌群等治疗，患儿病情较前改善。10月23日患儿出现水样腹泻，伴一过性低热，给予补液、止泻对症及丙种球蛋白免疫支持治疗，腹泻明显好转，无明显气促，鼻导管吸氧状态下（1.5～2 L/min）SpO_2 正常，复查胸部 CT（10月25日）示肺纹理增多、增粗，复查超声心动图提示肺动脉高压（40 mmHg），给予停静脉氟氧头孢。10月28日患儿再次出现发热，热峰38.2 ℃，气促反复，精神萎、烦躁哭闹，并逐渐出现低氧表现，鼻导管吸氧状态下（1.5～2 L/min）SpO_2 90% 以下，增大吸入氧浓度至3 L/min，安静状态下 SpO_2 为95%～100%，查体示肺部未闻及啰音，复查血常规示炎症指标较前升高，给予加用哌拉西林他唑巴坦抗感染治疗2天后体温正常，但气促无明显改善，仍有氧依赖，复查血气提示 pH 7.453，PO_2 63.5 mmHg，PCO_2 30.3 mmHg，乳酸4.1 mmol/L，BE -1.2 mmol/L，SpO_2 93.3%，给予复查超声心动图提示肺动脉高压（62 mmHg），加用西地那非降低肺动脉压，并予以纠酸及抗炎治疗后，患儿病情较前明显好转，气促改善，复查肺动脉高压（40 mmHg）予以出院。出院诊断：①重症肺炎；②Ⅰ型呼吸衰竭；③肺含铁血黄素沉着症？④肺动脉高压；⑤遗传代谢性疾病？⑥轻度贫血；⑦中度营养不良；⑧急性腹泻病。出院后给予阿奇霉素及口服西地那非、左卡尼丁，嘱其2周左右呼吸科门诊复诊，并待血尿筛查及基因结果回报。患儿出院5天左右结果陆续回报：血代谢筛查示血液丙酰肉碱、丙酰肉碱与乙酰肉碱比值增高；尿筛查示甲基丙二酸明显增高，甲基丙二酸血症合并同型半胱氨酸血症 cb1C 型诊断明确。电话告知家长，门诊予以羟钴胺 1 mg 肌内注射 qd × 1 周，口服甜菜碱治疗 1 周。后患儿再次感染发热，至上海某医院的重症监护室治疗 20 余天，死亡。1 个月后患儿全外显子提示患儿 *MMACHC* 基因发生复合杂合突变：c. 80A > G（p. Q27R）/c. 656_658delAGA（p. 219_220delQKinsQ），第 80 号核苷酸由腺嘌呤变异为鸟嘌呤，导致编码的第 27 号氨基酸改变，由谷氨酰胺 Q 变异为精氨酸 R，来源于父亲；第 656_658 号共计 3 个核苷酸 AGA 缺失，导致编码的谷氨酰胺 Q 和第 220 号赖氨酸 K 缺失，并插入了 1 个谷氨酰胺 Q，来源于母亲。

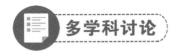 多学科讨论

【内科医师甲】

本例患儿以气促为主要表现，不耐受缺氧，抗感染治疗后气促不能改善，结合患儿辅助检查，除外因肺部感染引起的气促。患儿多次查胃液及痰含铁血黄素阳性，故需警惕特发性肺含铁血黄素沉着症的可能，但予以激素治疗后效果欠佳，且血常规提示大细胞性贫血，病程中有蛋白尿及血尿，且患儿同时存在生长发育迟缓、营养不良，故不支持。从患儿病史、体格检查及辅助检查看，呼吸系统、消化系统、血液系统及肾脏等多系统受累，同时喂养困难，生长发育欠佳，查半胱氨酸升高，出院后血代谢筛查示血液丙酰肉碱、丙酰肉碱与乙酰肉碱比值增高，尿筛查示甲基丙二酸明显增高；全外显子提示患儿 *MMACHC* 基因发生复合杂合突变：c. 80A > G（p. Q27R）/c. 656_658delAGA（p. 219_220delQKinsQ），故甲基丙二酸血症合并同型半胱氨酸血症 cb1C 型诊断明确。因患儿出院 2 周左右再次发热，不能除外发生代谢危象，因病情危重而死亡。

【内科医师乙】

本例患儿本次病程中查 3 次痰找含铁血黄素试验 2 次阳性、胃液含铁血黄素试验 3 次均阳性，容易导向特发性肺含铁血黄素沉着症，但血常规提示为大细胞性贫血，故不考虑。患儿既往无皮疹，无关节肿痛，无长期发热，行自身抗体全套及抗中性粒细胞胞质抗体相关抗体检查，除外结缔组织疾病及血管炎引起的肺泡出血。

患儿有肺泡出血，尿蛋白一过性阳性，需警惕肺出血肾炎综合征，予以查抗肾小球基底膜抗体阴性，故除外。后分析肺泡出血可能与高同型半胱氨酸损伤血管内皮细胞、增加肺毛细血管的通透性有关；也可能与甲基丙二酸及其他代谢物肺内沉积及损伤有关；亦有文献分析推测与肺小血管病变，如血管炎、小血管闭塞、微血栓等有关。故当临床中遇到生长发育落后、喂养困难、智力发育迟缓及多脏器损伤时，要考虑到是否存在遗传代谢性的问题，以防漏诊或误诊。

【内科医师丙】

甲基丙二酸血症是我国先天性有机酸代谢病中最常见的类型，为常染色体隐性遗传，其病因包括甲基丙二酰辅酶 A 变位酶缺陷及其辅酶钴胺素（维生素 B_{12}）代谢缺陷两类。2006 年 Lemer-Ellis 首次明确了 MMACHC 基因突变是导致 cb1C 缺陷的病因。至今国内外已报道了 50 余种 MMACHC 基因突变类型，并发现基因型与临床表型及人种有一定相关性。根据酶缺陷的不同分为 7 种亚型，即甲基丙二酰辅酶 A 变位酶缺陷（完全缺陷 mut 0 型及有残存活性的 mut-型）、与维生素 B_{12} 代谢相关的 5 种亚型（cb1A、cb1B、cb1C、cb1D 及 cb1F）。其中 cb1C 亚型是我国甲基丙二酸血症伴同型半胱氨酸血症中最常见的类型。甲基丙二酰辅酶 A 变位酶缺陷或维生素 B_{12} 代谢障碍可导致甲基丙二酸、丙酸、甲基枸橼酸、3-羟基丁酸等代谢物异常蓄积，使琥珀酸脱氢酶活性下降、线粒体能量合成障碍，引起神经系统、肾脏、心血管系统、血液系统等多系统多器官损伤，但肺受累罕见。临床表现分 2 型，即早发型及晚发型。早发型早期无特异性表现，主要表现为喂养困难、生长发育落后、反复呕吐、嗜睡、智力发育迟缓、肌张力减低等症状，累及循环系统时症状主要合并高血压、心肌病、肺动脉高压。北京大学第一医院儿科 2015 年曾报道 10 例甲基丙二酸血症合并同型半胱氨酸血症心血管系统受累的临床分析及随访，其中 5 例合并肺动脉高压，2 例因重度肺动脉高压而死亡，提示肺动脉高血压相对常见且危重，可为甲基丙二酸血症首发临床表现，也可在其他系统疾病后发生。累及血液系统主要表现为贫血（大细胞性）、血小板减少、全血细胞减少、巨噬细胞活化综合征。累及呼吸系统主要表现为气促、呼吸费力、低氧、发绀、活动耐力下降、咳嗽。本例患儿主要表现为喂养困难、生长发育迟缓、气促、呼吸费力、低氧、活动耐力下降、大细胞性贫血、肺动脉高压、肺间质病变，完全符合甲基丙二酸血症伴同型半胱氨酸血症的临床表现。针对性辅助检查主要为尿有机酸中甲基丙二酸及甲基枸橼酸增高，特异性较高，可作为复查检测的指标。血串联质谱分析较特征性指标有：血液丙酰肉碱（C3）增高或正常（>5 μmol/L），游离肉碱（C0）正常或降低，C3/C0 比值增高（>0.25），C3/乙酰肉碱（C2）比值增高（>0.25）；亦可进行维生素 B_{12} 负荷试验：每天肌内注射钴胺素 1 mg，连续 1~2 周。根据血液 C3/C2 比值及尿甲基丙二酸下降 50% 以上，判断为维生素 B_{12} 有效型，否则为无效型，无效型预后欠佳。基因检测是甲基丙二酸血症分型最可靠的依据。本例患儿行血尿有机酸代谢筛查及基因检测均支持甲基丙二酸血症的诊断标准。该病的治疗为长期饮食管理，主要为低蛋白饮食，限制丙酸前体氨基酸（异亮氨酸、缬氨酸、蛋氨酸和苏氨酸）摄入，降低有毒代谢产物。药物治疗主要为左旋肉碱，每天 100~300 mg/kg，分 2~4 次服用，可促进甲基丙二酸、丙酸等有机酸代谢物的排泄，防止肉碱缺乏；维生素 B_{12} 0.1~0.3 mg/(kg·d) 静脉或肌内注射。羟钴胺对改善患儿一般状况、生化指标及血液学异常十分重要，效果显著。甜菜碱 100~500 mg/(kg·d) 对降低同型半胱氨酸浓度、增高蛋氨酸水平有效。对于频繁代谢性失调，在饮食/药物无法控制情况下可考虑器官移植，即肝移植、肾移植、肝肾联合移植，但是器官移植只能对症治疗，改善生活质量，而不是最终治疗方案。肝细胞移植和肝祖细胞移植仍为实验性疗法，目前尚缺乏临床试验及临床有效依据。本例患儿诊断明确后，予以羟钴胺 1 mg 肌内注射 qd×1 周、左卡尼丁治疗 1 周左右后，再次感染后发热，诱发代谢危象而死亡。

📝 病例点评

本例患儿 1 岁余，以气促、不耐受缺氧为主要表现，病程中查 3 次痰找含铁血黄素试验 2 次阳性、胃液含铁血黄素试验 3 次均阳性，考虑是否为特发性肺含铁血黄素血症，但予以激素治疗效果不佳，发热会加重病情，气促缺氧明显，且多次血常规提示大细胞性贫血，故与特发性肺含铁血黄素沉着症中的小细胞低色素不符合。结合患儿多次查超声心动图提示肺动脉高压，一过性蛋白尿，并存在长期喂养困难，生长发育落后，同时累及多个系统（血液系统、呼吸系统、循环系统及肾脏），从一元论角度讲尽可能用一种病去解释多系统受累，从而引导我们考虑是否存在遗传代谢病的可能性，并予以查血同型半胱氨酸升高，进一步查血、尿有机酸代谢及基因检测，做出了"甲基丙二酸血症合并同型半胱氨酸血症"的正确诊断。甲基丙二酸血症合并同型半胱氨酸血症多以神经及肾脏系统受累多见，累及呼吸系统少见，故对于以气促、呼吸困难起病的不明原因肺动脉高压、大细胞性贫血、喂养困难应注意代谢性疾病，尤其是甲基丙二酸血症合并半胱氨酸血症的可能。

（撰写　张书兰　点评　赵德育　审稿　姚瑶）

参 考 文 献

1. 齐艳华，齐建光，刘玉鹏，等. 甲基丙二酸尿症合并同型半胱氨酸血症心血管系统受累10例临床分析及随访. 中国当代儿科杂志，2015（9）：965 - 970.

2. 刘雪芹，闫辉，邱建星，等. 甲基丙二酸尿症相关肺高血压临床特点与基因突变. 北京大学学报（医学版），2017，49（5）：768 - 777.

3. 余紫楠，张玉，黄新文. 欧洲甲基丙二酸血症与丙酸血症诊治指南. 中华急诊医学杂志，2019，28（5）：560 - 562.

4. 李婉婉. 甲基丙二酸血症合并同型半胱氨酸血症的 MMACHC 基因突变分析. 河南：郑州大学，2017.

5. 张尧，宋金青，刘平，等. 甲基丙二酸尿症合并同型半胱氨酸血症57例临床分析. 中华儿科杂志，2007，45（7）：513 - 517.

6. 唐晓蕾，杨海明，刘辉，等. 以弥漫性肺疾病为突出或首发表现的甲基丙二酸血症合并高同型半胱氨酸血症临床分析. 中华儿科杂志，2019，57（8）：620 - 624.

7. 于涛，胡春辉，王华. 甲基丙二酸合并同型半胱氨酸血症11例患儿临床及基因特点分析. 中国实用儿科杂志，2016，31（10）：778 - 781.

8. 安袁笑雪，赵玉英，赵翠芬，等. 合并型甲基丙二酸血症并发肺动脉高压2例并文献复习. 山东大学学报（医学版），2021，59（10）：101 - 107.

9. 刘玉鹏，杨艳玲. 甲基丙二酸尿症 cb1C 型合并同型半胱氨酸血症的临床与实验室研究进展. 中华儿科杂志，2013，51（4）：313 - 316.

病 例 41
儿童肺泡表面活性物质缺乏症

病历摘要

【基本信息】

患儿，男，2岁1个月。

主诉：反复咳嗽、喘息伴间断发热6月余，发现杵状指（趾）1个月。

【病史】

6个月前（2018年9月）出现喘息，无咳嗽、发热，未重视。4个月前发热，最高体温39℃，伴咳嗽、喘息，至郑州某医院行胸部CT，提示：①肺炎；②气道重建未见异常。腺病毒IgM抗体（±），痰培养示肺炎链球菌，肺功能示限制性肺通气功能障碍，予以头孢他啶、甲泼尼龙等治疗3天后热退。行纤维支气管镜过程中肺部出血（2018年11月15日），出血量不详。支气管肺泡灌洗液提示烟曲霉，痰培养提示洋葱伯克霍尔德菌，转入PICU，行机械通气，给予丙种球蛋白2 g/kg、止血等综合治疗。半个月后转入普通病房，先后给予亚胺培南、头孢噻肟、美罗培南、伏立康唑治疗。出院时（2018年12月10日）患儿热退，但仍有喘息、咳嗽。院外口服伏立康唑半月余，患儿仍有喘息、咳嗽症状。1个月前发现四肢杵状指（趾），未诊疗。2019年3月14日至我院就诊，查血常规示WBC 16.0×10^9/L，RBC 4.99×10^{12}/L，中性粒细胞百分比43%，淋巴细胞百分比51.8%，CRP 1.01 mg/L；肺部CT：双肺间质性炎症，左肺间质性纤维化，双侧胸膜增厚；超声心动图未见异常，以"间质性肺疾病"入院。入院症见患儿神志清，精神一般，活动耐力差，咳嗽、喘息、气促，消瘦，无发热，纳眠差，二便正常。

有"病理性黄疸"病史。患儿6月龄前一般情况可，6月龄后活动后易气促。1岁2个月患肺炎1次，经治疗好转（具体情况不详），之后活动耐力差，易气促。否认肺结核，否认肝炎，否认其他疾病，否认手术史，否认输血史，否认预防接种史。

【体格检查】

体温36.8℃，脉搏152次/分，呼吸55次/分，身高82 cm，体重9 kg。

发育一般，营养欠佳，三凹征阳性，听诊双肺呼吸音粗，双肺可闻及低调喘鸣音。心率152次/分，律齐，瓣膜区未闻及病理性杂音。腹部（-）。指（趾）端呈杵状指（趾）。

【辅助检查】

血常规：WBC 16.0×10^9/L，RBC 4.99×10^{12}/L，中性粒细胞百分比43%，淋巴细胞百分比51.8%，CRP 1.01 mg/L。

血气分析：pH 7.456，PCO_2 34.2 mmHg，PO_2 54 mmHg，BE 0，HCO_3^- 24.1 mmol/L，血氧饱和度（SO_2）90%，钠146 mmol/L，钾3.3 mmol/L。

血生化正常。

CRP、血沉、凝血正常。

ANA、抗双链DNA抗体、抗SSA/SSB、抗nRNP/Sm抗体阴性。

G、GM试验阴性。

PPD试验阴性。

肺功能：限制性肺通气功能障碍。

痰培养：洋葱伯克霍尔德菌。

腺病毒抗原（±）。

支气管肺泡灌洗液提示烟曲霉。

血培养阴性。

肺炎支原体IgM抗体、流感病毒均阴性。

心电图、超声心动图、肝胆胰脾、腹腔淋巴结、颈部淋巴结未见异常。

血尿代谢筛查：不除外墨蝶呤还原酶缺乏症。

高通量测序：肺表面活性剂功能障碍 3 型相关基因 ABCA3 发现两处杂合突变，家系验证显示两个突变分别来自父母双方，为复合杂合突变（图 41 - 1）。

患儿及其父母 ABCA3 基因高通量测序验证结果：①患儿 c. 557C > T 杂合变异；②患儿 ABCA3 基因 c. 763T > C 杂合变异；③母亲 ABCA3 基因编码区第 557 核苷酸碱基未发生变异；④父亲 ABCA3 基因编码区第 763 核苷酸碱基未发生变异（图 41 - 1）。

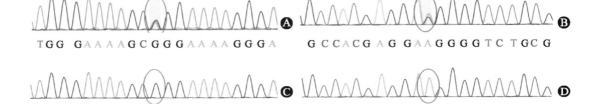

图 41 -1　患儿及其父母 ABCA3 基因高通量测序验证结果

【影像学检查】

肺部 CT 提示双肺间质性炎症，左肺间质性纤维化，双侧胸膜增厚（图 41 -2）。

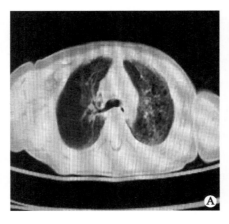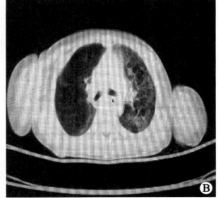

图 41 -2　肺部 CT

【诊疗经过】

入院后给予氧疗，静脉滴注甲泼尼龙 [2 mg/kg、q12h，3 天后改为 2 mg/kg、qd，5 天后改为泼尼松片 1 mg/(kg·d)、口服 1 周]，并给予静脉滴注头孢他啶、氨溴索注射液。基因结果回报确诊后，建议给予羟氯喹及阿奇霉素治疗，家属拒绝，给予口服中医药及家庭氧疗，后复查肺部高分辨率 CT 提示肺部纤维化加重（图41-3），因合并感染，死于呼吸衰竭（4 岁时）。

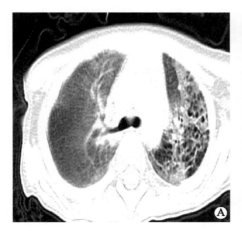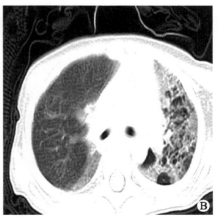

图 41-3 肺部高分辨率 CT 提示双肺弥漫性磨玻璃影，
左肺明显，左肺可见多发小囊状影

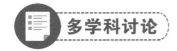 多学科讨论

【内科医师甲】

本例患儿为婴幼儿，病史迁延半年余，以反复咳嗽、喘息伴间断发热、气促、运动耐力下降、杵状指（趾）为临床症状，肺部 CT 提示间质性改变、左侧伴有纤维化，考虑诊断为间质性肺炎伴纤维化。患儿为婴幼儿，病程初期发热，咳嗽，喘息，肺部听诊有湿啰音及喘鸣音，病原学提示腺病毒感染，支气管肺泡灌洗液培养有烟曲霉感染，考虑可能为腺病毒感染后继发真菌感染，考虑腺病毒肺炎临床诊断成立，但腺病毒肺炎多表现为以肺气肿和多肺叶受累的肺实变为主要特征，可合并

不张，部分以肺不张为主。本例患儿起病时 1 岁半，属腺病毒易感年龄，且临床症状、体征及病原学均支持腺病毒感染，但患儿肺部影像为双肺间质性改变，伴有明显纤维化，这与典型腺病毒感染不同。血尿代谢筛查提示不除外墨蝶呤还原酶缺乏症，其是一种多巴反应性肌张力障碍性疾病，为常染色隐性遗传，表现为肌张力低下、肢体松软、坐位摇晃、头部控制不稳、点头动作，不伴肺部间质性改变，故临床表型不符合该疾病诊断。支气管肺泡灌洗液提示烟曲霉感染，侵袭性真菌感染肺部影像学多表现为肺部炎性灶、肺部结节影、空洞、肿块、曲菌球等特征，亦不支持。最后，行高通量测序提示肺表面活性剂功能障碍 3 型相关基因 *ABCA3* 突变，导致肺泡表面活性物质合成减少，最终诊断为肺泡表面活性物质功能障碍相关的间质性肺疾病。

【内科医师乙】

肺表面活性物质（pulmonary surfactant，PS）是由 II 型肺泡上皮细胞合成和分泌一种磷脂蛋白混合物，由 85%～90% 的脂类、约 10% 的表面活性物质相关蛋白（SP-A、SP-B、SP-C、SP-D）及 2% 糖类组成的。SP-A、SP-D 为大分子亲水表面活性蛋白，SP-B、SP-C 为小分子疏水表面活性蛋白。肺表面活性物质的主要功能是降低肺泡表面张力和防止呼气末肺萎陷，其以单层分子垂直排列于肺泡液 – 气界面，有降低肺泡表面张力的作用，对维持正常呼吸必不可少。生理意义主要为：①保持大小肺泡容积的稳定性。②防止肺泡萎陷，有利于肺扩张。③防止肺泡内形成组织液，以利于肺换气。SP-B、SP-C 及脂类在板层小体内组装，并通过胞吐作用分泌到肺泡腔内。在 PS 合成过程中，ATP 连接盒转运子 A3（ABCA3）将脂质转运到 II 型肺泡上皮细胞上，使磷脂和蛋白在板层小体内组装为成熟的 PS 并释放到肺泡腔内。*ABCA3* 基因突变可导致肺表面活性物质代谢异常，引起 PS 活性降低，从而引起肺泡表面活性物质功能障碍相关的间质性肺疾病。*ABCA3* 基因变异为常染色体隐性遗传，目前已有 200 多种 *ABCA3* 基因变异被报道，包括无义变异、错义变异、移码变异、剪接变异和删除变异。治疗上，该病无特效治疗方法，以对症治疗为主。文献报道的治疗有机械通气、甲泼尼龙大剂量冲剂序贯口服糖皮质激素及口服阿奇霉素、羟氯喹等，均为个案或小样本报道，具体药物用量及疗程在不同病例中差别较大，未形成共识。糖皮质激素剂量不同，不同病例差别较大；阿奇霉素剂量亦不统一，有给予 20 mg/（kg·d）、每周 3 次，亦有 10 mg/（kg·d）、每周 3 次；羟氯喹一般为 5~8 mg/（kg·d）。不同病例临床效果差别较大，可能与突变类型、突变位点等因素有关。对于新生儿期起病、表现为呼吸窘迫综合征的患者，建议早期行肺移植治疗。

【放射科医师】

肺泡表面活性物质功能障碍相关的间质性肺疾病者肺部影像无特异性，与其他间质性肺疾病类似，多表现为弥漫性磨玻璃样改变、弥漫性肺间质浸润、网格状改变，随病情进展可呈纤维化。

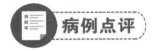 病例点评

ABCA3 基因是导致致死性新生儿呼吸窘迫综合征和儿童肺间质性疾病的一个重要基因。ABCA3 基因突变所致的肺病属于常染色体隐性遗传。ABCA3 变异包括无义突变和错义突变等。纯合突变型患儿在出生后不久就会出现相应的症状；杂合突变型患儿可在出生后不久、幼儿期发病，少部分也可在成年后才开始出现症状，且预后不一。对于新生儿一些不明原因的致命性呼吸窘迫，要考虑表面活性蛋白（SP-B、SP-C）基因突变；对于伴有 PS 缺乏或常规实验室检查解释不了的呼吸衰竭足月新生儿，应高度怀疑存在 ABCA3 缺陷。目前对伴有 ABCA3 基因突变的肺疾病的病因学、流行病学及其在肺组织中的具体作用的分子机制尚不清楚。ABCA3 基因突变如何影响 SP-B、SP-C 的生成和代谢、如何降低新生儿发生呼吸窘迫综合征的风险，使夫妻双方在遗传咨询中受益，有待于进一步研究。在此基础上，将突变位点作为肺间质性疾病治疗靶点，在儿童慢性肺间质病变中具有十分重要的临床意义。新生儿呼吸窘迫综合征具有 ABCA3 基因突变与后续发生肺间质性疾病的关系如何，什么原因导致相同症状的新生儿呼吸窘迫综合征的转归和结局截然不同，发

生致命性呼吸窘迫综合征的机制是什么，这些问题尚不清楚。希望通过基因型检测来预测患儿发生新生儿呼吸窘迫综合征和肺间质性疾病的可能性，有利于早期制定适合于个体的最优化治疗方案。

（撰写　陈小松　点评　宋桂华　审稿　卢根）

参 考 文 献

1. CURSTEDT T, CALKOVSKA A, JOHANSSON J. New generation synthetic surfactants. Neonatology, 2013, 103(4): 327-330.

2. SPEER C P, SWEET D G, HALLIDAY H L. Surfactant therapy: past, present and future. Early Hum Dev, 2013, 89 Suppl 1: S22-24.

3. MULUGETA S, GRAY J M, NOTARFRANCESCO K L, et al. Identification of LBM180, a lamellar body limiting membrane protein of alveolar type II cells, as the ABC transporter protein ABCA3. J Biol Chem, 2002, 277(25): 22147-22155.

4. 吴笑, 农光民, 蒋敏, 等. ABCA3 基因复合杂合变异致儿童肺间质疾病一家系分析. 中华儿科杂志, 2020, 58(5): 423-425.

5. WILLIAMSON M, WALLIS C. Ten-year follow up of hydroxychloroquine treatment for ABCA3 deficiency. Pediatr Pulmonol, 2014, 49(3): 299-301.

6. 伍紫琦, 徐俊, 张爱民, 等. 足月女婴生后呼吸困难机械通气不能脱机. 中国当代儿科杂志, 2020, 22(8): 897-902.

病例 42

ALK 阳性非朗格汉斯细胞
组织细胞增生症

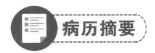 **病历摘要**

【基本信息】

患儿，男，5 个月 24 天。

主诉：皮疹 4 月余，干咳 1 月余。

【病史】

患儿于 4 个月前无明显诱因出现躯干、四肢淡红色、暗红色斑疹，逐渐突出皮面，逐渐增多，部分增大，触之质地中等，就诊于当地医院，给予外用"地奈德、丁酸氢化可的松、阿昔洛韦"治疗后无效果。1 个月前偶有单声干咳，无气促、喘息，无咯血，无呼吸困难，胸部 DR 检查提示肺炎，肝功能检查示丙氨酸转氨酶 107 U/L，在当地医院给予"阿糖腺苷、盐酸溴己新、还原性谷胱甘肽"等药物治疗 8 天，患儿咳嗽好转，复查胸部 X 线片较前未见明显好转，进一步查胸部 CT 示双肺多发结节影，遂到上级医院住院。入院后给予头孢哌酮钠舒巴坦钠（6 天）、头孢他啶（2 天）、乳糖红霉素（8 天）联合抗感染，之后改为伏立康唑（4 天）抗真菌及止咳化痰、雾化吸入、调节肠道菌群等对症支持治疗，患儿仍偶有咳嗽，皮疹及肺部结节无法明确病因，家属为求进一步诊治就诊于我院，门诊拟"肺结节待查、皮疹原因待查、免疫缺陷？"收住入院。

病程中患儿精神反应可，食欲、睡眠正常，大小便正常，近 3 个月体重无增长。

个人史：患儿母亲 G1P1，孕 40 周 4 天，顺产，出生体重 3610 g。出生后无发绀、窒息抢救史，Apgar 评分不详。生后混合喂养，3 月抬头，尚不能独坐。否认肝炎及结核等传染病接触史。

母孕史：母亲孕期否认发热、上呼吸道感染等疾病史。

家族史：父母体康，非近亲结婚，家族中无类似病史，否认家族性、代谢性疾病病史。

【体格检查】

体温 36.8 ℃，脉搏 116 次/分，呼吸 28 次/分，身高 70 cm，体重 7 kg，氧饱和度 96%（未吸氧）。神志清，反应佳，全身皮肤散在褐色皮疹，部分高出皮面，质地稍硬，全身浅表淋巴结未触及肿大。呼吸平稳，双肺呼吸音清，未闻及干湿性啰音。心率 116 次/分，律齐，心音有力，各瓣膜区未闻及病理性杂音。腹软，肝脾肋下未及，肠鸣音正常。神经系统查体未见异常。

【辅助检查】

血常规：WBC 8.09×10^9/L，中性粒细胞百分比 12.3%，淋巴细胞百分比 82.5%，PLT 379×10^9/L，CRP < 8 mg/L。

便常规、尿常规、肝肾功能、电解质、心肌酶谱、凝血功能正常。

血免疫球蛋白：IgG 4.51 g/L，IgA 0.37 g/L，IgM 0.67 g/L，IgE < 4.56 IU/mL。

外周血总淋巴细胞 + 绝对计数：CD3 63.81%，CD4 48.82%（↑），CD8 12.60%（↓），CD4/CD8 比值 3.87%（↑），NK 细胞 6.30%，CD19 28.79%；CD3 3989.94 个/μL，CD4 3052.52 个/μL，CD8 787.85 个/μL，NK 细胞 393.93 个/μL，CD19 1800.46 个/μL。

总补体活性 CH50 27.30 U/mL，补体 C3 0.56 g/L，补体 C4 0.09 g/L。

抗链球菌溶血素 O < 25.00 IU/mL，铁蛋白 29.10 μg/L，乳酸脱氢酶 244 U/L，PCT 0.05 ng/mL，血沉 12 mm/h。

肿瘤标志物：甲胎蛋白 91.1 ng/mL，肿瘤相关抗原 19-9 36.8 U/mL。神经元特异性烯醇化酶 17.20 ng/mL，其余正常范围。

自身抗体系列：均阴性。

痰培养、血培养阴性；支气管肺泡灌洗液培养、直接涂片革兰氏染色、直接涂片抗酸染色镜检：未检出细菌。

咽拭子肺炎支原体、肺炎衣原体、嗜肺军团菌 DNA 扩增均阴性。

支气管肺泡灌洗液宏基因组高通量测序：耶氏肺孢子虫（＋）。

呼吸道病原抗体检测：肺炎支原体 IgM、嗜肺军团菌 IgM、Q 热立克次体 IgM、肺炎衣原体 IgM、腺病毒 IgM、呼吸道合胞病毒 IgM、甲型流感病毒 IgM、乙型流感病毒 IgM、副流感病毒 IgM、肠道病毒 71 型 IgM、柯萨奇 A16 型 IgM 均阴性。

外周血 CMV DNA、EBV DNA 均阴性；血 EBV 抗 CA-IgG 抗体、EBV 抗 CA-IgM 抗体、EBV-EA、EBV-NA（＜3.00 U/mL）、CMV-IgM 均阴性；CMV-IgG 31.90 U/mL。

血细菌内毒素、真菌葡聚糖均阴性。

冷凝集试验阴性，结核抗体检测阴性，T-SPOT. TB 试验阴性。

支气管镜检查：气管、支气管内膜炎。

支气管肺泡灌洗液涂片：少量柱状上皮细胞、淋巴细胞、组织细胞、中性粒细胞。

骨髓检查：骨髓有核细胞增生活跃、略高，粒系比例减低，红巨二系增生，可见原幼淋巴细胞占 7%，不典型淋巴细胞占 1%。

超声：双侧颈部、双侧腋窝、双侧腹股沟淋巴结稍大，反应性增生可能；肝、胆、胰、脾、双肾未见明显异常；后腹膜、双侧锁骨上均未见明显异常肿大淋巴结。

超声心动图、心电图：正常。

患儿双侧下肢皮损见图 42 - 1。

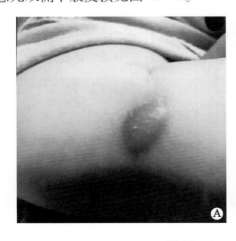 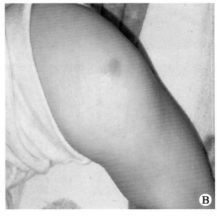

图 42 - 1 双侧下肢皮损

头颅 CT 见图 42 - 2。

胸部 CT 平扫见 42 - 3。

PET/CT 见图 42 - 4。

右侧胫前皮肤活检：灰白、灰黄带皮组织 1 块，结合免疫组化，考虑为先天性间变性淋巴瘤激酶（anaplastic lymphoma kinase，ALK）阳性的组织细胞增生症（图 42 - 5）。

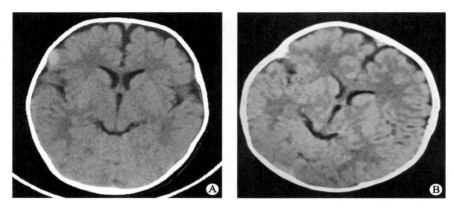

A. 2020 年 3 月 28 日右侧额叶稍高密度灶；B. 2020 年 9 月 6 日未见明显异常。

图 42 - 2　头颅 CT

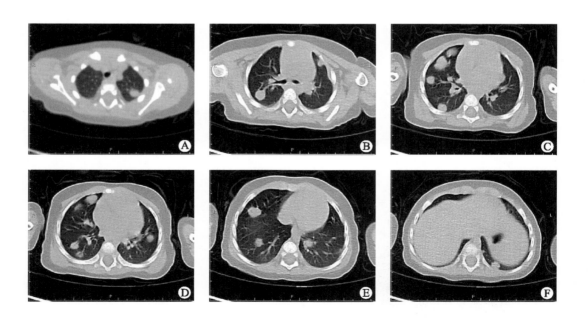

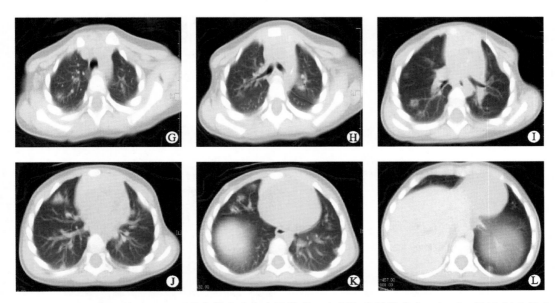

A～F. 2020 年 3 月 19 日，两肺内散在多发实性结节，左侧胸壁局灶病变；G～L. 2020 年 9 月 6 日，双肺实质内散在多发团片状、结节状软组织密度影，肺内病灶较前片缩小。

图 42－3　胸部 CT 平扫

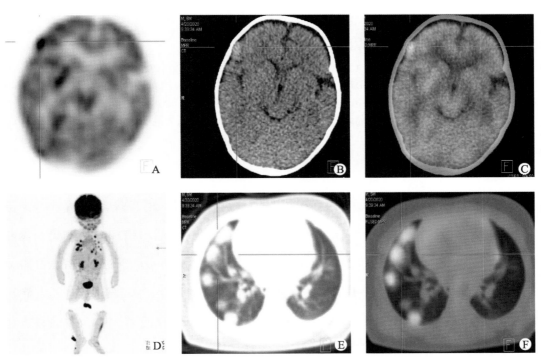

A. 两肺、两侧胸膜多发 FDG 高代谢结节，右侧额叶表面 FDG 高代谢灶，符合"组织细胞增生症"累及，埃德海姆－切斯特病可能；B. 右侧胫前皮肤稍厚伴 FDG 代谢稍高，考虑累及可能；C. 双侧股骨干皮质似稍增粗，FDG 代谢未见异常；D. 双侧腮腺密度增高伴 FDG 代谢稍高，考虑慢性炎症可能；E. 双侧颈部、左侧腋窝、双侧腹股沟炎性小淋巴结首先考虑，鼻咽腺样体生理性或炎性摄取，胆囊壁稍增厚，脾稍大，部分肠管扩张伴积气。

图 42－4　PET/CT

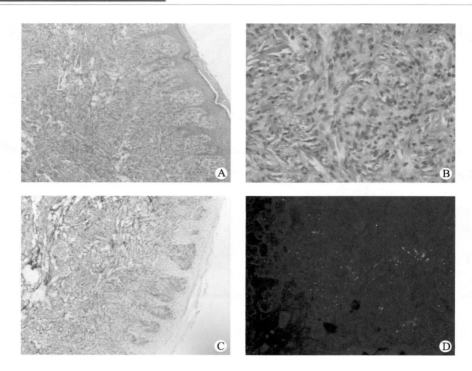

A（10×）、B（40×）. HE 染色镜检，真皮内见大量梭形细胞和不规则形细胞，呈束状、旋涡状及片状分布，胞质淡染，核卵圆形和不规则形，核分裂可见，真皮浅表层内散在少量嗜酸性粒细胞；B. 免疫组化：CD163（+），Ki-67（+，5%~8%），CD1α（-），CD117（-），S100（-），Langerin（-），CD3（-），CD4（+），CD8（-），CD20（-），CD30（-），CD68（-），CD56（-），CD57（-），CD43（-），CD2（-），CD5（-），CD7（-），CD34（-），MPO（-），LCA（+），BRAF（-），Ti-A（散+），ALK（+），EMA（-），Gra-B（-），提示非朗格汉斯细胞组织细胞增生症；C. ALK 荧光原位杂交示 ALK 相关易位（>15% 肿瘤细胞内可见红绿分离信号或红绿缺失信号）。

图 42-5　右侧胫前皮肤活检

【治疗经过】

患儿入院先后予以阿莫西林克拉维酸钾、克拉霉素、阿奇霉素初始抗感染治疗，并完善相关检查。结合临床特征、影像学表现及皮肤活检病理检查结果，诊断为 ALK 阳性非朗格汉斯细胞组织细胞增生症，予以醋酸泼尼松片 10 mg qd 口服治疗 1 周。支气管肺泡灌洗液病原学检测提示肺孢子虫阳性，不排除肺孢子虫病可能，予以复方磺胺甲噁唑片治疗 2 周。复查胸部 CT 无明显改善。综合皮肤科、血液肿瘤科意见并结合文献报道予以停药观察随访。

【随访】

患者出院后未再用药，半年后复查头颅 CT 示右侧额叶病灶消失，肺部结节影较前减少。皮肤病变无明显改变。

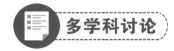

多学科讨论

【内科医师甲】

本例患儿为小婴儿，以皮疹为首发症状，之后出现轻微咳嗽呼吸系统受累表现，其后多次影像学检查发现肺部多发结节影，并发现中枢神经系统病灶，提示多系统受累。期间经 β 内酰胺类、大环内酯类及抗真菌治疗影像学无改善。入院后围绕肺部结节、皮损和中枢神经系统病变进行了全面检查，结果提示自身免疫抗体、免疫功能、炎症指标（血沉、PCT、CRP、铁蛋白）、病原学检查（除支气管肺泡灌洗液发现肺孢子虫 DNA 外）均阴性，骨髓穿刺术检查基本正常，支气管镜检查未见明显异常，PET/CT 检查进一步证实肺部、胸膜、右侧额叶、皮肤、右侧胫前皮肤多发病灶，外院右侧胫前皮肤活检病理、免疫组化提示非朗格汉斯细胞组织细胞增生症，ALK 荧光原位杂交提示 ALK 有相关易位（>15% 肿瘤细胞），综合病史及各项检查结果诊断为 ALK 阳性非朗格汉斯细胞组织细胞增生症。

由于本病罕见，缺乏治疗经验，经皮肤科和血液肿瘤科会诊后认为患儿目前症状轻微，可以观察随访。本例患儿在出院后未再用药，半年后动态随访头颅 CT 发现右侧额部病灶消失，肺部结节影较前减少，但需要更长随访时间以明确其预后。

【内科医师乙】

尽管感染性疾病在儿童疾病谱中占绝大部分，但随着生活方式变化、环境污染加重等多种因素作用，肿瘤性疾病的发病率呈逐年升高趋势，因而在临床工作中要提高警惕，注意鉴别诊断，避免这类疾病的漏诊、误诊。本例患儿肺部表现为多发结节样病灶，同时有皮肤以及脑部受累表现，应考虑以下几类疾病。

（1）感染性疾病：①寄生虫感染，如肺吸虫病。肺吸虫可以在多个脏器如肺部、皮肤、中枢神经系统等寄生，进而形成胸肺型、皮肤型、脑脊髓型等多种表现，可伴或不伴有发热等全身症状，肺部影像学早期可以表现为肺部结节影改变，外周血嗜酸性粒细胞、血 IgE 水平往往显著升高，肺吸虫特异性 IgM、抗原皮内试验、高通量测序、病理检查等方法结合流行病学接触史可以明确诊断。②脓毒败血症。致病菌或机会致病菌侵入血循环中生长繁殖并播撒到全身多脏器，产生迁徙性病灶，肺组织、中枢神经系统为常见受累脏器，早期可形成两肺散在结节样病灶，但进展迅速，影像学往往在短期内发生明显改变，且往往伴有白细胞升高、炎症指标显著异常和全身中毒症状。③免疫缺陷病伴感染，如慢性肉芽肿疾病等。免疫缺陷病多首发于婴儿期，感染往往是其首发症状，容易引起多脏器感染，机会致病菌、真菌感染也较为常见，肺部感染影像学表现多样，容易发生漏诊。血免疫球蛋白测定，流式细胞检测外周血 T、B 淋巴细胞、NK 细胞比例及数量，中性粒细胞呼吸爆发试验，相关基因检测等可明确诊断。

（2）非感染性疾病：①结缔组织疾病，如结节病。结节病在年长儿中多见，以非干酪性类上皮肉芽肿形成为病理特征，可影响全身各系统。其起病隐匿，临床表现多样而无特异性，肺部浸润常见，往往伴有双侧肺门淋巴结肿大。目前活检病理检查发现非干酪性肉芽肿是确诊的重要方法。②肿瘤性疾病。肿瘤性疾病尤其肿瘤肺转移性是肺部多发结节的重要原因，常见疾病有淋巴瘤、朗格汉斯细胞组织细胞增生症、肺转移性肿瘤等，可通过骨髓穿刺术检查、肺组织活检病理检查明确诊断。

本例患儿起病时为 1 个月余小婴儿，无结核、寄生虫流行病学接触史，病程中无发热，呼吸系统症状轻微，精神状态良好，无明显全身中毒症状，血常规及炎症指标正常，肺部影像学 2 个月内无明显进展，病原微生物检查除高通量测序发现肺孢子虫阳性外均阴性，自身免疫性抗体检查均阴性。治疗过程中予以 β 内酰胺类、大环内酯类、抗真菌及抗肺孢子菌治疗影像学无改善，故基本排除感染性疾病。血清免疫球蛋白测定及流式细胞检测 T、B 淋巴细胞、NK 细胞比例及数量检查不支持免疫缺陷病。皮肤组织活检不支持结节病、朗格汉斯细胞组织细胞增生症、慢性肉芽肿病、淋巴瘤及转移性肿瘤。

【皮肤科医师】

复习外院皮肤活检（右侧胫前）切片示真皮弥漫梭形及圆形核细胞浸润，伴淋巴细胞及少量嗜酸性粒细胞浸润。免疫组化结果提示组织细胞增生性皮病，且 ALK 荧光原位杂交发现 ALK 相关易位，根据 HE 染色片及免疫组化结果，患儿可排除朗格汉斯细胞组织细胞增生症，诊断为 ALK 阳性非朗格汉斯细胞组织细胞增生症。

ALK 阳性组织细胞增生性皮肤病目前仅报道 3 例，可借鉴的临床经验资料有限，综合患儿除皮损外目前无明显其他症状，因此建议暂时观察随访。

【血液科医师】

ALK 最早在间变性大细胞淋巴瘤的一个亚型中被发现，并因此得名。ALK 可激活多个细胞内信号通路，从而参与调节细胞生长、转化及抗细胞凋亡。*ALK* 基因变异（ALK 激活型突变、*ALK* 基因融合、*ALK* 基因拷贝数变异等）可异常激活下游信号分子，进而使细胞增殖过度，提高肿瘤细胞的增殖、生长、侵袭，从而导致肿瘤的产生。

婴幼儿 ALK 阳性全身性组织细胞增生性疾病出现在婴儿期早期，特征是单核细胞－树突状细胞系细胞的克隆性增殖，并有独特的 ALK 表达。大多数病例仅表现为皮肤病变，累及中枢神经系统的全身型 ALK 阳性组织细胞增生症较罕见。ALK 抑制剂为 ALK 阳性组织细胞疾病靶向分子治疗的代表药物，其持久性有待研究。本例患儿一般情况可，无发热，咳嗽不多，建议暂不予药物治疗，密切随访，或可自行消退。

 病例点评

组织细胞增生症儿童少见，主要以朗格汉斯细胞组织细胞增生症为主，婴幼儿发病较为罕见。本例 5 月余的小婴儿以皮疹作为首发症状，累及呼吸系统，且最终病理确诊为 ALK 阳性非朗格汉斯细胞组织细胞增生症，极为罕见。因此，对临床儿科医师而言，若婴幼儿以皮损伴肺部结节为主要表现，抗感染及其他相关治疗未能有明显疗效，则有必要进一步行鉴别诊断，而病理检查起着关键作用。本病例报道内容完整，未能进行基因检测有点遗憾。

（撰写 钟文伟 点评 张建华 审稿 郑跃杰）

参 考 文 献

1. CHAN J K, LAMANT L, ALGAR E, et al. ALK + histiocytosis: a novel type of systemic histiocytic proliferative disorder of early infancy. Blood, 2008, 112(7): 2965 – 2968.

2. CUVIELLO A, RICE J, COHEN B, et al. Infant with a skin lesion and respiratory distress. BMJ Case Rep, 2018, 2018: bcr2018224506.

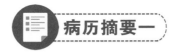

病例 43

磷酯酰肌醇 3-激酶 δ 过度活化综合征

🗒 **病历摘要一**

【基本信息】

患儿，女，8 岁 4 个月。

主诉：咳嗽 1 月余，加重 5 天。

【病史】

现病史：患儿 1 月余前无明显诱因下出现阵发性咳嗽，夜间剧，可咳出白色黏痰，伴流涕，无喘息，自行口服药物治疗（具体药名不详），效果差。1 周前出现反复发热 3 天，热峰 38.9 ℃，无寒战、抽搐。5 天前患儿咳嗽加重，次数增多，夜间剧，咳剧时有面色憋红及腹痛，就诊于我院门诊，给予"拉氧头孢钠、痰热清、头孢丙烯干混悬剂"等药物治疗 1 天，咳嗽缓解不明显，门诊血常规示血象稍高，CT 示左肺上叶、下叶及右肺中叶炎症伴部分支气管扩张可能，右肺下叶少许炎症。现为求进一步诊治，拟"支气管肺炎"收住入院。

自发病以来，患儿精神反应可，纳食可，睡眠可，二便正常，体重无明显下降。

既往史：患儿出生后在新生儿科因肺炎治疗 22 天，有无创呼吸机辅助通气史。既往 9 月龄始有反复肺炎病史，次数较多，家长诉约每月 1 次，症状缓解期间正常。1 年前出现听力下降，在我院诊断为中耳炎。既往有肝、脾、淋巴结肿大病史。

个人史：G5P2，31 周剖宫产（前置胎盘）早产儿，出生体重 1.55 kg，Apgar

评分不详。喂养史：混合喂养。生长发育史：同正常同龄儿。预防接种史：未按序接种。

家族史：父亲腿部残疾；母亲诊断为2型糖尿病；1哥同母异父，体健；1姐27岁，同父异母，有甲状腺功能亢进病史。

【体格检查】

体温36.2℃，脉搏85次/分，呼吸20次/分，体重23 kg。身高未测。神志清，精神反应可，呼吸平稳，全身皮肤未见皮疹。颌下及颈部可触及散在黄豆大小淋巴结，质软。两侧腹股沟可触及数枚肿大淋巴结，2 cm×2 cm，类圆形，质软。面色正常，口唇不绀，咽部充血，扁桃体Ⅱ°肿大，颈软，三凹征阴性。双肺呼吸音粗，未闻及明显干湿性啰音。心音有力，心律齐，未闻及病理性杂音。腹膨软，无压痛及反跳痛，肝右肋下2 cm，脾左肋下2 cm，质软，未触及包块。四肢肌张力可，活动自如，病理反射未引出。

【辅助检查】

血生化、呼吸道病原学抗体、PCT、PPD试验、T-SPOT.TB试验、痰病原学均阴性。

细胞免疫：T淋巴细胞计数621.91个/μL(950～1960个/μL)，T辅助/诱导淋巴细胞计数251.97个/μL(446～1100个/μL)，B淋巴细胞计数54.74个/μL(83～505个/μL)，偏低。

体液免疫：IgA 0.696 μmmol/L(正常范围0.85～1.71 μmmol/L)，低下，余正常。

过敏原及IgE均正常范围。

支气管肺泡灌洗液培养：肺炎链球菌；支气管肺泡灌洗液肺炎支原体DNA、结核分枝杆菌DNA：阴性。

肺功能：支气管舒张试验阳性，吸药后中度混合性通气障碍，小气道阻塞。

呼出气一氧化氮测定：5 ppb。

【影像学检查】

鼻咽部CT：鼻旁窦炎，鼻中隔偏曲。

肝胆 B 超：肝脏右肋下 27 mm，脾脏肋下 18 mm，肝、脾肋下可及。

纤维支气管镜（11 月 24 日）：电子支气管镜插入，黏膜不光滑，全程支气管黏膜铺路石样改变；右支气管中叶开口狭窄，右中下叶可见分泌物阻塞；左侧支气管左上、下叶均可见分泌物阻塞（图 43 - 1）。

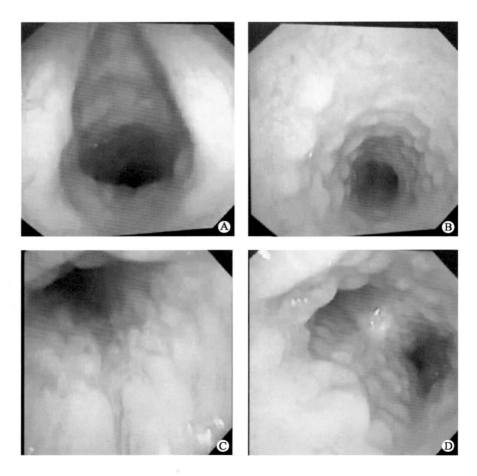

图 43 - 1　纤维支气管镜下所见（病例 1）

胸部 CT：左肺上叶、下叶及右肺中叶部分支气管扩张（图 43 - 2）。

【治疗经过】

根据患儿临床特点：学龄期儿童，病程长，反复肺炎病史，伴支气管扩张及鼻窦炎。查体：腹股沟淋巴结肿大，无压痛，有肝脾肿大。辅助检查：体液免疫及细胞免疫低下。支气管镜提示淋巴滤泡高度增生，铺路石样改变。故诊断：①右中肺炎伴右中肺不张；②支气管扩张；③免疫缺陷病？患儿入院后予以抗感染及对症治

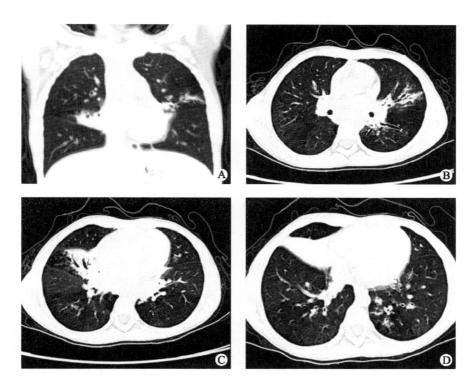

图 43 - 2　胸部 CT（病例 1）

疗后，好转出院。因患儿反复呼吸道感染，支气管扩张伴有鼻窦炎，同时体液及细胞免疫功能低下，故不能除外免疫缺陷病，完善全外显子基因检测并等待结果回报。本例患儿出院后再次出现咳嗽伴喘息，至当地医院就诊给予阿奇霉素及雾化治疗后好转。出院后 1 个月再次因"咳嗽 20 天"再入院。复查支气管内镜（2 月 23 日）：气管管腔通畅，全程气管黏膜铺路石样改变等，基本同前；右、左侧支气管均呈现铺路石样改变，可见少许稀薄分泌物。支气管肺泡灌洗液细菌培养与药敏：阴性。支气管肺泡灌洗液结核分枝杆菌 DNA、肺炎支原体 DNA：阴性。同时患儿全外显子回报提示 *PIK3CD* 基因有 1 个杂合突变，c. 1573G > A（p. E525K），即 1573 号核苷酸由鸟嘌呤 G 变为腺嘌呤 A（c. 1573G > A）的杂合突变，导致第 525 号氨基酸由谷氨酸变为赖氨酸（p. E525K）自发突变；受检人的父亲及母亲该位点均无变异。故本例患儿诊断磷酯酰肌醇 3-激酶（phosphoinositide 3-kinase，PI$_3$K）δ 过度活化综合征（activated phosphoinositide 3-kinase δ syndrome，APDS）Ⅰ 型明确。嘱患儿出院后长期口服阿奇霉素预防感染，建议复诊，定期予以丙种球蛋白补充治疗，但该患儿至今未再入院随诊。

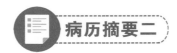 病历摘要二

【基本信息】

患儿，女，14 岁 1 个月。

主诉：反复咳嗽 1 年余，加重 1 个月。

【病史】

现病史：患儿 1 年余前无明显诱因下咳嗽，为连声咳，呈阵发性，伴咳痰及气喘，活动后明显，每月于当地医院行抗感染治疗 1 ~ 2 次后好转。1 月余前因喉炎于外院治疗好转后出院。6 天前再次咳嗽，伴气促，以活动后、晨起及入睡前明显，至当地市儿童医院行抗感染及对症治疗效果欠佳，行胸部 CT 提示左主支气管不通，为进一步诊治至我院。

既往史：患儿自 1 岁左右起出现活动后气促表现，有 4 ~ 5 年反复"流鼻血"病史，否认传染病接触史，否认食物药物过敏史。2020 年 10 月 24 日于外院行舌根囊肿、双侧扁桃体及腺样体低温等离子消融术加双侧鼓膜切开置管术。

个人史：G2P2，足月顺产，出生体重 2.7 kg，Apgar 评分不详。否认窒息抢救史。喂养史：母乳喂养 2 个月，随后人工喂养，现饮食结构同成人。生长发育史：同正常适龄儿童。预防接种史：按计划接种。

家族史：父母体健，非近亲结婚，有一 24 岁姐姐，13 岁弟弟，体健，否认家族遗传病及传染病病史。

【体格检查】

体温 36.3 ℃，脉搏 120 次/分，呼吸 28 次/分，血压 129/86 mmHg，体重 39 kg，身高（未记录）。神志清，精神反应可，面色稍苍，呼吸尚平稳，活动后气促，未见明显鼻煽及三凹征，全身皮肤无皮疹，颈部可触及数枚黄豆大小淋巴结，活动度可，无压痛。口唇不绀，咽部充血，扁桃体无肿大，颈软，气管居中，无吸凹征。

双肺呼吸音粗，可闻及呼吸双相喘鸣音及中粗湿啰音。心音有力，心律齐，未闻及病理性杂音。腹软，无压痛及反跳痛，肝脾未触及肿大，未触及包块，四肢肌张力可，活动自如，病理反射未引出。

【辅助检查】

血生化、呼吸道病原学及痰培养、传染病四项、PPD 试验、T-SPOT. TB 试验、自身抗体、过敏原及 IgE、肿瘤标志物均无异常。

体液免疫：IgG 10.7 g/L，IgM 6.1 g/L（1.22～2.56 g/L），IgA < 0.259 g/L（0.86～1.92 g/L），C3、C4 降低。细胞免疫：NK 细胞 4.51%（6%～27%），B 淋巴细胞 3.59%（7%～22%）、降低。

EBV 抗体六项：抗 EA-IgM 10.7 U/mL（0～1 U/mL），抗 EBNA-IgG 13.4 U/mL（0～5 U/mL），抗 EBNA-IgA 0.03 U/mL（阴性），抗 VCA-IgM > 160 U/mL（0～20 U/mL），抗 VCA-IgG 156 U/mL（0～20 U/mL），抗 VCA-IgA 0.01 U/mL（阴性）。

血浆 EBV DNA、CMV DNA：均 $< 5.0 \times 10^2$ 拷贝/mL。

肺功能（2020 年 11 月 19 日外院）：FEV_1 提示 44.7%。

骨髓穿刺：（11 月 24 日）：骨髓增生活跃，血小板散在，小簇可见。

全腹部（11 月 26 日）CT 平扫：肝胆胰脾未见异常，左侧肾盂稍饱满，右侧附件区囊性灶，卵巢囊肿？

子宫附件（11 月 28 日）：右侧附件区囊性回声（囊肿？）。

喉镜（2020 年 10 月 16 日外院）提示声门下水肿、舌根囊肿。

纤维支气管镜：主气道下可见数枚肉芽样凸起，右主支气管壁见散在分布楔形突起新生物，表面光滑，右侧支气管开口通畅。左主支气管内见新生物突出于管腔内，管腔近闭，随呼吸运动仅见极小开口，镜身不能通过，用活检钳于左主支气管内新生物上夹取 2 块组织送检病理，夹取后见少量出血，给予肾上腺素灌洗止血处理后未见活动性出血。

内镜诊断病理：考虑"炎症性病变可能性大，未见明确恶性肿瘤证据"（图 43 – 3）。

胸部 CT：支气管炎，左侧主支气管及右肺中间段支气管管腔变窄（图 43 – 4）。

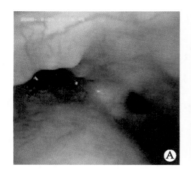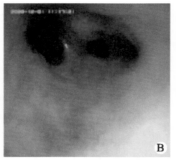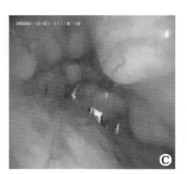

图 43 - 3　内镜所见（病例 2）

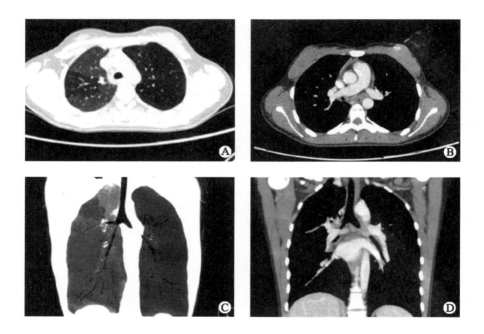

图 43 - 4　胸部 CT（病例 2）

【治疗经过】

　　病例 2 患儿为学龄期儿童，因反复呼吸道感染，辅助检查提示体液免疫 IgM 明显增高，IgA < 0.259 g/L，C3、C4 降低；细胞免疫提示 NK 细胞、B 淋巴细胞降低，同时伴有 EBV 感染；支气管镜提示气管及左主支气管淋巴滤泡高度增生，铺路石样改变，故不能除外免疫缺陷病，予以查全外显子，并待相关结果回报。住院期间给予抗感染、雾化抗炎、止咳等治疗，症状好转出院。患儿出院后半个月再次

因"反复咳嗽1年余，加重5天"入院，同时伴喘息、呼吸急促，咳剧有面色、口唇发绀，可及胸骨上窝吸气凹陷，查体肺部可闻及广泛呼气相喘鸣音，再次予以抗感染及抗炎解痉对症治疗后好转，同时复查纤维支气管镜提示右侧支气管右上叶开口正常，右中间支开口明显狭窄，左上叶、左下叶及各段支气管开口未见异常，予以活检钳钳取肉芽送检，未见活动性出血（图43-5）。此次出院后予以口服泼尼松10 mg、1天2次、7天，按序减量，每7天减1片×10天左右。患儿因颈部淋巴结明显肿大再次入院，予以丙种球蛋白10 mg支持治疗，因激素减量后，淋巴结肿大较前明显增大，改为激素20 mg×14天复诊。此次基因检测结果提示*PIK3R1*基因有1个杂合突，c.1425+1G>T（splicing）。该样本分析到*PIK3R1*基因有1个杂合突变：c.1425+1G>T（exon11，NM_181523）杂合突变，导致氨基酸发生剪接突变（splicing），受检人的父亲及母亲该位点均无变异，故APDS诊断明确。患儿激素治疗后淋巴结较前减少，但血糖升高至17.70 mmol/L，激素减量至7.5 mg，血糖正常。同时加用西罗莫司治疗，起始剂量为1 mg/（m^2·d），同时监测血药浓度，使其维持在4.3~11.8 μg/L，后根据血药浓度将西罗莫司剂量调至1.8 mg/（m^2·d），监测血药浓度维持在9 μg/L，治疗7天左右颈部淋巴结明显减小，复查纤维支气管镜示结节较前无增大（图43-6），目前西罗莫司治疗随诊中。

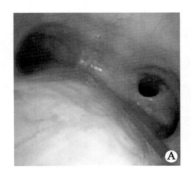 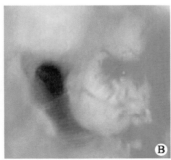 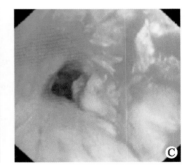

图43-5 复查纤维支气管镜（病例2）

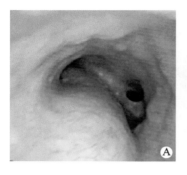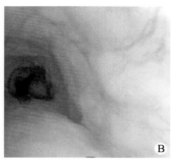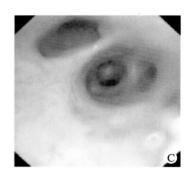

图 43 - 6　再次复查纤维支气管镜（病例 2）

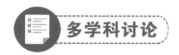

【内科医师甲】

病例 1 为学龄期儿童，病程长，有反复肺炎病史，伴支气管扩张及鼻窦炎，病程中有中耳炎病史及听力下降。首先，警惕原发性纤毛运动障碍，但本例患儿有肝脾肿大，体液免疫提示 IgA 下降，细胞免疫功能低下，纤维支气管镜提示支气管黏膜有铺路石样的结节改变，故不支持原发性纤毛运动障碍。其次，本例患儿反复咳嗽伴喘息，外院考虑支气管哮喘，患儿肺功能提示舒张试验阳性，但无明显过敏史，FeNO 阴性，过敏原及总 IgE 均正常，而且抗哮喘治疗疗效欠佳，反复肺炎，故可除外。最后，患儿反复呼吸道感染，伴有鼻窦炎及支气管扩张，辅助检查提示细胞免疫及体液免疫均异常，查体示腹股沟淋巴结肿大，有肝脾肿大，故高度怀疑免疫缺陷病，查基因提示患儿 *PIK3CD* 基因有 1 个杂合突变，c. 1573G > A（p. E525K），即 1573 号核苷酸由鸟嘌呤 G 变为腺嘌呤 A（c. 1573G > A）的杂合突变，导致第 525 号氨基酸由谷氨酸变为赖氨酸（p. E525K）自发突变，故 APDS Ⅰ型诊断明确。

病例 2 为青春期儿童，病程长，伴反复呼吸道感染，有淋巴结肿大，胸部 CT 提示左侧主支气管及右肺中间段支气管管腔变窄，故需除外支气管占位或异物，至医院行纤维支气管镜提示右主支气管壁见散在分布楔形突起新生物，左主支气管内见新生物突出于管腔内，管腔近闭，随呼吸运动仅见极小开口，镜身不能通过，用活检钳于左主支气管内新生物上夹取 2 块组织送检病理，病理提示炎症性病变，故肿瘤及异物均可除外。本例患儿反复呼吸道感染，辅助检查体液免疫提示 IgM 明显升高，IgA 明显减低，细胞免疫提示 NK 细胞、B 淋巴细胞降低，故应除外高 IgM 综合征，但患儿支气管镜提示左主支气管可见大量较明显的铺路石样结节，结合患儿基因结果，故不支持高 IgM 综合征。

【内科医师乙】

APDS 是一种罕见的常染色体显性遗传原发性免疫缺陷病，其系由基因突变导致 p110δ 过度活化，出现 T 细胞衰老、淋巴结病和免疫缺陷综合征。目前已发现两个基因功能获得性突变可导致 APDS，即 *PIK3CD* 基因（编码 PI3K 催化亚基 P110δ）及 *PIK3R1* 基因（编码 PI3KIA 类调节亚基 P85α）突变，分别称为 APDS 1 型和 APDS 2 型。APDS 1 型于 2013 年由 Angulo 等首先描述，以脾脏淋巴结肿大、反复呼吸道感染、巨细胞病毒和（或）EB 病毒血症为主要表现。APDS 1 型与 APDS 2 型临床表现大致相似，但后者变异更大，并发症较多，如严重细菌和病毒感染、淋巴组织增生和淋巴瘤等。

其机制为在 PIK3CD 或 PIK3R1 功能突变下出现长期的高 $PI_3K\delta$ 活性，使得 PI3K-Akt-mTOR 通路过度激活，导致 T 细胞过度活化、衰老、死亡及 Treg 细胞（抑制免疫功能）异常增多；而在 B 细胞中出现较多过渡 B 细胞、CSR 减少（IgG 和 IgA 降低、IgM 水平升高），对 B 细胞淋巴瘤、感染和淋巴组织增生性疾病的易感性增加。

APDS 最常见的临床特征表现为反复呼吸道细菌感染和免疫失调（良性淋巴组织增生、自身免疫性血细胞减少和淋巴系统恶性肿瘤易感性）。国外大宗病例报道，以反复呼吸道感染最为常见，在儿童中以肺炎（85%）、支气管扩张（60%）和上呼吸道感染较常见，也可表现为非肿瘤性淋巴组织增生。国外报道所有 APDS 有 1 个共同特征是良性淋巴组织增生（淋巴结肿大、肝脾肿大、肝局灶性结节性增生）；34% APDS 有自身免疫性疾病或炎症性疾病的临床特征，以免疫性血细胞减少和自身免疫像实体器官条件多见，其中免疫性血细胞减少包括儿童血小板减少性紫癜、库姆斯阳性的溶血性贫血和中性粒细胞减少症。其他表现为淋巴瘤及白血病的风险增高，部分患儿有神经发育延迟，生长迟缓常见于 APDS 2 型，但 APDS 1 型没有这个特点，可能与 *PIK3R1* 基因杂合突变出现短综合征（身材矮小、关节延伸过度、疝气、眼球凹陷、rieger 异常和出牙延迟）有关。此外，APDS 2 型有高发率的小头畸形、发育不良或身材矮小；而 APDS 1 型还可出现颈部脓肿、广泛疣或传染性软疣、发育迟缓等表现。

其免疫学特点为 43% 患者总 IgG 水平降低，IgA 减少（50%）和 IgM 升高（79%）是常见的。典型的淋巴细胞免疫表型为 CD4$^+$T 细胞减少，效应/效应记忆表型的 CD8$^+$T 细胞增加和过渡 B 细胞增加。国外报道，APDS 1 型和 APDS 2 型在免疫表型上无明显差异，均表现为低丙种球蛋白血症、B 细胞降低，低类别转换的记忆 B 细胞、循环过渡 B 细胞增加，幼稚 T 细胞降低，衰老 T 细胞增加。其诊断主要为基因检测，同时要注意与 X 连锁淋巴组织增生症、高 IgM 综合征、普通变异型免疫缺陷病等其他原发性免疫缺陷病相鉴别。

在治疗方面，传统上常选择造血干细胞移植治疗 APDS，但其并发症及死亡率较高。近年来研究的新靶向治疗方法目前有 2 种药物：一种是西罗莫司，可抑制 PI3K 通路的下游；另一种是 p110δ 小分子抑制剂（leniolisib/CDZ173），可抑制 PI3K 通路的上游，目前尚处于研究阶段。西罗莫司的主要作用是控制溶血、减小淋巴体积和控制脾大。APDS 出现肝脾肿大、淋巴结增生时，可选择西罗莫司治疗，需监测血药浓度，及时调整剂量，并注意其不良反应。国内及国外报道早期应用丙种球蛋白有助于减少感染的概率，减轻感染的严重程度，但似乎不能改善生长发育迟缓的表现。

📋 病例点评

本两例患儿均为大龄儿童，以反复呼吸道感染为主要表现，查体有淋巴结及肝脾肿大，辅助检查提示体液免疫及细胞免疫功能低下，故考虑基础疾病有可能为免疫缺陷病，故行全外显子基因检测以明确诊断。总之，APDS 是一种具有多表型的免疫缺陷病，常见的表现为细菌及病毒所致的反复呼吸道感染、支气管扩张、淋巴结阳增生、自身免疫等，且 PI3K-AKT-mTOR 信号通路上其他分子突变导致该通路过度活化亦可引起类似的表现。该类免疫缺陷病对西罗莫司和特异性小分子抑制剂的治疗具有良好的反应。近年来随着基因技术的普及，越来越多的罕见病及少见病得到了诊治，当我们遇到普通疾病不能完全解释病情的时候，可行全外显示基因检测以进一步寻找病因。

（撰写　张书兰　审稿　高立伟）

参 考 文 献

1. 杨夏影，马银娟，潘耀柱. PI3Kδ过度活化综合征诊疗进展. 中国现代医学杂志，2021，31（6）：71 – 78.

2. 陈金淑，王艳平，赵晓东. PI3Kδ过度活化综合征诊治进展. 中华儿科杂志，2017，55（12）：964 – 966.

3. 杨秋韵，贾彦军，王艳平，等. 2型PI3Kδ过度活化综合征临床与免疫学特征分析. 中华儿科杂志，2020，58（5）：413 – 417.

4. 唐文静，王薇，罗颖，等. PIK3CD基因突变致PI3Kδ过度活化综合征临床及免疫学特点分析. 中华儿科杂志，2017，55（1）：19 – 24.

5. JAMEE M, MONIRI S, ZAKI-DIZAJI M, et al. Clinical, immunological, and genetic features in patients with activated PI3Kδ syndrome（APDS）：a systematic review. Clin Rev Allergy Immunol，2020，59（3）：323 – 333.

6. PREITE S, GOMEZ-RODRIGUEZ J, CANNONS J L, et al. T and B-cell signaling in activated PI3K delta syndrome：From immunodeficiency to autoimmunity. Immunol Rev，2019，291（1）：154 – 173.

7. 李林瑞，段效军，张喜，等. 伴有气道弥漫滤泡样增生的PI3Kδ过度活化综合征一例并文献复习. 中国小儿急救医学，2021，28（5）：437 – 439.

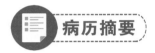

病例 44

脊髓性肌萎缩 Ⅰ 型合并肺炎

病历摘要

【基本信息】

患儿，女，2 岁。

【主诉】

确诊脊髓性肌萎缩（spinal muscular atrophy，SMA）1 年余，发热半天。

【病史】

现病史：1 年余（约 3 月龄时）前因"反复呛咳，四肢活动少"就诊，行基因检测，确诊为"Ⅰ型 SMA"。1 余年来，患儿反复多次肺炎，表现为发热、痰多、痰黏，给予抗感染治疗、支气管镜灌洗治疗后好转。半天前，接触"感冒患者"后出现发热，热峰 39 ℃，伴排出白黏痰，无咳嗽，无气促喘息，无口唇发绀，发热时无畏寒、寒战，无腹泻，无排尿时异常哭闹，就诊于我院急诊，给予布洛芬对症退热后收入院。

自发病以来，患儿精神倦怠，食纳欠佳，睡眠尚可，体重近期无明显增减。

既往史：1 年余前，确诊"Ⅰ型 SMA"后自备 BiPAP 辅助呼吸支持（鼻塞式），睡眠时应用呼吸机（参数为 IPAP 14 cmH$_2$O，EPAP 6 cmH$_2$O，呼吸频率 24 次/分），自备吸痰机。因反复呛咳、喂养困难、营养状态差，行胃造瘘术，术后营养状态改善，目前体重 12 kg。1 岁时开始鞘内注射"诺西那生钠"。

个人史：足月，因"难产"剖宫产，出生体重 3.6 kg，有胎粪吸入史。发育状况：尚不能竖头，能认人，能发"妈妈"等音。父母体健，否认家族遗传疾病史。

【体格检查】

体温 37.8 ℃，脉搏 160 次/分，呼吸 45 次/分，血压 110/69 mmHg，体重 12 kg，BiPAP（PEEP 6 cmH$_2$O，PIP 17 cmH$_2$O，呼吸 30 次/分）呼吸支持下血氧饱和度 98%。神志清楚，精神稍倦，全身皮肤弹性可，无皮疹、水肿及花纹，毛细血管充盈时间 <2 秒，浅表淋巴结未及肿大。前囟已闭，双侧瞳孔等大等圆，对光反射灵敏，无鼻煽及口周发绀，口腔黏膜光洁，咽红。颈软，可见轻度吸气性三凹征，双肺呼吸音粗、对称，可闻及大量中、小水泡音。心律规则，心音正常，心前区未闻及杂音。腹平软，左上腹胃造瘘口干燥，无渗血、渗液，无压痛反应，肝脾脏肋下未触及肿大。上肢肌力 3 级，下肢肌力 2 级，肌张力减弱。双侧膝腱反射无法引出，克氏征阴性，巴宾斯基征阴性。

【辅助检查】

入院血气分析：pH 7.41，PCO$_2$ 35 mmHg，PO$_2$ 74 mmHg，BE −2.4 mmol/L，乳酸 0.9 mmol/L。

血常规：WBC 23.29 × 10^9/L，中性粒细胞百分比 83%，Hb 146 g/L，PLT 420×10^9/L，CRP 14.23 mg/L。

支气管肺泡灌洗液高通量测序：肺炎链球菌，鼻病毒 A 型。

出院前复查血常规：WBC 14.9×10^9/L，中性粒细胞百分比 34.2%，Hb 143 g/L，PLT 424×10^9/L，CRP 4.4 mg/L，复查痰培养阴性。

入院期间先后行 4 次支气管镜检查及肺泡灌洗，镜下提示气管支气管内膜炎症，双侧主支气管管腔可见白色黏性分泌物（治疗过程中肺部分泌物逐渐减少，末次支气管镜仅见少许白色黏性分泌物）。

【影像学检查】

胸部 X 线见图 44 - 1。

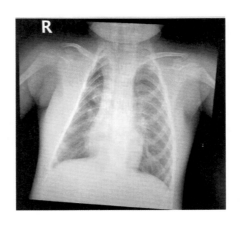

图 44-1 胸部 X 线示双肺散在斑片状高密度影,考虑双肺炎症

【治疗经过】

入院后给予 BiPAP 辅助呼吸,先后给予哌拉西林他唑巴坦、阿莫西林舒巴坦抗感染及乙酰半胱氨酸雾化化痰,并多次行支气管肺泡灌洗治疗,同时加强翻身拍背吸痰。

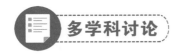

多学科讨论

【呼吸专科医师】

本例患儿为 2 岁幼儿, Ⅰ 型 SMA 诊断明确。SMA 属于致死性常染色体隐性遗传病,发病率约为 1/10 000,系脊髓前角细胞与脑干内运动核进行性变性引起的骨骼肌萎缩,临床表现为进行性对称性肢体近端和躯干肌肉无力、萎缩和瘫痪。SMA 分为 Ⅰ、Ⅱ、Ⅲ、Ⅳ型,其中 Ⅰ 型病情最严重、致死率最高。随病情进展,该病患儿可因呼吸肌肌力下降及胸壁肌肉萎缩出现胸廓畸形、气道廓清能力下降,进而导致反复下呼吸道感染甚至出现呼吸衰竭,多数患儿在 2 岁内死于呼吸衰竭。

本例患儿多次出现下呼吸道感染,通过多次支气管镜检查及针对病原体精准治疗,疗效确切。但呼吸功能的管理尤为重要,包括肺功能检查、睡眠呼吸监测、脉氧饱和度监测、气道管理(咳痰机、无创呼吸机)等。良好的气道管理对于减少患儿肺部感染、延长生存时间是必要的。必要时需行气管切开，可明显延长 SMA 患者的生存时间，但气管切开后，患者需要特殊装置才能说话，对其本身及其家庭的生活质量均造成巨大影响，因此应谨慎决定是否进行有创呼吸机辅助通气。故建议：①每天坚持使用咳痰机。②完善睡眠、呼吸监测，如存在夜间低通气需进行夜间无创通气。③如仍有反复呼吸道感染或白天血气存在二氧化碳潴留，建议全天无创通气。④仍无效建议行气管切开。

【神经科医师】

SMA 的遗传和分子基础的阐明为基于增加 SMN 蛋白表达以治疗 SMA 的策略提供了理论基础。主要策略包括：①通过调节基因表达，促进 *SMN2* 基因第 7 号外显子的转录。如反义寡核苷酸药物诺西那生钠治疗 I 型、II 型 SMA，已完成 3 期临床试验，并获得美国食品药品监督管理局和欧洲药品管理局批准。2019 年 2 月 25 日，诺西那生钠获得我国国家药品监督管理局正式批准，用于治疗 SMA 患者。因其无法透过血脑屏障，需要鞘内注射给药，且由于其会随时间发生降解，需要每 4 个月给药 1 次，终身治疗。另有通过高通量基因组测序的方法发现的小分子化合物如 SMN-C3，可调节 *SMN2* 基因外显子 7 的剪接，增加 SMN 蛋白的表达，正在进行 II／III 期临床试验。②使用病毒载体的基因替代治疗 AVXS-101 正在 I 型和 II 型 SMA 患儿中行临床试验。③保护 SMN 蛋白、提高其稳定性的药物也在研究中。④曾在一些国家的临床实践中，对于 II 型和 III 型 SMA 患者，经验性给予沙丁胺醇治疗，其疗效仍需进一步研究。目前尚无药物能最终治愈 SMA，对于 SMA 的治疗仍有待进一步深入研究。

【营养科医师】

对于 SMA 患儿，应定期进行生长和营养状况评估，并由专业营养师参与调整饮食结构。在监测体重、身高、头围、上臂围同时，也应详细询问其进食时间、食量和食物种类，以监测每天总热量、液量和关键营养素的摄入量，尤其是促进骨骼健康的钙及维生素 D 的摄入量。充足的营养摄入有利于减少其他合并症和并发症的发生，是 SMA 患儿延长生存周期的必要条件。但因 SMA 患儿存在吞咽功能障碍，需注意避免因误吸引起的吸入性肺炎。对于吞咽功能障碍的 SMA 患儿，长期喂养建议使用胃造口管。

【康复科医师】

目前 SMA 治疗药物不能普及，且无最终治愈手段，康复治疗对于 SMA 患儿十分重要，其目的在于延缓疾病进展、提高患儿生活质量。针对 SMA 患儿存在的症状，康复治疗的内容大致包括运动功能训练、吞咽功能训练及呼吸功能训练。针对功能障碍程度的不同，由康复科医师制定不同的康复训练方案。康复训练对于 SMA 患儿的治疗亦是不可或缺的主要手段。

 **病例点评**

SMA 属于常染色体隐性遗传病，涉及多系统损害，病情进展过程中易合并多种并发症。其治疗仍是一难点，目前针对 SMA 病因的治疗药物诺西那生钠，仅能延缓病情进展，尚不能完全治愈 SMA。对于本例 SMA 患儿，多学科综合管理至关重要，需通过神经内科、呼吸科、康复科、营养科、普外科及耳鼻喉科多学科讨论，对患儿病程进行动态评估，并给予前瞻性的护理和处理建议。此外，患儿的家庭护理及家人的紧急医疗救护培训也是极为重要的。

（撰写　魏建行　点评　唐秋雨　审稿　曹玲）

参 考 文 献

1. 北京医学会罕见病分会，北京医学会医学遗传学分会，北京医学会神经病学分会神经肌肉病学组，等. 脊髓性肌萎缩症多学科管理专家共识. 中华医学杂志，2019，99（19）：1460－1467.

2. 张琴，缪红军. 儿童脊髓性肌萎缩症的呼吸道管理. 中华儿科杂志，2019，57（10）：810－812.

3. 张蕾，颉小玲，李娟，等. 脊髓性肌萎缩症遗传学及治疗研究进展. 临床儿科杂志，2017，35（8）：632－635.

4. 中国医师协会儿科医师分会，中国医师协会儿科医师分会儿童呼吸学组. 脊髓性肌萎缩症呼吸管理专家共识（2022 版）. 中华实用儿科临床杂志，2022，37（6）：401－411.

病例 45

支气管哮喘合并重症腺病毒感染后闭塞性细支气管炎

病历摘要

【基本信息】

患儿，女，3 岁 1 个月。

以"反复咳喘 2 年半"为主诉入院。

【现病史】

患儿于入院前 2 年半出现反复咳嗽、喘息，多次住院治疗。本次 2021 年 11 月 6 日于入院前 3 天因受凉后出现发热，热峰 39.0 ℃。入院前 2 天出现咳嗽，伴喘息，呈阵发性咳嗽，伴气促、流涕、鼻塞，多为干咳，夜间及晨起显著，为求进一步诊治，遂来诊。

既往就诊经历回顾：

第 1 次于 2019 年 3 月 27 日因主诉"咳嗽 4 天，喘息半天"入院。入院前 4 天受凉后出现阵发性咳嗽，有痰不易咳出，咳嗽剧烈时伴呕吐，面色涨红，无声嘶、喉鸣，无犬吠样咳嗽，咳嗽末无鸡鸣样回声。半天前出现喘息、气促，期间有发热 2 次，热峰 38.5 ℃，物理降温后体温可降至正常，自行口服"蒲地蓝消炎口服液、安宁颗粒、氨溴特罗口服液、头孢克洛干混悬剂"治疗，效果欠佳，就诊于门诊。查胸部 X 线片示肺炎，血常规示 WBC 10.97×10^9/L，RBC 4.05×10^{12}/L，Hb 96 g/L，红细胞压积（HCT）33.1%，PLT 676×10^9/L，中性粒细胞百分比33.0%，淋巴细胞百分比57.9%，诊断"支气管肺炎"收治入院。入院后查心电图示窦性心律，T波切迹；血沉40 mm/h；血生化、电解质、痰涂片、痰培养、呼吸道病原体13项PCR均阴性。入院给予拉氧头孢钠抗感染，雾化吸入布地奈德、硫酸特布他林、异丙托溴铵液等治疗5天，肺炎痊愈出院。

第2次于2019年4月12日因"咳嗽、喘息3天、发热1天"入院。入院前3天出现咳嗽、喘息，夜间及晨起明显，有痰不易咳出，咳嗽剧烈时伴呕吐，进水后偶有呛咳。入院前1天出现发热，气促，热峰38.7 ℃，口服退热药体温可降至正常，无明显呼吸困难，口服"阿奇霉素干混悬剂、氨溴特罗口服液、桔贝合剂、氨酚甲麻口服液"及雾化吸入治疗3天，效果欠佳，门诊就诊。查血常规示WBC 17.90×10^9/L，RBC 4.44×10^{12}/L，Hb 101 g/L，HCT 35.10%，PLT 640×10^9/L，中性粒细胞百分比8.9%，淋巴细胞百分比22.1%，嗜酸性粒细胞百分比0.3%，CRP 34.81 mg/L，以"喘息性支气管肺炎"收治入院。入院后完善肺功能示中度阻塞性通气功能异常，心脏彩超示心脏结构及功能未见明显异常，IgE 93.16 ng/mL，PCT 0.075 ng/mL，IL-6 5.82 pg/mL。结合外周血WBC及CRP异常升高，予以头孢噻肟钠抗感染、雾化吸入止咳解痉平喘治疗。入院第3天患儿仍反复发热，咳喘加重，结合胸部CT提示双肺透光度不均匀、可见斑片状实变影、部分融合成片、内可见液性密度影、右侧少量胸腔积液、左侧胸膜增厚，征得家长及上级医师同意后完善纤维支气管镜灌洗治疗1次。镜下提示左肺背段及右肺内前基底段支气管黏膜糜烂坏死，管腔内可见黏稠分泌物壅塞。同期实验室呼吸道病原体13项PCR示腺病毒阳性。痰培养及支气管肺泡灌洗液培养：流感嗜血杆菌药敏示氨苄西林耐药，氨苄西林舒巴坦敏感，阿莫西林克拉维酸钾敏感，头孢噻肟钠敏感，复方新诺明耐药，氯霉素敏感，环丙沙星敏感，头孢呋辛敏感，美罗培南敏感，阿奇霉素敏感。入院第5天患儿出现高热不退，面色发灰，精神萎靡，烦躁哭闹，易激惹，呼吸增快，口唇发绀，鼻煽，三凹征明显，心音低钝，肝脏肿大，肺部细湿啰音明显增多，伴哮鸣音。复查血常规：WBC 13.28×10^9/L，RBC 4.17×10^{12}/L，Hb 94 g/L，HCT 31.9%，PLT 530×10^9/L，中性粒细胞百分比56.6%，淋巴细胞百分比36.5%，嗜酸性粒细胞百分比 0，CRP 11.21 mg/L，脑脊液检查及骨髓穿刺均未见异常，修订诊断"重症腺病毒肺炎并呼吸功能不全、流感嗜血杆菌感染、轻度贫血、胸腔积液"，予以鼻导管吸氧，依据痰培养及支气管肺泡灌洗液培养结果停用头孢噻肟钠，予以"美罗培南、阿糖腺苷"抗感染治疗，因持续高热、全身中毒症状重，故给予"静脉注射人免疫球蛋白"调节免疫，中和抗体，加速呼吸道中腺病毒的清除。患儿于应用"甲泼尼龙琥珀酸钠"抗炎治疗共 18 天后好转出院。

第 3 次于 2019 年 10 月 22 日因"咳嗽 7 天，加重伴喘息 4 天"入院。入院前 7 天患儿受凉后出现阵发性咳嗽。入院前 4 天咳嗽明显加重，伴喘息，呼吸急促，夜间显著，期间低热 1 次，热峰 37.5 ℃，无皮疹、吐泻、抽搐，无声嘶喉鸣，口服中草药治疗 3 天，效差，门诊诊断为肺炎，给予静脉滴注"阿奇霉素"治疗 1 次，后转病房查痰培养示肺炎链球菌，诊断为"支气管肺炎、链球菌感染"，静脉滴注"头孢曲松"抗感染、"氨溴索"止咳化痰及雾化吸入"沙丁胺醇液 + 布地奈德液"解痉抗炎治疗 8 天，好转出院，出院后给予雾化布地奈德 + 口服阿奇霉霉素规律治疗。

第 4 次于 2020 年 1 月 1 日因进食芒果后出现"咳嗽、喘息 6 天"入院，入院查血常规示 WBC 11.32×10^9/L，中性粒细胞百分比 50.9%，CRP 25 mg/L，偏肺病毒 RNA 阳性，胸部 X 线片示肺炎，诊断"支气管肺炎、支气管哮喘？闭塞性细支气管炎？"。应用红霉素抗感染，辅助雾化吸入治疗 5 天出院，出院后给予雾化布地奈德 + 口服阿奇霉霉素规律治疗。

第 5 次于 2020 年 1 月 22 日因进食番茄面后出现"咳嗽、喘息 2 天"，胸部 X 线片示肺炎，期间查 CRP 45 mg/mL，鼻病毒阳性，副流感病毒阳性，诊断为"支气管肺炎，支气管哮喘、闭塞性细支气管炎"，应用"头孢他啶"抗感染，辅助雾化吸入治疗 7 天出院。出院后规律雾化布地奈德，定期门诊复诊，期间仍有轻微吸气性三凹征。

自发病以来，患儿精神可，食纳欠佳，睡眠尚可，体重无明显下降。

患儿为 G2P2，新生儿期体健，生长发育正常，正常计划免疫接种，平素体健。否认肝炎及结核等传染病接触史。过敏史：有湿疹病史，有"番茄、芒果"过敏史。春秋季花粉过敏，否认药物过敏史。家族史：母亲有哮喘病史。

【体格检查】

体温 36.1 ℃，脉搏 136 次/分，呼吸 42 次/分，体重 13.5 kg，SpO_2 98%。神志清晰，精神反应一般，营养中等。呼吸稍促，面色正常，全身皮肤未见皮疹，左颈部可触及一 0.5 cm × 0.5 cm 大小淋巴结，活动度可，无触痛，卡疤（＋），双眼睑未见浮肿，结膜未见充血，鼻黏膜光滑、通畅，咽充血，双侧扁桃体未见明显肿大。颈软，气管居中，呼吸促，吸气性三凹征阳性。双肺呼吸音粗，呼吸音两侧对称，可闻及固定中细湿啰音及喘鸣音，伴呼气相延长。心腹（－），未见杵状指（趾），神经系统查体无异常。

【辅助检查】

血常规：WBC 11.68×10^9/L，中性粒细胞百分比 67.6%，淋巴细胞百分比 24.2%，RBC 4.75×10^{12}/L，Hb 133 g/L。

CRP：21.03 mg/L。

血沉：45 mm/h。

病原学七项：肺炎支原体 DNA 阳性，肺炎支原体抗体滴度 1∶180。

总 IgE 184.6 ng/L（表 45 － 1）。

表 45 － 1 过敏原皮肤点刺结果

时间	过敏原皮肤点刺	IgE/%	嗜酸性粒细胞百分比/（ng·mL^{-1}）
2019-4-13	春季花粉 ++++，秋季花粉 ++	93.16	0.3
2019-10-23	春季花粉 +++，秋季花粉 +++	286.7	4.2
2020-1-2	春季花粉 +++，秋季花粉 ++	814.1	9.6
2021-11-18	春季花粉 +++，秋季花粉 ++++	184.6	1.8

肺功能：中度阻塞性通气功能异常（表 45 － 2）。

表 45 - 2 肺功能

肺功能	V_T/kg	RR	Ti/Te	TPTEF/TE	VPEF/VE	PTEF/(mL·s^{-1})	TEF$_{25}$/(mL·s^{-1})	TEF$_{50}$/(mL·s^{-1})	TEF$_{75}$/(mL·s^{-1})	舒张
2019-4-13	7.8	42.11	1:1.26	21.23	22.35	195.64	156.13	170.64	189.56	—
2019-5-2	7.6	44.08	1:1.35	21.78	22.52	194.87	156.34	173.16	194.34	+
2019-8-4	8	40.32	1:1.32	21.16	23.34	195.23	147.78	165.96	191.28	—
2019-10-23	7.9	39.67	1:1.35	18.18	19.56	195.41	146.59	163.63	188.79	—
2019-12-31	8	38.88	1:1.34	20.03	22.78	192.55	145.52	167.47	187.41	—
2020-1-2	8.4	37.24	1:1.29	21.12	23.21	188.57	153.36	169.68	189.63	—
2021-5-2	8.3	35.86	1:1.17	20.78	22.79	189.48	151.69	166.42	187.52	—
2021-8-26	8.5	37.89	1.1:24	22.04	22.76	188.37	148.78	173.21	196.37	+
2021-11-17	8.6	40.25	1:1.30	20.71	21.75	195.64	156.33	176.96	194.57	—

注：V_T，潮气量；RR，呼吸频率；Ti/Te，呼吸气时间比；TPTEF/TE，呼气达峰时间比；VPEF/VE，达峰容积比；PTEF，潮气呼吸峰流速；TEF$_{25}$，呼出25%潮气容积时呼气量；TEF$_{50}$，呼出50%潮气容积时呼气量；TEF$_{75}$，呼出75%潮气容积时呼气量。

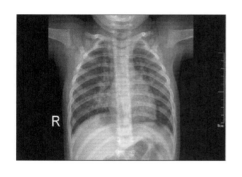

图 45 -1　胸部 X 线片

PPD 试验及结核抗体 IgM 阴性，细胞免疫、体液免疫正常。

血培养及痰培养：均阴性。

【影像学检查】

胸部 X 线检查示双肺内带可见斑片影（图 45 -1）。

肺部 CT 示双肺透光度不均匀，可见斑片状实变影，部分融合成片，内可见液性密度影，右侧少量胸腔积液，左侧胸膜增厚（图 45 -2）。

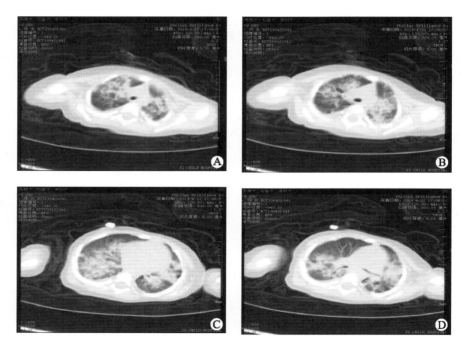

图 45 -2　胸部 CT

纤维支气管镜检查：左肺背段及右下肺内前基底段支气管黏膜糜烂坏死，黏膜苍白（图 45 -3）。

出院 3 个月，复查胸 CT 示肺野透光度明显不均匀，双肺上叶尖后段、左肺下叶背段可见条片状密度增高影；较前片（图 45 -2）两肺片影部分吸收，胸腔积液及胸膜增厚基本吸收（图 45 -4）。

胸部 X 线检查（出院后 2 年半）示双肺中内带可见斑片状阴影（图 45 -5）。

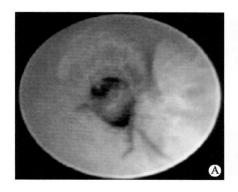
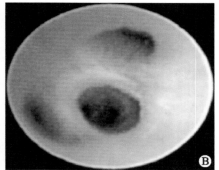

图45-3　纤维支气管镜下所见

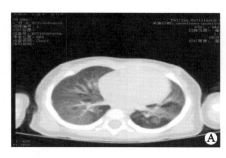
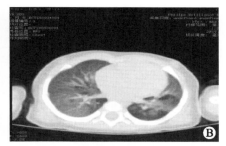
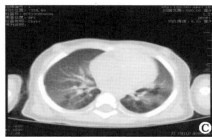
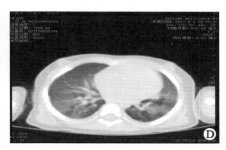

图45-4　胸部CT（出院3个月）

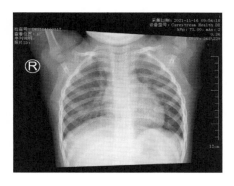

图45-5　胸部X线片（出院2年半）

【治疗经过】

入院后予以阿奇霉素抗感染，雾化吸入"布地奈德液＋异丙托溴铵＋硫酸特布他林"解痉平喘治疗6天，体温正常，咳喘症状缓解，带辅舒酮气雾剂出院，定期门诊随诊。

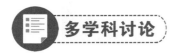

多学科讨论

【内科医师甲】

本例患儿为学龄前儿童，起病早，病史迁延2年半，以反复咳嗽、喘息为主要临床表现，于半岁左右因罹患重症腺病毒感染后出现反复咳嗽、喘息，期间查胸部CT提示通气不均匀，局部有马赛克灌注征，随访期间仍有吸气性三凹征，接触过敏食物后可诱发喘息发作，过敏原皮肤点刺试验示春秋季花粉过敏（3~4级），肺功能提示阻塞性通气功能异常、舒张试验阳性，一级亲属有哮喘病史，故目前诊断"支气管哮喘、闭塞性细支气管炎"成立。

重症腺病毒肺炎致严重肺损伤与体内相关严重介质和免疫功能紊乱相关，重症肺炎时PCT、CRP、WBC升高更为显著。与呼吸道合胞病毒和流感病毒相比，腺病毒感染引起的炎症反应更强，表现为热程更长及WBC（以中性粒细胞升高为主）、CRP、IL-6水平升高更明显。肺外并发症的发生与婴幼儿各器官和免疫系统发育不成熟有关，尤其是细胞免疫功能不完善。腺病毒易入血形成脓毒血症，损伤多系统脏器。研究表明，儿童重症腺病毒肺炎一般急骤发热，病初以高热、咳嗽、喘息为主要症状，可伴咽痛，同时伴有胃肠道症状，尤其是儿童。随着病情进展，可出现高热不退，表现为39.0℃以上的稽留热或不规则高热，高热持续7~10天，重症持续时间更长，常持续10~14天，呼吸困难多始于病后3~5天，伴全身中毒症状，精神萎靡或烦躁，易激惹甚至抽搐，部分患儿有腹泻、呕吐、腹胀，少数患儿有结膜充血、扁桃体分泌物，这在本例患儿中均有体现。体格检查肺部细湿啰音多于3天后出现，可伴有哮鸣音。重症腺病毒肺炎常见肺内并发症有呼吸衰竭、胸腔积液、肺不张、ARDS、气胸、支气管扩张、闭塞性细支气管炎。PCR检测比传统病毒培养和病毒抗原检测敏感性更高，荧光定量PCR可对病毒进行定量分析，帮助预测病情严重程度。腺病毒肺炎可根据流行病学史、临床和影像学表现及腺病毒病原学进行诊断、早期识别、早期隔离，避免延误诊治，预防多系统损害的发生。重症腺病毒肺炎的高危因素有基础疾病史（如哮喘、贫血、先天性心脏病、先天性支气管肺发育不良）、小于3个月婴儿、经积极治疗病情无好转、病程大于1周。影像学表现：肺部阴影进展迅速，双肺多灶实变，以细支气管炎为主，伴或不伴肺不张，有大叶肺不张或气肿。实验室检查示白细胞明显升高或降低，血小板下降，伴贫血，CRP和PCT明显升高，铁蛋白和乳酸脱氢酶明显升高。重症腺病毒肺炎患儿治疗过程中应密切评估病情变化，多学科团队协作，保持气道通畅，适当氧疗，抑制过度炎症反应，保护脏器功能，及时治疗噬血细胞综合征；严格隔离措施，避免交叉感染；合理治疗，防治并发症。重症腺病毒后遗症表现为闭塞性细支气管炎、单侧透明肺、支气管扩张、间质纤维化，病理基础均为小气道病变，其中闭塞性细支气管炎为基础病变。

【内科医师乙】

腺病毒是儿童急性呼吸道感染常见原因，特别是6个月～2岁的婴幼儿，致病原因为此阶段腺病毒特异性抗体缺乏。腺病毒肺炎有1/3发展为重症，重症腺病毒肺炎易遗留后遗症，存活者有14%～60%可遗留不同程度的慢性肺部疾病后遗症，给家庭、社会带来严重的精神、经济负担，其中3型和7型腺病毒易导致重症腺病毒肺炎。因腺病毒为无包膜病毒，故对多种消毒剂具有抵抗力，其潜伏期多为2～21天，平均为3～8天，潜伏期末至发病急性期传染性最强。有症状的感染和无症状的隐性感染者为传染源。飞沫传播、接触传播、粪口传播为其传播途径。6个月至5岁人群易感，尤其是2岁以下儿童。

本例患儿为学龄前期儿童，半岁左右起出现反复咳喘发作，肺部均可闻及固定细湿啰音和呼气末哮鸣音，规律吸入布地奈德治疗仍有喘息频繁发作，其原因是什么？对照儿童支气管哮喘诊断标准支持点：婴幼儿，反复咳喘、气促，晨起及夜间明显，发作时双肺可闻及哮鸣音，吸入过敏原（花粉）阳性，进食芒果、番茄后有咳喘现象，外周血嗜酸性粒细胞升高，肺功能支气管舒张试验阳性，母亲有哮喘病史，目前支气管哮喘诊断成立。但抗哮喘治疗至今仍有反复咳喘发作，伴有咳痰，肺部阴影出现，需除外其他喘息相关性疾病。进一步梳理患儿诊治经过，依据闭塞性细支气管炎诊断标准：①前驱史：有重症腺病毒感染导致重症肺炎后的肺损伤病史。②临床表现：>6 周的对支气管舒张剂反应不敏感的反复持续性咳喘、呼吸急促、呼吸困难，肺部听诊可闻及明显的哮鸣音、湿啰音。③辅助检查：高分辨率 CT 表现为管腔阻塞、管壁炎症及小气道病变、支气管扩张，肺功能存在明显的通气功能障碍。④排除其他阻塞性肺部疾病，如支气管哮喘、肺结核、上呼吸道感染、免疫缺陷病等。支持"闭塞性细支气管炎"诊断。

【放射科医师】

临床研究表明，重症腺病毒肺炎患儿肺部影像学表现为双肺见大片实变影，部分融合成片，边缘模糊；实变可呈节段性，多肺叶受累，可融合成大叶性实变，内可见支气管充气征；实变以肺门为中心分布，外带病变相对少；部分病例以间质性改变为主，表现为支气管血管相对增多、模糊，期间可见沿支气管分布的细小点片状影；部分病例在疾病后期出现闭塞性细支气管炎、慢性肺病表现，如马赛克征象、细支气管壁增厚、扩张等。

值得注意的是，X 线片和胸部 CT 在对病变部位、大小、程度的识别方面存在差异。孙国强《实用儿科放射诊断学》指出腺病毒肺炎好发于左下肺，而左下肺有部分被心影遮盖，使部分患儿左下肺病变可能在 X 线片中被低估，而其在胸部 CT 中却一目了然。当胸部 X 线片改变与临床呼吸困难等临床表现不平行时，积极行胸部 CT 检查则是进一步确诊并判断预后的重要手段。本例患儿病程后期的胸部 X 线片及胸部 CT 均为典型表现，双肺透光度不均匀，可见斑片状实变影，部分融合成片，符合腺病毒感染后闭塞性细支气管炎的影像学表现。

【介入肺科医师】

对于重症腺病毒肺炎患者，可采取支气管镜介入手术治疗，其可清除坏死脱落的支气管黏膜，畅通气道，改善换气功能，预防各级支气管黏液栓及剥脱黏膜上皮诱发肉芽生长，阻止后期形成闭塞性细支气管炎的病理基础。

因重症腺病毒肺炎患儿病情重，一般情况和脏器功能差，并存在一定程度的气道阻塞，对支气管镜操作耐受性差。临床观察发现，在重症腺病毒肺炎急性期过早行支气管灌洗，可能会导致炎症扩散，加重高热、呼吸窘迫等不良反应，故并不适用于所有患儿及病程的任何时间段，应当慎重选择患儿和恰当的治疗时机，规范操作，并选择合适的灌洗治疗时机。

　　本例患儿是哮喘合并闭塞性细支气管炎的特例。哮喘与闭塞性细支气管炎的共同点是喘息、呼吸困难、气促，早期出现咳嗽，病毒感染可诱发。1/3闭塞性细支气管炎患儿对支气管扩张剂有效，1/2闭塞性细支气管炎患儿存在过敏，这在本病例中皆有体现。临床中做好闭塞性细支气管炎与哮喘综合管理是关键。其一，要早诊断，重症肺炎或是不明原因持续喘息1个月以上需呼吸科随访；其二，早治疗，根据病情严重程度制定治疗方案，动态随访肺功能、高分辨率CT、脉冲震荡以评估和指导治疗，并对生长发育及药物不良反应进行动态评估，时刻关注患儿生活质量。

　　临床遇到反复咳喘治疗效果不佳患儿，需积极寻找基础病因，详细询问病史、家族史，细致查体尤为重要，并借助常规检查＋介入诊治＋高分辨率CT＋基因检测，以明确诊治。儿童呼吸系统疾病是一个庞大的家族，常见症状不一定是常见疾病，注意合并症问题！定期随访，对患者进行宣教是慢病管理过程中的关键环节。坚持推行哮喘行动计划，让每一个哮喘患儿都能畅享呼吸。

（撰写　张志英　点评　沈照波　审稿　殷菊）

参 考 文 献

1. 中华医学会儿科学分会呼吸学组. 儿童闭塞性细支气管炎的诊断与治疗建议. 中华儿科杂志，2012，50(10)：743 － 745.

2. ZHAO C, LIU J, YANG H, et al. Mycoplasma pneumoniae-associated bronchiolitis obliterans following acute bronchiolitis. Sci Rep, 2017, 7(1)：8478.

3. 中华医学会儿科学分会呼吸学组. 儿童闭塞性细支气管炎的诊断与治疗建议. 中华儿科杂志，2012，50(10)：743 － 745.

4. ONAY Z R, RAMASLI GURSOY T, ASLAN A T, et al. Postinfectious bronchiolitis obliterans masked by misdiagnosis as asthma. Pediatr Pulmonol, 2020, 55(4)：1007 － 1011.

5. 王霞，李渠北. 闭塞性细支气管炎发病机制研究进展. 中国实用儿科杂志，2020，35(6)：485 － 489.

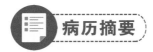

病例 46
史-约综合征并发闭塞性细支气管炎

病历摘要

【基本信息】

患儿，男，8 岁，2019 年 11 月就诊。

主诉：发热 3 天，眼红 1 天，皮疹半天。

【病史】

入院前 3 天受凉后出现发热，初测体温 38.8 ℃，口服退热剂后体温可降至正常，每天热峰 3 次，体温波动于正常至 39 ℃之间。入院前 2 天起发热较前频繁，热峰 6 次/天。入院前 1 天患儿双侧球结膜充血，并有大量脓性分泌物，伴非喷射样呕吐，无抽搐，不能进食。入院前半天开始出现皮疹，有痛痒感，从颈部开始逐渐蔓延至面部及躯干。病程中口服"布洛芬"多次。

自发病以来，患儿精神较差，食纳欠佳，睡眠欠安稳，病前 2~4 周无特殊用药史。

平素体健，生长发育正常，正常计划免疫接种。否认肝炎及结核等传染病接触史。否认食物药物过敏史。

【体格检查】

体温 39.6 ℃，脉搏 116 次/分，呼吸 26 次/分，血压 100/60 mmHg，SpO₂ 98%。生长发育正常，营养良好，神志清晰，精神反应差，呼吸平稳，无发绀，颜面部、胸腹部及四肢散在红色斑丘疹，压之褪色，疹间皮肤正常。全身浅表淋巴结无明显肿大，无眼睑浮肿，双眼睑结膜及球结膜充血明显，可见大量脓性分泌物，颈无抵抗，鼻煽，三凹征阴性，口唇干燥皲裂，口腔黏膜粗糙，可疑疱疹及白色膜状物，以双颊部、唇黏膜明显，咽充血，双侧扁桃体Ⅱ°肿大，未见渗出。双肺呼吸音粗，未闻及啰音。心音有力，律齐，心率116次/分。腹软不胀，全腹轻压痛，剑下为著，麦氏点无压痛，肠鸣音减弱，听诊1分钟未闻及，肝肋下1 cm可及，质软，边钝，脾肋下未及，四肢活动自如，双下肢无水肿，肌力肌张力正常。神经系统查体未见异常。外生殖器、尿道口红有少许分泌物，睾丸无红肿。

【诊疗经过】

入院后患儿高热不退，精神差，入院当天渐出现咳嗽伴喘息，呼吸困难，呼吸频率40次/分，鼻煽，三凹征弱阳性；颜面部、胸腹部红色斑丘疹及斑疹迅速增多，渐融合成片，伴痒感，部分破溃，部分可见靶形；四肢散在红色斑丘疹，疹间皮肤正常；双眼睑红肿，眼部可见大量分泌物，睁眼困难；口唇红肿皲裂伴脱皮，张口困难，口腔黏膜有疱疹，伴较多黄色分泌物（图46-1）。完善相关检查如下。

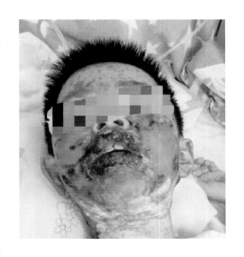

图46-1 患儿入院第2天皮疹情况

（1）相关炎症指标：PCT 7.22 ng/mL（<0.5 ng/mL），IL-6 188.63 pg/mL（0~7 pg/mL），血清淀粉样蛋白A 282.78 mg/L（<20 mg/L），铁蛋白489.73 ng/mL（21.8~274.56 ng/mL），血浆D-二聚体3771 ng/mL（0~500 ng/mL）。

（2）脏器损害：①心脏：肌酸激酶21 006 U/L（30~170 U/L），肌酸激酶同工酶416 U/L（0~24 U/L），肌红蛋白573.1 ng/mL（25~58 ng/mL）；超声心动图：左冠4.6 mm，右冠无法探及（皮损）。②肝脏：丙氨酸转氨酶484 U/L（5~69 U/L），天冬氨酸转氨酶315 U/L（15~46 U/L），碱性磷酸酶334 U/L（38~126 U/L），乳酸脱氢酶600 U/L（125~250 U/L），γ-谷氨酰转移酶201 U/L（12~58 U/L），总胆红素62.1 μmol/L（3~22 μmol/L）。③胰腺：尿淀粉酶3727 U/L（32~641 U/L），血脂肪酶228 U/L（30~110 U/L），血淀粉酶846 U/L（23~300 U/L）。

（3）腹B超：肝位置下移，肝脏增大，胆囊床增厚，胆囊充盈欠佳，胰腺形态饱满，腹水（少量）。

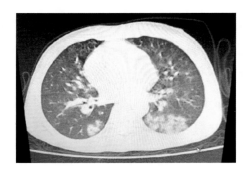

图 46 - 2　胸部 CT

（4）腹 CT：胰腺形态饱满，胰周脂肪界面模糊、密度增高，肝实质密度欠均，胆囊壁厚，右肾实质斑片状高密度影，腹腔肠管排列欠规则，肠间脂肪密度增高，少量盆腔积液。

（5）胸部 CT：两肺多发磨玻璃密度影、斑片及实变影（图 46 - 2）。

【治疗经过】

给予美罗培南及利奈唑胺联合抗感染、甲泼尼龙 0.5 g（30 mg/kg）冲击治疗 3 次后，予以甲泼尼龙 2～4 mg/（kg·d）静脉滴注，以及丙种球蛋白静脉滴注抗炎并支持治疗，谷胱甘肽及腺苷蛋氨酸利胆保肝治疗。患儿体温渐降至正常，咳嗽减轻，呼吸困难渐缓解，复查 CRP、血清淀粉样蛋白 A、IL-6、PCT 等炎症指标渐降至正常，心脏、胰腺等损伤均恢复正常。但转氨酶进行性增高，丙氨酸转氨酶 916 U/L，天冬氨酸转氨酶 477 U/L，碱性磷酸酶 851 U/L，γ-谷氨酰转移酶 952 U/L，总胆红素 222.9 μmol/L，先后给予血浆置换 6 次，肝功能明显好转。

病程第 28 天患儿突然出现咳嗽加重、呼吸困难，双肺较多干湿啰音，行胸部 CT 检查提示双肺散在炎性实变伴多发索条影、双侧少量气胸，考虑左肺间质性气肿，颈部、纵隔、胸背部皮下及椎管内多发积气。再次加用抗感染及甲泼尼龙治疗，体温平稳及呼吸状况改善后，改为泼尼松 0.6～0.87 mg/（kg·d）口服。病程第 40 天复查胸部 CT，提示双肺实变及条索影较前无著变，原左肺间质性气肿及颈部、纵隔、胸背部皮下、椎管内多发气肿较前吸收好转，但患儿仍时有咳嗽伴喘息，活动耐力下降，三凹征弱阳性，双肺可闻及痰鸣音及低调哮鸣音。

病程第 80 天，患儿再次出现发热，白细胞计数、中性分类、血小板计数及 CRP 明显增高，但咳嗽及呼吸困难无加重，炎症指标与患儿感染症状不符。后监测病情，发现患儿每于进食大量蛋白后发热，改为氨基酸奶粉口服后体温正常，上述各项指标降至正常，行过敏原检测示牛奶蛋白过敏。虽患儿既往无相关食物过敏表现，但不除外与本次基础病有关，结合患儿表现，支持食物蛋白过敏症。

后患儿反复出现咳嗽加重伴发热（每次间隔3~4周），每次给予抗感染治疗后体温均可降至正常，咳嗽及喘息恢复至发热前状态，监测胸部CT，除每次感染导致的肺实变及磨玻璃样影外，支气管扩张逐渐加重且支气管壁渐增厚伴多发索条影。病程第7个月，患儿肺功能提示重度混合型通气功能障碍、肺顺应性下降。行纤维支气管镜提示塑形性支气管炎？远端支气管疑似闭塞，考虑闭塞性细支气管炎？支气管活检可见淋巴细胞及泡沫细胞。遂给予阿奇霉素间断口服约3月余，泼尼松渐减量共口服约1年，孟鲁司特钠口服约1年，布地奈德福莫特罗吸入约3个月。患儿虽仍有活动耐力下降，但咳嗽明显好转，喘息渐缓解，三凹征阴性，反复感染发生频率由每月1~2次减少至2~3个月1次。

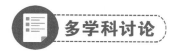

多学科讨论

【皮肤科医师】

史-约综合征是皮肤科发生率较低但致死率较高的疾病，目前关于该疾病的治疗转归、影响因素及标准治疗方法都缺乏统一意见。本例患儿系8岁男童，起病急骤，发热3天后，全身迅速出现大面积皮疹，皮损初发于前胸及后背、四肢近端和面部，呈靶型，逐渐扩散至四肢远端及手足，且渐融合，可见水疱；眼部分泌物增多，睁眼困难；口唇黏膜皲裂脱皮，张口困难。化验检查提示同时并发多脏器损伤，高度考虑史-约综合征，亦应注意与药物超敏反应综合征相鉴别。

史-约综合征是一种严重的皮肤黏膜反应，皮疹早期形态多为非典型靶型红斑和紫癜性斑疹，并有迅速融合的趋势，大多数患者出现口腔、生殖器和（或）眼黏膜的红斑糜烂，急性期以多脏器的受累为典型特征。药物超敏反应综合征则常表现为应用致敏药物2~6周内，患者突然出现发热、皮肤损害（面部水肿、躯干上部及上肢麻疹样皮损或剥脱性皮炎损害）、淋巴结肿大、血液学异常（非典型性淋巴细胞及嗜酸性粒细胞增多）及多脏器受累。本例患儿虽同时存在发热、皮损及多脏器损害，但病前2~6周内除退热药外无特殊药物使用史，血常规提示白细胞计数增高，中性粒细胞为主，无淋巴细胞及嗜酸性粒细胞增高，仍高度考虑系史-约综合征所致。

史－约综合征的皮肤科治疗主要包括病因治疗、局部治疗及系统治疗。本例患儿皮损广泛且严重，早期加用静脉糖皮质激素及丙种球蛋白治疗，必要时也可加用环孢素、环磷酰胺等免疫抑制剂治疗。

【呼吸科医师甲】

本例患儿除常见的皮肤、眼、口腔、生殖器等黏膜受累外，还存在心、肝、肺、胰腺、胃肠等多个脏器的严重损伤，考虑与内脏黏膜受累有关，其中肝脏及肺受累最为严重，持续时间最长。史－约综合征患儿呼吸道上皮受损，可导致支气管阻塞及通气障碍，部分患儿虽早期胸部 X 线检查正常，但出现呼吸道症状和低氧血症，这提示史－约综合征早期已有支气管及肺实质受累。本例患儿在病情早期咳嗽、喘息症状并不严重时已经出现了呼吸困难、三凹征弱阳性，考虑病情早期已存在肺上皮损伤，后随病情进展，出现小气道阻塞及大气道扩张，最终导致闭塞性细支气管炎。

闭塞性细支气管炎是一种细支气管炎性损伤所致的慢性气流受限综合征，病理表现为细支气管部分或完全闭塞，临床表现为长期咳嗽、喘息、呼吸困难，影响患儿的身体健康和生活质量。该病病因复杂多样，任何引发细支气管黏膜和黏膜下结构炎症与损伤且修复不当的原因均可导致闭塞性细支气管炎，常见病因包括感染、结缔组织病、吸入有毒物质、骨髓移植及胃食管反流等。有报道指出，约1/3 的史－约综合征患儿可出现呼吸道上皮损伤，从而导致闭塞性细支气管炎。

闭塞性细支气管炎诊断标准：①前驱史：发病之前有感染或其他原因导致的气管损伤史；②临床表现：持续或反复喘息或咳嗽、呼吸急促、呼吸困难、运动不耐受，双肺可闻及广泛喘鸣音、湿啰音，并持续存在 6 周以上，对支气管舒张剂反应差；③辅助检查：胸部高分辨率 CT 显示马赛克灌注征、支气管扩张、支气管壁增厚，肺功能显示小气道阻塞性通气功能障碍或混合型通气功能障碍，支气管舒张试验多为阴性；④排除其他引起咳喘的疾病，如呼吸道感染、支气管哮喘、各种先天性肺发育畸形、肺结核、弥漫性泛细支气管炎等。结合本例患儿特点，史－约综合征所致闭塞性细支气管炎诊断明确。

本例患儿诊断明确后,给予全身及吸入性糖皮质激素、静脉滴注丙种球蛋白、间断使用大环内酯类药物及口服孟鲁司特钠等治疗,起初治疗效果欠佳,治疗6个月后,咳喘等症状明显好转,肺内喘鸣音减少,但运动耐力及肺功能仍改善不佳,考虑与闭塞性细支气管炎的不可逆性气道损伤有关。

【呼吸科医师乙】

本例患儿系一例伴有多系统损伤的史-约综合征,病变累及呼吸系统、消化系统、循环系统等,肺部病变持续1年以上,最终诊断为闭塞性细支气管炎。史-约综合征的发病主要与药物和机体的遗传背景有关,常见可诱发史-约综合征的外源性药物包括抗惊厥药、抗抑郁药、磺胺类药、非甾体抗炎药、抗感染药物及某些靶向药物。近年来,越来越多的研究指出,感染尤其是肺炎支原体及病毒感染亦可引起史-约综合征。本例患儿起病急骤,发热仅2天余就出现典型的史-约综合征样皮损,病程中行肺炎支原体及相关病毒检测,无阳性发现,结合患儿发病前曾口服解热镇痛药数次,其诱因不除外与药物有关。

史-约综合征可伴发多器官黏膜上皮及内皮细胞受损。本例患儿病程早期曾有冠脉扩张,与血管内皮损伤有关;病程中出现牛奶蛋白过敏,与胃肠道黏膜上皮损伤有关。本例患儿早期即存在呼吸道相关症状,有进行性加重趋势,与患儿气管、支气管、细支气管黏膜破损、上皮细胞坏死有关。随着病变进展,管壁胶原组织产生,逐渐发生纤维化及瘢痕收缩,导致管腔狭窄,严重时可完全闭塞。本例患儿病程第28天出现气胸,考虑与气道阻塞严重及肺泡上皮损伤有关。患儿病程中咳嗽痰多,反复出现感染,与支气管闭塞后分泌物滞留从而继发感染有关。史-约综合征患儿不一定在病程早期就表现为严重的咳嗽喘息及呼吸困难,很多患儿在出院随诊过程中才被诊断为闭塞性细支气管炎。国外病例有报道在皮肤黏膜受损5个月后才出现呼吸道症状,因此临床医师应关注史-约综合征治疗后患儿的咳嗽喘息及肺部体征情况。

闭塞性细支气管炎的治疗主要包括:①糖皮质激素:全身糖皮质激素一般用于病程早期或者病情较重者,可选择静脉冲击治疗或口服治疗。吸入糖皮质激素可提供局部抗炎作用,临床症状轻微或病情平稳时,采用糖皮质激素吸入治疗。②大环内酯类抗生素：因其抗炎特性，可在闭塞性细支气管炎患者维持治疗中发挥作用，减少炎症介质。③白三烯受体拮抗剂：有抑制气道炎症的作用。④靶向治疗：有研究指出 TNF-α 可能在炎症反应和成纤维细胞的产生中发挥核心作用，但其治疗效果有待进一步研究。⑤对症支持治疗：包括肺部理疗及支气管扩张剂等治疗。

闭塞性细支气管炎患儿总体预后不良。有报道指出，闭塞性细支气管炎患儿平均住院时间是 1 年 4 次，52.5% 需要机械辅助呼吸，20% 需要家庭氧疗。当患儿发生不可逆的气道纤维化及气道阻塞后，其肺功能也随着年龄的增长而不断下降。本例患儿虽经治疗后目前症状有所改善，但不除外与其生长发育有关，预后仍有待评估。

【眼科医师】

史-约综合征死亡率较高，存活者在急性期存在广泛的黏膜受累，其中 80% 表现为眼表炎症，20%～79% 进展为严重损害视力的慢性眼部病变，故眼部损害是史-约综合征存活者最严重的并发症。

史-约综合征眼部病变的诊断与病情分级主要依据临床表现，但早期病变常由于可能危及生命的全身系统受累而被忽视。按照病程的进展，眼部表现可分为急性期和慢性期。急性期进展迅速，多持续 2 周，以结膜充血和假膜形成的卡他性结膜炎为特征。若未及时治疗急性期眼部病变，则会进入慢性期，迁延不愈的炎症和溃疡会对眼表的结构和视功能造成持续而反复的损害，主要累及角膜、结膜及眼睑。眼干、异物感、畏光和视力波动等干眼症状为最主要的临床表现。

急性期治疗包括①局部药物治疗，如抗生素、糖皮质激素滴眼液以及人工泪液；②全身性治疗，如糖皮质激素、注射用免疫球蛋白及其他免疫抑制剂。慢性期治疗则根据不同的症状选择保护角膜上皮、黏膜移植及角膜移植等。急性期，对史-约综合征患者的眼部受累情况高度警惕、尽早诊断、控制炎症发展并密切随访是治疗的关键。当疾病进入慢性期时，主要针对干眼症状采取相应措施，若已形成广泛的瘢痕性改变，只能通过手术方式重建眼表的正常解剖与功能。

 **病例点评**

史-约综合征作为一种严重的皮肤-黏膜反应，绝大多数由药物引起，可引起

多脏器损伤。闭塞性细支气管炎是指直径<2 mm 的小气道损伤后炎症及纤维化从而引起慢性气流阻塞的临床综合征。其主要病因系感染，目前关注度较高的是腺病毒、麻疹病毒、呼吸道合胞病毒等。本病例系一例由史－约综合征导致的闭塞性细支气管炎，与其气道黏膜损伤有关，病程中易继发肺部感染，与其气道缩窄、分泌物滞留有关。临床医师应警惕史－约综合征的肺损伤，早期未出现呼吸道症状的患儿亦不能放松对其呼吸道损害的监测。治疗上，应重视吸入性糖皮质激素的作用，肺移植、靶向治疗目前数据较少，效果有待进一步评估。

（撰写　鲍鹏丽　点评　郑荣秀　审稿　殷菊）

参 考 文 献

1. COLOM A J, MAFFEY A, GARCIA BOURNISSEN F, et al. Pulmonary function of a paediatric cohort of patients with postinfectious bronchiolitis obliterans. A long term follow-up. Thorax, 2015, 70(2): 169-174.

2. 马慧淼，陈媚，刘猛，等. 纳武单抗导致 Stevens-Johnson 综合征 1 例. 中国肿瘤临床，2020, 47(2): 105-106.

3. SECCOMBE E L, ARDERN-JONES M, WALKER W, et al. Bronchiolitis obliterans as a long-term sequela of Stevens-Johnson syndrome and toxic epidermal necrolysis in children. Clin Exp Dermatol, 2019, 44(8): 897-902.

4. 魏梦月，陈蒙. 闭塞性细支气管炎的治疗进展. 药学与临床研究，2021, 29(1): 39-42.

5. 唐艳姣，黄寒，钟礼立. 儿童闭塞性细支气管炎研究进展. 临床儿科杂志，2018, 36(7): 563-568.

6. 穆祎，张弘. Stevens-Johnson 综合征眼部病变的研究进展. 国际眼科杂志，2022, 22(9): 1458-1463.

病例 47

弥漫性肺泡出血综合征（一）

 病历摘要

【基本信息】

患儿，女，5 岁 8 个月。

主诉：发现贫血、面色口唇苍白 3 年，呼吸困难半个月。

【病史】

患儿于 3 年前（2018 年 7 月）出现面色苍白，伴口唇苍白，间有咳嗽，不剧，偶有气促，无喘息、发绀，无咯血、呕血及便血，无发热、皮疹及关节肿痛，在外院住院治疗，查血红蛋白 76 g/L，同时完善地中海贫血、腹部彩超等检查未见明显异常，考虑缺铁性贫血，给予补铁治疗 2 个月后血红蛋白升至正常，面色、口唇转红润，咳嗽好转，继续补铁治疗 1 个月后未再复查。2 年前，患儿因"肺炎支原体感染"在外院就诊，查血红蛋白示正常，经阿奇霉素等治疗后效果欠佳，咳嗽持续约半年左右自行好转，期间无咯血、鼻衄、呕血、便血等不适。1 年半前（2020 年 2 月）患儿因"流感"于外院住院，期间有面色苍白，查血红蛋白示降低（具体值不详），给予补铁等对症治疗 4 个月后面色苍白好转。1 年前（2020 年 7 月）患儿出现鼻衄 3 次，量少，期间面色稍苍白，未复查血红蛋白。7 个月前（2020 年 12 月）患儿因"间断咳嗽、面色苍白"于外院就诊，多次查血红蛋白，波动于 70～80 g/L，给予补铁、止咳等对症治疗 3 个月好转，复查血红蛋白约 106 g/L。1 个月前（2021

年6月）患儿面色苍白较前加重，复查血红蛋白低至约70 g/L，伴呕吐1次，呕吐物为胃内容物，含少许血丝，无便血、鼻衄。半个月前患儿出现呼吸困难，无咳嗽、喘息及咯血等，为求进一步诊治而来我院门诊就诊。

起病后患儿运动耐量较同龄儿童低，精神一般，食纳差，睡眠尚可，睡觉时张口呼吸，大小便正常，体重、身高增长慢。

第1胎第1产，足月顺产，否认宫内窘迫及窒息史，出生体重2.8 kg，生后母乳喂养，6月添加辅食，9月完全断奶，否认黄疸消退延迟史。3月能抬头，6月能独坐，9月站，1岁走路。均按国家计划进行预防接种。现上幼儿园大班，与同学交流好。

幼时有湿疹、荨麻疹病史，既往无贫血、咯血、呕血。

【体格检查】

体温36.7 ℃（腋温），脉搏115次/分，呼吸32次/分，血压98/54 mmHg，体重13.5 kg。发育正常，营养不良，贫血面容，表情自如，自主体位，神志清楚，查体合作。全身皮肤黏膜无黄染，面色苍白，无出血点，弹性正常，温度正常，无皮疹、皮下出血、皮下结节、瘢痕，皮下脂肪菲薄。全身浅表淋巴结无肿大。头颅无畸形、压痛、包块，无眼睑水肿，结膜苍白，眼球正常，巩膜无黄染，瞳孔等大同圆，对光反射正常，外耳道无异常分泌物，口唇欠红润，口腔黏膜正常。齿龈正常，咽部黏膜正常，扁桃体无肿大，颈软无抵抗，颈动脉搏动正常，颈静脉正常，气管居中，胸廓正常，乳房正常对称。呼吸运动正常，呼吸规整，双肺呼吸音粗，未闻及啰音。心前区无隆起，心尖冲动正常，心律齐，心音有力，无附加音，心脏杂音，无心包摩擦音。腹平坦，腹部柔软、无包块。肝脏未触及，脾脏未触及。肠鸣音正常。肛门及外生殖器无异常。脊柱正常，四肢活动自如，病理征阴性。

【辅助检查】

血常规变化见表47-1。病原学检测结果见表47-2。炎症指标变化见表47-3。其他相关检查见表47-4。

表 47 - 1   血常规变化

血常规	RBC/ L⁻¹	Hb/ (g·L⁻¹)	MCV/ fL	MCH/ pg	MCHC/ (g·L⁻¹)	RETIC/ %	IRF/ %
6 月 21 日	3.29×10^{12}	66	78.1	20.1	257	4.06	15.9
7 月 1 日	2.86×10^{12}	60	75.2	20.6	274	5.03	20.9
7 月 2 日	3.33×10^{12}	67	77.5	20.1	260	—	—
7 月 3 日	3×10^{12}	60	76.7	20	261	4.25	19.6
7 月 4 日	3.03×10^{12}	61	76.6	20.1	263	3.99	16.4
7 月 5 日	3.84×10^{12}	82	77.9	21.4	274	3.6	13.3
7 月 6 日	3.55×10^{12}	76	77.2	21.4	277	4	20.5
7 月 8 日	3.62×10^{12}	76	76	21	276	3.36	13.5
7 月 10 日	3.80×10^{12}	80	76.6	21.1	275	3.66	16.4
7 月 12 日	3.97×10^{12}	85	77.3	21.4	277	3.03	14.5
7 月 19 日	4.5×10^{12}	89	75.1	19.8	263	2.31	16.1

注：MCV，平均红细胞体积；MCH，平均红细胞血红蛋白含量；MCHC，平均红细胞血红蛋白浓度；RETIC，网织红细胞计数；IRF，未成熟网织红细胞百分比。

表 47 - 2   病原学检测结果

细菌	痰培养：阴性； 宏基因高通量测序（支气管肺泡灌洗液）：肺炎链球菌
病毒	呼吸道病毒体七项：阴性
结核	PPD 试验：阴性； 结核 IgM 抗体阴性，结核 IgG 抗体阳性； T-SPOT. TB 试验：阴性； 支气管肺泡灌洗液抗酸分枝杆菌荧光染色显微诊断结果：阴性
真菌	曲霉菌抗原检测：阴性； G 试验：阴性； 痰真菌培养 + 纤维支气管镜痰真菌培养：阴性； 支气管肺泡灌洗液真菌免疫荧光染色显微诊断结果：阴性
其他	肺炎支原体抗体：阴性； 肺炎衣原体抗体：阴性

表 47 - 3   炎症指标变化

炎性指征	CRP/(mg·L⁻¹)	ESR/(mm·h⁻¹)	PCT/(ng·mL⁻¹)
7 月 1 日	<0.5	7	0.24
7 月 8 日	—	—	0.03

注：ESR，血沉。

表47 - 4   其他相关检查结果

血管炎全套：阴性
抗核抗体 + 抗核抗体谱 + 抗中性粒细胞质抗体：阴性
类风湿因子定量：<20 IU/mL
抗环瓜氨酸肽抗体：<0.50 U/mL
淋巴细胞亚群检测：未见明显异常
免疫全套：IgM 1.87 mg/L（参考值：0.38 ~ 1.44 mg/L）；
　　　　　IgA 1.82 mg/L（参考值：0.14 ~ 1.38 mg/L）；
　　　　　IgE 431 IU/mL（参考值：<60 IU/mL）；
　　　　　余 IgG、C3、C4 正常
过敏原（食物组）：阴性
过敏原（环境组）：霉菌 0.39（1 级）
凝血功能：正常
血液三项（血清铁蛋白、维生素 B_{12}、叶酸）：未见异常
溶血性贫血相关检测：未见异常
地中海贫血基因检测：未见异常
生化常规：正常
尿常规：正常
粪沉渣 + 粪便隐血试验：正常

胸部 CT 提示双肺弥漫性病变，考虑肺含铁血黄素沉着症或肺出血（图47 - 1）。

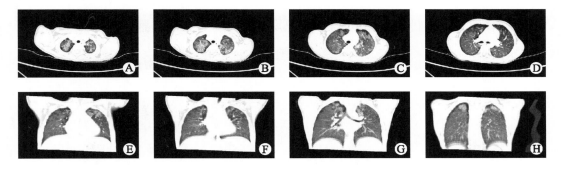

图 47 - 1   胸部 CT

支气管肺泡灌洗液镜检提示镜下可见灶性铁染色阳性颗粒及大量肺含铁血黄素吞噬细胞（图47 - 2）。

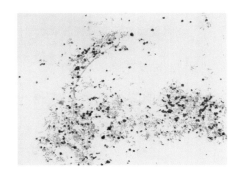

图 47 - 2   支气管肺泡灌洗液镜检所见

痰液、胃液镜检提示痰液及胃液中见灶性铁染色阳性颗粒，均可见数量不等的肺含铁血黄素吞噬细胞（图47-3）。

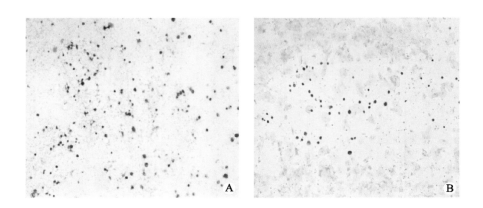

图47-3　痰液、胃液镜检所见

支气管肺泡灌洗液送检标本沉渣涂片HE染色镜检：镜下见脱落的上皮细胞及炎症细胞，以巨噬细胞为主，并可见吞噬铁色素颗粒；炎症细胞分类计数：分叶核中性粒细胞10%，淋巴细胞0，嗜酸性粒细胞0，巨噬细胞90%（图47-4）。

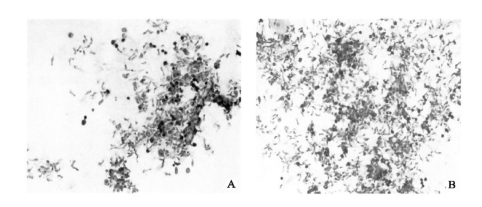

图47-4　支气管肺泡灌洗液脱落细胞学检查

纤维支气管镜提示支气管内膜炎症（图47-5）。

骨髓细胞学检查提示骨髓增生明显活跃，红系增生明显活跃，内外铁减低（图47-6）。

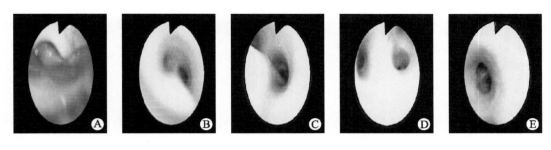

图 47 – 5　纤维支气管镜下所见

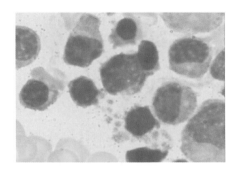

图 47 – 6　骨髓细胞学检查

【治疗经过】

　　入院后给予酚磺乙胺 + 维生素 K_1 止血，甲泼尼龙冲击治疗 10 mg/（kg·d）、连用 3 天，甲泼尼龙片维持治疗，丙种球蛋白（1 g/d）、连用 2 天对症治疗，铝碳酸镁咀嚼片护胃及碳酸钙 D_3 颗粒、布地奈德混悬液。血红蛋白变化及相关治疗见图 47 – 7。

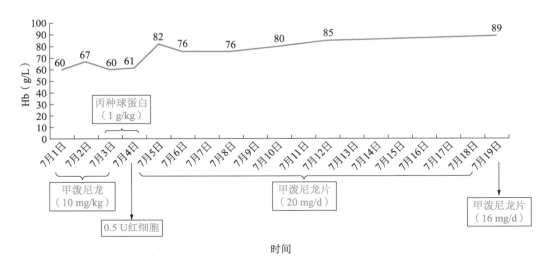

图 47 – 7　入院后血红蛋白变化及相关治疗

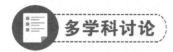 **多学科讨论**

【医师甲】

5岁8个月女性患儿,慢性起病,以贫血、面色苍白、呼吸困难为主要临床表现。患儿近期出现血红蛋白进行性下降,伴网织红细胞升高,结合胸部CT提示双肺弥漫性病变,支气管肺泡灌洗液及痰液、胃液里均检测到肺含铁血黄素细胞,考虑诊断为弥漫性肺泡出血综合征。具体病因分析如下:①过敏性因素:患儿既往有湿疹及荨麻疹病史,过敏原提示霉菌1级过敏,需考虑。②肺血管畸形:患儿有反复贫血、面色苍白,近期出现血红蛋白进行性下降,需警惕肺血管畸形导致肺出血,但患儿肺部CT未见明显血管畸形,病灶呈对称性分布,考虑可能性小,定期复查肺部CT可协助诊断。③感染性:患儿目前无明显感染表现,炎性指征未见明显升高,可能性小。④风湿免疫相关性疾病:患儿有反复贫血、面色苍白,胸部CT提示弥漫性病变,需警惕继发于系统性红斑狼疮、类风湿病、白塞综合征、血管炎等疾病后的肺出血可能,但患儿目前无明显皮疹、关节肿痛等,类风湿因子、血管炎全套未见异常,考虑可能性小。⑤血液系统疾病:学龄前期儿童,有反复贫血、面色苍白表现,需警惕血液系统疾病,但本例患儿白细胞及血小板未见明显异常,地中海贫血基因、骨髓细胞学等检查未见异常,诊断依据不足,必要时复查骨髓细胞学等协助诊断。

考虑大量肺出血所致的急性呼吸衰竭病情凶险,是弥漫性肺泡出血综合征的常见死因之一,因此,在急性肺泡大出血时,大剂量激素冲击疗法如甲泼尼龙冲击治疗是公认的治疗手段,可控制出血,挽救生命。常用剂量为10~30 mg/(kg·d),连用3天;如病情有所缓解,可改为口服泼尼松2 mg/(kg·d),随病情好转,逐步减量。另外,丙种球蛋白有中和抗原、清除免疫复合物、封闭巨噬细胞Fc受体、阻断抗原抗体反应等作用,可用于弥漫性肺泡出血综合征急性期的治疗。

【医师乙】

弥漫性肺泡出血综合征患儿,痰培养示正常喉菌生长,GM、G试验阴性。患儿目前无咳嗽、无发热,无喘息,肺部CT提示双肺弥漫性病变。入院当天完善PCT检查示升高(0.24 ng/mL),血沉正常。需注意非感染因素也可导致血清PCT

升高，如严重肝肾疾病、多器官功能衰竭、器官移植、骨髓移植、部分自身免疫性疾病和血液系统疾病等情况，但通常血清 PCT 升高幅度较低或持续时间相对较短。目前无细菌感染依据，暂不推荐行抗感染治疗，建议排查血液系统疾病。后期结合患儿临床（或）新的检验检查结果制定用药方案。

另外，给予患儿甲泼尼龙冲击治疗后，需定期复查血常规及网织红细胞以评估病情，同时需注意使用大剂量激素可导致应激性溃疡、骨质疏松、肥胖、色素沉着、免疫抑制继发细菌、真菌感染等，还可并发高血压、眼压高、青光眼、白内障等改变，应注意对不良反应进行监测。

【医师丙】

5 岁 8 个月女性患儿，反复贫血 3 年，伴重度营养不良。分析原因：①非失血性贫血：A. 溶血性贫血：根据查体未见皮肤黄染，生化检测示胆红素正常，地中海贫血基因检测、溶血性贫血相关检测均正常，暂不支持溶血性贫血相关疾病；B. 红细胞生成不良性贫血：患儿多次完善血常规均提示小细胞低色素性贫血，骨髓象检测提示内外铁减低，病程中给予补铁治疗后血红蛋白可短期恢复正常，结合其有重度营养不良，需考虑红细胞生成不良性贫血，但患儿反复补铁治疗效果欠佳，血液三项未见异常，需警惕合并其他系统出血性疾病。②失血性贫血：患儿粪沉渣＋粪便隐血试验及腹部彩超未见明显异常，无呕血、黑便等表现，暂不支持消化道出血。结合患儿胸部 CT 及支气管肺泡灌洗液检查结果，考虑肺泡出血可能性大，同意呼吸科目前诊断及治疗方案，但需警惕患儿同时合并缺铁性贫血，可给予补充铁剂，同时口服维生素 C，贫血纠正后继续补充铁剂 6~8 周。

【放射科医师】

5 岁 8 个月女性患儿，反复贫血 3 年，偶有呼吸系统症状，胸部 CT 显示两肺弥漫片状磨玻璃影，其内夹杂小片状稍高密度影，并伴有小叶间隔增厚。肺部弥漫性磨玻璃影是弥漫性肺泡出血综合征特征征象之一，磨玻璃影代表肺间质、实质内少量红细胞及巨噬细胞弥漫浸润，结合患儿病程较长且有较明显的贫血指征，高度提示弥漫性肺泡出血综合征可能。低剂量 CT 是进展期/急性期弥漫性肺泡出血综合征的首选影像学检查，可评估患者的严重程度，还可对其治疗效果及预后做出评估，但其对于早期弥漫性肺泡出血综合征诊断效能不高，且对病因无太大提示作用。早期、少量肺内出血仅表现为肺内少量磨玻璃影及斑片模糊影，此时难以与肺部炎性病变鉴别；当患者处于进展期时，肺内磨玻璃影范围明显增加、密度亦增高，可伴典型临床症状出现。当患者处于大量肺出血发作期时，除磨玻璃影之外，可出现多发片状实变影、明显支气管充气征，代表大量红细胞及巨噬细胞沉积于肺泡及周围间质组织内。在缓解期，肺部磨玻璃影及片状影可不同程度的吸收减少，若病程较长已进入慢性期，还可观察到不同程度的肺间质、实质纤维化改变，表现为肺内多发条索、网格密度影（铺路石征）、胸膜/肺裂增厚粘连、外周肺组织内支气管扩张及多发肺囊泡影（蜂窝征）形成。

病例点评

5岁8个月女性患儿，反复贫血3年余，期间多次考虑为缺铁性贫血，并给予补铁等对症治疗，但疗效欠佳。一般贫血多从3个方面进行分析：①原料不足，常见如缺铁性贫血、巨幼细胞贫血；②破坏过多，通过网织红细胞检测可提示；③丢失过多，如消化道出血、肺出血等。

分析本病例特点，患儿为反复发作性贫血伴面色苍白，病程中血红蛋白多次维持在$60 \sim 70 \ g/L$。考虑营养性贫血多为轻度，且呈渐进性，因此，针对该病例，必须多方面思考并寻找贫血原因。弥漫性肺泡出血综合征是慢性失血性贫血的原因之一，咯血是其主要表现，但因儿童不会咳痰，咯血不一定会出现，因此，贫血经常作为该类患儿的唯一表现。这要求儿科医师在临床中遇到此类病例，需要深入思考，多方面分析病因。

（撰写 张瑾 点评 陈艳萍 审稿 刘秀云）

参 考 文 献

1. PARK J A. Treatment of diffuse alveolar hemorrhage: Controlling inflammation and obtaining rapid and effective hemostasis. Int J Mol Sci, 2021, 22(2): 793.

2. REISMAN S, CHUNG M, BERNHEIM A. A review of clinical and imaging features of diffuse pulmonary hemorrhage. AJR Am J Roentgenol, 2021, 216(6): 1500 - 1509.

3. 蒋廷. 儿童弥漫性肺泡出血. 中国当代儿科杂志, 2019, 21(9): 949 - 954.

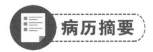

病 例 48
弥漫性肺泡出血综合征（二）

病历摘要

【基本信息】

患儿，女，3岁。

主诉：发现血红蛋白降低2周，乏力、呼吸促1天。

【病史】

入院前2周患儿常规体格检查发现血红蛋白80 g/L，无发热、呕血、便血、鼻衄、咯血，未发现活动性出血，未给予特殊诊治及进一步检查。入院前1天，患儿出现乏力、呼吸促、低热，体温最高37.4 ℃，偶有单声咳，精神反应弱，睡眠增多，无其他伴随症状，尿、便正常。就诊于我院急诊，查血常规示白细胞计数19.91×10⁹/L，血红蛋白63 g/L，网织红细胞百分比4.2%。CRP、生化、凝血、尿常规、血气、直接抗人球蛋白试验均无阳性发现。肺部CT示双肺多发斑片影。急诊以"肺出血"收入院。

自发病以来，患儿精神可，食纳尚可，睡眠尚可，体重无明显下降。

新生儿期体健，生长发育正常，正常计划免疫接种，平素体健。否认肝炎及结核等传染病接触史。

【体格检查】

体温37.7 ℃，脉搏140次/分，呼吸36次/分，血压97/55 mmHg，体重14 kg，

未吸氧下经皮血氧饱和度 85%，给予鼻管氧吸入（3 L/min）后经皮血氧饱和度 95%。神清，精神弱，反应尚可，面色、皮肤黏膜及甲床苍白，鼻黏膜无充血、水肿、出血及分泌物，口唇及口周无明显发绀，咽充血，扁桃体无肿大，口腔黏膜光滑，咽后壁无滤泡及出血，无牙龈红肿及出血。呼吸稍促，三凹征（＋）。双肺呼吸音粗，未闻及干湿啰音。心音有力，律齐，未闻及杂音。肝肋下 2 cm，脾肋下 5 cm。神经系统查体无阳性体征。

【辅助检查】

血常规：WBC $10.58 \times 10^9/L$，Hb 50 g/L，MCV、MCH、MCHC 均下降。

炎性指标：CRP 10.26 mg/L，PCT 正常。

病原学：痰副流感病毒核酸（＋）；痰培养 3 次：新洋葱伯克霍尔德菌（＋）；G、GM 试验阴性。痰真菌培养（－），T-SPOT.TB 试验阴性，痰细菌 13 项核酸检测阴性。

凝血功能：大致正常。

凝血因子Ⅱ、Ⅶ、Ⅻ轻度降低，余正常。

生化：血清铁 2 μmol/L(↓)，总铁结合力正常，余大致正常。

血红蛋白电泳、红细胞渗透脆性：大致正常。

血尿代谢筛查：大致正常。

免疫学：自身抗体、抗中性粒细胞胞质抗体、抗肾小球基底膜抗体、心磷脂抗体、过敏原阴性。

体液免疫：IgG、IgM 轻度减低，IgA 正常；细胞免疫：紊乱。

心腹超声：未见异常。

痰及支气管肺泡灌洗液病理：涂片可见少许上皮细胞、组织细胞及较多中性粒细胞，普鲁士蓝染色（＋）。

【影像学检查】

胸部 X 线片：多发模糊斑片影（图 48－1）。

肺部 CT：双肺多发模糊斑片影（图 48－2）。

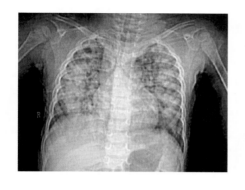

图 48 -1　胸部 X 线片

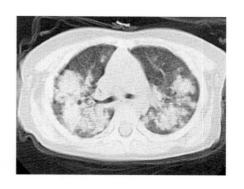

图 48 -2　肺部 CT

【治疗经过】

入院后立即输悬浮红细胞。入院后 1 小时患儿呼吸困难较前加重，双肺可闻及细湿啰音，经皮血氧饱和度降至50%，无咯血及呕血表现，调整氧流量 5 L/min 后血氧饱和度可升至95%，血压无明显下降，但呼吸困难，持续给予气管插管、呼吸机辅助通气，气管插管时声门处可见血性分泌物，气管插管内可吸出鲜红色血性物质。复查血常规示 WBC 10.58 ×10⁹/L，Hb 50 g/L，CRP 10.26 mg/L，并给予甲泼尼龙 2 mg/(kg·d)控制出血，拉氧头孢钠静脉滴注抗感染治疗，监测血压、出入量、电解质、内环境、血常规等。入院第 2 天，患儿出血较前略有吸收，气管插管内血性物质较前减少，复查胸部 X 线片示肺实变有好转。入院第 6 天将甲泼尼龙减量为 1 mg/(kg·d)，后患儿出现发热。入院第 8 天，复查胸部 X 线片示实变较前加重，痰培养提示新洋葱伯克霍尔德菌，换用头孢吡肟抗感染治疗，将甲泼尼龙加量至 2 mg/(kg·d)。入院第 12 天时患儿仍有反复发热，气管插管内再次出现血性物质，调高呼吸机参数后出血好转。入院第 17 天，肺部病变较前好转，拔除气管插管。入院第 29 天，复查胸部 CT 示右肺上叶前段见模糊片影，密度不均匀，内见支气管充气相，肺出血较前吸收。血红蛋白最高升至 90 g/L，后再次出现下降至74 g/L。完善胸主动脉造影，显示支气管动脉迂曲增粗，置入微导管选择支气管动脉造影显示支气管动脉迂曲增粗，右支气管动脉注入 PVA 颗粒行栓塞治疗。患儿肺部出血逐渐吸收，复查血红蛋白升至 123 g/L。病程 5 个月，甲泼尼龙逐渐减量至 2 mg/d 时患儿再次出现呼吸促，复查胸部 CT 示双肺出血较前加重，血红蛋白降至 97 g/L，将甲泼尼龙加量至 2 mg/(kg·d)，1 周后复查胸部 CT 示肺部出血吸收。

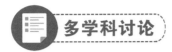

【内科医师甲】

本例患儿为 3 岁女童，隐匿起病，临床以气促、贫血为主要表现，病初查体示经皮血氧饱和度下降，呼吸促、呼吸困难，双肺可逐渐闻及细湿啰音，肝脾轻度肿大。患儿病初需气管插管辅助通气，多次查血常规呈小细胞低色素贫血，最低 50 g/L，气管插管内有大量血性分泌物，肺部 CT 提示双肺多发斑片影、右肺为著，治疗后右肺病变吸收较左侧慢，给予右侧支气管动脉栓塞治疗后右肺病变逐渐吸收，激素减量后再次出现气促及双肺弥漫出血，激素加量后肺部出血明显吸收。痰及支气管灌洗液病理示含铁血黄素细胞阳性。心功能、凝血功能、血管炎及免疫相关指标无异常发现，故目前诊断为弥漫性肺泡出血综合征、支气管动脉畸形。

弥漫性肺泡出血综合征是以肺泡毛细血管基底膜破坏，终末细支气管远端肺泡内广泛出血为病理表现的临床综合征，为肺循环小血管（主要是毛细血管，也包括动脉、静脉）损伤出血。病因广泛，包括感染、药物、免疫介导血管炎、结缔组织疾病等。临床典型三联征为咯血、贫血、弥漫性肺泡浸润影，亦可视原发疾病伴有肺外多种临床表现，可痰中带血或大咯血。病程可呈慢性、隐袭，亦可急性、暴发、迅速进展甚至呼吸衰竭。有 1/3 患儿没有咯血，与儿童肺泡容量大、咳嗽反射、呼吸肌发育不完善有关。

对于急性起病的弥漫性肺泡出血综合征，应尽快控制肺泡出血，大咯血虽不常见，但十分危险。治疗主要以卧床、镇静、吸氧，咽喉部与主气管尽可能减少弯曲，清理口鼻，保持呼吸道通畅，并作气管插管准备。行高呼气末正压设定可限制肺出血，必要时输血。对于病因明确且对激素敏感的疾病及不能确诊病因者，糖皮质激素是一线治疗药物，常采用甲泼尼龙 2 mg/(kg·d) 静脉滴注，病情稳定后改口服泼尼松 1 ~ 2 mg/(kg·d)（或等效剂量甲泼尼龙）足量 4 ~ 8 周。根据临床表现、肺功能、胸部高分辨率 CT 等定期进行评估，有效者糖皮质激素逐渐减量至维持量，维持 6 个月以上；无效者，糖皮质激素在应用 8 周后逐渐减停。对伴有严重低氧血症、呼吸衰竭危及生命的患儿，可采用大剂量冲击疗法，甲泼尼龙 $10 \sim 20$ mg/（kg·d）（最大剂量 1 g）静脉滴注 3 天，病情缓解后改为泼尼松口服 $1 \sim 2$ mg/（kg·d），逐步减量；或采用甲泼尼龙脉冲治疗，$10 \sim 20$ mg/（kg·d），每个月连续 3 天，连续用 $3 \sim 6$ 个月，每次静脉用药后转口服小剂量泼尼松 ≤ 0.5 mg/（kg·d），或停用口服糖皮质激素。对于全身糖皮质激素治疗反应不佳（包括激素依赖）、不良反应明显及由于自身免疫、自身炎症反应引起激素效果欠佳者，可酌情使用免疫制剂，包括环磷酰胺、羟氯喹、甲氨蝶呤、硫唑嘌呤、环孢菌素 A 等。需积极查找病因。

【内科医师乙】

肺部出血曾根据病因分类为原发性、继发性肺含铁血黄素沉着症。近些年，将终末细支气管远端肺泡内广泛出血统称为弥漫性肺泡出血。根据其是否存在免疫介导分为两大类：①免疫介导相关疾病，包括抗中性粒细胞胞质抗体相关性血管炎、系统性红斑狼疮、幼年特发性关节炎、炎症性肌病、抗磷脂抗体综合征、过敏性紫癜、IgA 肾病、冷球蛋白血症、白塞综合征、低补体血症荨麻疹性血管炎、肺移植排斥反应、药物引起的血管炎、抗肾小球基底膜抗体综合征、特发性肺泡毛细血管炎等；②非免疫介导疾病，包括心血管疾病（二尖瓣狭窄、动静脉畸形、肺毛细血管瘤病、毛细血管扩张等）、感染、弥漫性肺泡损伤（辐射、细胞毒性药物、急性呼吸窘迫综合征）、造血干细胞移植、特发性肺含铁血黄素沉着症、婴儿急性特发性肺出血、霍纳综合征（牛奶过敏）、凝血功能障碍。诊断需首先确定是否存在肺泡出血，以及其严重性和进展速度，同时明确肺泡出血的具体病因。诊断标准为呼吸道症状，如咳嗽、咯血、呼吸困难、低氧血症，伴有小细胞低色素性贫血，肺CT 提示弥漫性肺泡渗出，痰、支气管肺泡灌洗液、胃液、肺组织活检找到含铁血黄素细胞，需除外支气管扩张、结核、肿瘤、异物、感染等病因。需详细询问病史，包括出血性疾病、心脏疾病、肾脏疾病史、系统性血管炎、环境暴露、用药情况等；查体注意皮肤、关节情况、耳鼻及鼻旁窦等；检查需注意完善凝血功能、尿常规、肾功能、病原学以及自身抗体、抗中性粒细胞胞质抗体、肺活检、肾活检等；积极寻找原发病因。

本例患儿以弥漫性肺泡出血为主要表现，既往史、个人史、用药史、母孕史、家族史、暴露史均无特殊记录。查体呼吸快，肺内有湿啰音，肝脾轻度大。心功能、尿常规、生化、凝血功能、血管炎及免疫相关指标无异常发现。抗感染及支气管动脉栓塞、激素减量后再次出现气促及双肺弥漫性出血，激素加量后肺部出血明显吸收。目前病因不清，考虑与免疫有关。文献报道有一些弥漫性肺泡出血综合征病例，数年后监测发现免疫指标阳性，确诊为免疫介导相关疾病，故本例患儿仍需长期随诊监测，必要时可再次行肺血管造影。

【放射科医师】

对于弥漫性肺泡出血综合征的诊断，胸部 X 片及 CT（高分辨率 CT）为必要条件，急性期可见不同程度的磨玻璃影或实变影，多数呈双肺弥漫性肺泡浸润影，亦可见局部浸润；慢性反复发作期可出现肺内网织影及不同程度纤维化，胸膜下还可见散在小囊性灶；反复出血时，患者也可能表现为小叶中心结节和小叶间隔增厚，原因是肺泡内和间隔内含铁血黄素沉积；在慢性出血的背景下发生急性出血时，可看到铺路石征，长期肺泡出血可引起肺纤维化改变。

本例患儿病初完善胸部 CT 双肺多发模糊斑片影，为典型急性肺泡出血的表现。

【血管介入科医师】

肺部供血系统分为 2 个部分：第 1 部分为肺循环，用于氧合气体交换，包括肺动脉、肺静脉；第 2 部分为支气管循环，也就是体循环的组成部分，是气道和胸膜等的营养血管，由支气管动脉、毛细血管网和支气管静脉组成。支气管动脉供应呼吸性支气管以上各级支气管，并与肺动脉末梢毛细血管吻合。支气管动脉发源部位及支数变异较多，比较细小，数目和起始部位不恒定，一般左右各有 2 支，多数由胸主动脉起始段发出，随着支气管入肺。而咯血中，90%～92% 都来源于支气管动脉。

本例患儿经对症治疗后，肺部出血已明显吸收，但血红蛋白仍有下降，且右肺病变较左侧重，应注意存在血管畸形可能，但病初曾完善胸部 CT 增强扫描未见血管畸形，应考虑存在微小肺血管畸形。完善胸主动脉造影，置入微导管选择支气管动脉造影显示支气管动脉迂曲增粗，考虑存在右侧支气管动脉畸形，行右支气管动脉栓塞治疗。针对大咯血，80%病例可通过支气管动脉栓堵进行止血，但可能出现复发，需反复栓堵。本例患儿在糖皮质激素减量后再次出现肺部出血，亦应注意有无其他血管畸形可能，可再次完善肺血管造影检查。

病例点评

　　弥漫性肺泡出血综合征是多病因导致的一组临床综合征，需要进一步寻找病因。关于本例患儿还存在一些问题，包括右侧支气管动脉迂曲、增粗的原因是什么？是否存在继发因素？血管畸形能否解释双肺弥漫性肺泡出血？仍需长期随诊，监测免疫指标，完善肺活检，复查肺血管动脉造影，积极寻找原发病。

　　本例患儿起病隐匿，以呼吸促、贫血为主要表现，无咯血表现，临床易出现漏诊。对于贫血尤其是小细胞低色素贫血患儿，需注意检查肺部体征，积极完善肺部影像学检查。

（撰写　彭博　点评　曹玲　审稿　刘秀云）

参 考 文 献

1. 中华医学会儿科学分会呼吸学组全国儿童弥漫性肺实质疾病/肺间质疾病协作组. 儿童弥漫性肺实质疾病/肺间质疾病治疗建议(2018年版). 中华儿科杂志, 2019, 57(1)：5 – 8.

2. PARK J A. Diffuse alveolar hemorrhage and recombinant factor VIIa treatment in pediatric patients. Korean J Pediatr, 2016, 59(3)：105 – 113.

3. GKOGKOU E, BROUX I, KEMPENEERS C, et al. Diffuse alveolar hemorrhage in infants：Report of five cases. Respir Med Case Rep, 2020, 31：101121.

病 例 49

以进行性加重间质性肺炎并急性
呼吸窘迫综合征为主要表现的
赖氨酸尿蛋白不耐受症

病历摘要

【基本信息】

患儿，女，4 岁 7 个月。

以"间断发热 19 天，咳嗽、气促 9 天"为主诉入院。

【病史】

患儿于入院前 19 天无明显诱因出现发热，体温最高 38.1 ℃，1 次/天，不伴咳嗽、腹泻等不适，就诊于当地医院，完善胸部 X 线片提示肺炎，给予抗生素及中药口服，3 天后热退，体温正常 7 天。入院前 9 天再次出现发热，热峰波动在 38.2 ~ 38.6 ℃，出现阵发性咳嗽，咳黄痰，并出现气促，在家自行服用中药后咳嗽较前好转，但仍有气促，于入院前 3 天就诊于我院急诊，未吸氧状态下经皮血氧饱和度 88%，完善肺部 CT 提示双肺可见多发斑片状密度增高影，部分呈实变样改变（图 49 - 1），考虑诊断"重症肺炎"，给予吸氧、美罗培南联合万古霉素抗感染、甲泼尼龙 2 mg/kg 抗炎、布地奈德联合复方异丙托溴铵雾化等处理，发热好转，仍气促，为求进一步诊治，收住我院小儿呼吸专科。

自发病以来，患儿精神、食欲差，大小便正常。

　　3 岁 3 月龄时在外院行房间隔缺损修补术，术后出现右下肢跛行，抗核抗体 1∶160。颈胸腰 MRI 平扫＋增强扫描：胸 8 - 腰 1 椎体平面脊膜异常强化，提示脊膜炎。有蚕豆病病史，有牛奶过敏史，有哮喘病史，否认结核、伤寒接触史。生长发育落后于正常同龄儿童，自幼喜素食，不喜欢牛奶、鸡蛋、肉食。4 岁 1 月龄患重症肺炎住院治疗，曾使用美罗培南治疗。

　　第 1 胎第 1 产，足月顺产，出生体重 3.05 kg，家族史无特殊。

【体格检查】

　　体温 36.3 ℃，脉搏 130 次/分，呼吸 40 次/分，血压 90/50 mmHg，体重 13.5 kg（－3 SD），身高 97 cm（－3 SD ～ －2 SD），BMI 14.34 kg/m^2（P15 ～ P50th）。神志清楚，精神差，慢性重病容，贫血貌，发育落后，头发稀疏，颜色偏黄，全身可见散在咖啡牛奶斑，以胸腹部及背部为主，双侧颈部可触及肿大淋巴结，气促，鼻煽，三凹征阳性。双肺呼吸音粗，右肺底可闻及少许细湿啰音。心率 130 次/分，心音尚有力，律齐，未闻及杂音。肝脏肋下可扪及（右锁骨中线 8 cm，剑突下 5 cm），质硬。脾肋下可触及（左侧腋中线 6 cm，左锁骨中线 6 cm），质韧。四肢活动自如，双下肢无浮肿，右足内翻，右侧踝关节轻度挛缩，右下肢肌张力稍低，轻度杵状指。

【辅助检查】

　　血常规：WBC 5.5×10^9/L，PLT 288×10^9/L，RBC 2.58×10^{12}/L，Hb 71 g/L，红细胞比容 21.9%，中性粒细胞绝对值 3.9×10^9/L，淋巴细胞绝对值 1.5×10^9/L，红细胞分布宽度（RDW）16.8%，MCH 27.5 pg，MCHC 324.0 g/L，网织红细胞百分比 3.05%。

　　心肌酶谱：乳酸脱氢酶 1906 U/L，肌酸激酶 78.6 U/L。

　　肝功能：总蛋白 66.9 g/L，白蛋白 29.7 g/L，总胆汁酸 22.7 μmmol/L，丙氨酸转氨酶 218.6 U/L，天冬氨酸转氨酶 1131 U/L。

　　血脂全套：甘油三酯 2.81 mmol/L，胆固醇、高密度脂蛋白、低密度脂蛋白正常。血氨 80.4 μmol/L（正常值 10.0 ～ 47 μmol/L）。血乳酸 1.52 mmol/L。尿常规、凝血功能、超敏 C 反应蛋白、PCT 均正常。巨细胞病毒 DNA 低于检测下限，EB 病毒 DNA 66630.0 IU/mL；G 试验 ＜37.50，GM 试验 0.62。血培养及痰培养均无菌生长。铁蛋白 2687.51 μg/L。TBNK：淋巴细胞分类计数 1.6×10^9/L，T 淋巴细胞（CD3$^+$）88.84%（58.70% ~ 75.0%），辅助/诱导性 T 淋巴细胞（CD3$^+$CD4$^+$）43.46%（26.3% ~ 46.5%），辅助/诱导性 T 淋巴细胞（CD3$^+$CD4$^+$）695.0 个/μL（948 ~ 2477 个/μL），T 淋巴细胞（CD3$^+$）1421.0 个/μL（1775 ~ 3953 个/μL）。抑制/细胞毒性 T 淋巴细胞（CD3$^+$CD8$^+$）44.5%（16.0% ~ 29.5%），抑制/细胞毒性 T 淋巴细胞（CD3$^+$CD8$^+$）712.0 个/μL（531 ~ 1521 个/μL），辅助/细胞毒性 T 淋巴细胞（CD3$^+$CD4$^+$/CD3$^+$CD8$^+$）0.98（0.71 ~ 2.78），B 淋巴细胞（CD3$^-$CD19$^+$）3.79%（13.80% ~ 26.70%），B 淋巴细胞（CD3$^-$CD19$^+$）61.0 个/μL（537 ~ 1465 个/μL），NK 细胞（CD3$^-$CD56$^+$）5.21%（4.10% ~ 17.30%），NK 细胞（CD3$^-$CD56$^+$）83.0 个/μL（241 ~ 978 个/μL）。IL-1β、IL-6 正常。TNF-α 19.3 pg/mL（正常值 < 8.1 pg/mL），IL-10 18.0 pg/mL（正常值 < 9.1 pg/mL）。库姆斯试验：多抗（IgG + C3）3 +，抗 IgG 3 +，抗 C3 阴性；间接抗球蛋白试验阴性。ANA 谱测定：ANA 1∶320，抗双链 DNA 抗体阳性，抗 nRNP/Sm 抗体阳性，抗 SSA/Ro 抗体阳性，抗 Ro-52 抗体阳性，抗 Scl-70 抗体弱阳性，抗核小体弱阳性，抗组蛋白弱阳性，抗核糖体 P 蛋白阳性。核周抗中性粒细胞胞质抗体阴性，胞质型抗中性粒细胞胞质抗体阴性。甲状腺功能五项未见明显异常。血尿筛查未见异常。骨髓细胞形态学：骨髓增生活跃，其中粒系活跃，呈核左移倾向，可见中毒颗粒及空泡，红系尚活跃，巨核细胞分布可。

【影像学检查】

肺部 CT 示双肺弥漫性间质性改变，为磨玻璃影、斑片影（图 49 - 1）。

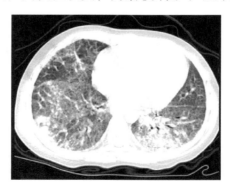

图 49 - 1　肺部 CT

【初步诊断】

①重症肺炎；②急性呼吸窘迫综合征；③肝功能异常；④遗传代谢性疾病？⑤原发性免疫缺陷病？⑥血液系统恶性疾病？⑦贫血。

【治疗经过】

入院后给予吸氧，先后给予哌拉西林他唑巴坦抗感染，奥司他韦、阿昔洛韦抗病毒，甲泼尼龙［1 mg/（kg·d）共 4 天，随后加量至 30 mg、每天 2 次，共 4 天］调节免疫，无创呼吸机辅助通气，补充白蛋白，输浓缩红细胞 1 U 纠正贫血，维持水电解质平衡等对症支持治疗后，患儿呼吸困难呈进行性加重，伴呻吟，精神差，血气分析提示Ⅰ型呼吸衰竭，转入 PICU。复查血气分析（高流量 17 L/min，FiO_2 80%）：pH 7.463，PCO_2 29.8 mmHg，PO_2 80.3 mmHg，氧合指数 101 mmHg。支气管肺泡灌洗液病原微生物宏基因组高通量测序：金黄色葡萄球菌、白念珠菌、烟曲霉菌阳性，人类鼻病毒 A 阳性。床旁肾血管彩超：双肾动脉高阻血流频谱改变。因患儿氧耐受差，支气管镜灌洗液留取的样本不足，未行过磺酸希夫染色，予以有创呼吸机辅助通气，俯卧位。多次痰培养提示金黄色葡萄球菌、洋葱伯克霍尔德菌、皮氏罗尔斯顿菌、鲍曼不动杆菌，先后给予利奈唑胺、左氧氟沙星、头孢哌酮钠舒巴坦钠、美罗培南、头孢他啶、更昔洛韦、伏立康唑、氟康唑、甲泼尼龙琥珀酸钠及静脉丙种球蛋白调节免疫、血浆置换（1 次）、成分输血、利尿、护肝、低蛋白高碳水化合物饮食、静脉营养、补充瓜氨酸等治疗。多次复查床旁胸部 X 线示双肺野透亮度明显减低，呈白肺样改变，其内可见空气支气管征，心影及左右心缘不能显示，双膈面及双侧肋膈角不能显示（图 49 - 2）。家系全外显子基因检测：赖氨酸尿蛋白不耐受症相关基因 *SLC7A7* 存在 2 处杂合变异（图 49 -3）。患儿呼吸困难加重，呼吸衰竭无法纠正，氧合指数最低 62.5 mmHg，放弃治疗出院。

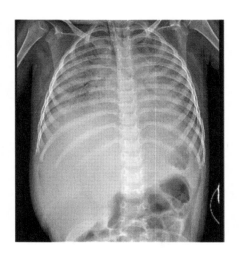

图 49 - 2　胸腹 X 线片

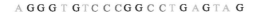

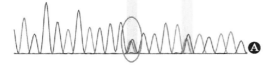

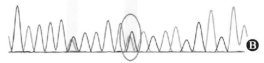

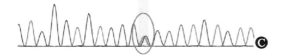

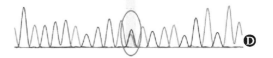

患儿 *SLC7A7* 基因存在两处杂合变异 c. 724T＞C（A），c. 719C＞T（B）。家系验证结果显示其父 c. 724T＞C 位点存在杂合变异（C），其母 c. 719C＞T 位点存在杂合变异（D）。

图 49－3　患儿及其父母 *SLC7A7* 基因测序

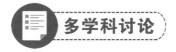

【呼吸科医师】

　　本例患儿为学龄前儿童，此次表现为发热、咳嗽、气促、呼吸困难，抗感染治疗无效，可见轻度杵状指，胸部 X 线片示双肺野透亮度明显减低、呈白肺样改变，结合胸部 CT 双肺弥漫性病变、磨玻璃阴影、网状阴影以及气腔实变表现，考虑为隐匿起病的肺间质疾病并感染。患儿入院后给予抗感染和调节免疫治疗，感染控制后急性呼吸窘迫综合征仍进行性加重；除肺部受累外，还有多系统受累，表现为生长发育落后、食欲差、肝脾肿大及贫血、血氨增高等。根据 2013 版《儿童肺间质疾病诊断程序专家共识》，考虑为全身疾病有关肺间质疾病。通过基因检测诊断为赖氨酸尿性蛋白不耐受（lysinuric protein intolerance，LPI）。

　　LPI 自首次被描述以来，在患者中观察到大量临床异质性。LPI 婴儿的典型表现为在断奶后反复出现呕吐和腹泻，拒食富含蛋白质的食物，进食富含蛋白质的膳食后可出现嗜睡、共济失调、癫痫发作和高氨血症昏迷等。本例患儿既往的饮食习惯为喜素食，不喜欢牛奶、蛋、肉食，符合 LPI 的特殊饮食习惯，并有皮肤苍白、肌张力减低、肝脾肿大、头发稀疏，均为 LPI 的典型表现。LPI 患者由于精氨酸及鸟氨酸缺乏，导致尿素循环障碍，引起高氨血症。本例患儿入院时即发现血氨增高，具有提示意义，但血氨波动，最高值<100 μmol/L，需与尿素循环障碍性疾病如鸟氨酸氨甲酰转移酶缺乏症相鉴别，但后者更多表现为神经系统异常、血氨升高更明显。随着病程的发展，LPI可出现多系统受累表现，泌尿系统并发症较为常见，特征性改变是近端肾小管功能障碍和肾钙质沉积。

肺部受累是LPI较为常见且严重的并发症，可表现为进行性肺间质病变、肺泡蛋白沉积症。肺泡蛋白沉积症临床表现多样，多数患者隐匿起病，临床症状缺乏特异性，主要表现为进行性加重的气促和呼吸困难。早期多在中等量活动后自觉症状明显，随病情进展出现呼吸困难、发绀、杵状指（趾）等表现。咳嗽也是肺泡蛋白沉积症主要表现之一，多为干咳，偶尔可有咯血，合并呼吸道感染时可有脓性痰。干咳和呼吸困难的严重程度与肺泡内沉积物的量有关，但临床症状一般较影像学表现轻。肺泡蛋白沉积症可有乏力、盗汗、体质量和食欲下降等一般症状。支气管肺泡灌洗有助于鉴别肺出血、肺泡蛋白沉积症、组织细胞病和吸入性肺炎。在肺泡蛋白沉积症支气管肺泡灌洗中，观察到细胞和泡沫巨噬细胞数量增加。本例患儿查体可见杵状指改变，提示隐匿起病。遗传因素是肺间质病变的重要病因，当以不明原因肺间质疾病起病合并其他多系统功能受累时应考虑LPI可能，需及时完善血尿筛查、基因检测。

【重症科医师】

LPI常累及呼吸、血液、肾脏和消化等多个系统。在早期全身脏器受累不严重时给予蛋白质限制性饮食和补充氨基酸情况下，大多数LPI患者能够接近正常生活，也可因并发肺炎和呼吸衰竭而死亡。呼吸系统疾病是影响预后的严重并发症，肺部病变出现越早，死亡率越高。曾有报道1例患儿起病即发现弥漫性间质性肺病，未发现肺泡蛋白沉积症的表现。治疗3个月后血氨降至正常，贫血明显改善，仍有气促，一直需带氧生存，提示肺间质病变发生后无法逆转，早发现、早治疗是改善预后的关键。肺泡蛋白沉积症可迅速进展并危及生命，被认为是典型的晚期肺部并发症。有报道全肺灌洗治疗婴儿肺泡蛋白沉积症的案例，进行全肺灌洗后呼吸功能好转者占76%。然而，大容量全肺灌洗对于小年龄患儿的风险非常高，需要多学科合作。另外，因有 LPI 患者在肺移植后出现肺泡蛋白沉积症复发，因此强烈建议避免肺移植。

LPI 伴发系统性红斑狼疮等自身免疫性疾病可出现 ANA、抗双链 DNA 抗体阳性等。LPI 并发系统性红斑狼疮十分罕见，目前国内仅报道 1 例。本例患儿在呼吸系统发病前 2 年即出现肺外表现，如先心病手术后出现右下肢跛行、抗核抗体 1：160、MRI 示胸 8 - 腰 1 椎体平面脊膜异常强化的病史。此次发病后达到系统性红斑狼疮诊断标准，乳酸脱氢酶、铁蛋白和甘油三酯均明显增高，为免疫激活的表现。文献报道 LPI 合并系统性红斑狼疮的病例接受糖皮质激素治疗，均死于肺部并发症，提示肺部受累可能是造成该类患儿死亡的最主要原因，也提示 5 岁以下儿童患系统性红斑狼疮时需尽早行基因检测。

【放射科医师】

肺间质疾病是一大类在临床（氧合障碍）、影像（弥漫性病变征象）、病理（炎症和纤维化）上具有共同特征而病因不同的异质性疾病的总称。婴幼儿肺间质疾病指婴幼儿时期发生的和（或）特有的肺间质疾病，与肺生长发育障碍及遗传因素相关，严重病变常致新生儿期和婴幼儿期患儿死亡。对于肺间质疾病，需由临床医师、放射科医师和病理科医师综合对患儿进行临床、放射、病理学诊断并达成共识。

LPI 的呼吸系统症状可能发生于任何年龄，可以是首发症状。虽然早期无临床症状，但间质病变在胸部 X 片中可见，也可以通过胸部高分辨率 CT 观察到。随着时间的推移，弥漫性网状结节性间质阴影是特征性影像学改变。病理学上，网格状阴影的形成多数被认为是小叶间隔和小叶内间隔因水肿、细胞浸润或纤维化而增厚。儿童 PAP 时胸部 X 线片显示双侧片影伴磨玻璃样阴影，蛋白性物质充满气腔造成磨玻璃样改变，合并小叶间隔增厚，在高分辨率 CT 上呈现较具特征性的"碎石征"。

本例患儿肺部严重受累，急性呼吸窘迫综合征进行性加重，胸部 X 线片提示肺野透亮度明显减低、呈白肺样改变、其内可见空气支气管征，结合肺部 CT 呈弥漫性间质性改变、磨玻璃影，需考虑肺间质疾病诊断。在诊断上，一定要重视追问病史和查体的重要性，多个系统病变有助于明确思路。

【遗传科医师】

LPI 是罕见的常染色体隐性遗传病，由位于 14q11.2 的 *SLC7A7* 基因突变造成，1965 年在芬兰人群中首次被报道。LPI 是由于双碱基氨基酸质膜转运缺陷导致多脏器受累的疾病。2018 年 5 月，LPI 被我国列入国家卫生健康委员会等 5 部门联合制定的《第一批罕见病目录》。目前已经报道的 LPI 患者有 200 多名，约 1/3 来自芬兰。*SLC7A7* 基因包含 11 个外显子，编码 L 氨基酸的转运蛋白 1（y+LAT1）主要在小肠黏膜、肾小管和肝脏等表达。*SLC7A7* 基因的突变方式多种多样，主要为错义突变或小片段缺失。基因型与临床表型无固定关系。

SLC7A7 基因突变可导致小肠及肾脏不能正常吸收和代谢赖氨酸、鸟氨酸、精氨酸等氨基酸，相关氨基酸自尿中排出增多。y+LAT1 也在肺、脾及循环的单核细胞和巨噬细胞中表达，可导致患者出现肝脾肿大、肺部受累及噬血细胞综合征等免疫性疾病。血氨基酸分析：血浆中阳离子氨基酸（赖氨酸、精氨酸和鸟氨酸）浓度大多低于正常年龄对应的范围。尿氨基酸：尿中阳离子氨基酸的排泄增多，尤其是赖氨酸。本例患儿血尿筛查均正常，其结果并不符合 LPI 特异性氨基酸代谢表现，给临床诊断造成困难。营养不良时，LPI 患者的血尿氨基酸改变可不典型；在疾病急性发作时容易检测到血尿氨基酸的典型改变，但病情相对稳定时检测结果可不明显。

遗传咨询包括患者父母再次生育再发风险为 25%；对所有患者及家庭成员提供必要的遗传咨询；对高风险胎儿进行产前诊断。

病例点评

LPI 临床表现多样，缺乏特异性，临床医师因对该病认识不足，常孤立分析各个系统的临床表现，进而发生误诊。如出现肺间质病变伴生长发育落后、贫血、肝脾肿大等症状和体征，同时实验室检查如血清铁蛋白、血氨、尿乳清酸等指标升高，血赖氨酸、精氨酸、鸟氨酸降低，应高度怀疑本病。绝大多数考虑为 LPI 的患

者都能检测出 *SLC7A7* 基因变异，因此基因检测能弥补 LPI 临床表现多样性所引起的误诊或漏诊。肺间质病变常是 LPI 突出的临床表现及主要死因之一，应及早进行基因检测确诊。

LPI 的治疗目标是预防高氨血症，向机体提供正常生长和代谢所需的蛋白质及氨基酸，避免进食高蛋白食物，口服低剂量 L-瓜氨酸。目前的治疗方案可以不同程度地纠正贫血、白细胞减少、血小板减少、骨质疏松、肝脾肿大等，但对肺间质病变改善不明显。肺间质病变发生后无法逆转，早发现、早治疗是改善预后的关键。5 岁以下儿童患系统性红斑狼疮时需考虑到遗传因素可能，本例患儿如能在 3 岁发现脊膜炎、疑诊系统性红斑狼疮时完善基因检测早期确诊的话，可能通过饮食治疗避免肺间质疾病的发生，改善预后。

（撰写　邓小鹿　点评　王霞　审稿　刘秀云）

参 考 文 献

1. 中华医学会儿科学分会呼吸学组全国儿童弥漫性肺实质疾病/肺间质疾病协作组. 儿童肺间质疾病诊断程序专家共识. 中华儿科杂志, 2013, 51(2)：101 – 102.

2. 张抒扬. 罕见病诊疗指南(2019 年版). 北京：人民卫生出版社, 2019.

3. 崔冬, 胡宇慧, 唐根, 等. 3 例赖氨酸尿性蛋白耐受不良患儿的临床特点及 SLC7A7 基因突变分析. 中国当代儿科杂志, 2019, 21(4)：375 – 380.

4. 杨琴, 马红玲, 郑跃杰. 以肺间质疾病为主要表现的赖氨酸尿性蛋白耐受不良一例. 中华儿科杂志, 2019, 57(1)：60 – 62.

病例 50
儿童外源性过敏性肺泡炎

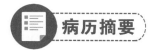 **病历摘要**

【基本信息】

患儿，女，1 岁 3 个月。

以"间断咳嗽、气促 45 天，加重 2 天"为主诉入院。

【病史】

患儿于入院前 45 天无明显诱因出现咳嗽，不剧，伴痰响，无痰中带血，无喘息，气促以活动后明显，一过性发热，活动量下降，喜抱，否认异物吸入及刺激性呛咳史，胸部 X 线片提示双肺广泛病变、以渗出为主，肺功能示限制性通气功能障碍，当地医院诊断"支气管肺炎"，给予阿莫西林克拉维酸钾抗感染、氨溴索化痰等住院治疗 9 天，咳嗽、气促有好转出院。出院后患儿有单双声咳嗽，呼吸仍快，家长自行服药治疗。入院前 2 天，患儿咳嗽、气促加重，为进一步诊治来我院，门诊胸部 X 线片提示双肺广泛病变，以"支气管肺炎（重症）"收入院。

自发病以来，患儿精神尚可，食欲欠佳，无呕吐，大小便无异常。

既往患儿无喘息史，无湿疹史，家长自诉患儿"米粉"过敏，查过敏原未见异常，无哮喘家族史，居家环境好，周围无化工厂，所在小区有饲养鸽子、猫等宠物，否认与鸽子、猫接触史。病前与家长一起到破旧房屋做清洁，房间灰尘多。无毒物接触及长期服药史。

【体格检查】

体温 36.4 ℃，呼吸 58 次/分，心率 134 次/分，经皮血氧饱和度 94%，神清，反应尚可，全身无皮疹，面色欠红润，可见点头呼吸及三凹征。胸廓外观正常，双侧呼吸音对称，双肺未闻及干湿啰音。心音有力，节律齐，心前区未闻及杂音。腹软，肝脏肋下未触及，无压哭，未触及腹部包块。神经系统查体未见异常。无甲床发绀，无杵状指。

【实验室检查】

血常规：WBC 22.95×10^9/L，中性粒细胞百分比54%，淋巴细胞百分比39%，嗜酸性粒细胞百分比1%，PLT 485×10^9/L，Hb 95 g/L，MCV 68 fL，MCH 19.8 pg，MCHC 291 g/L，CRP 21 mg/L；PCT 0.03 ng/mL。

血气分析：pH 7.38，PaO_2 124 mmHg，$PaCO_2$ 36 mmHg，SaO_2 99%，乳酸0.8 mmol/L（鼻导管 1 L/min 吸氧下），氧合指数 496 mmHg。

肝肾功能＋电解质、心肌标志物＋脑利尿钠肽、凝血五项未见异常。

尿常规正常。

鼻咽抽吸物及支气管肺泡灌洗液呼吸道病毒七项检测及培养、肺炎支原体/衣原体 PCR 均阴性。

支气管肺泡灌洗液高通量测序阴性。

PPD 试验阴性，T-SPOT.TB 试验阴性，GM 试验阴性，G 试验 180 pg/mL。

免疫球蛋白、淋巴细胞分类计数、硝基四氮唑蓝检测未见异常。

自身抗体全套、抗中性粒细胞胞质抗体阴性。

支气管肺泡灌洗液常规：有核细胞 740×10^6/L，巨噬细胞9%，淋巴细胞27%，中性粒细胞58%，嗜酸性粒细胞0。

支气管肺泡灌洗液未见含铁血黄素巨噬细胞。

支气管镜检查：气管、支气管内膜炎。

【影像学检查】

胸部 X 线片：双肺广泛病变（图 50 - 1）。

泼尼松治疗3天后胸部 X 线片可见双肺病变吸收（图 50 - 2）。

胸部 CT：广泛病变，磨玻璃影、结节影（图 50 - 3A，50 - 3B），泼尼松治疗2周后双肺病变明显吸收（图 50 - 3C，图 50 - 3D）。

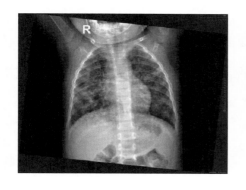
图 50 -1　胸部 X 线片

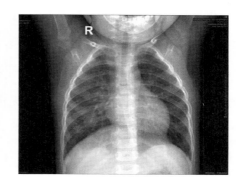
图 50 -2　泼尼松治疗 3 天后胸部 X 线片

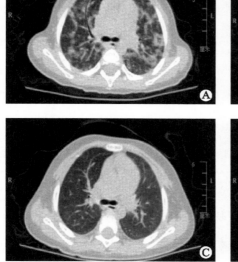

图 50 -3　胸部 CT

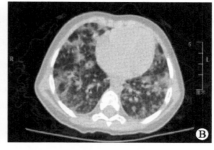

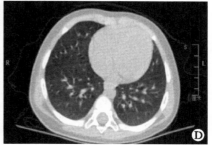

　　支气管镜下行肺活检，组织病理示肺泡壁上皮细胞增生，肺泡壁纤维轻度增生，小气道周围较多中性粒细胞、淋巴细胞浸润（图 50 -4）。

【诊疗经过】

　　入院后给予阿莫西林克拉维酸钾抗感染、氨溴索化痰等治疗后，患儿气促、胸部影像学无明显改善，后给予泼尼松 2 mg/（kg·d）口服

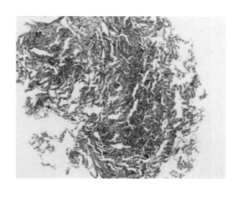

图 50 -4　组织病理

治疗 3 天，气促好转，复查胸部 X 线片提示肺部病变明显吸收，患儿病情好转出院。出院后遵医嘱继续口服泼尼松治疗。2 周后我院门诊随访，患儿无明显气促及活动量下降，无咳嗽，胸部 CT 提示肺部病变明显吸收，泼尼松逐渐减量。后继续泼尼松治疗 4 个月，停药 10 个月期间无反复。

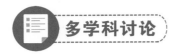

多学科讨论

【内科医师甲】

本例患儿为女性幼儿，起病隐匿，病程迁延 1 月余，以气促为主要表现，活动后气促明显，活动量下降，一过性发热，咳嗽不剧，伴痰响，无喘息，无咯血，精神可，病程中否认异物吸入史，无皮疹，否认与鸽子等接触史，无毒物接触及长期服药史。查体：呼吸急促，经皮血氧饱和度降低，见点头样呼吸及三凹征，双肺呼吸音粗，未闻及干湿啰音，心脏、腹部查体未见异常。结合胸部影像学提示双肺广泛病变，考虑患儿存在肺炎。首先需考虑感染因素，混合感染可能性大，给予阿莫西林克拉维酸钾抗感染，完善痰病原学检测，同时需警惕特殊病原如结核分枝杆菌、真菌等，完善 PPD 试验、T-SPOT. TB 试验、真菌血清学试验检测。患儿肺部病变重，病程迁延，需警惕有无原发性免疫缺陷病等基础疾病，需完善免疫功能筛查。

痰病原学、PPD 试验、T-SPOT. TB 试验、真菌血清学试验阴性；免疫球蛋白、淋巴细胞分类计数、硝基四氮唑蓝检测均正常；进一步完善支气管肺泡灌洗液高通量测序，未检出病原。经抗感染治疗后，患儿仍气促，复查胸部 X 线片提示双肺仍有广泛病变，较前增多，故不能用感染解释其肺部病变。

【内科医师乙】

结合本例患儿活动后气促明显，活动量下降，未吸氧时经皮氧饱和度降低，3 次胸部 X 线片提示双肺病变广泛，胸部 CT 提示双肺弥漫性肺实质/肺间质病变，肺功能呈限制性通气功能障碍，因此需考虑弥漫性肺实质疾病/肺间质疾病。根据病因，儿童弥漫性肺实质疾病/肺间质疾病应从以下 3 类中进行分析：①与环境暴露有关：常见有外源性过敏性肺炎，药物性损害；②与全身疾病有关：结缔组织疾病引起的肺损害，如系统性红斑狼疮、系统性血管炎引起的弥漫性肺泡出血综合征等；③与肺泡结构紊乱有关：包括感染性病因、特发性肺含铁血黄素沉着症等。

本例患儿分析原因如下：①患儿病程较长，无明显感染中毒症状，支气管肺泡灌洗液高通量测序未发现病原体，PPD 试验、T-SPOT. TB 试验阴性，GM 试验阴性，感染性疾病可能性小；②患儿无咯血，无皮疹、光过敏等表现，自身抗体全套、抗中性粒细胞胞质抗体阴性，支气管肺泡灌洗液未找到含铁血黄素巨噬细胞，不支持结缔组织疾病、抗中性粒细胞胞质抗体相关性血管炎引起的肺损伤和特发性肺含铁血黄素沉着症；③否认特殊药物服用史，无长期服药史，故排除药物性肺损害；④病初患儿住院治疗后气促曾有缓解，出院后再次反复，需警惕环境暴露因素，患儿所在小区有饲养鸽子，但否认与鸽子等接触史，病前与家长一起到破旧房屋做清洁，房间灰尘多，故考虑环境暴露所致肺间质疾病。

【内科医师丙】

患儿支气管肺泡灌洗液中淋巴细胞增多，过敏原阴性，支气管镜下行肺活检病理提示肺泡壁上皮细胞增生、肺泡壁纤维轻度增生及小气道周围见较多中性粒细胞、淋巴细胞浸润，需警惕外源性过敏性肺炎。

【放射科医师】

过敏性肺炎的胸部高分辨率 CT 可表现为磨玻璃影、马赛克征、小叶中心结节、网格影或蜂窝肺，在不同临床时期表现不一。急性过敏性肺炎的高分辨率 CT 的特点是弥漫性边界模糊的小叶中心性结节伴磨玻璃样影；亚急性过敏性肺炎的高分辨率 CT 的特点是小叶中心性结节病灶边界逐渐清楚，可见局限性小叶间隔增厚、线条状浸润影及马赛克征或气道陷闭塞征；慢性过敏性肺炎高分辨率 CT 见小叶间隔增厚、网格影，弥漫性间质纤维化。胸部高分辨率 CT 表现结合病史、临床表现、支气管肺泡灌洗液检查，可做出过敏性肺炎诊断。

【病理科医师】

病理学诊断被认为是肺间质性疾病诊断的金标准。过敏性肺炎的典型病理表现为小气道周围淋巴细胞炎症，间质炎症及间质内不典型肉芽肿，细支气管炎和纤维化。急性过敏性肺炎表现为肺实质中性粒细胞浸润，弥漫性肺损伤；亚急性过敏性肺炎表现为淋巴细胞为主的间质浸润，非干酪性肉芽肿，淋巴细胞性细支气管炎三联征；慢性过敏性肺炎表现为纤维性非特异性间质性肺炎、细支气管炎周围纤维化及普通型间质性肺炎改变。鉴于儿童开胸肺活检创伤大，可采用支气管镜下肺活检。

 **病例点评**

　　本例患儿主要表现为活动后气促明显，活动量下降，查体有呼吸困难表现，胸部高分辨率 CT 提示双肺弥漫性病变，肺功能呈限制性通气功能障碍，故需考虑弥漫性肺实质疾病/肺间质疾病。结合支气管肺泡灌洗液高通量测序未发现病原体，T-SPOT.TB 试验、GM 试验无异常，免疫功能、自身抗体全套和抗中性粒细胞胞质抗体阴性，支气管肺泡灌洗液中未见含铁血黄素巨噬细胞、淋巴细胞比例升高，肺活检病理提示肺泡壁上皮细胞增生、肺泡壁纤维轻度增生及小气道周围见较多中性粒细胞、淋巴细胞浸润，初步诊断为过敏性肺炎。

　　过敏性肺炎是易感人群反复吸入各种具有抗原性物质所引起一组肉芽肿性、间质性、细支气管炎及肺泡填塞性肺部疾病。目前报道儿童发病率为 4/100 万。诊断过敏性肺炎的重要依据是存在明确的环境暴露接触史，研究报道大多数过敏性肺炎发病是由不明或未被重视的抗原暴露所致。儿童过敏性肺炎主要表现为运动耐受下降，活动后气促，咳嗽，发热，体重减轻，有杵状指。过敏性肺炎临床上可分为急性、亚急性和慢性。急性过敏性肺炎起病急，在吸入过敏原 4~12 小时后出现症状，表现为急性喘息、气促、骤然发热、寒战、咳嗽、乏力，病程在 1 个月内；亚急性过敏性肺炎症状较隐匿，包括咳嗽、呼吸费力、乏力、贫血和体重减轻，可有低热，双肺可闻及捻发音，病程 1 个月至 1 年；慢性过敏性肺炎病程超过 1 年，被认为是亚急性患者长期持续吸入过敏原导致，可表现为进行性咳嗽、乏力、劳力性呼吸困难、体重减轻和乏力。本例患儿口服泼尼松治疗 3 天后临床症状及胸部影像学明显好转，考虑急性/亚急性过敏性肺炎。

　　目前儿童过敏性肺炎可依据病史、临床表现、胸部高分辨率 CT 特征性改变以及支气管肺泡灌洗液淋巴细胞升高作出诊断，必要时需行肺活检。过敏性肺炎患儿支气管肺泡灌洗液淋巴细胞比例明显升高，以 CD8$^+$ 细胞为主，CD4$^+$/CD8$^+$ < 1，淋巴细胞升高阈值不确定，淋巴细胞比例 ≥ 25%。过敏性肺炎急性期中性粒细胞升高，而后淋巴细胞升高。

　　过敏性肺炎首要的治疗方法是避免与过敏原接触，若不能识别过敏原或不能移除过敏原，应离开可疑的环境。过敏性肺炎的药物治疗首选糖皮质激素，急性期可应用短疗程、足量糖皮质激素治疗，如泼尼松 1~2 mg/(kg·d)，疗程为 1~2 周；亚急性期和慢性期需口服足量泼尼松 4 周后，逐渐减量，维持数月。大多数过敏性肺炎患儿预后良好。

（撰写　臧娜　点评　罗征秀　审稿　刘秀云）

参　考　文　献

1. 中华医学会儿科学分会呼吸学组全国儿童弥漫性肺实质疾病/肺间质疾病协作组. 儿童肺间质疾病诊断程序专家共识. 中华儿科杂志, 2013, 51(2): 1 - 15.

2. VASAKOVA M, MORELL F, WALSH S, et al. Hypersensitivity pneumonitis: Perspectives in diagnosis and management. Am J Respir Crit Care Med, 2017, 196(6): 680 - 689.

3. 黄慧, 邵池, 徐作军. 美国胸科协会官方指南——支气管肺泡灌洗液的细胞学分析在间质性肺疾病中的临床应用(摘译本). 中华结核和呼吸杂志, 2012, 35(9): 650 - 654.

4. RAGHU G, REMY-JARDIN M, RYERSON C J, et al. Diagnosis of hypersensitivity pneumonitis in adults. An official ATS/JRS/ALAT clinical practice guideline. Am J Respir Crit Care Med, 2020, 202(3): e36 - e69.

病例 51
儿童肺泡蛋白沉积症

病历摘要

【基本信息】

患儿，女，7 岁 6 个月。

主诉：反复咳嗽 1 年余，喘憋 11 月余，间断吸氧 7 月余。

【病史】

1 年前患儿出现阵发性咳嗽，无发热，按"咳嗽变异性哮喘"治疗，效差。1 个月后出现喘憋，于郑州某医院查胸部 CT 示两肺间质性肺炎，支气管镜示支气管内膜炎，血尿代谢未见异常，考虑间质性肺炎，给予泼尼松（10 mg，tid，po）治疗 3 个月，咳嗽仍有反复。7 个月前喘憋加重，活动后有发绀，间断吸氧，至北京某医院给予中药治疗半年，效差。至北京另一医院，行支气管肺泡灌洗及肺活检。

自发病以来，患儿精神差，食欲差，运动耐力差，睡眠尚可。

新生儿期体健，生长发育正常，正常计划免疫接种，平素体质一般。否认肝炎及结核等传染病接触史。

【体格检查】

体温 36.7 ℃，脉搏 127 次/分，呼吸 47 次/分，血压 96/60 mmHg，身高 123 cm，体重 18 kg。四肢末端、口唇发绀，精神差，形体消瘦，三凹征阳性，呼吸快，双肺呼吸音弱，未闻及干湿性啰音。心率快，心音有力，律齐，未闻及杂音。腹软，无压痛及反跳痛，肝脾肋下未触及，神经系统查体未见异常。杵状指（趾）。吸氧前 SpO_2 80%，给予 2 L/min 鼻导管吸氧后 SpO_2 94%。

【辅助检查】

血常规：WBC 5.0×10^9/L，中性粒细胞绝对值 2.3×10^9/L，淋巴细胞绝对值 2.24×10^9/L，RBC 4.63×10^{12}/L，Hb 152 g/L，PLT 355×10^9/L。血气分析：pH 7.75，PCO_2 33.2 mmHg，PO_2 40 mmHg，BE 6 mmol/L，HCO_3^- 19.4 mmol/L，TCO_2 20 mmol/L，SO_2 74%，钠 155 mmol/L，钾 2.3 mmol/L，钙 0.45 mmol/L，HCT 38%，Hb 12.9 g/dL。

血生化、肺炎支原体抗体、抗链球菌溶血素 O 阴性；CRP、血沉正常；ANA、抗双链 DNA 抗体、抗 SSA/Ro 抗体、抗 SSB/La 抗体、抗 nRNP/Sm 抗体、G 试验、GM 试验、PPD 试验、血培养阴性；基因筛查未发现与表型相关的致病基因。

支气管肺泡灌洗液呈乳白色浑浊液。

肺组织活检提示抗粒细胞－巨噬细胞集落刺激因子（GM-CSF）抗体 23 μg/mL（0～5 μg/mL），显著增高。

【影像学检查】

肺部高分辨率 CT：毛玻璃样改变，小叶间隙和间隔不规则增厚，表现为"铺路石"样改变（图 51－1）。

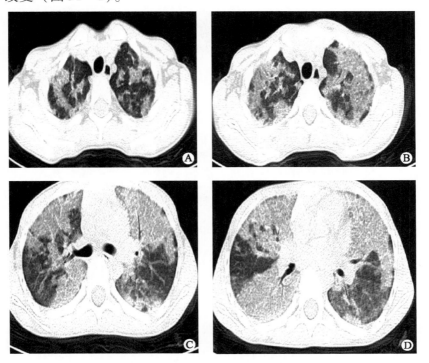

图 51－1 肺部高分辨率 CT

【治疗经过】

入院后给予氧疗，建议行全肺灌洗（家属拒绝）、雾化吸入粒细胞－巨噬细胞集落刺激因子，预后较差。

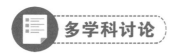

多学科讨论

【内科医师甲】

本例患儿为学龄期女童，病史迁延 1 年余，临床表现为反复咳嗽、气促、喘憋、发绀、活动耐力下降，外院肺部 CT 表现为间质性改变，考虑过敏性肺炎，按咳嗽变异性哮喘、间质性肺炎等疾病治疗。随着病情进展，肺部高分辨率 CT 出现铺路石样改变，支气管镜检查提示支气管肺泡灌洗液呈现乳白色浑浊液，结合病史考虑诊断为肺泡蛋白沉积症，之后肺活检亦证实该诊断成立。

肺泡蛋白沉积症是由于肺泡表面活性物质在肺泡及终末呼吸性气管内沉积异常，导致限制性通气功能障碍和弥散功能降低，最终发展为呼吸衰竭的临床综合征。肺泡蛋白沉积症患者大多起病隐匿，常见的临床表现有渐进性呼吸困难、运动不耐受、咳嗽及体重减轻，发热、咳痰较少见，继发感染或合并其他疾病时可出现高热。早期体格检查往往无明显阳性体征，一些病程较长或进行性发展的患者可有杵状指或发绀，有的因肺内继发感染可闻及明显湿啰音。肺泡蛋白沉积症患者肺功能检查显示限制性通气功能障碍，伴有弥散功能下降。动脉血气分析显示低氧血症，肺泡氧分压与动脉血氧分压差增大。影像学基本特征：高分辨率 CT 呈磨玻璃影样改变，还可见到"铺路石样""地图样"改变，在肺泡实变区内可见"空气支气管征"。电子支气管镜检查无显著改变，但支气管肺泡灌洗呈乳白色浑浊液，对诊断肺泡蛋白沉积症有一定的帮助。

【内科医师乙】

肺泡蛋白沉积症病因与机制不明，主要特点是肺泡及终末支气管内充满富含磷脂且不溶于水、过碘酸希夫染色阳性的蛋白样物质。肺表面活性物质主要由 90%

脂质（主要是磷脂质）及 10% 的蛋白（SP-A，B，C，D）组成，其是由 Ⅱ 型肺泡上皮细胞合成及分泌的，并由其摄取、分解代谢。肺泡巨噬细胞参与了表面活性物质摄取、分解代谢，其中肺泡巨噬细胞的成熟、分化及吞噬、代谢表面活性物质的能力受 GM-CSF 的调节。任何原因导致表面活性物质分泌增多及摄取、分泌减少，均可导致表面活性物质异常沉积在肺泡及终末呼吸性气管内，从而导致呼吸功能异常。肺泡蛋白沉积症根据发病机制分为自身免疫性、继发性及先天性。自身免疫性肺泡蛋白沉积症占 90%，主要存在高滴度抗 GM-CSF 抗体；继发性：血液系统疾病、免疫失调、感染、吸入、药物等；先天性：基因突变导致 GM-CSF 受体激活功能失调。肺泡蛋白沉积症可发生于各年龄段，好发于 30～50 岁成年人，男性发病率高于女性（4∶1）。

治疗方面：①支气管肺泡灌洗：最初由于不清楚肺泡蛋白沉积症的发病原因和机制，其治疗是抗生素、激素、祛痰化痰药物、溶栓药物、肝素等。随着对肺泡蛋白沉积症认识的深入，目前全肺灌洗成为一线的标准治疗。全肺灌洗可在全身麻醉下进行，通过双腔气管导管使得一侧肺通气，另一侧反复用盐水冲洗以清除肺泡表面活性物质，从而改善肺通气和肺换气功能。60% 患者经过两次灌洗就可以恢复活动能力，小部分患者（＜15%）需要每 6 个月灌洗 1 次，＜10% 的患者对灌洗没有反应。虽然有大部分患者接受全肺灌洗治疗，但其并未标准化，有效性取决于操作者。亦有报道采用纤维支气管镜分叶分段进行灌洗，有报道称全肺灌洗及分叶分段灌洗有相似的临床效果。②GM-CSF：可促进肺泡巨噬细胞正常功能的恢复，从而激活表面活性剂的清除，可能对肺泡蛋白沉积症有治疗作用。用法：雾化或皮下。用量：无统一标准，多项研究表明 5～9 $\mu g/(kg \cdot d)$，效果不理想；增加到 20 $\mu g/(kg \cdot d)$，有部分显效，也有一部分仍无效。疗程：无统一标准。部分患儿可出现发热、中耳炎、上呼吸道感染和腹泻等并发症。③其他：临床报道较少，有报道血浆置换治疗在降低患者抗 GM-CSF 抗体的同时，可使其症状也得到改善。肺移植、骨髓移植的临床研究少。

【内科医师丙】

肺泡蛋白沉积症是一种原因不明的少见疾病，可独立存在，或伴有感染、尘肺病、间质性病变与肿瘤等。其胸部 X 线片无特异性，但由于症状往往出现在胸部 X 线片改变之后，故是诊断本病的初级筛选方法。典型 X 线片显示双侧中央性、对称性肺部阴影，肺尖和肋膈角区病变相对较轻。高分辨率 CT 采取薄层扫描、高空间分辨率算法，能显示更多的解剖细节和病变范围，对诊断肺泡蛋白沉积症有重要价值。CT 主要影像表现为两肺广泛性浸润、不同程度的肿泡实变影，弥漫性磨玻璃影中因小叶间隔增厚交织成的"铺路石样"、"地图样"改变，肺泡实变区内"空气支气管征"，少数可见轻微支气管扩张，无纵隔淋巴结肿大、胸腔积液和明显实变等。鉴别诊断：①细支气管肺泡癌：多起源于呼吸性细支气管及肺泡上皮，影像表现为双肺弥漫性结节阴影，大小不等，病变中心密度较高，边界清楚，多合并纵隔、肺门淋巴结肿大，无"铺路石样"及"地图样"改变。②特发性肺间质纤维化：临床及影像学表现与肺泡蛋白沉积症相似，常见蜂窝阴影，增厚的小叶间隔边缘模糊，并常伴支气管扩张。而肺泡蛋白沉积症磨玻璃影一般边缘清楚，小叶间隔均匀光滑。③肺泡性肺水肿：患者多有心、肾疾病，由液体从毛细血管渗出所致，影像表现以双侧肺野内带的蝶翼状模糊影为特征，与肺泡蛋白沉积症相似，但后者无心脏增大、胸腔积液等现象。④肺炎：临床上常伴有咳嗽、发热等症状。影像表现为肺内模糊斑片影，边界模糊，可见"空气支气管征"，抗感染治疗可吸收。⑤结节病：是一种以非干酪性肉芽肿炎症为特征的多系统疾病，可累及肺部，影像表现为双肺多发结节影及磨玻璃斑片影，多位于上叶区域，常伴有纵隔及肺门淋巴结肿大；而肺泡蛋白沉积症病程发展缓慢，多无淋巴结增大。

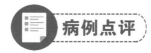 病例点评

综上所述，肺泡蛋白沉积症发病率较低，起病隐匿，确诊困难。由于其病因、

发病机制复杂,不可能由单一因素所致,因此进一步加强病因、发病机制方面的研究将有助于发现切实有效的治疗药物和方法。对于肺泡蛋白沉积症的诊断,肺活检的病理依据仍是金标准,但通过胸部 X 线片初步筛选,依据肺部 CT 典型"地图样"、"铺路石样"改变结合支气管肺泡灌洗液检查,可为其诊断提出一种新的检测手段。全肺灌洗现被认为是肺泡蛋白沉积症治疗的首选,但其准确适应证、治疗时机及灌洗过程管理等均无标准的临床实践指南,故需进一步研究。肺泡蛋白沉积症患者中有部分可自行缓解或经肺泡灌洗治疗完全缓解,还有部分会因病情逐渐发展,表现为呼吸短促,20%~25% 有明显低氧血症。经治疗的患者中 60%~70% 可缓解或治愈,少数患者会伴发肺纤维化,预后差。

(撰写 陈小松 点评 宋桂华 审稿 殷菊)

参 考 文 献

1. 杨长林,梅同华. 肺泡蛋白沉积症的研究进展. 世界最新医学信息文摘,2018,18(9):2.

2. 罗建光,杨东益,范松青,等. 肺泡蛋白沉积症所致磨玻璃影的 CT 特点及病理学基础. 中南大学学报(医学版),2012,37(7):743-747.

3. BECCARIA M, LUISETTI M, RODI G, et al. Long-term durable benefit after whole lung lavage in pulmonary alveolar proteinosis. Eur Respir J, 2004, 23(4):526-531.

4. SHAH P L, HANSELL D, LAWSON P R, et al. Pulmonary alveolar proteinosis: clinical aspects and current concepts on pathogenesis. Thorax, 2000, 55(1):67-77.

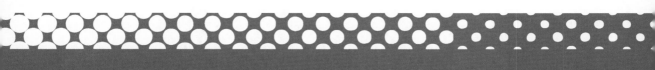

风湿性疾病

病 例 52
儿童肉芽肿性多血管炎

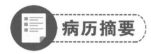 **病历摘要**

【基本信息】

患儿，男，7岁1个月。

主诉：间断低热3月余，咳嗽伴喘息2月余。

【病史】

患儿于3月余前无明显诱因出现低热，发热时体温主要波动在37.4~37.8℃，偶有超过38℃，无明显时间规律，可连续低热数天，也可在正常范围维持1~3天，但后又出现低热。起病时曾伴有鼻塞、流涕及间断鼻出血，无其他不适。2月余前出现咳嗽，以干咳为主，偶伴咳白色黏痰，伴喘息，伴活动后乏力、胸闷、气促，无咯血，无胸痛，无消瘦、盗汗，无皮疹等，于当地医院就诊，予以"头孢类抗生素"输液治疗（具体用药及疗程不详），病情未见好转，为进一步明确诊断及治疗来我院，门诊以"发热待查"收入院。

自发病以来，患儿精神、食欲、睡眠一般，大小便正常。

新生儿期体健，生长发育正常，正常计划免疫接种，既往体健。否认肝炎及结核等传染病接触史。

【体格检查】

体温37.1℃，脉搏102次/分，呼吸24次/分，血压97/65 mmHg。神志清楚，双侧颈部可扪及数枚绿豆大小肿大淋巴结，左上臂可见卡疤，咽充血，双侧扁桃体

I°肿大，双肺呼吸音粗糙、对称，可闻及少许湿啰音和哮鸣音。心律齐，未闻及杂音。肝脾肋下未及，四肢未见异常，神经系统无异常。

【辅助检查】

血液分析：WBC 11.6×10^9/L，中性粒细胞百分比58.7%，淋巴细胞百分比32.4%，嗜酸性粒细胞百分比2%，RBC 4.2×10^{12}/L，Hb 98 g/L，PLT 449×10^9/L。尿液分析正常。

肝肾功能、电解质、心肌酶谱、血脂：正常。

超敏C反应蛋白：17.60 mg/L。PCT正常。血沉：40 mm/h。

肺炎支原体抗体、结核分枝杆菌IgG抗体检测、T-SPOT.TB试验、PPD试验、G试验、GM试验、痰培养、血培养：阴性。

抗核抗体全套、类风湿因子、免疫全套、TBNK检测正常。IgE 16.20 IU/mL。

骨髓细胞学：髓象增生，淋巴细胞比例增高。

胸部CT：右肺主支气管近端局限狭窄，右中叶及左下叶见细条索影（图52-1）。

鼻窦CT：双侧上颌窦、筛窦及双侧乳突蜂房炎，腺样体肥大，双侧中耳乳突炎。

鼻内镜：双侧鼻窦可见大量血脓性分泌物，清理分泌物后见双侧鼻甲、鼻中隔黏膜充血、肿胀、糜烂。

电子支气管镜：镜下可见气管下段、左右主支气管开口处肉芽肿样增生，表面糜烂（图52-2）。取支气管肺泡灌洗液完善病原高通量测序：检出个别链球菌属，未检出真菌、病毒、寄生虫、结核分枝杆菌复合群、肺炎支原体及肺炎衣原体。电子支气管镜下取支气管黏膜活检：送检（主支气管、左、右主支气管）组织被覆成熟鳞状上皮，其下见小血管增生及以淋巴细胞、浆细胞及中性粒细胞为主的炎性细胞浸润；（主支气管及右主支气管）内可见多核巨细胞反应。

胞质型抗中性粒细胞胞质抗体（C-ANCA）阳性，核周抗中性粒细胞胞质抗体（P-ANCA）阴性。

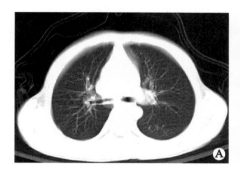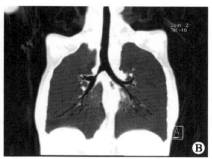

图 52 -1 胸部 CT

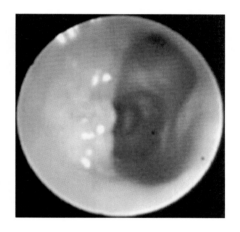

图 52 -2 电子支气管镜下所见

【治疗经过】

入院确诊后给予泼尼松联合环磷酰胺治疗，病情好转出院。

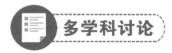 多学科讨论

【内科医师甲】

本例患儿为学龄期儿童，病史稍长，临床表现为间断低热，伴咳嗽、喘息，伴活动后乏力、胸闷、气促，病初有鼻塞、流涕及间断鼻出血，入院后完善胸部 CT 提示右肺主支气管近端局限狭窄，进一步完善电子支气管镜检查，镜下可见气管下段、左右主支气管开口处肉芽肿样增生伴糜烂，同时完善鼻内镜检查示双侧鼻窦可

见大量血脓性分泌物，疑诊肉芽肿性多血管炎，进一步完善胞质型抗中性粒细胞胞质抗体提示阳性，最终确诊。

肉芽肿性多血管炎是以全身多器官、多系统小血管受累为主的自身免疫性疾病，病理表现以坏死性肉芽肿血管炎为特征，病变以累及小动脉、静脉及毛细血管为主，属于抗中性粒细胞胞质抗体相关性血管炎。主要侵犯上呼吸道、肺及肾脏，还可累及耳、眼、关节肌肉、皮肤、心脏、神经系统等，临床表现多样。诊断主要是依据临床症状和组织病理学证实存在坏死性肉芽肿性血管炎。目前临床上仍广泛采用1990年美国风湿病学会制定的诊断依据，即①鼻或口腔炎性反应：痛性或无痛性溃疡，脓性或血性鼻腔分泌物；②胸部 X 线检查：肺内结节、固定性浸润灶或空洞形成；③尿沉渣异常：镜下血尿（红细胞 > 5 个/HP）或出现红细胞管型；④病理性肉芽肿性炎性病变：动脉壁或动脉周围，或血管旁区域有中性粒细胞浸润形成的肉芽肿性炎性病变，符合以上 2 条或 2 条以上时诊断为肉芽肿性多血管炎。

肉芽肿性多血管炎的治疗分诱导缓解和维持缓解，诱导缓解的目的是尽快控制炎症，达到病情缓解。糖皮质激素联合环磷酰胺是诱导缓解的传统标准方案。本例患儿使用泼尼松联合环磷酰胺治疗后病情缓解出院。

【内科医师乙】

肉芽肿性多血管炎最早被命名为韦格纳肉芽肿（Wegener granulomatosis，WG）。2011年初美国风湿病学会、美国肾脏病学会及欧洲风湿病学会联合提出将"韦格纳肉芽肿"这一以人名命名的疾病名称更新为"肉芽肿性多血管炎"。更名原因一方面，源于对韦格纳其人历史事件的重新评价；另一方面，也是更主要的原因是基于近20年来人们对该病病因、发病机制及病理学特点认识的提高。

经典的肉芽肿性多血管炎组织病理学特征表现为肉芽肿、局灶性坏死和血管炎。在上皮细胞性肉芽肿的中心，典型的肉芽肿性多血管炎在疾病早期急性阶段主要表现为大量中性粒细胞浸润。通过诱捕网化作用，中心区不断发生自身免疫介导的中性粒细胞凋亡、坏死，形成微脓肿，并产生大量白细胞碎片，伴有嗜酸性胶原组织或嗜碱性坏死，最终形成非干酪样肉芽肿。中心区周围分散着吞噬细胞、成纤维细胞及浆细胞、淋巴细胞和树突样细胞形成的滤泡样结构，并进一步募集中性粒细胞，而吞噬细胞和多核巨细胞放射状栅栏样排列聚集则形成了通常所称的多灶性肉芽肿性炎性反应。

肉芽肿性多血管炎临床表现主要为上呼吸道、下呼吸道和肾脏损害三联征。侵及上呼吸道时，常表现为鼻塞、鼻涕、溃疡，也可引起鼻中隔穿孔、鞍鼻畸形，可有听力下降。累及下呼吸道的症状主要为咳嗽、气短和（或）咯血伴胸膜炎性胸痛，呼吸道受累时可表现为声门下狭窄及气管支气管狭窄导致的气短和喉鸣。肾脏受损常表现为血尿、蛋白尿、红细胞型尿。临床上将肉芽肿性多血管炎分为只有呼吸道受累而无其他系统受累的局限型和包括肾脏在内的多系统受累的系统型。本例患儿只有上、下呼吸道受累，尿液分析正常，考虑为局限型。但仍需警惕部分局限型患者后期可出现肾脏受累表现，演变成系统型，因此本例患儿在后期随访中需密切关注肾脏方面问题。

本例患儿仅有间断发热及咳嗽、喘息症状，极易被误诊为呼吸道感染性疾病，但是患儿经常规抗感染及对症治疗后疗效欠佳，需进一步思考正确诊断。患儿还有反复鼻出血，胸部CT提示支气管有狭窄，寻常病例中透露出不寻常之处，因此需抽丝剥茧，寻找出"感染"背后的真凶，对于上、下呼吸道同时受累且有溃疡、出血等表现时需警惕肉芽肿性多血管炎的诊断。

【放射科医师】

肺肉芽肿性多血管炎患者的胸部影像学常有特殊表现，包括肺结节、肿块、空洞、气道狭窄或溃疡、肺出血等。肺内多发结节、肿块和空洞是肺肉芽肿性多血管炎最常见的影像表现，以两肺中下野分布多见，结节及肿块可呈分叶状伴周围毛刺形成，空洞壁多较厚，内缘光滑或不规则，合并感染时空洞内可形成液气平面。肺肉芽肿性多血管炎的影像学表现多样，此前对于其胸部X线表现总结为三多一洞，即多形态、多变化、多部位、有空洞，目前认为CT薄层增强扫描应是其首选的影像检查方法。当遇见肺内多发结节、肿块和空洞病变时，需警惕肉芽肿性多血管炎。此外，李登维等总结了6点相对特征性的影像学表现：①多数病灶位置较表浅；②部分肿块、结节或空洞周围肺组织常可见磨玻璃样稍高密度影，简称"晕环征"；③多数病灶近心侧常可见一增粗血管影，简称"供养血管征"；④部分病灶内可见血管样强化，简称"血管包埋征"；⑤肉芽肿内罕有支气管气相，也很少与支气管直接相连，当合并病灶周围炎时，可于病灶周围见少许充气支气管影；⑥肺肉芽肿性多血管炎的早期常表现为局部血管的增粗毛糙，呈"树芽"状改变或连有增粗血管影的"小结节"状病灶，随着病程延长，大约 2 个月后病灶迅速长大，呈分叶状肿块。若未行针对性治疗，病灶继续长大并常伴不规则坏死和周围毛刺影；若能及时行激素及免疫抑制剂治疗，病灶常能较快吸收，呈斑片索条状。但肉芽肿性多血管炎诊断时应密切结合临床，并动态观察影像学变化后综合分析，最终确诊仍需结合临床及病理学检查。

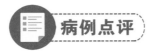 **病例点评**

肉芽肿性多血管炎临床表现复杂多变、缺乏特异性，易误诊、误治。为了达到最有效的治疗，肉芽肿性多血管炎早期诊断至关重要。从本例病例我们应学习到，不明原因的发热伴有呼吸道症状时需警惕肉芽肿性多血管炎。此外，既往研究也表明慢性鼻炎及鼻旁窦炎经检查有黏膜糜烂或肉芽组织增生，眼、口黏膜有溃疡、坏死或肉芽肿，肺内有可变性结节状阴影或空洞，皮肤有紫癜、结节、坏死和溃疡等情况均需警惕。

胸部影像学检查对于有肺部受累的肉芽肿性多血管炎病例亦十分重要，当肺内有多发结节、肿块和空洞病变等特殊改变时应结合临床，谨慎诊断。

（撰写　李颖　点评　陆小霞　审稿　申阿东）

参 考 文 献

1. 乔琳，王迁，冷晓梅，等."韦格纳肉芽肿"重新命名. 中华临床免疫和变态反应杂志，2013，7(2)：99 - 102.

2. 刘秀云. 肺血管炎的研究进展. 中华实用儿科临床杂志，2014，29(15)：1127 - 1131.

3. 李登维，何晓鹏，黄新文，等. 肺肉芽肿性多血管炎的 MSCT 特征及其动态分析. 临床放射学杂志，2014，33(12)：1855 - 1858.

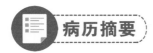

病例 53

以胸痛和肺动脉高压为早期表现的系统性红斑狼疮

病历摘要

【基本信息】

患儿，女，10 岁，21 kg。

主诉：发热伴心前区疼痛 3 天。

【病史】

3 天前患儿无明显诱因出现发热，最高 39.5 ℃，热峰 3～4 次/天，伴心前区疼痛不适，发热时明显，热退后缓解，无畏寒、寒战，无抽搐，无咳喘，无呕吐、腹泻，遂于当地医院就诊，常规心电图检查示"窦性心动过速"，血常规及心肌酶"正常"，诊断为"上呼吸道感染"，给予"清开灵颗粒"口服治疗。患儿反复发热伴心前区疼痛无好转，1 天前转诊我院门诊。查超声心动图：肺动脉高压（肺动脉收缩压 70 mmHg，重度），右房、右室扩大，中度三尖瓣反流；血常规：WBC 10.32×10^9/L，中性粒细胞绝对值 7.84×10^9/L，淋巴细胞绝对值 1.73×10^9/L，Hb 111 g/L，PLT 132×10^9/L；CRP 137 mg/L；常规心电图：窦性心动过速。予以急诊留观，给予美洛西林钠他唑巴坦钠抗感染治疗 1 天，患儿体温有好转，仍有心前区不适，以"肺动脉高压、发热待查"收入院。

自发病以来，患儿精神可，食纳欠佳，睡眠可，体重无下降。

新生儿期体健，生长发育正常，正常计划免疫接种，平素体健。否认肝炎及结核等传染病接触史。既往有口腔溃疡病史。

【体格检查】

体温 36.8 ℃，脉搏 141 次/分，呼吸 25 次/分，血压 102/69 mmHg。神志清楚，精神反应可，浅表淋巴结未触及肿大，皮肤无皮疹及出血点，咽红，口腔溃疡 1 个。双肺呼吸音清，未闻及干湿啰音。心前区无隆起，心尖冲动位于左锁骨中线第 5 肋间内 0.5 cm，未触及震颤和心包摩擦感；心率 141 次/分，律齐，胸骨左缘第 3 肋间可闻及 2/6 级收缩期杂音，无心包摩擦音。腹软，无压痛及反跳痛，肝脾肋下未触及。神经系统查体未见异常。

【辅助检查】

入院第 1 天血常规：WBC 4.65×10^9/L，中性粒细胞绝对值 4.33×10^9/L，淋巴细胞计数 1.26×10^9/L，Hb 98 g/L，PLT 152×10^9/L。

入院第 3 天血常规：WBC 6.65×10^9/L，中性粒细胞绝对值 4.33×10^9/L，淋巴细胞计数 1.4×10^9/L，Hb 109 g/L，PLT 295×10^9/L。

CRP：入院第 1 天，76 mg/L；入院第 3 天，97.43 mg/L。

PCT：入院第 1 天，0.26 ng/mL（<0.05）；入院第 3 天，0.09 ng/mL。

尿常规：正常。

脑利尿钠肽：242.60 pg/mL（正常范围 0～100 pg/mL）。

肌钙蛋白 I：正常。

肝功能、肾功能、肌酸激酶同工酶：正常。

甲状腺功能：正常。

补体 C4、C3：均正常。

血凝常规：抗凝血酶Ⅲ 52.8%（正常范围 75%～125%）；D-二聚体：950 ng/mL（正常范围 0～500 ng/mL）。

其他如凝血酶原时间、活化部分凝血活酶时间等正常。

免疫球蛋白：IgA 2.78 g/L（正常范围 0.57～2.56 g/L），IgM 3.44 g/L（正常范围 0.40～2.30 g/L），IgG 33.80 g/L（正常范围 7.00～14.00 g/L），IgE > 1190 IU/mL（正常范围 0～200 IU/mL）。

　　ENA 酶谱：抗核糖核酸蛋白抗体阳性（＋＋＋），抗 Sm 抗体阳性（＋），抗 Ro-52 抗体阳性（＋＋＋）。

　　血沉：94 mm/h。

　　库姆斯试验：直接抗人球蛋白试验阳性。

　　抗核抗体：核型1，核颗粒型，滴度1 1：32 000；核型2，胞浆颗粒型，滴度2 1：1000。

　　铁蛋白：482.90 ng/mL（正常范围 13～84 ng/mL）。

　　抗磷脂抗体（IgG＋IgM＋IgA）弱阳性，抗心磷脂抗体 IgG 阴性，抗心磷脂抗体 IgM 弱阳性，抗 β_2 糖蛋白 I 抗体 IgG 11.60 AU/mL（正常）。

【影像学检查】

　　胸部高分辨率 CT：双肺多发末梢结节影，边界模糊，气管及中心支气管、纵隔淋巴结、心影形态未见明显异常，双侧腋下可见多发略肿大淋巴结，提示双肺细支气管炎可能性大（图 53－1）。

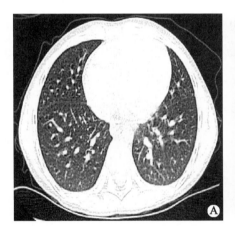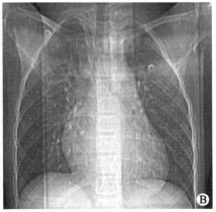

图 53－1　胸部高分辨率 CT

　　治疗1个月后复查胸部高分辨率 CT：双肺纹理较重，气管及中心支气管、纵隔淋巴结、心影形态等未见明显异常，提示双肺纹理较重，较前 CT 片（图 53－1）好转（图 53－2）。

【初步诊断】

　　①系统性红斑狼疮；②肺动脉高压（重度）；③右房、右室扩大；④呼吸道感染。

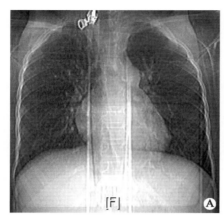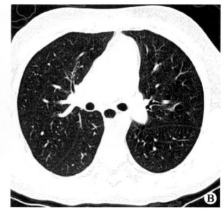

图 53-2　胸部高分辨率 CT（治疗 1 个月后复查）

【治疗经过】

入院后，常规给予抗感染治疗，体温改善欠佳。于第 7 ~ 第 9 天给予甲泼尼龙每天 500 mg、连续 3 天冲击治疗，之后泼尼松巩固治疗；第 13、第 14 天给予环磷酰胺冲击治疗 2 天，并给予羟氯喹常规抗风湿病、口服钙片等抗激素并发症等治疗。

第 8 天起体温持续正常，心率降至 80 ~ 110 次/分，心脏杂音消失。

第 15 天复查超声心动图：肺动脉收缩压 23 mmHg，右室扩大，三尖瓣反流轻微；复查胸部 CT 提示较前明显好转。

出院 1 个月后复查：肺动脉收缩压 23 mmHg，三尖瓣轻微反流。

出院 3 个月后随访：无症状，血沉和超声心动图等正常，给予激素规律减量，吗替麦考酚酯分散片维持治疗及羟氯喹、钙片等口服治疗。

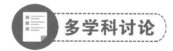 多学科讨论

【儿科医师甲】

"胸痛"是儿童和青少年常见的胸部症状，其病因分为器质性和非器质性。器质性病因常见于呼吸系统疾病（呼吸道感染、哮喘、气胸、胸腔积液、胸膜炎、肺栓塞等）、心血管疾病（如心脏结构异常、心肌疾病、心律失常等）、消化系统疾病（胃食管反流、Hp 感染、消化道溃疡、异物等）、骨骼肌疾病、胸部外伤等；而非器质性如心理性因素等。

本例患儿为 10 岁女童，体重偏轻，发育一般。本次病程、病史短，发现早，处理及时。

患儿以"发热""心前区痛疼"为主诉，呼吸道症状不突出。门诊医师在查找疼痛原因时，从引起"胸痛"的心血管疾病病因角度，进行超声心动图检查，发现显著肺动脉高压，及时安排住院进一步排查和诊治。住院检查发现，患儿有"口腔溃疡（既往也常有）、溶血性贫血、淋巴细胞减少（两次低于 $1.5 \times 10^9/L$）、抗 Sm 抗体阳性、抗心磷脂抗体 IgM 弱阳性、抗核抗体显著高滴度"表现，符合儿童系统性红斑狼疮的诊断标准，仅在住院 1 周内就明确了原发病。考虑到患儿系统性红斑狼疮合并重度肺动脉高压，以及肺部改变，及时给予环磷酰胺冲击治疗等，病情及时得到控制，治疗效果好，随访至今已经 3 年，系统性红斑狼疮无复发，更没有其他多系统并发症。

【儿科医师乙】

儿童肺高血压是不同病因所导致的以肺循环血压（肺动脉压、肺静脉压、肺血管阻力）升高为特点的一组临床病理生理综合征，在小儿各年龄均可发病，严重者可致右心衰竭甚至死亡。其中，肺动脉高压指肺小动脉病变所致的肺动脉压力和阻力异常增高，而肺静脉压力正常，在血流动力学分类中属毛细血管前性肺高血压。"心前区不适"或"胸痛"是儿科临床中常见的主诉，肺动脉高压是其少见病因之一。本例患儿在门诊初步检查中发现了"肺动脉高压"，并且是重度，这不仅发现了疾病主要部位之一，还留观住院行进一步处理，从而明显降低了猝死风险。

在肺动脉高压的诊断、评估和治疗环节中，病因分析非常重要。儿童肺动脉高压最常见的病因是先天性心脏病所致继发性肺动脉高压，而对于年长儿肺动脉高压，更需要注意的是肺动脉高压分类中的"相关因素"分类，如结缔组织病。因此，本例患儿进一步检查发现，系统性红斑狼疮才是本次疾病的主要病因。另外，对于肺动脉高压合并多系统受累证据者，除常规免疫学评估外，还需要行肺部高分辨率 CT 检查评估，必要时还需要进行血管造影。

儿童系统性红斑狼疮具有起病形式多样性和临床表现复杂性的特征，其中主要引起狼疮性肾炎，合并肺动脉高压者罕见。系统性红斑狼疮合并间质性肺损害可能是引起肺动脉高压的主要因素：①系统性红斑狼疮中炎症和免疫双重因素，导致肺血管炎，最终导致血管内膜增厚、管腔狭窄。②系统性红斑狼疮患儿体内血栓素/前列环素比值失调，以及狼疮抗凝物质形成，可导致高凝状态、肺小动脉栓塞。③肺间质纤维化是系统性红斑狼疮常见的一种肺部表现，而肺间质纤维化相关的肺通气障碍及细微病理变化与肺动脉高压关系密切。考虑到本例患儿起病急，合并重度肺动脉高压和系统性红斑狼疮导致的肺间质损害，因此及时给予环磷酰胺冲击治疗等，系统性红斑狼疮症状控制效果显著，肺动脉高压快速恢复正常，随访过程中相关症状均未再反复。这提示对于继发性肺动脉高压患儿，去除病因的原发病治疗尤为重要。

 **病例点评**

　　儿童肺高压最常见者为肺动脉高压，其病因众多，分类复杂，都应结合辅助检查来积极寻找其潜在病因，这对于确定原发病、选择合理治疗方案和判断预后尤为重要。儿童肺动脉高压有遗传性、特发性、药物/毒物、相关因素类等，而相关因素类中，最常见者为儿童先天性心脏病，其次为结缔组织病，本例患儿即为结缔组织病中系统性红斑狼疮。

　　回顾本例诊治过程，患儿主诉为"心前区疼痛"，门诊通过超声心动图发现重度肺动脉高压，按照《儿童肺高血压诊断与治疗专家共识》完善肺动脉高压病因检查评估，进一步明确诊断为系统性红斑狼疮，随后积极行抗风湿治疗后，效果显著，完全恢复。这提示我们，对于儿童肺动脉高压，病因评估是诊治的基础和重点，同时也提示我们需要更加重视儿童系统性红斑狼疮临床表现的多样性和复杂性。

（撰写　毛成刚　点评　张秋业　审稿　申阿东）

参 考 文 献

1. 中华医学会儿科学分会心血管学组，《中华儿科杂志》编辑委员会. 儿童肺高血压诊断与治疗专家共识. 中华儿科杂志，2015，53(1)：6-16.

2. 中华医学会心血管病学分会肺血管病学组，中国心血管病杂志编辑委员会. 中国肺高血压诊断和治疗指南2018. 中华心血管病杂志，2018，46(12)：933-964.

病例 54
以胸痛为主诉的肺炎引发的思考

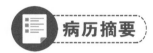 病历摘要

【基本信息】

患儿，女，8岁4个月。

主诉：胸痛5天，发热3天伴咳嗽。

【病史】

患儿于入院前5天出现胸痛，为钝痛，偶有胸闷。近3天开始发热，体温最高38.5℃，伴咳嗽，为阵发性咳嗽，有痰，无鼻塞、流涕、打喷嚏。患儿于当地医院静脉滴注头孢类抗生素及中成药（具体不详）3天，仍存在胸痛、发热及咳嗽。遂来我院进一步诊治。

新生儿期体健，生长发育正常，正常计划免疫接种，平素健康，否认肝炎及结核等传染病接触史。

【体格检查】

体温36.2℃，脉搏108次/分，呼吸25次/分，血压90/60 mmHg，神志清楚，精神反应可，面色稍苍白，呼吸平稳，结膜及口唇略苍白，无发绀，无皮疹，无出血点，全身浅表淋巴结无肿大，咽部充血。肺部听诊左肺呼吸音弱，右肺可闻及湿啰音。腹软，无压痛及反跳痛，脾肋下未触及，肝脏肋下1.0 cm，双侧小腿胫骨前轻度浮肿。神经系统查体未见异常。

【辅助检查】

（1）外院结果

肺部 CT 提示左下肺后基底段见大片状混杂密度影，边缘不清晰，左侧胸腔沿后壁见少许水样密度影（影像资料丢失）。血沉：135 mm/h。尿常规：尿蛋白 3+，尿潜血 3+。尿红细胞：363.69/HP。血液分析：WBC 7.45×10^9/L，RBC 3.72×10^{12}/L，Hb 104 g/L，PLT 80×10^9/L，中性粒细胞百分比 56.2%，淋巴细胞百分比 27.1%。

（2）我院辅助检查结果

凝血常规：活化部分凝血活酶时间 58.6 秒，血浆纤维蛋白原 6.5 g/L。复查尿常规：尿蛋白 3+，尿潜血 3+。复查血沉 90.2 mm/h。

肺炎支原体 IgM 抗体阴性。血浆 D-二聚体 1.4 mg/L，增高。肾功能：白蛋白 23.80 g/L。48 小时 PPD 试验：阴性。总胆固醇：7.21 mmol/L。呼吸道多病原体检测：阴性。血尿定位：不除外肾性血尿。

全腹部彩超：肝脏肋下 13.7 mm，存在腹水，较深处 14.4 mm。

支气管镜：左下叶黏膜质脆，易出血，灌洗后可见白色黏液及纵行皱襞。支气管肺泡灌洗液肺炎支原体 PCR 阴性。

入院肺部 CT：双下叶外后基底段见大片高密度影，边界不清晰，密度不均匀（图 54-1）。

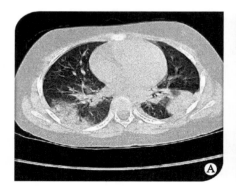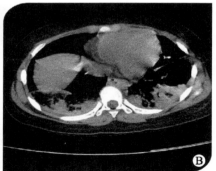

图 54-1　入院肺部 CT

入院第 5 天心脏彩超：右心房内低回声包块，三尖瓣反流，心脏功能正常（图 54-2）。

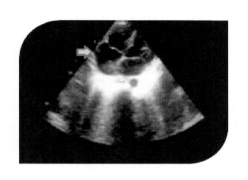

图 54 - 2　心脏彩超（入院第 5 天）

【治疗经过】

患儿入院后考虑为肺炎，经验性给予头孢噻肟钠治疗，入院第 4 天患儿突然诉胸痛明显，呼吸急促，虽然支气管肺泡灌洗液及血清均提示肺炎支原体阴性，但支气管镜提示存在纵行皱褶，仍然无法完全除外肺炎支原体感染，故经验性加用阿奇霉素及甲泼尼龙治疗。患儿入院第 5 天仍胸痛且出现肉眼血尿，心脏彩超示右心房内低回声包块，结合查阅相关文献，考虑为系统性红斑狼疮、抗磷脂综合征。患儿要求转院。患儿先后转入吉林某医院、北京某医院儿科，最终确诊为"系统性红斑狼疮、狼疮性肾炎（Ⅲ + Ｖ）、自身免疫性溶血性贫血、血小板减少、继发性抗磷脂综合征可能、右心房血栓、右肺下叶后段小肺栓塞可能"，经过抗凝、激素冲击、免疫球蛋白等治疗后病情恢复。目前患儿仍然在北京某医院随访，现心内肿物已消失，肺部 CT 明显好转。

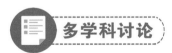

【呼吸科医师】

本例患儿为学龄期儿童，以"胸痛 5 天，发热 3 天伴咳嗽"为主诉入院。入院后根据患儿症状及肺部 CT 表现考虑为重症肺炎，给予经验性头孢噻肟钠抗感染治疗，但效果欠佳。同时患儿尿常规提示尿蛋白 3 + ，尿潜血 3 + ，Hb 104 g/L，PLT 80×10^9/L，需要我们进一步解释原因。入院第 2 天胸部 CT 示双肺炎症性改变，符合肺部炎症。入院第 3 天患儿症状、体征无明显变化，甚至胸痛症状较前略好转，但凝血常规示活化部分凝血活酶时间 58.6 秒，血浆纤维蛋白原 6.5 g/L。复查尿常规：尿蛋白 3＋，尿潜血 3＋。血沉 90.2 mm/h。肺炎支原体 IgM 抗体阴性。血浆 D-二聚体 1.4 mg/L，增高。血液分析：Hb 104 g/L，PLT 80×10^9/L。CRP 23.33 mg/L。肾功能：白蛋白 23.80 g/L。48 小时 PPD 试验：阴性。总胆固醇：7.21 mmol/L。呼吸道多病原体检测：阴性。血尿定位：不除外肾性血尿。全腹彩超：肝脏肋下 13.7 mm，存在腹水，较深处 14.4 mm。支气管镜：左下叶黏膜质脆，易出血，灌洗后可见白色黏液及纵行皱褶。支气管肺泡灌洗液肺炎支原体 PCR 阴性。此时，我们分析患儿虽然临床症状、影像学与肺炎支原体肺炎相符，但肺炎支原体肺炎累及肾脏的情况并不多见，很少导致蛋白尿和血尿。入院第 4 天，患儿突然自述胸痛明显，呼吸急促。查体：双眼睑浮肿，患儿呈半坐位，低流量吸氧状态下 SpO_2 95%，呼吸 48 次/分，脉搏 150 次/分，面色略苍白，可见明显的吸气性三凹征，心率 150 次/分，双小腿胫骨前轻度浮肿；肺部 CT 示双下叶外后基底段见大片高密度影，边界不清晰，密度不均匀。入院第 5 天心脏彩超示右心房内低回声包块，三尖瓣反流，心脏功能正常，患儿经过抗细菌、抗肺炎支原体治疗后胸痛症状及肺部 CT 加重，甚至出现了肉眼血尿。以患儿的症状及右心房内肿物为线索，我们进行了文献检索，找了 1 篇首都医科大学附属北京儿童医院报道的病例，该病例患儿进行了心脏内肿物的取出及病理组织学分析，确认为血小板成分，诊断为"血栓风暴"，考虑其形成"血栓风暴"的原因为系统性红斑狼疮和抗磷脂综合征。这与本例患儿几乎一致，故我们考虑本例患儿诊断为系统性红斑狼疮、抗磷脂综合征、肺炎、肾病综合征。而肺炎及血尿蛋白尿的形成考虑血栓导致的可能性大。

【肾脏内科医师】

本例患儿起初为镜下蛋白尿、血尿，随后出现肉眼血尿，症状上存在双眼浮肿，白蛋白 23.80 g/L。48 小时 PPD 试验：阴性。总胆固醇：7.21 mmol/L。具有典型肾炎型肾病的表现，但具体原因可能需要进一步行肾脏病理学检查。

【放射科医师】

本例患儿肺部 CT 呈现双下叶外后基底段见大片高密度影，边界不清晰，密度不均匀。典型炎症表现多沿着气管走形，而本例患儿 CT 所致多为肺叶靠外侧的炎症表现，且为下叶，虽然仅依靠CT无法区分肺部炎症与血栓，但由于位置上与典型肺炎存在差异，故也不能除外血栓形成。

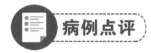

有很多全身性疾病会以呼吸道症状起病，但这些疾病往往又不完全与典型呼吸道疾病相符合，以本例患儿为例，虽然很多症状与肺炎支原体肺炎很相似，但肺炎支原体IgM抗体及支气管肺泡灌洗液中的肺炎支原体PCR均为阴性，而且明显的血尿及蛋白尿、眼睑及双下肢水肿的体征等都无法用肺炎支原体感染的一元论去解释，因此在建立临床思维的过程中，我们要尽量去遵守一元论的原则。同时，我们也体会到了强大的数据共享给临床工作带来的便利，当我们无法解释心脏肿物时，通过文献检索，查到了首都医科大学附属北京儿童医院报道的1篇类似病例，并且该病例非常完整，包括对肿物病理类型进行了分析，为最终诊断本例患儿提供了巨大的帮助。总之，对于我们既往没有充分认识或者很少见到的病例，要尽可能用同一个原因解释患者所有的症状，同时当我们遇到困境时，一定要学着通过检索的方式，寻找诊断思路。

（撰写　胡亮　点评　郑广力　审稿　殷菊）

参 考 文 献

1. MA J Y, ZHANG X, LI X F, et al. Thrombotic storm in a 4-year-old boy with a thrombus in the right atrium. Int J Immunopathol Pharmacol, 2018, 32：2058738418778121.

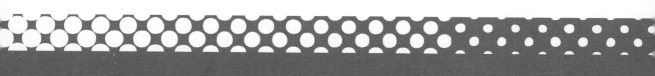

免疫缺陷

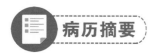

病例 55
儿童高免疫球蛋白 E 综合征
合并重症肺炎

病历摘要

【基本信息】

患儿，女，10 岁。

主诉：咳嗽伴发热 5 天。

【病史】

患儿入院前 5 天出现咳嗽，可咳出黄绿色黏痰，无喘息、气促及发绀，伴发热，最高体温 39.0 ℃，无惊厥，无头痛，无皮疹，无尿频、尿急、尿痛。当地医院就诊查血常规 + CRP：WBC 18.39×10^9/L，中性粒细胞百分比 63.7%，CRP 17.3 mg/L。给予头孢唑肟静脉滴注 2 天，患儿仍有咳嗽，热峰无下降。胸部 X 线检查示右肺上叶、中叶大叶性肺炎，给予阿奇霉素 + 头孢曲松静脉滴注 2 天后，病情无好转。胸部 CT 示右肺上叶、下叶大片炎症，伴多发肺脓肿形成，右侧少量胸腔积液，考虑肺脓肿。遂来我院就诊，复查血常规 + CRP：WBC 15.1×10^9/L，中性粒细胞百分比 56.1%，CRP 97 mg/L，继续给予阿奇霉素 + 头孢曲松静脉滴注 1 天，患儿仍有咳嗽、发热，为进一步治疗，急诊拟"重症肺炎、肺脓肿"收入院。

患儿自发病以来，精神反应可，胃纳一般，体重无明显下降。

新生儿期体健，生长发育正常，正常计划免疫接种，既往有哮喘病史，不规则吸入布地奈德气雾剂，近 3 个月无喘息发作。否认湿疹及其他皮肤疾病病史。否认肝炎及结核等传染病接触史。

【体格检查】

体温 38.5 ℃，脉搏 117 次/分，呼吸 25 次/分，血压 94/64 mmHg，氧饱和度 98%。神清，气平，反应可。全身未见皮疹，浅表淋巴结无肿大，三凹征阴性，咽充血。胸廓对称，双肺呼吸音粗，右上肺呼吸音低，可闻及少量湿啰音。心音有力，律齐，未闻及杂音。腹软，无压痛反跳痛，肝脾肋下未触及。神经系统查体阴性。毛细血管充盈时间 <2 秒。

【辅助检查】

血常规：WBC 11.94×10^9/L，中性粒细胞百分比 63.7%，RBC 3.98×10^{12}/L，Hb 113 g/L，PLT 381×10^9/L，嗜酸性粒细胞计数 3200×10^6/L。

CRP 96 mg/L。

PCT 0.37 ng/mL。

生化无明显异常。

肺炎支原体抗体滴度 >1：160。

血沉 120 mm/h。

血培养阴性。

骨髓培养阴性。

T-SPOT. TB 试验阴性，PPD 试验阴性。

G 试验阴性。

多次血、支气管肺泡灌洗液 GM 试验均阳性。

支气管肺泡灌洗液培养：金黄色葡萄球菌。耐药机制为耐甲氧西林金黄色葡萄球菌（表 55 – 1）。

表 55 – 1 细菌耐药机制

细菌	抗生素	抗生素折点(参考值)/mm	结果
金黄色葡萄球菌	克林霉素	—	0.25 μg/mL(MIC)敏感
金黄色葡萄球菌	头孢洛林	—	0.5 μg/mL(MIC)敏感
金黄色葡萄球菌	红霉素	—	≤0.25 μg/mL(MIC)敏感

（续）

细菌	抗生素	抗生素折点（参考值）/mm	结果
金黄色葡萄球菌	庆大霉素	—	≤0.5 μg/mL（MIC）敏感
金黄色葡萄球菌	利奈唑胺	—	2 μg/mL（MIC）敏感
金黄色葡萄球菌	米诺环素	15~18	25 mm（DISK）敏感
金黄色葡萄球菌	苯唑西林	—	≥4 μg/mL（MIC）耐药
金黄色葡萄球菌	青霉素	—	≥0.5 μg/mL（MIC）耐药
金黄色葡萄球菌	利福平	—	≤0.5 μg/mL（MIC）敏感
金黄色葡萄球菌	复方新诺明	—	≤10 μg/mL（MIC）敏感
金黄色葡萄球菌	替考拉宁	—	≤0.5 μg/mL（MIC）敏感
金黄色葡萄球菌	万古霉素	—	≤0.5 μg/mL（MIC）敏感

痰培养：肺炎克雷伯菌。

支气管肺泡灌洗液宏基因组高通量测序：金黄色葡萄球菌序列数933，余无明显异常。

支气管肺泡灌洗液病理：镜下见大量中性粒细胞及坏死物质，未见肿瘤细胞，PASM染色真菌阴性。

细胞免疫 CD19$^+$35.01%，余无明显异常。

体液免疫：IgG 12.00 g/L，IgA 1.69 g/L，IgM 1.78 g/L，IgE 11 300.00 IU/mL。

过敏原：屋尘螨/粉尘螨3级（4.34 IU/mL），狗毛发皮屑3级（5.70 IU/mL），霉菌组合（烟曲霉等）阴性。

ANA 阴性，抗链球菌溶血素O试验阴性，中性粒细胞吞噬功能阴性，肿瘤标志物阴性。

骨髓常规涂片未见异常；骨髓肿瘤染色体检查阴性。

骨髓白血病融合基因分型（定性）：*BCR-ABL* 基因、*JAK2-V617F* 基因、*EVT6-PDGFRA* 基因、*FIP1L1-PDGFRA* 基因均阴性，T淋巴瘤克隆性基因重排检测阴性。

骨髓细胞学免疫分型无异常。

基因检测报告见表55-2。

表 55 - 2　基因检测

基因	参考转录本	遗传模式	核苷酸/氨基酸变化	合子状态	父亲	母亲	变异分类
STAT3	NM_139 276.2	AD	c.1552C > T（p. Arg518 *）	杂合	无变异	无变异	致病

辅助 T 细胞功能评估：Th17 比例及绝对计数均明显减少。

入院后第 1 次支气管镜检查：塑型性支气管炎，支气管内膜炎。

出院前最后 1 次支气管镜检查：坏死性肺炎，左 B8、左 B10、右 B3、右 B7 段支气管扩张，支气管内膜炎。

【影像学检查】

胸部 X 线示右上肺及右肺内带靠近心缘处见大片实变渗出（图 55 - 1）。

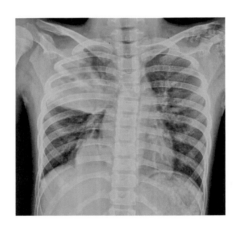

图 55 - 1　胸部 X 线

胸部 CT 平扫（院外）：右肺上叶、下叶大片炎症，伴多发脓肿形成（图 55 - 2）。

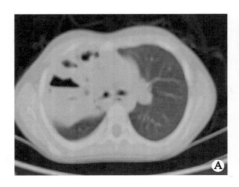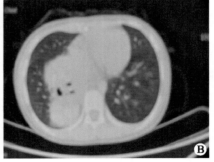

图 55 - 2　胸部 CT 平扫（院外）

入院后第2天（病程第6天）胸部CT增强扫描示右肺上叶、下叶阶段实变伴多发空洞形成，考虑感染性病变伴肺脓肿形成；右侧少量胸腔积液；左肺下叶局部支气管扩张（图55-3）。

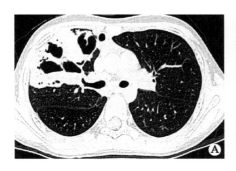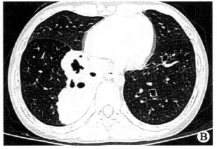

图55-3 入院后第2天胸部CT增强扫描

胸部CT平扫（治疗后）：右肺多发肺脓肿较前明显吸收，右侧胸腔积液吸收，左肺下叶局部支气管扩张，未见纵隔淋巴结肿大及钙化等情况（图55-4）。

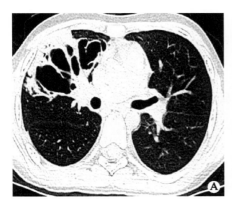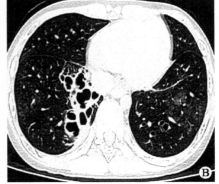

图55-4 胸部CT平扫（治疗后）

【治疗经过】

患儿入院后完善相关检查，先给予利奈唑胺静脉滴注后改口服抗感染，病程中根据检验回报曾加用阿莫西林克拉维酸钾静脉滴注、米诺环素口服、伊曲康唑口服抗感染及支气管镜灌洗等联合治疗，体温渐降至正常，肺部体征好转，住院39天后病情好转带药出院。

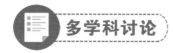
多学科讨论

【内科医师甲】

本例患儿为学龄期儿童，发热、咳嗽，起病急，病情进展快，在三代头孢联合大环内酯类抗生素联合治疗下，CRP快速升高，肺部影像学很快见多发脓肿形成，诊断为重症肺炎、多发肺脓肿形成，病原学上考虑化脓菌感染可能性大，不典型病原菌感染不能排除。

患儿平素身体状况良好，本次急性起病，血CRP显著升高，肺部影像学进展迅速，病程第4天发现肺脓肿形成，考虑社区获得性耐甲氧西林金黄色葡萄球菌感染可能性大。社区获得性甲氧西林金黄色葡萄球菌肺炎好发于健康患儿，多有流感样前驱症状，可很快出现严重呼吸系统症状，如咯血、呼吸急促、低血压、高热等，患儿血白细胞升高或降低（如携带杀白细胞素基因），CRP显著升高，耐药基因多为 SCCmec IV、V，可发生脓毒症休克、呼吸衰竭甚至需入住PICU接受通气循环支持。肺部影像学进展迅速，可出现空洞、胸腔积液、气囊肿和气胸等，甚至表现为急性呼吸窘迫综合征。确诊需培养到金黄色葡萄球菌，气管分泌物的培养结果对诊断的参考价值不如支气管肺泡灌洗液，血培养对继发性肺炎的诊断价值较高。

《美国感染病学会治疗成人及儿童甲氧西林耐药金黄色葡萄球菌感染临床实践指南》和《甲氧西林耐药的金黄色葡萄球菌肺炎诊治与预防专家共识》均指出，在痰和（或）血培养结果明确之前，对已涵盖苛养菌、非典型致病源，特别是包括肠杆菌科细菌的治疗无效。对于重症社区获得性肺炎且符合以下任何一种条件的患者，推荐进行经验性耐甲氧西林金黄色葡萄球菌治疗：①需要入住重症监护病房（ICU）住院治疗；②影像学检查提示肺组织坏死或空洞性浸润、脓胸；③若痰或血培养没有耐甲氧西林金黄色葡萄球菌生长应停止经验性用药。耐甲氧西林金黄色葡萄球菌的治疗可选择万古霉素和利奈唑胺，考虑到本例患儿肺部毁损重，利奈唑胺在肺泡上皮细胞衬液中的浓度高，故选择利奈唑胺注射液抗感染后改为利奈唑胺片剂口服。患儿后期的支气管肺泡灌洗液培养也证实病原为耐甲氧西林金黄色葡萄球菌。病程中患儿有混合感染情况，也根据检验结果及药敏试验做了相应治疗。

【内科医师乙】

　　根据患儿病史和辅助检查，重症肺炎、多发肺脓肿、支气管扩张诊断成立。但是其病情进展如此迅速，肺毁损如此之重，又存在耐甲氧西林金黄色葡萄球菌和肺炎支原体混合感染，要考虑患儿是否有其他基础疾病，如免疫缺陷病。再次整理病史，发现患儿入院时IgE高达11 300.00 IU/mL，每次查血常规嗜酸性粒细胞计数基本大于1500×10^6/L，结合患儿有哮喘病史，目前存在支气管扩张，还有反复呼吸道感染病史，考虑患儿可能存在高免疫球蛋白E综合征（hyperimmunoglobulin E syndrome，HIES）。

　　HIES是一种罕见的原发性免疫缺陷病，临床以顽固湿疹样皮疹、反复细菌感染引起的皮肤及肺部脓肿，并伴有血清IgE水平显著升高为特征。根据遗传方式不同，HIES分为2类，常染色体显性遗传HIES（AD-HIES）和常染色体隐性遗传HIES（AR-HIES）。AD-HIES为STAT3基因突变所致，STAT3基因突变后可导致Th17细胞分化障碍，IL-17分泌减少，从而导致中性粒细胞趋化因子及抗菌肽形成障碍，使患者念珠菌易感性增加，从而反复发生皮肤及肺部感染。AR-HIES与DOCK8、TYK2、PGM3、SPINK5等基因突变有关。DOCK8缺失可引起T淋巴细胞和B淋巴细胞联合免疫缺陷，从而导致患者对病毒感染的抵抗力大大减弱。TYK2基因缺陷可引起IL-12信号转导缺陷，使患者对病毒及胞内菌易感性增加，且可促进Th2细胞分化，从而易发生特应性皮炎和湿疹。与STAT3突变和DOCK8突变类似，TYK2基因缺陷亦导致IL-23下游信号受损，从而导致念珠菌感染和化脓性感染。PGM3基因突变的AR-HIES临床主要表现为特应性皮炎、自身免疫性疾病易感和精神运动发育迟缓。SPINK5基因突变是最新报道的AR-HIES的基因突变，可导致内瑟顿综合征（Netherton syndrome）。内瑟顿综合征是一种罕见且严重的常染色体隐性遗传病，主要临床表现为鱼鳞病样红皮病、旋绕性线状鱼鳞病、竹节样头发、高IgE体质，可因反复细菌感染继而导致患者早期死亡。

　　本例患儿基因检测报告示突变基因为STAT3，从其全血基因组DNA中检测到STAT3基因的一个杂合变异，c.1552C＞T（p.Arg518*），结合父母检查结果表明该变异为新发变异（de novo）。c.1552C＞T变异的致病性尚未见报道，其会导致肽链合成提前终止，且该变异在正常人群 gnomAD 数据库中未见记录。根据美国医学遗传学与基因组学学会（ACMG）编写和发布的《ACMG 遗传变异分类标准与指南》，实验室将 c.1552C > T 变异归类为致病变异，遗传模式为常染色体显性遗传。辅助 T 细胞功能评估示 Th17 比例及绝对计数均明显减少，结合嗜酸性粒细胞计数明显高于正常，肺部脓肿出现迅速且病变范围广泛，可以确诊存在常染色显性遗传的 HIES。HIES 病因复杂，临床以对症治疗为主，如预防和控制感染、静脉应用丙种球蛋白、血浆置换、造血干细胞移植等。目前仅有少数造血干细胞移植成功的案例，情况并不乐观。基因治疗尚无成功案例报道。

【放射科医师】

肺脓肿是由化脓菌感染引起的肺部化脓性炎症，以病变部位液化、坏死及坏死物排出后形成空洞为其主要特征。X 线片上显示大片实变影，内部可见透亮影；胸部 CT 在显示病变周围渗出情况及病变内部的空洞形成中具有明显优势，且对少量胸腔积液敏感性高。肺脓肿 CT 可呈结节状或团块状，有时呈不规则形，根据气道来源或血行感染出现单发或多发改变，病变边缘通常模糊，部分病灶周围可见片状实变及磨玻璃影；病灶中央为液化坏死区，若脓腔与支气管相通，脓液排出可形成空洞，空洞内可见液平。急性肺脓肿空洞壁多不规则；慢性肺脓肿空洞壁较厚，一般不规则或形成多房空洞，CT 增强扫描示空洞壁可见强化，可伴支气管扩张或肺气肿或胸膜增厚及胸腔积液表现。

本例患儿多次行 CT 检查，早期见多发空洞伴液平形成，且有少量胸腔积液，后期脓液排除，形成多房空洞，洞腔变大，洞壁变薄，未见纵隔淋巴结明显肿大及钙化等情况，结合临床治疗效果还是考虑化脓菌感染可能性，真菌及结核感染不支持。

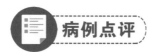 病例点评

结合病史和影像学改变、实验室检查来诊断儿童肺炎不难，重要在于病原学的明确和合理精准选择针对病原的抗感染药物。此外，对疾病严重程度的评估也不容忽视。对考虑为重症肺炎的患儿，诊治中要注意避免并发症的发生及其对疾病预后的影响，同时还要寻找导致重症病情出现的诱因或危险因素。本例患儿起病急、进

展迅速，诊断思路及治疗原则没什么问题。在诊治患儿的同时要多思考、善于总结，注意出现疾病变化的诱因和（或）危险因素，并注意基础疾病线索的追踪，避免漏诊及误诊。本例患儿目前主要诊断为重症肺炎、多发肺脓肿形成、HIES，但病程中多次血、支气管肺泡灌洗液GM试验均阳性，而且患儿初期有肺炎、哮喘病史，支气管扩张，IgE升高，是否还要考虑到变应性支气管肺曲霉病。

变应性支气管肺曲霉病是烟曲霉致敏引起的一种变态性肺部疾病，表现为哮喘、反复出现的肺部阴影和支气管扩张，多在哮喘诊断多年后发病，也可在新发哮喘中出现，发病率成人高于儿童。该病血清总IgE升高，但烟曲霉特异性IgE水平升高是其特征性诊断指标。该病影像学常见肺部浸润影或实变影，可为一过性、反复性、游走性，也存在中心性或周围性支气管扩张。口服激素是治疗变应性支气管肺曲霉病的基础治疗，不仅可以抑制过度免疫反应，还可减轻曲霉引起的炎症损伤。本例患儿虽有哮喘史，但过敏原检测烟曲霉特异性IgE阴性，痰培养及支气管肺泡灌洗液培养均未见烟曲霉存在，肺部影像学并非游走性改变，未用激素治疗，经抗感染治疗后肺部渗出基本吸收，坏死物质排出，留有多发空洞及支气管扩张。对于病程中血、支气管肺泡灌洗液GM试验阳性，考虑还是由于存在HIES原发性免疫缺陷病，继发真菌感染所致。

（撰写　王超　点评　董晓艳　审稿　郑跃杰）

参 考 文 献

1. LIU C, BAYER A, COSGROVE S E, et al. Clinical practice guidelines by the infectious diseases society of america for the treatment of methicillin-resistant staphylococcus aureus infections in adults and children: executive summary. Clin Infect Dis, 2011, 52(3): 285 – 292.

2. 李春晓. 高IgE综合征诊疗进展. 临床儿科杂志, 2014, 32(1): 88 – 91.

3. 杨芝, 杨军, 赵晓东. 高IgE综合征研究进展. 中国实用儿科杂志, 2018, 33(1): 72 – 75.

4. ADAM M P, MIRZAA G M, PAGON R A, et al. GeneReviews ® [Internet]. Seattle (WA): University of Washington, Seattle, 1993 – 2023.

5. 中华医学会呼吸病学分会哮喘学组. 变应性支气管肺曲霉病诊治专家共识. 中华医学杂志, 2017, 97(34): 2650 – 2656.

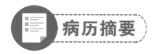

病 例 56

慢性肉芽肿病合并难治性肺炎

病历摘要

【基本信息】

患儿,男,2岁6个月。

主诉:发热、咳嗽36天,热平12天。

【病史】

患儿于入院前36天出现发热,热峰39.5 ℃,偶有咳嗽、咳痰,无喘息,无寒战、抽搐,无气促、发绀,无呼吸困难,无呕吐、腹泻,无皮疹,至当地医院就诊,考虑"肺炎并实变、胸腔积液、脾脓肿、缓症链球菌感染、肺炎链球菌肺炎、腺病毒感染、流行性感冒、腹股沟斜疝(右侧)",先后给予阿奇霉素、阿莫西林、头孢曲松、万古霉素、磷霉素、亚胺培南、阿昔洛韦抗感染及雾化治疗后,患儿热平12天,咳嗽反复,复查胸部CT提示胸腔积液较前增多,为求进一步治疗转来我院,门诊拟"肺炎、肺实变、胸腔积液、脾脓肿"收入院。

自发病以来,患儿精神可,食纳、睡眠可,二便正常,体重无明显下降。

患儿足月顺产,G1P1,无窒息抢救史,出生体重2.9 kg,生长发育良好,按时接种疫苗。1岁2月龄时因"反复发热7天,发现两系减少23天"于外院住院,诊断考虑"血流感染(鼠伤寒沙门菌)、造血抑制、脓毒症、中毒性脑病、肝功能损伤、低蛋白血症、细胞免疫功能低下、婴儿腹泻病、鞘膜积液、右侧腹股沟斜疝",治疗14天后好转出院。1岁3月龄时于外院肝病中心住院诊断"转氨酶升高

（重度）、感染性肝损伤、支气管肺炎、细胞免疫功能低下、鞘膜积液、腹股沟斜疝右侧"，经治疗好转后出院，后复查肝功能均正常。

父亲体健，母亲 2015 年 11 月诊断为"支气管结核"，规律服药，停药后怀孕。

【体格检查】

体温 36.8 ℃，脉搏 110 次/分，呼吸 26 次/分，血压 90/56 mmHg。神志清楚，精神反应可，浅表淋巴结未触及肿大，皮肤无皮疹及出血点，胸廓对称，双肺呼吸音粗，未闻及明显干湿啰音。心音有力，律齐，未闻及杂音。腹软，无压痛及反跳痛，未及包块，肝脏肋下 4 cm，质软，脾脏肋下未及。神经系统查体未见异常。

【辅助检查】

（1）外院

一般病原学：流感、腺病毒、肺炎支原体等核酸检测：阴性；T-SPOT. TB 试验、G 试验、GM 试验：阴性。

血培养：阴性。

B 超：肝脾肿大，脾内多发低回声结节，脓肿可能。

心脏彩超：心包微量积液。

骨髓：穿刺涂片示骨髓增生减低，粒系增生活跃；培养：阴性。

支气管镜：支气管内膜炎症。

支气管肺泡灌洗液宏基因组高通量测序：缓症链球菌及肺炎链球菌。

（2）我院

血常规 + CRP（入院时）：CRP 50 mg/L，WBC 12.5×10^9/L，中性粒细胞百分比 59.4%，Hb 112 g/L，PLT 338×10^9/L。

血常规 + CRP（治疗后）：CRP 79 mg/L，WBC 13.3×10^9/L，中性粒细胞百分比 54.0%，Hb 99 g/L，PLT 479×10^9/L。

肝肾功能、心肌酶、电解质：正常。

细胞免疫、体液免疫：正常。

血沉 20 mm/h，PCT < 0.02 ng/mL。

IL-6 13.0 pg/mL，铁蛋白 123.6 ng/mL。

肺炎支原体 IgM < 1 ： 40。

呼吸道七项 RNA、鼻病毒 RNA、嗜肺军团菌 DNA：阴性。

EBV、CMV 抗体及 EBV DNA、CMV DNA 定量：阴性。

T-SPOT. TB 试验、G 试验、GM 试验：阴性。

痰培养：嗜麦芽窄食单胞菌（少量）；血培养：阴性。

支气管肺泡灌洗液宏基因高通量测序：副流感嗜血杆菌、CMV、EBV。

【影像学检查】

外院胸部 CT（治疗前）：双肺肺炎伴实变，双侧胸腔积液，考虑感染性病变（图 56 - 1）。

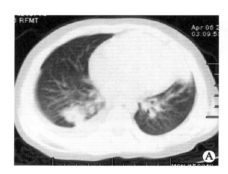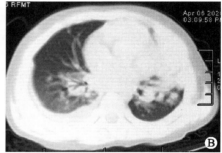

图 56 - 1　外院胸部 CT（治疗前）

外院胸部 CT（治疗后）：左肺上叶病灶较前无明显吸收，余肺病灶范围较前稍缩小；双侧胸腔积液，右侧较前增多，左侧无明显吸收（图 56 - 2）。

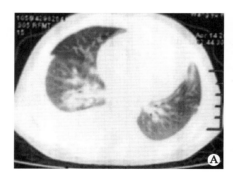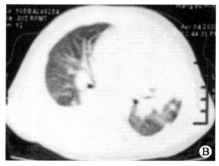

图 56 - 2　外院胸部 CT（治疗后）

我院胸部 CT（入院时）：两肺炎症，右肺下叶及左肺上叶呈坏死性肺炎改变，伴右侧胸腔积液，左侧胸膜增厚，纵隔淋巴结肿大（图56-3）。

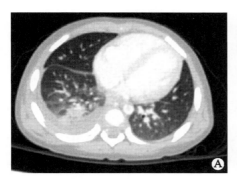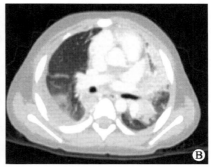

图56-3　我院胸部CT（入院时）

我院胸部CT（治疗后）：两肺炎症，右肺下叶及左肺上叶呈坏死性肺炎改变，较前稍进展；双侧胸膜略厚，右侧胸腔积液已吸收；纵隔淋巴结肿大（图56-4）。

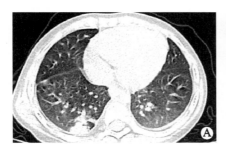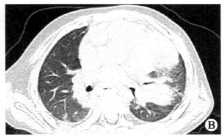

图56-4　我院胸部CT（治疗后）

【治疗经过】

入院后完善相关检查，结合外院治疗史，考虑万古霉素治疗疗效不佳，予以利奈唑胺、头孢哌酮钠舒巴坦钠抗感染，期间患儿反复发热，CRP升高，加用甲泼尼龙琥珀酸钠治疗5天减轻炎症反应、丙种球蛋白治疗2天免疫支持，后复查胸部CT示肺部病变无好转，将头孢哌酮钠舒巴坦钠改为美罗培南并加用更昔洛韦抗病毒、伏立康唑抗真菌治疗后，患儿仍有反复发热，胸部CT提示胸腔积液吸收但炎症进展。结合患儿病史及抗感染效果不佳，考虑免疫缺陷病可能，已行基因检测等待结果并建议行胸腔镜手术+肺组织活检明确病原，家属拒绝检查，出院。

出院后2周全外显子组基因测序结果：患儿 *CYBB* 基因存在杂合错义突变，可引起慢性肉芽肿病，母亲为携带者。

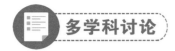

【呼吸科医师甲】

本例患儿为 2 岁余男童，病史迁延 1 月余，临床表现为反复发热伴咳嗽，肺部体征不明显，但影像学示肺部炎症及胸腔积液反复，常规抗生素治疗无效。当患儿肺部影像检查出现胸腔积液时，应主要考虑以下几类疾病：①感染性疾病：A. 脓胸：如肺炎链球菌、肺炎克雷伯菌、耐甲氧西林金黄色葡萄球菌等；B. 非典型病原体感染：如肺炎支原体肺炎、沙眼衣原体肺炎；C. 真菌感染：如新型隐球菌肺炎、曲霉菌肺炎；D. 结核感染；E. 寄生虫感染：如疟疾、血吸虫、丝虫、钩虫、杜氏利什曼原虫等。②非感染性疾病：A. 恶性胸腔积液；B. 肾病、慢性肝病；C. 风湿性疾病：如系统性红斑狼疮、幼年特发性关节炎等可合并胸腔积液；D. 乳糜胸：先天性乳糜胸系淋巴系统结构发育异常，年长儿童可由上腔静脉阻塞、纵隔炎症、肿瘤浸润等引起。结合本例患儿相关辅助检查，细菌性感染首先考虑，真菌感染不排除，予以美罗培南、利奈唑胺、伏立康唑抗感染后，胸腔积液减少，但仍有反复发热，CRP 及 CT 上炎症渗出无改善。对于病程长且反复不愈、抗感染效果不佳的患儿，需要考虑可能存在免疫缺陷病或基础相关疾病，如支气管畸形、原发性纤毛运动障碍等。入院时为明确诊断，经患儿及家属知情同意后，采集了患儿及其父母外周血，行全外显子组基因测序，发现患儿 CYBB 基因存在杂合错义突变，母亲为携带者。

慢性肉芽肿病属于原发性免疫缺陷病，可引起常见吞噬细胞还原型烟酰胺腺嘌呤二核苷酸磷酸（NADPH）氧化酶复合物功能障碍，使其无法有效产生具有杀菌活性的超氧阴离子及其他代谢产物，导致反复严重感染、炎症反应失调进而形成肉芽肿等。NADPH 由 5 个 phox 亚基组成，其中 gp91phox 和 p22phox 细胞膜上的细胞色素 b588 成分分别由 CYBB、CYBA 基因编码；而 p47phox、p67phox 和 p40phox 是胞质蛋白，由 NCF1、NCF2、NCF4 基因编码。慢性肉芽肿病患儿由于其中 1 个基因突变，引起 NADPH 氧化酶活性缺陷，以 CYBB 基因突变引起的 X 连锁慢性肉芽肿病最多见，约占慢性肉芽肿病的 70% 。

【呼吸科医师乙】

临床上发现以下情况时需考虑慢性肉芽肿病：反复发生严重多脏器感染（如肺、皮肤、淋巴结、肝脾和骨骼等）、脓肿形成、炎症性肠病、伤口愈合延迟及生长发育迟缓的患儿；接种卡介苗后出现播散性卡介苗感染或怀疑结核但抗结核治疗效果不好的患儿。本例患儿 1 岁余时出现鼠伤寒沙门菌感染的脓毒血症和感染性肝损伤，此次因难治性肺部感染和脾脓肿入院，影像学可见团块状病灶和肿大淋巴结，需高度怀疑慢性肉芽肿病。

慢性肉芽肿病多表现为反复皮肤、肺部、肝脏、淋巴结等化脓性感染以及可发生于任何部位的脓肿，常见的病原菌包括曲霉属、金黄色葡萄球菌、洋葱伯克霍尔德菌、黏质沙雷菌、诺卡氏菌属、沙门菌及结核分枝杆菌等。慢性肉芽肿病患者在感染后可诱发全身性炎症失调，以肉芽肿最为典型。①胃肠道：肉芽肿可累及整个消化道，结肠最常见，可出现直肠周围脓肿和肛周瘘等，肿物较大者可引起消化道梗阻，易被误诊为幽门狭窄等。而肉芽肿性结肠炎于儿童期最常见，可发展为炎症性肠病。②肺部：常表现为肉芽肿性肺病、间质性肺纤维化、支气管扩张、闭塞性细支气管炎等。③泌尿生殖道：可形成肉芽肿进而引起泌尿道梗阻、狭窄或尿路感染。④眼睛：累及眼睛可出现脉络膜视网膜炎、葡萄膜炎和眼部肉芽肿。对于临床上高度怀疑慢性肉芽肿的患儿，可行硝基四氮唑蓝还原试验（NBT）及二氢罗丹明（DHR）试验。NBT 试验可快速确定巨噬细胞 NADPH 活性，但假阴性率较高，逐渐被淘汰；DHR 试验可区分吞噬细胞中有无氧化酶的亚组且细胞反应的严重程度，与病情的严重程度及预后呈正相关。随着精准医疗和分子诊断技术的广泛应用，基因序列分析可从分子水平明确慢性肉芽肿病的诊断。本例患儿行基因检测后明确为 CYBB 基因突变引起的 X 连锁慢性肉芽肿病。

【感染科医师】

若慢性肉芽肿病患儿出现感染，应尽早、积极行足疗程抗感染治疗，在早期行病原学检测及药敏试验，并依据药敏结果选用合适的抗生素。在未得到病原菌结果前，可先针对金黄色葡萄球菌和革兰氏阴性菌（包括洋葱伯克霍尔德菌）进行经验性治疗，如磺胺甲噁唑－甲氧苄啶、喹诺酮类或大剂量碳青霉烯类、万古霉素等。另外，对于慢性肉芽肿病患儿还要警惕侵袭性真菌感染，尤其以烟曲霉菌最为常见。真菌血清学试验如 G 试验、GM 试验和支气管肺泡灌洗在慢性肉芽肿病患儿中检测的敏感性较低，因此对有肺部症状和（或）反复发热的慢性肉芽肿病患儿，应尽早进行经验性抗真菌治疗。伏立康唑是曲霉菌属感染的首选药物，对于伏立康唑治疗无效的难治性真菌感染患者可选择两性霉素 B 脂质体、卡泊芬净、泊沙康唑等。糖皮质激素联合抗菌药物可抑制患者的过度炎症反应，对难治性细菌及真菌感染有效。另外，脓肿引流、切除化脓性病灶或肉芽肿性组织等手术治疗在慢性肉芽肿病并发症的治疗中起着重要作用，可帮助患者控制感染和炎症。

本例患儿病程长，外院常规抗感染治疗无效，血清学、痰、支气管肺泡灌洗液等相关病原检测敏感性较低，我院给予利奈唑胺、美罗培南、伏立康唑抗感染后病情反复，可考虑环丙沙星联合抗真菌治疗，并给予胸腔镜切除肉芽肿性组织，以控制炎症，并行进一步病原菌检测。

【免疫科医师】

免疫重建包括造血干细胞移植和基因治疗，是目前根治慢性肉芽肿病的唯一方法。基因治疗的原理是将人工改造过的反转录病毒载体插入一个有功能的基因，导入患者自体造血干细胞（auto-HSCs）基因组中，通过定位重组，以导入的正常基因置换基因组内原有的缺陷基因，之后把转基因 auto-HSCs 回输入患者体内。目前最有前途的基因治疗慢性肉芽肿病方法是使用 CRISPR/Cas9 系统基因编辑，但仍处于临床试验阶段。有研究表明，一些慢性肉芽肿病患者经造血干细胞移植治疗后生活质量可与正常人群相近。造血干细胞移植是通过大剂量放化疗或其他免疫抑制剂预处理，清除受者体内原有造血系统，再将来源于供体的造血干细胞输注给受者，以达到重建造血及免疫系统的目的，包括骨髓移植、外周血造血干细胞移植、脐血干细胞移植。在许多慢性肉芽肿病患者中，移植后发生的死亡最常与移植排斥反应、移植物抗宿主病或感染、自身免疫性疾病有关。通过对移植前条件、人类白细胞抗原配型、患者年龄和整体临床状态等综合调控和把握，可以降低风险，减少对移植结局的负面影响。造血干细胞移植的理想供体是人类白细胞抗原相合的同胞供者，但在现实中获得这样捐赠者的可能性不到 30%。对于本例患儿，目前最重要的是积极抗感染，控制并发症，同时寻找合适的供体，若没有同胞供者，人类白细胞抗原相合的非亲缘供者是首选。

 **病例点评**

本例患儿病程长，病情反复，当抗感染治疗无效时，需警惕宿主因素，如存在免疫缺陷病或基础相关疾病等，这些疾病的处理需要多学科的协助。随着精准医疗的广泛开展及基因检测技术的发展，单基因病如慢性肉芽肿病的诊断率有了显著提高，在传统针对感染及炎症性并发症治疗的基础上，不管慢性肉芽肿病患者性别、遗传类型、临床表现如何，均应考虑尽早接受造血干细胞移植治疗。而未得到有效造血干细胞移植治疗前，需要终身使用抗生素和抗真菌药物预防，推荐使用磺胺甲噁唑-甲氧苄啶和伊曲康唑，以减少感染次数、减轻感染症状。

（撰写　唐铭钰　审稿　曹玲）

参考文献

1. 禹定乐，王文建，郑跃杰，等. 儿童慢性肉芽肿病研究进展. 中华实用儿科临床杂志，2020，35（11）：877-880.

2. 黄丽莲，覃敏. 慢性肉芽肿病的诊治研究进展. 内科，2018，13（2）：210-214.

3. 王佳，韩晓华，尚云晓，等. 慢性肉芽肿病治疗进展. 中国小儿急救医学，2020，27（12）：929-932.

4. 梁伟玲，李汉广，刘陈菁，等. 慢性肉芽肿病基因型与感染病原体的相关性. 中华实用儿科临床杂志，2021，36（5）：5.

5. 刘沉涛，旷健. 慢性肉芽肿病基因治疗研究进展. 国际儿科学杂志，2019，46（2）：136-139.

病例 57

常见变异型免疫缺陷病合并弥漫性泛细支气管炎

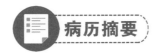 病历摘要

【基本信息】

患儿，男，9岁11个月。

主诉：咳嗽、咳痰、喘息1个月，间断发热5天。

【病史汇报】

入院前1个月出现咳嗽、咳痰，为阵发性连声咳，咳黄色脓痰，伴喘息，活动时明显，在当地住院治疗，经胸部X线检查诊断为"肺炎"，予以抗感染、激素静脉滴注、雾化治疗后，喘息减轻，仍反复咳嗽、咳痰。入院前5天出现发热，为不规则发热，热峰38℃，至我院门诊予以抗感染、雾化平喘等对症治疗，病情无好转，为进一步诊治入院。

既往史：曾于2013年（4年前）在外院诊断为"川崎病"，予以丙种球蛋白治疗（具体不详），后未复查超声心动图。有反复咳嗽、喘息史，伴鼻塞，2014年曾诊断为"支气管哮喘"，予以沙美特罗替卡松气雾剂治疗1年余，喘息好转后家属自行停药。2015—2018年因"急性扁桃体炎""支气管炎""肺炎"多次于外院住院治疗。无湿疹史，无食物、药物过敏史，经常鼻塞、流涕，未曾诊断为"过敏性鼻炎"。预防接种史、生长发育史、家族史无特殊。

【体格检查】

体温 36.4℃，脉搏 95 次/分，呼吸 20 次/分，血压 118/73 mmHg。身高 144 cm，体重 29 kg。皮肤未见皮疹，浅表淋巴结无肿大，咽红充血，双侧扁桃体未见肿大，表面无脓性分泌物，三凹征阴性，双肺呼吸音粗，可闻及少许哮鸣音，未闻及胸膜摩擦音，心脏检查未见异常，肝脾不大。

【辅助检查】

血常规：WBC $14.01 \times 10^9/L$，RBC $4.99 \times 10^{12}/L$，PLT $361.00 \times 10^9/L$，淋巴细胞百分比 13.1%，中性粒细胞百分比 80.9%，嗜酸性粒细胞百分比 1.1%，CRP 41.01 mg/L。血沉 14 mm/h。

尿常规：潜血弱阳性(±)，镜下未见红细胞。复查尿常规未见异常。

便常规、肝肾功能、电解质、心肌酶、凝血四项未见明显异常。

免疫球蛋白三项：IgG 4.740 g/L，IgA 1.053 g/L，IgM 0.625 g/L。

甲状腺功能五项：三碘甲状腺原氨酸 1.53 nmol/L，甲状腺素 103.19 nmol/L，游离 T3 4.59 pmol/L，游离 T4 13.26 pmol/L，促甲状腺激素 1.38 mIU/L。

肺炎支原体抗体定性阴性，肺炎支原体抗体定量 <1:40。

痰涂片：找到少量革兰氏阳性球菌，未找到抗酸杆菌、真菌。痰培养：咽部菌群，培养出少量白念珠菌。

电子支气管镜：支气管内膜炎症。

支气管肺泡灌洗液 T 细胞亚群：总 T 细胞 65.40%，CD4$^+$T 细胞 2.30%，CD8$^+$T 细胞 59.10%，CD4/CD8 0.40。

支气管肺泡灌洗液：未见恶性细胞，可见含铁血黄素细胞，组织细胞 20%，淋巴细胞 20%，中性粒细胞 60%；抗酸染色(−)；铁染色(+)。

支气管肺泡灌洗液：G 试验 11.80 pg/mL。支气管肺泡灌洗液曲霉菌半乳甘露聚糖抗原 0.207，未找到细菌、真菌、抗酸杆菌。支气管肺泡灌洗液细菌 + 真菌培养：少量咽部菌群，未培养出真菌。支刷物涂片：未找到细菌、真菌、抗酸杆菌。

入院后免疫球蛋白三项见表 57 − 1。

表 57 - 1　入院后免疫球蛋白三项

	2018-6-20	2018-6-23	7 ~ 11 岁正常参考值（均值）
IgG（g/L）	4.290	3.790	7.910 ~ 13.070（10.720）
IgA（g/L）	1.340	0.630	0.850 ~ 1.710（1.280）
IgM（g/L）	0.550	0.100	1.200 ~ 2.260（1.730）

IgE 1 IU/mL。补体 C3 1.736 g/L，补体 C4 0.238 g/L。

T 细胞亚群：总 T 细胞 68.8%，CD4$^+$T 细胞 36.40%，CD8$^+$T 细胞 25.20%，CD4/CD8 1.44。NK 细胞 9.80%，CD19 12.10%。

胸部 X 线检查：两下肺炎症。

肺功能：轻度阻塞性通气功能障碍，第 1 秒用力呼气量占预计值百分比 78.30%。支气管舒张试验阴性。一口气呼吸法测肺一氧化碳弥散功能：未见异常。鼻呼出气一氧化氮 94 ppb，低于正常。口呼出气一氧化氮 9 ppb，正常。

心脏超声：未见明显异常，左右冠状动脉主干内径不宽。

【影像学检查】

胸部 CT：右肺内、后及外基底段、左肺下舌段见斑点状、斑片状高密度影，边界模糊，左肺舌下段、右肺下叶部分支气管管壁增厚、管腔轻度扩张，符合泛细支气管炎改变（图 57 - 1）。

鼻旁窦 CT：两侧额窦、筛窦、蝶窦及上颌窦内见斑片状高密度影，窦壁骨质完整，符合全组鼻旁窦慢性炎症（图 57 - 2）。

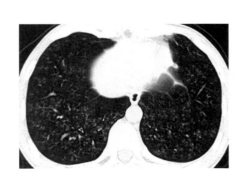

图 57 - 1　胸部 CT

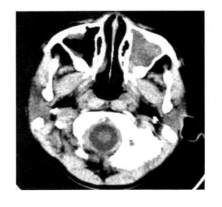

图 57 - 2　鼻旁窦 CT

【诊治经过】

入院后给予静脉滴注头孢曲松、头孢哌酮钠舒巴坦钠、口服克林霉素抗感染治疗，布地奈德混悬液和沙丁胺醇雾化，酮替芬、孟鲁司特钠止咳平喘治疗。入院第5天给予静脉注射人免疫球蛋白（约500 mg/kg）支持治疗。入院第6天复查免疫球蛋白三项示 IgG 12.8 g/L，IgA 0.460 g/L，IgM 0.30 g/L。建议行全外显子基因检测，家属不同意。出院情况：患儿偶有咳嗽、咳痰，无喘息，无发热，一般情况可。此后在我院规律住院治疗，每月给予人免疫球蛋白约300 mg/（kg·d）×1 天免疫支持治疗后，同时给予口服大环内酯类药物，患儿病情平稳，偶有咳嗽、咳痰，监测免疫球蛋白偏低。2021 年 1 月 29 日肺功能：中度阻塞性通气功能障碍，第 1 秒用力呼气量占预计值百分比66.3%；支气管舒张试验阴性。

出院后 3 年内治疗及免疫球蛋白三项复查结果见表57 - 2。

表 57 -2　出院后治疗及免疫球蛋白三项复查结果

	静脉注射人免疫球蛋白/（mg·kg^{-1}）	IgG/（g·L^{-1}）	IgA/（g·L^{-1}）	IgM/（g·L^{-1}）
2018-7-23	—	5.27	0.85	0.40
2018-8-2	300	5.16	0.76	0.34
2018-9-1	300	5.96	0.69	0.44
2018-11-18	300	5.67	0.34	0.25
2018-12-23	300	5.75	0.49	0.31
2019-1-22	300	5.89	0.85	0.38
2019-4-27	300	6.61	0.10	0.62
2021-1-3	300	6.64	0.68	0.51

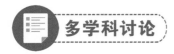

多学科讨论

【内科医师甲】

本例患儿具有如下临床特征：9 岁 11 个月，男性，学龄儿童，反复呼吸道感染病史，低丙种球蛋白，反复咳嗽、咳痰，慢性鼻窦炎，胸部高分辨率 CT 示两肺可见弥漫性分布小叶中心结节影。据此特征，患儿可诊断为常见变异型免疫缺陷病

(common variable immunodeficiency disease，CVID）合并弥漫性泛细支气管炎（diffuse panbronchiolitis，DPB），目前尚不清楚 CVID 和 DPB 是偶然关联，还是存在致病相关性。

CVID 是一种严重的抗体缺乏疾病，患病率为 1/20 万~1/5 万。其具有许多全身性疾病表现，包括反复呼吸道感染。25% 患者出现自身免疫疾病，如特发性血小板减少性紫癜、自身免疫性溶血性贫血、恶性贫血、萎缩性胃炎和白癜风等，少见的如贝赫切特综合征、血管炎、系统性红斑狼疮、类风湿关节炎、幼年类风湿关节炎、干燥综合征、炎症性肠病、原发性胆汁性肝硬化、自身免疫性肝炎、银屑病、毒性弥漫性甲状腺肿及胰岛素依赖性糖尿病等。最近，Ginori 等报道 1 例成人 CVID 合并 DPB 患者，免疫组织化学染色显示 CD20[+] B 细胞在淋巴细胞浸润中几乎缺失，这提示免疫系统的紊乱可能与 DPB 的发生发展密切相关。

DPB 的临床诊断主要包括特征性临床表现、体征、血清冷凝集试验、影像学改变和肺功能等，且需排除其他疾病。1998 年日本厚生劳动省第 2 次修订后统一推荐的临床诊断标准为：①必需项目：A. 持续咳嗽、咳痰及活动后呼吸困难；B. 合并或既往有慢性鼻旁窦炎；C. 胸部 X 线见两肺弥漫结节影或胸部 CT（尤其是高分辨率 CT）见两肺弥漫小叶中心结节影和树芽征。②参考项目：A. 胸部听诊闻及间断性湿啰音；B. 第 1 秒用力呼气量占预计值百分比 <70%，动脉血氧分压 < 80 mmHg（非吸氧条件下）；C. 血清冷凝集试验滴度增高，≥1∶64。确诊：符合 3 个必需项目 A、B、C 及 2 项以上参考项目。一般诊断：符合 3 个必需项目。可疑诊断：符合必需项目 A、B。典型临床表现和高分辨率 CT 改变即可临床诊断，对于不典型或诊断困难病例，则需进一步行肺活检组织病理检查确诊。

【内科医师乙】

DPB 是一种以弥漫存在于两肺细支气管及呼吸性细支气管区域并累及管壁全层的慢性炎症为特征的肺部慢性、进展性、炎症性疾病，临床表现为咳嗽、咳痰和活动后气促，重者可致呼吸功能障碍。大环内酯类药物可显著改善 DPB 患者预后。目前大环内酯类药物中具有 14 元环结构的红霉素、罗红霉素、克拉霉素及 15 元结构的阿奇霉素均被证实对 DPB 有效，但要注意的是，16 元环结构的大环内酯类对 DPB 无效。长期小剂量大环内酯类药物治疗能使患者显著受益,其临床症状、体征、肺功能、肺部 CT 及血氧分压均会改善。

一旦确诊为 DPB,应及早使用大环内酯类药物。参考日本厚生劳动省制定的 DPB 治疗方案,首选红霉素,成人 400~600 mg/d,儿童 5~10 mg/(kg·d),分次口服;若有不良反应、药物相互拮抗或治疗无效,可换用克拉霉素或罗红霉素,亦可选用长效大环内酯类阿奇霉素治疗。治疗疗程为 6 个月至 2 年,但对于伴有严重呼吸功能障碍的患者,需要长期服药。停药指征为临床症状、体征消失,氧分压、肺功能恢复正常和胸部 CT 示小叶中心结节影消失。停药后需长期定时随访,警惕复发。复发的患者继续红霉素治疗,仍有 2/3 的患者有效。DPB 患者若早期能得到诊断和及时治疗,是可以治愈的。

CVID 患者容易出现窦、肺感染,且机体处于免疫紊乱状态,需定期行静脉注射免疫球蛋白替代治疗。本例患儿在大环内酯类药物治疗后能否取得良好的效果需持续随访观察。

【放射科医师】

DPB 胸部影像学具有特征性改变,是诊断本病的重要依据之一。但由于 DPB 不是临床常见疾病,医师对该疾病的认识尚有不足,较易与其他一些临床常见病如慢性阻塞性肺疾病、支气管扩张等混淆。在影像学上应与慢性阻塞性肺疾病、支气管扩张、粟粒性肺结核等鉴别。

DPB 胸部 X 线的典型特点为两肺弥漫散在颗粒结节影,直径为 2~5 mm,边缘不清,以双下肺为主。随病情进展,双肺透光度增加,部分逐渐出现"双轨征"改变。支气管造影可显示呼吸性细支气管狭窄、闭塞等改变。近端支气管扩张者的选择性肺泡造影表现为肺泡不显影,由外周气道闭塞所致,是 DPB 患者 X 线特征性表现之一。

胸部 CT 尤其是高分辨率 CT 对 DPB 的诊断有重要价值。其特征性表现为:①弥漫小叶中心结节影,2~5 mm,分布广泛、不均匀,以某一段、叶或两下肺为主,无融合趋势,结节与胸膜存在小间隙。②"树芽征",为小叶中心分支状阴影或短线状影,边界欠清。其病理基础是细支气管扩张,管内充满分泌物,呼吸性细支气近端管壁增厚，合并细支气管周围炎。③"双轨征"，支气管壁增厚，细支气管扩张，病程长者可累及近端支气管。

DPB 经有效治疗后，CT 上结节、黏液栓、树芽征等影像改变可减少甚至完全消失，此为可逆性改变，而肺间质纤维化及小支气管扩张等改变则不可逆转，故应及早诊断和治疗 DPB。

CVID 的临床表现具有异质性，易被漏诊和误诊。反复呼吸道感染合并鼻窦炎需考虑 DPB 的可能。CVID 合并 DPB，目前报道较少，明确诊断并及时治疗是控制疾病的关键。

（撰写　李燕　点评　蒋敏　审稿　郑跃杰）

参 考 文 献

1. AMERATUNGA R，WOON S T，GILLIS D，et al. New diagnostic criteria for common variable immune deficiency（CVID），which may assist with decisions to treat with intravenous or subcutaneous immunoglobulin. Clin Exp Immunol，2013，174（2）：203－211.

2. GINORI A，BARONE A，BENNETT D，et al. Diffuse panbronchiolitis in a patient with common variable immunodeficiency：a casual association or a pathogenetic correlation? Diagn Pathol，2014，9：12.

3. HUI D，YAN F，CHEN R H. The effects of azithromycin on patients with diffuse panbronchiolitis：a retrospective study of 29 cases. J Thorac Dis，2013，5（5）：613－617.

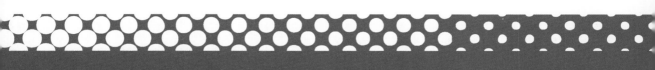

支气管扩张、纤毛运动障碍、囊性纤维化

病 例 58
儿童迁延性细菌性支气管炎

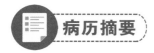 **病历摘要**

【基本信息】

患儿，男，4岁9个月。

主诉：反复咳嗽、咳痰2月余，加重1周。

【病史】

患儿2月余前出现咳嗽，为阵发性咳嗽，晨起明显，有黄色黏痰，常伴打喷嚏、流鼻涕，有频繁清咽动作，无头痛，无喘憋、呼吸困难，无发热，多次于当地医院就诊，诊断考虑上呼吸道感染，给予雾化治疗1个月，咳嗽未见好转。再次于某院就诊，完善肺炎支原体抗体弱阳性，肺CT、肺功能均正常，完善鼻内镜检查，考虑鼻窦炎、过敏性鼻炎，嘱"孟鲁司特钠、氯雷他定、阿奇霉素"口服1个月，海盐水冲鼻。患儿仍有反复咳嗽，黄色黏痰，近一周咳嗽频繁，痰多，伴鼻塞、流涕、夜间打鼾及张口呼吸。

自发病以来，患儿神志清，精神可，食纳可，睡眠可。

足月剖宫产，按时接种疫苗，无食物、药物过敏史，无湿疹，既往无喘息病史，无结核接触史，家族无过敏性疾病史及反复咳喘史。

【体格检查】

体温36.5 ℃，脉搏114次/分，血压90/60 mmHg，呼吸25次/分，体重22 kg。神志清，精神好，鼻窦区有压痛，咽无充血，咽后壁可见滤泡增生、黏痰附着。呼吸运动正常，无三凹征，双肺呼吸音略粗，未闻及干湿啰音。心音有力，律齐，未闻及杂音。腹软，无压痛及反跳痛，肝脾肋下未触及。神经系统查体未见明显异常。

【辅助检查】

血气：pH 7.33，PCO_2 38.4 mmHg，PO_2 117.00 mmHg，BE −6.8 mmol/L。

血常规：WBC 5.05×10^9/L，中性粒细胞百分比 29.1%，淋巴细胞百分比 59.00%，Hb 131 g/L。

生化：阴性。

炎症因子：PCT < 0.02 ng/mL，IL-6 4.61 pg/mL，CRP < 5.00 mg/L。

血沉：2 mm/h。

凝血功能：阴性。

体液免疫：IgG 5.82 g/L，IgA 0.4 g/L，IgM 1.17 g/L，总 IgE 340 kU/L。

细胞免疫：均正常。

痰涂片：革兰氏阴性杆菌（±），革兰氏阳性杆菌（+）。

呼吸道病原体（肺炎支原体、肺炎衣原体、腺病毒、呼吸道合胞病毒、甲型流感病毒、乙型流感病毒、副流感病毒、嗜肺军团菌、Q 热立克次体）IgM 抗体：均阴性。

优生八项：均阴性。

肌钙蛋白、肌红蛋白：正常。

脑利尿钠肽：112.00 ng/L。

痰结核菌涂片：未找到抗酸杆菌。

痰培养：正常菌群。

T-SPOT.TB 试验：阴性。PPD 试验：阴性。

过敏原检测：鸡蛋 3 +。

肺功能：通气功能正常，气道阻力正常。激发试验阴性。

超声心动图、腹部超声均未见明显异常。

心电图：窦性心律不齐。

肺 CT：双肺未见明显异常。

鼻内镜：鼻腔黏膜慢性充血，鼻中隔黏膜糜烂，双侧下鼻甲肥大明显，鼻中隔居中，中鼻道未见黏脓性分泌物及新生物，鼻咽部顶后壁可见软组织团块阻塞后鼻孔 2/3（图 58 - 1）。

颅咽腔 CT：全组鼻旁窦炎，腺样体肥大（图 58 - 2）。

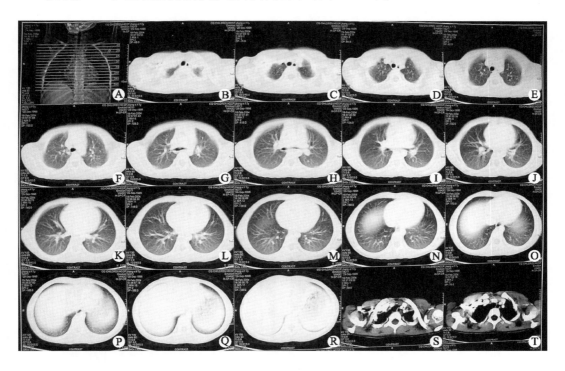

图 58 - 1　鼻内镜

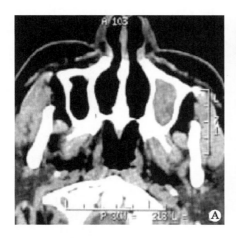
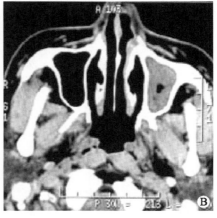

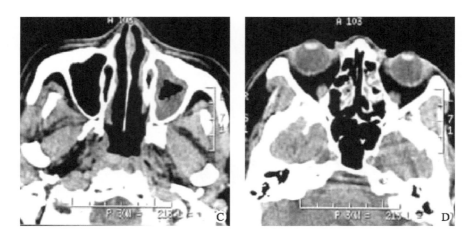

图 58-2 颅咽腔 CT

支气管镜：主气道管壁、隆嵴表面大量黄绿色黏痰，气管内黏膜充血水肿，探查各气道见右肺上叶、中叶、下叶及左肺上叶、下叶管腔均有大量脓痰，其中右肺上叶及左肺上叶各亚段痰较多；镜下未见异物或赘生物（图 58-3）。

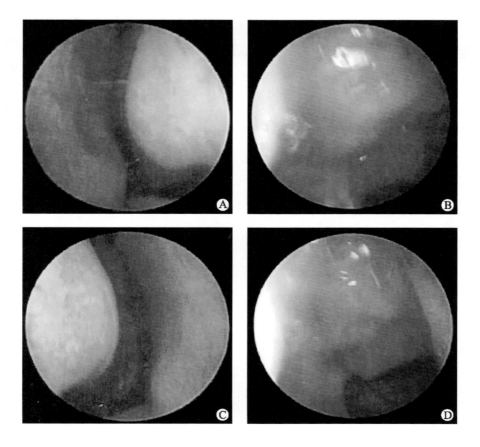

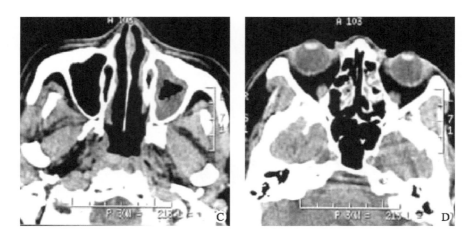

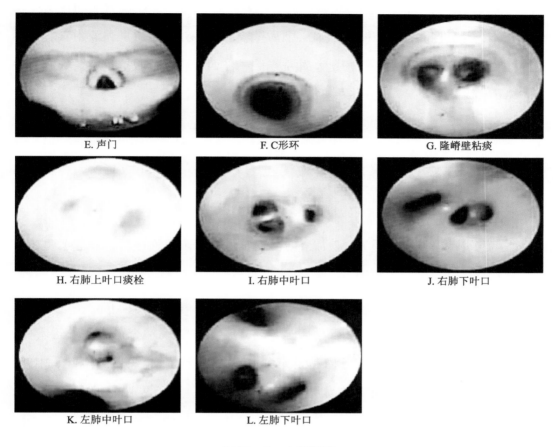

E. 声门   F. C形环   G. 隆嵴壁粘痰

H. 右肺上叶口痰栓   I. 右肺中叶口   J. 右肺下叶口

K. 左肺中叶口   L. 左肺下叶口

图 58-3 支气管镜

支气管肺泡灌洗液培养：肺炎链球菌（++）。

支气管肺泡灌洗液高通量测序结果见表58-1。

表 58-1 检出疑似呼吸道定植菌列表

类型	属			种		
	中文名	拉丁文名	检出序列数	中文名	拉丁文名	检出序列数
革兰氏阳性球菌	链球菌属	Streptococcus	1347	缓症链球菌	Streptococcus mitis	37
				婴儿链球菌	Streptococcus infantis	7

【治疗经过】

给予乙酰半胱氨酸雾化5天，阿莫西林克拉维酸钾（7:1）口服2周，欧龙马口服2周，左西替利嗪口服抗过敏，糠酸莫米松鼻喷雾剂喷鼻，海盐水冲洗鼻腔。

2 周后随访，患儿咳嗽明显缓解，偶有咳痰、打喷嚏、流涕，清咽动作明显减少。查体：鼻窦区无压痛，咽无充血，咽后壁较前好转，可见少量黏液附着。嘱继续糠酸莫米松鼻喷雾剂喷鼻，海盐水冲洗鼻腔，左西替利嗪口服抗过敏。嘱 2 周后复查鼻内镜。

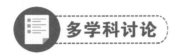

多学科讨论

【内科医师甲】

本例患儿为学龄前期男童，2 月余前出现咳嗽，为阵发性咳嗽，晨起明显，有黄色黏痰，常伴打喷嚏、流鼻涕，有频繁清咽动作，无头痛，无喘憋、呼吸困难，给予雾化治疗 1 个月，咳嗽未见好转。入院后，患儿双肺呼吸音略粗，未闻及干湿啰音，肺部体征不明显，肺 CT 未见明显异常。行支气管镜检查可见主气道管壁、隆嵴表面大量黄绿色黏痰，气管内黏膜充血水肿，探查各气道见右肺上叶、中叶、下叶及左肺上叶、下叶管腔均有大量脓痰，其中右肺上叶及左肺上叶各亚段痰较多；镜下未见异物或赘生物。支气管肺泡灌洗液培养：肺炎链球菌（++）。给予阿莫西林克拉维酸钾（7:1）口服 2 周，咳嗽症状明显缓解。故目前诊断为儿童迁延性细菌性支气管炎（protracted bacterial bronchitis，PBB）。患儿有鼻塞、流涕，伴夜间打鼾及张口呼吸，查体鼻窦区有压痛，咽无充血，咽后壁可见滤泡增生、黏痰附着；颅咽腔 CT：全组鼻旁窦炎，腺样体肥大；鼻内镜：鼻腔黏膜慢性充血，鼻中隔黏膜糜烂，双侧下鼻甲肥大明显，鼻中隔居中，中鼻道未见黏脓性分泌物及新生物，鼻咽部顶后壁可见软组织团块阻塞后鼻孔 2/3。给予欧龙马口服 2 周，左西替利嗪口服抗过敏，糠酸莫米松鼻喷雾剂喷鼻，海盐水冲洗鼻腔。2 周后随访，患儿咳嗽明显缓解，偶有咳痰，打喷嚏、流涕，清咽动作明显减少。故诊断鼻窦炎、腺样体肥大明确。

慢性咳嗽是儿童最常见的就诊原因之一，根据咳嗽性质可分为慢性干性咳嗽和慢性湿性咳嗽。干性咳嗽即无痰或痰量甚少的咳嗽；湿性咳嗽即痰量多的咳嗽，但年幼儿童湿性咳嗽常无法咳痰，而仅表现为喉间痰鸣。慢性湿性咳嗽定义为持续咳嗽，并伴有咳痰或明显痰鸣音，病程>4周。本例患儿2月余前出现咳嗽，为阵发性咳嗽，晨起明显，有黄色黏痰，为慢性湿性咳嗽。引起1岁及以上儿童慢性湿性咳嗽的主要原因是上气道咳嗽综合征（upper airway cough syndrome，UACS），而1岁以下儿童慢性湿性咳嗽的主要原因是PBB。此外，哮喘合并UACS或感染、支气管扩张、迁延性或慢性肺炎、百日咳及类百日咳综合征、气管支气管结核、气管支气管异物等也可以引起慢性湿性咳嗽。

儿童慢性湿性咳嗽的主要病理机制为气道黏液高分泌及黏液清除障碍。

（1）黏液高分泌：各种原因导致的气道上皮损伤、炎性细胞浸润及释放，均可导致杯状细胞增生、黏液分泌增加，而黏液高分泌可导致气道黏液滞留从而出现湿性咳嗽。黏蛋白（MUC）家族中MUC5AC和MUC5B是气道痰液中的主要黏蛋白成分。呼吸道黏膜和肺泡受刺激（如感染、哮喘等疾病）可导致多种炎症因子、中性粒细胞弹性蛋白酶等增加，促使MUC5AC表达增高及MUC5AC/MUC5B比例失调，杯状细胞分泌黏液增加。此外，感染可致气道上皮细胞损伤和黏液分泌，而黏液潴留有利于病原菌定植，进一步促发炎症，导致"恶性循环"。

（2）黏液清除障碍：气道黏液纤毛清除功能是呼吸系统重要的防御机制之一。纤毛上皮细胞的主要功能是清除黏液。纤毛摆动清除黏液是一个循环往复的过程，通过纤毛的协调摆动，将气道中的黏液推进到口咽，使其咳出或被吞咽。

PBB是引起婴幼儿期和学龄前期儿童特异性慢性湿性咳嗽的病因之一，曾被称为化脓性支气管炎、迁延性支气管炎和支气管扩张前期等，是指由细菌引起的支气管内膜持续感染。引起PBB的致病菌主要是流感嗜血杆菌（特别是未分型流感嗜血杆菌）和肺炎链球菌等，极少由革兰氏阴性菌引起。其发生与细菌在气道中形成生物被膜及气道的黏液纤毛清除功能障碍、免疫缺陷病和气道畸形（如气道软化）等密切相关。

PBB诊断标准分为基于病原微生物的诊断标准和基于临床改良的诊断标准。

（1）基于病原微生物的诊断标准（2019年）：①湿性（有痰）咳嗽>4周；②下呼吸道感染证据：痰液或支气管肺泡灌洗液细菌培养阳性，菌落计数≥104 CFU/L；③抗菌药物治疗2周以上咳嗽可明显好转。

（2）基于临床改良的诊断标准（2019年）：①湿性（有痰）咳嗽>4周；②抗

菌药物治疗 2 周以上咳嗽可明显好转；③除外其他原因引起的慢性咳嗽。

反复 PBB 是指 PBB 每年反复 >3 次。

难治性 PBB 是指明确诊断的 PBB 在抗菌药物治疗 4 周以上，咳嗽才能明显缓解。

值得注意的是，难治性 PBB 若迁延不愈，将发展为慢性化脓性肺疾病，而后者可进一步发展为支气管扩张。现认为 PBB、慢性化脓性肺疾病、支气管扩张可能是同一疾病的不同发展阶段。

【内科医师乙】

慢性湿性咳嗽的病因诊断应收集以下临床证据：①病史询问：详细询问病史，包括患儿年龄，咳嗽持续时间，痰量及痰液颜色，咳嗽诱发因素，咳嗽时相（如清晨、夜间、运动后、改变体位），咳嗽性质（如犬吠样、雁鸣样、断续性或阵发性），有无咯血，有无打鼾、鼻塞流涕、清嗓，有无耳道流脓，使用药物治疗情况，有无异物或可疑异物吸入史，有无喂养困难，既往有无反复呼吸道感染，有无喘息病史，有无内脏转位，有无过敏性疾病或过敏性疾病家族史等，还要注意询问患儿暴露的环境因素（如被动吸烟、环境污染、大气污染等）。②体格检查：注意评估患儿生长发育情况，有无发绀、杵状指（趾），呼吸频率，腭扁桃体和（或）腺样体有无肥大或肿大，咽后壁有无滤泡增生、有无分泌物黏附等，胸廓有无畸形，尤其要注意肺部及心脏体征。

患儿出现慢性湿性咳嗽主要由 PBB 引起。

PBB 发病机制：①呼吸道生物被膜形成；②呼吸道黏液纤毛清除功能障碍（原发性纤毛运动障碍、下呼吸道病毒感染所致的纤毛运动功能减退、神经肌肉疾病、呼吸道软化）；③中性粒细胞性呼吸道炎性反应；④免疫功能紊乱；⑤抗生素使用不当；⑥环境因素。

【内科医师丙】

PBB 的主要症状是慢性咳嗽，而咳嗽是儿童呼吸系统疾病最常见的症状之一。根据病程的长短，儿童咳嗽分为急性咳嗽（病程在 2 周以内）、迁延性咳嗽（病程为 2~4 周）和慢性咳嗽（病程超过 4 周）。儿童慢性咳嗽的定义与成人不同（病程 >8 周定义为慢性咳嗽），引起的病因也与成人不尽相同，且随不同年龄段而有所变化。慢性咳嗽可以分为特异性咳嗽和非特异性咳嗽。前者指咳嗽伴有能够提示特异性病因的其他症状或体征，即咳嗽是这些诊断明确的疾病的症状之一；后者则指咳嗽为主要或唯一表现，胸部X线检查未见明显异常的慢性咳嗽。

当儿童咳嗽病程超过4周时，要考虑以下几类疾病，以防误诊和漏诊。其一，引起儿童慢性咳嗽的常见病因包括：①咳嗽变异性哮喘；②UACS；③（呼吸道）感染后咳嗽；④胃食管反流性咳嗽；⑤心因性咳嗽；⑥其他原因引起的慢性咳嗽；⑦多病因的慢性咳嗽。其二，需要鉴别诊断的特异性咳嗽包括：①先天性呼吸道疾病；②异物吸入；③特定病原体引起的呼吸道感染；④PBB。

PBB的治疗包括：①病因治疗：给予抗菌药物治疗，PBB患儿可优先选择阿莫西林克拉维酸（7:1）或第2代以上头孢菌素或阿奇霉素等口服，疗程需2~4周。②对症治疗：可口服氨溴特罗或氨溴索5~7天或雾化吸入黏液溶解剂乙酰半胱氨酸0.3 g/次，每天1~2次，持续5~7天。在诊断过程中应注重疗效随访和动态观察。如果患儿在使用抗菌药物1个月后咳嗽没有缓解或治疗没有任何效果，需要再次进行检查，根据可能的疾病表现可以选择囊性纤维化基因检测、高分辨率CT、透射电子显微镜下纤毛超微结构及运动能力测定、支气管镜、汗液氯离子检测、鼻呼出气一氧化氮测定、消化道钡餐、免疫功能检测等；对囊性纤维化、有无支气管扩张、免疫缺陷病、胃食管反流、原发性纤毛运动障碍、气道结构异常等进行详细的了解。

PBB一般预后良好，频繁复发则有进展为慢性化脓性肺疾病甚至支气管扩张的风险。目前认为PBB、慢性化脓性肺疾病、支气管扩张是一个连续的疾病谱，三者均有湿性咳嗽表现，具有相同的病原谱，均存在支气管内膜炎症及中性粒细胞浸润、局部纤毛黏液清除功能受损的表现。一项前瞻性研究显示2年随访结束时，PBB复发率高达43.5%，并有8.1%进展为支气管扩张。下呼吸道流感嗜血杆菌（尤其是未分型流感嗜血杆菌）感染和PBB频繁复发（>3次/年）是进展为支气管扩张的重要危险因素。

【放射科医师】

PBB患儿胸部X线检查多数正常，部分患儿表现为肺纹理增粗、支气管壁增厚，少数可见斑片状实变影或反复出现实变影。胸部高分辨率 CT 可见支气管壁增厚和疑似支气管扩张。

支气管扩张是长期气道炎症、阻塞引起气道上皮和黏膜纤毛功能障碍、痰液排出困难，进而导致的气道破坏、重塑、扩张。其高分辨率 CT 征象主要有支气管 – 动脉比值增加，可出现"印戒征"；支气管壁明显增厚，可表现为"轨道征"；支气管纵切面支气管逐渐变细的规律消失；肺组织周围出现支气管结构；细支气管黏液栓形成"树芽征"。一项研究发现 PBB（>3 次/年）有良好的预测支气管扩张的作用，国外指南强调 >4 周的慢性湿性咳嗽和 PBB 频繁复发（>3 次/年）在支气管扩张中具有早期诊断作用。

目前文献提示气管支气管软化在 PBB 患儿中较常见，依据研究人群的不同，其所占比例不同，为 39%～74% 不等。deVries 等比较了 PBB 与支气管扩张、囊性纤维化患儿中气管支气管软化、喉软化的发生率，结果显示 PBB 与支气管扩张、囊性纤维化组均存在不同比例的气管支气管软化，以 PBB 组更常见（71% *vs.* 47% *vs.* 9%），且更多见于低龄组。

本例患儿肺部 X 线片无明显异常。特定病原体引起的肺炎患者往往肺部有湿啰音，胸部 X 线和（或）胸部 CT 主要以点状、斑片状及大片状炎症为特征；PBB 患儿肺部往往无啰音，胸部 X 线和（或）胸部 CT 主要表现为肺纹理增多，而胸部影像学检查是鉴别 PBB 和肺炎主要方法之一，故对于慢性湿性咳嗽（可在活动后急性加重）及胸部 CT 提示呼吸道堵塞、狭窄、怀疑异物时，要考虑到 PBB 的可能。

 **病例点评**

对于慢性咳嗽儿童，需采用"诊断 – 治疗 – 再评估"的诊断模式，进行抽丝剥茧，明确咳嗽病因，以免误诊，耽误病情。

诊断过程中需完善相关辅助检查：①影像学检查：慢性湿性咳嗽患儿应常规行胸部 X 线检查，依据检查有无异常，决定下一步诊断性治疗或检查。对于胸部 X 线检查仍不能明确诊断或病情复杂的患儿，可以行胸部高分辨率 CT 检查。②鼻咽喉镜检查：对于怀疑有鼻炎、鼻窦炎、鼻息肉、腺样体肥大的患儿，鼻咽喉镜检查可协助诊断。③支气管镜检查：对于慢性湿性咳嗽通过经验性抗菌药物治疗效果欠佳、怀疑有气道发育畸形或气道异物、气管支气管结核患儿，可做支气管镜检查及支气管肺泡灌洗。镜下支气管化脓性表现、支气管肺泡灌洗液细胞学分类及病原学检查，有助于 PBB 和慢性化脓性肺疾病的诊断。④诱导痰、支气管肺泡灌洗液的病原微生物分离培养可提示或明确呼吸道感染病原。⑤肺功能：对于慢性湿性咳嗽患儿怀疑有合并疾病如哮喘，且抗感染治疗效果欠佳时，年长儿可行肺通气功能检查，并可根据第 1 秒用力呼气容积（FEV_1）进一步行支气管舒张或激发试验。⑥血清总 IgE、特异性 IgE 和皮肤点刺试验：对怀疑与过敏相关的咳嗽、了解患儿有无特应性体质等有一定参考价值。⑦其他：对于怀疑与肺部原发疾病相关的慢性湿性咳嗽如原发性纤毛运动障碍，可行鼻黏膜或支气管黏膜透射电子显微镜检查、高速摄像显微分析、基因检测等；如囊性纤维化，可行汗液氯离子检测、基因检测、其他系统功能的评估等。对怀疑有免疫缺陷的患儿，应做相应的免疫功能检测。

（撰写　王亚南　点评　多力坤·木扎帕尔　审稿　郑跃杰）

参 考 文 献

1. 江载芳，申昆玲，沈颖. 诸福棠实用儿科学. 8 版. 北京：人民卫生出版社，2015.

2. 中华医学会儿科学分会呼吸学组慢性咳嗽协作组，《中华儿科杂志》编辑委员会. 中国儿童慢性咳嗽诊断与治疗指南(2013 年修订). 中华儿科杂志，2014，52(3)：184 – 188.

3. 中华医学会儿科学分会呼吸学组慢性咳嗽协作组，《中国实用儿科杂志》编辑委员会. 中国儿童慢性湿性咳嗽的诊断与治疗专家共识 (2019 年版). 中国实用儿科杂志，2019，34(4)：256 – 264.

4. 罗征秀，刘恩梅. 迁延性细菌性支气管炎国外指南解读. 中华实用儿科临床杂志，2018，33(10)：742 – 743.

病例 59
儿童支气管扩张

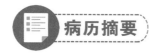 病历摘要

【基本信息】

患儿，男，6岁。

主诉：间断咳嗽、喘息、呼吸困难5年余，加重15天。

【病史】

患儿于5余年前患"麻疹"后未予重视，自行居家观察5天，期间反复高热不退，伴阵发性咳嗽，夜间明显，就诊于某医院，诊断为"重症肺炎、闭塞性细支气管炎、Ⅰ型呼吸衰竭、肺气肿、纵隔气肿"，给予呼吸机辅助通气及抗感染、雾化等治疗后症状好转出院。出院后定期于当地医院随访，长期行家庭氧疗、雾化、口服激素等对症治疗，期间患儿咳嗽、喘息、呼吸困难等症状仍反复发作，每年发作7~8次，多次住院治疗。15天前患儿咳嗽较前加重，呈阵发性，有痰不易咳出，伴喘息、呼吸困难，夜间发作频繁，不能平卧，家长自行给予氧气吸入、口服药物等治疗，症状未见缓解，为求进一步诊疗于我院就诊。

自发病以来，患儿神志清，精神欠佳，食纳好，睡眠欠佳，大小便正常，体重无明显改变。

足月顺产，按时接种疫苗，无食物、药物过敏史，既往无湿疹病史、无结核接触史，家族无过敏性疾病史及反复咳喘史。

【体格检查】

体温36.3℃，脉搏159次/分，呼吸57次/分，血压103/66 mmHg，体重11 kg，

身高 95 cm，营养 3 分。神志清，精神差，皮下脂肪减少，腹部皮褶厚度 0.5 cm。双侧扁桃体 Ⅰ°肿大，口唇轻度发绀，咽部充血。鸡胸，前胸骨角处隆起，有三凹征。双肺叩诊呈清音，双肺呼吸音粗糙，满肺可闻及细湿啰音和喘鸣音，呼气相延长。心音正常，心律齐，未闻及杂音。腹部平坦，无压痛及反跳痛，肝脾肋下未触及。可见手脚杵状指（趾）（图 59－1）。神经系统查体未见明显异常。

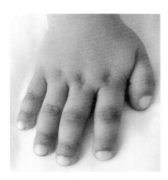 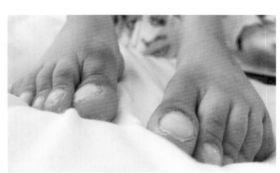

A.杵状指　　　　　　　　　　　　　B.杵状趾

图 59－1　临床照片

【辅助检查】

血气：pH 7.322，PCO_2 55.60 mmHg，PO_2 86.10 mmHg，BE 2.5 mmol/L。

血常规：WBC 10.20×10^9/L，中性粒细胞百分比 32.60%，淋巴细胞百分比 55.90%，Hb 103 g/L。

生化：阴性。

炎症因子：PCT 0.07 ng/mL，IL-6 7.07 pg/mL，CRP 18.1 mg/L。

血沉：30 mm/h。

肌酸激酶同工酶：1.61 ng/L。

体液免疫、细胞免疫、凝血功能：阴性。

总 IgE：7 kU/L。

呼吸道病原体九项核酸检测：均阴性。

KL-6：252 U/mL。

脑利尿钠肽：945.00 ng/L。

结核菌涂片：未找到抗酸杆菌。

痰培养：正常菌群。

T-SPOT. TB 试验：阴性。PPD 试验：阴性。

心电图：窦性心律不齐。

超声心动图、腹部超声：均未见明显异常。

肺超声组合：①双肺超声所见：考虑肺炎可能性大；②左侧胸腔积液。

肺功能：因患儿不能配合，无法完成。

【影像学检查】

1. 肺部 CT + 三维重建 （图 59 - 2）

（1）双肺多发支气管扩张并感染。

（2）肺气肿。

（3）左肺下叶后基底段隔离症待排。

（4）左下肺少许盘状肺不张。

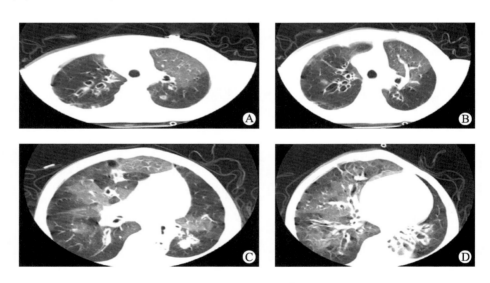

图 59 - 2　肺部 CT + 三维重建

2. 纤维支气管镜检查伴支气管肺泡灌洗术 （图 59 - 3）

（1）镜下主气道管壁、隆嵴表面可见大量白色黏痰，黏膜充血水肿，右肺上叶、右肺中叶、右肺下叶、左肺上叶、左肺下叶及管壁均可见大量白色黏痰，双肺上叶及下叶部分管腔扩张明显，有痰栓堵塞部分气道。

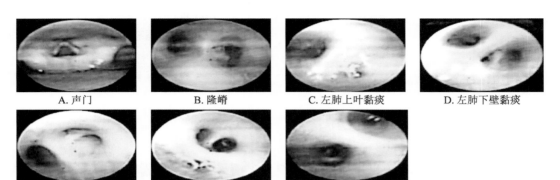

| A. 声门 | B. 隆嵴 | C. 左肺上叶黏痰 | D. 左肺下壁黏痰 |

| E. 右肺下壁黏痰 | F. 右肺中叶壁黏痰 | G. 右肺下叶壁黏痰 |

图59-3　纤维支气管镜

（2）支气管肺泡灌洗液相关检查

细菌培养：无细菌生长。

真菌培养：无真菌生长。

结核 DNA：未检出。

涂片革兰氏染色：革兰氏阳性球菌（±）。

【治疗经过】

入院后给予持续低流量吸氧，静脉滴注"头孢唑肟钠0.55 g q8h"抗感染，雾化吸入"普米克令舒1 mg+特布他林2.5 mg+异丙托溴铵气雾剂250 μg q8h"止咳平喘、扩张支气管，静脉滴注"盐酸氨溴索片7.5 mg q12h"化痰，间断静脉推注"呋塞米"改善肺循环，3天后患儿咳嗽、咳痰、喘息、呼吸困难症状仍明显，端坐位，平卧困难，双肺可闻及弥漫性细湿啰音，治疗效果欠佳，完善支气管镜检查及支气管肺泡灌洗术。支气管肺泡灌洗后患儿喘息较前好转，双肺细湿啰音明显减少，继续同前行抗感染、雾化治疗5天，患儿咳嗽减少，无喘息、呼吸困难，双肺症状缓解，可平卧。患儿支气管扩张伴感染，考虑常见病原菌感染，出院后给予"阿莫西林克拉维酸钾（7：1）1片/次、2次/天"口服1周后停用2周，后反复口服1周停用2周，气道湿化配合雾化吸入乙酰半胱氨酸，长期家庭氧疗（1~2 L/min），并教家属依病变区域不同帮助患儿进行气道分泌物体位引流。

1 个月后电话随访，患儿遵嘱口服药物、气道湿化治疗及长期家庭氧疗，咳嗽明显缓解，无咳脓痰，无喘息、呼吸困难发作，近 1 个月体重增长 1 kg。

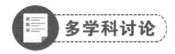 多学科讨论

【内科医师甲】

根据患儿病史、体征及相关辅助检查，目前诊断为重症肺炎、反复呼吸道感染、支气管扩张伴感染、肺气肿、左下肺少许盘状肺不张、左侧胸腔积液。

支气管扩张通常定义为各种原因造成的支气管壁弹性组织和肌肉组织受破坏，或因支气管壁先天性缺陷而导致局部或广泛的支气管不可恢复的异常扩张。支气管扩张患儿的主要临床表现为慢性咳嗽、咳痰（年幼儿不易咳出），多见于清晨起床或更换体位时，痰量或多或少，含黏稠脓液，亦可有不规则发热、乏力、喘息、咯血、呼吸困难、胸痛等，易反复患上、下呼吸道感染甚至并发肺脓肿。大多数患者在肺底可闻及湿啰音，亦可闻及喘鸣音或哮鸣音，但也可无明显肺部体征，病程长者可见杵状指（趾）。对于慢性湿性咳嗽超过 8 周的患儿，应怀疑支气管扩张的可能。

治疗支气管扩张的主要目的是缓解反复咳嗽、咳痰等症状，减少呼吸道感染次数，预防急性加重，维持肺功能稳定，改善患儿生活质量，保证患儿正常生长发育。清除痰液可改善临床症状，通畅呼吸道，且能减轻炎性反应和防止呼吸道进一步损伤。对于痰量多或排痰困难的患者，推荐行体位引流、拍背等方法辅助排痰，具体方法如下（图 59 - 4）：①根据病变部位采取不同姿势作体位引流。如病变在下叶、舌叶或中叶者，取头低足高略向健侧卧位；如位于上叶，则采取坐位或其他适当姿势，以利引流。②引流时，嘱患者间歇作深呼吸后用力咳嗽，护理人员用手（手心屈曲呈凹状）轻拍患者胸或背部，自背下部向上进行，直到痰液排尽，或使用机械震动器，将聚积的分泌物松动，并使其移动，从而易于咳出或引流。每天 3 ~ 4 次，每次 15 ~ 30 分钟。

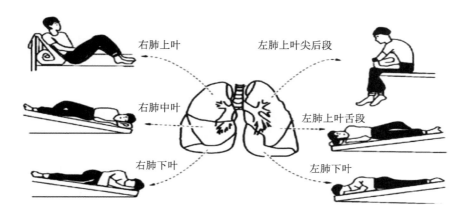

右肺上叶　　　　左肺上叶尖后段

右肺中叶　　　　左肺上叶舌段

右肺下叶　　　　左肺下叶

图59-4　支气管扩张患儿体位引流示意

【内科医师乙】

本例患儿同时还应注意闭塞性细支气管炎可能。感染是儿童闭塞性细支气管炎的首位发病因素，最常见的病原是腺病毒、麻疹病毒。肺炎支原体感染导致闭塞性细支气管炎也较多见，其他病原感染如呼吸道合胞病毒、单纯疱疹病毒、流感病毒、副流感病毒Ⅲ型、人类免疫缺陷病毒1型、衣原体、百日咳杆菌等均与闭塞性细支气管炎的发生相关。闭塞性细支气管炎患儿症状轻重不一，多数表现为持续咳嗽、喘息、呼吸急促、呼吸困难、运动耐受力差，易患呼吸道感染，使症状进一步加重；体征上见呼吸增快，呼吸动度大，有鼻煽、三凹征，肺部喘鸣音和湿啰音是最常见体征，杵状指（趾）不多见；肺部高分辨率CT可更清楚地显示小气道病变，马赛克灌注征是其特征表现。本例患儿为学龄期儿童，5余年前患"麻疹"并发重症肺炎，后反复出现咳嗽、喘息、呼吸困难，结合肺部CT可见双肺多发支气管扩张伴感染、肺气肿、肺不张，未见马赛克灌注征，暂不考虑闭塞性细支气管炎。完善相关检查，可除外结核感染，支气管镜下未见异物阻塞，否认特应性体质，否认异物误吞史，否认肿瘤疾病史，基本可以除外先天性支气管扩张及异物堵塞、支气管淋巴结结核或肿瘤压迫等后天性支气管扩张，故考虑麻疹所致重症肺炎导致后天性支气管扩张。

支气管扩张可分为先天性和后天性2大类。先天性支气管扩张较少见，可由支气管软骨发育缺陷所致，如威廉姆斯综合征，见于婴儿；或由气管、支气管肌肉及弹力纤维发育缺陷引起巨气管支气管症，见于年长儿。后天性支气管扩张常见于麻疹、百日咳、毛细支气管炎所致严重肺炎时，哮喘病亦常见，由此类病因所致者多为弥漫性支气管扩张。由异物堵塞、支气管淋巴结结核或肿瘤压迫以及支气管结核合并肺不张长期存在所致的支气管扩张，多为局限性。

　　临床一旦确诊支气管扩张，除需行体位引流等物理治疗外，还需给予抗菌、抗感染治疗。支气管扩张的急性加重主要是由于支气管内细菌载量增加或新增病原菌感染，故主要采用抗生素治疗，而抗生素需根据呼吸道分泌物的细菌培养结果选择。在结果回报前，可结合既往病原学结果或经验性选择抗生素，一线治疗药物为阿莫西林，青霉素过敏的患儿可选择克拉霉素。吸入糖皮质激素治疗的目的在于减少炎性细胞的聚集与激活，进而减轻炎性反应对支气管壁的破坏，改善呼吸道阻塞。不推荐稳定期支气管扩张患者常规吸入激素，但对于存在慢性气流阻塞或气道高反应性的稳定期支气管扩张患者，联合吸入糖皮质激素 + 长效 β_2 受体激动剂或长效抗胆碱能药物可改善慢性咳嗽。大环内酯类药物有助于改善稳定期患者症状，减少急性加重，但要注意细菌耐药性及不良反应等问题。对于重度支气管扩张伴感染者，需要给予静脉抗生素治疗，不推荐常规应用吸入性气道黏液溶解剂。他汀类药物、甘露醇吸入也可能有助于支气管扩张治疗，但不推荐临床常规应用。

【外科医师】

　　支气管扩张手术指征为合理应用抗生素联合规律物理治疗 2 年以上仍无效、生长发育迟缓、由于反复感染而不能完成学业、存在社会心理学问题等。对于局限性支气管扩张，手术治疗效果更好，尤其是感染后支气管扩张，肺叶切除术后症状可得到明显缓解。但应注意手术需要完全切除病变部位，术后应至少留有 10 个以上正常肺段。手术切除适应证：一般情况较好，心、肝、肾等重要器官功能均无异常者，可按下列情况选择不同手术方式：①病变局限于一段或一叶者，可做肺段或肺叶切除术。②病变若侵犯一侧多叶甚至全肺，而对侧肺功能良好，可做多叶甚至一侧全肺切除术。③双肺病变，若一侧肺的肺段或肺叶病变显著，而另一侧病变轻微，估计咳痰或咯血主要来自病重的一侧，可作单侧肺段或肺叶切除术。④双侧病变，若病变范围占总肺容量不超过50%，切除后不致严重影响呼吸功能者，可根据情况对双侧病变行一期或分期手术，一般先切除病重的一侧，分期间隔时间至少半年。⑤双侧病变范围广泛，一般不宜作手术治疗，但若反复咯血不止，积极内科治疗无效，能明确出血部位，可进行支气管动脉栓塞等介入治疗，或切除出血的病肺以抢救生命。

肺移植是治疗内科治疗无效的终末期支气管扩张的有效方法，移植后支气管扩张再发病率和病死率随年龄增长而增加，因此肺移植一般适用于70岁及以下的人群。若肺功能FEV_1占预计值<30%，临床表现不稳定，或在最优方案治疗下，呼吸系统仍在迅速恶化，可考虑肺移植治疗，一般推荐双肺弥漫性支气管扩张患者行双肺移植。

本例患儿的影像学检查结果提示双肺多发支气管扩张伴感染，非局限性，且患儿无法配合肺功能检查，双肺功能差，不适宜做手术切除，建议内科规范治疗；若内科治疗效果欠佳，必要时可考虑肺移植治疗。

【影像科医师】

既往曾以支气管造影为金标准，目前高分辨率CT可直接显示支气管扩张的形态、分布、位置，且无创、易行，已取代支气管造影成为诊断的主要方法。高分辨率CT对4级以下支气管扩张及黏液栓诊断的准确性和特异性分别达到95%和98%，故推荐用于诊断支气管扩张。支气管扩张的CT主要表现：①支气管管腔增宽，超过正常管腔的1.5倍，管壁增厚；②支气管直径与伴行肺动脉管径比值>0.8（不存在肺动脉高压的情况下），横切面呈"印戒征"；③气道由中心向外周逐渐变细的正常走行规律消失，支气管纵切面呈"轨道征"，胸壁下1 cm以内范围可见支气管影。此外，高分辨率CT还可显示气道壁增厚（支气管内径<80%外径）、细支气管扩张和黏液栓，即树芽征。根据CT表现可将支气管扩张分型，具体为：①柱状支气管扩张：支气管稍宽而壁较厚，向肺外围延伸至胸膜下1 cm；②蔓状支气管扩张：支气管壁更不规则，长轴观支气管呈串珠样或蔓状；③囊状支气管扩张：包括A.囊腔内气液面；B.小囊成串；C.成簇排列的小囊。CT检查时支气管扩张的分布特点对病因有一定提示作用。原发性纤毛运动障碍、免疫缺陷等基础疾病的患儿

通常病变累及多个肺叶，呈明显的弥漫性分布。变应性支气管肺曲霉病的支气管扩张通常为蔓状，位于肺上部和中心部位，远端支气管通常正常。囊性纤维化引起的支气管扩张，病变以肺上叶为主，且右侧较左侧明显。结核引起的支气管扩张病变亦多见于上叶。高分辨率CT下支气管扩张的分布及病变特征虽不能确定其潜在病因，但可有一定的提示作用，需进一步结合其他实验室检查明确。

本例患儿肺部CT示双肺多发支气管扩张并感染，为典型表现。

【中医科医师】

支气管扩张无明确的与之相对应的中医病名，多属于中医学里的"咳嗽""咯血""肺痈""肺络痈"等范畴，胡国俊教授建议将其命名为肺络张。武蕾教授认为其病变部位主要位于肺脏，涉及脾胃、肾、大肠等脏腑，提出支气管扩张的病因主要在于"痰热"。"痰热"既是本病的致病因素，也是其病理产物，贯穿了疾病发生、发展的各个阶段。支气管扩张的发生多因反复感邪，病邪日久，入里化热，痰热蕴积，壅于肺络，致使痰黄量多甚至肺体渐损、络破血溢、咯血。久病人体正气虚损，又感风、寒、湿、热等外邪侵袭，从而导致支气管扩张反复加重，使本病缠绵难愈，伤及气阴甚至累及肺、脾、肾等脏腑功能。

支气管扩张患者气流受限与病情存在明显相关性，而中医证候随着气流受限加重呈现实证减少、虚实夹杂证增多趋势。中医认为支气管扩张主要包括痰热壅肺、肝火犯肺、肺脾气虚、气阴两虚证等证型，在治疗上以清热化痰、止咳排脓、补益脾肺、清肝泻肺、气阴双补等为主要治法。中医采用了辨证治疗的方式，采用麦冬、瓜蒌、白茅根及杏仁等药物进行治疗，可以有效抵抗金黄色葡萄球菌，具有很强的抗菌效果，同时对肺炎双球菌及其他类型的病菌也具有一定的疗效，可以形成很好的抑制作用。在支气管扩张稳定期患者的治疗中，采取补中益气汤联合针灸治疗，可明显提升患者治疗后的肺通气功能指标，在无明显并发症的前提下，获得了较好的临床治疗效果，改善了患者治疗后的生活能力，效果理想。

本例患儿病程较长，目前有咳嗽、喘息、喘憋等症，舌淡红、苔白腻，脉弱，二便正常，食纳欠佳，建议给予中药口服、穴位贴敷结合针灸治疗以宣肺止咳、健脾化痰、补肾纳气。

 病例点评

　　支气管扩张的诊断应根据全面的病史采集、临床表现、体征及相关辅助检查结果综合分析确定。英国胸科协会非囊性纤维化支气管扩张指南指出，当患儿出现以下表现时，需要怀疑存在支气管扩张：①慢性咳嗽、咳痰或湿性咳嗽，尤其是在2次病毒性感冒期间或痰细菌培养阳性。②常规治疗无效的哮喘。③具有慢性呼吸系统症状，且有1次痰培养发现金黄色葡萄球菌、流感嗜血杆菌、铜绿假单胞菌、非结核分枝杆菌。④有重症肺炎病史，尤其是症状、肺部体征或影像学改变不能完全缓解。⑤百日咳样症状治疗6周无效。⑥反复肺炎。⑦不明原因且持续存在肺部体征或肺部影像学异常。⑧慢性局限性支气管阻塞。⑨存在食管或上呼吸道结构或功能异常的患儿出现呼吸系统症状。⑩不明原因咯血。⑪呼吸道症状同时合并任何囊性纤维化、原发性纤毛运动障碍或免疫缺陷病相关症状。如临床怀疑支气管扩张时，需通过高分辨率CT明确诊断。因为明确支气管扩张的病因对患儿十分重要，所以对于儿童支气管扩张的诊断并不能仅仅停留在确定支气管扩张的存在，而应行进一步检查以明确病因。本例患儿临床表现与影像学检查结果相一致，可以明确诊断为支气管扩张。

（撰写　王亚南　点评　茹凉　审稿　徐保平）

参 考 文 献

1. 中华医学会儿科学分会呼吸学组疑难少见病协作组，国家呼吸系统疾病临床医学研究中心，《中华实用儿科临床杂志》编辑委员会. 儿童支气管扩张症诊断与治疗专家共识. 中华实用儿科临床杂志，2018，33(1)：21－27.

2. 江载芳，申昆玲，沈颖. 诸福棠实用儿科学. 8版. 北京：人民卫生出版社，2015.

3. 支气管扩张症专家共识撰写协作组，中华医学会呼吸病学分会感染学组. 中国成人支气管扩张症诊断与治疗专家共识. 中华结核和呼吸杂志，2021，44(4)：311－321.

4. 中华医学会儿科学分会呼吸学组. 儿童闭塞性细支气管炎的诊断与治疗建议. 中华儿科杂志，2012，50(10)：743－745.

5. 袁沙沙，王冰，苗青，等. 支气管扩张症患者气流受限程度与临床特征及中医证候的相关性研究. 中华中医药杂志，2021，36(1)：570－573.

病例 60

儿童原发性纤毛运动障碍（一）

 病历摘要

【基本信息】

患儿，女，2 个月。

主诉：咳嗽 2 个月，反复发热 1 月余。

【病史】

患儿于入院前 2 个月（出生 1 天）因 "新生儿（足月儿）呼吸窘迫综合征、糖尿病母亲患儿" 于外院给予 "气管内注入肺泡表面活性物质（猪肺磷脂注射液）+ CPAP 辅助通气、青霉素静脉滴注" 住院治疗 8 天，好转出院。出院后仍有单声咳，伴喉中痰响，鼻塞明显。入院前 1 个半月患儿咳嗽进行性加重，呈阵发性痉挛性咳嗽，5 ~ 6 声/次，多达 10 声/次，咳嗽剧烈时有颜面部憋红，无明显规律性，有喉中痰响，伴鼻塞明显，在外院诊断为 "新生儿肺炎"，给予 "哌拉西林他唑巴坦" 静脉滴注住院治疗 7 天，咳嗽好转出院，仍感鼻塞。出院后 2 天，咳嗽加剧，有痰响，伴发热。入院前 40 余天因 "新生儿肺炎、新生儿败血症" 在外院给予 "头孢曲松、阿奇霉素" 住院治疗 19 天，好转出院。入院前半个月出现发热，腋温 38.5 ℃左右，于外院就诊，查 CRP 18.7 mg/L，给予 "头孢曲松" 输液 2 天后体温正常，继续口服阿奇霉素 0.05 g 治疗 5 天，咳嗽稍有好转。入院前 7 天再次出现发热，腋温 38 ℃左右，给予 "头孢克洛" 口服治疗 2 天后无发热，咳嗽明显加重，咳嗽次数、症状同前。入院前 5 天再次出现发热，腋温在 37.5 ~ 38 ℃之间，

予以"头孢克洛、盐酸氨溴索口服液"口服5天及"布地奈德＋异丙托溴氨"氧气雾化3天，体温正常，咳嗽稍好转，有喉中痰鸣，鼻塞无明显好转。今为求进一步诊治而来我院门诊，以"肺炎"收入住院。

自发病以来，患儿精神可，食纳正常，大小便正常。

【体格检查】

体温36.8℃（腋温），脉搏138次/分，呼吸38次/分，体重5kg。发育正常，营养中等，正常面容，表情自如，自主体位，神志清楚，查体不合作。全身皮肤黏膜无黄染，全身浅表淋巴结无肿大。鼻腔内可见少量透明分泌物，口唇无发绀，口腔黏膜光滑，咽部黏膜正常，颈软无抵抗，气管居中，胸廓正常，呼吸平稳。双肺呼吸音粗，可闻及少量细湿啰音及痰鸣音。心前区无隆起，心尖冲动点位于左侧第四肋间锁骨中线处，心尖冲动正常，无心包摩擦感。心律齐、心音有力，未闻及明显杂音。腹软，无压痛及反跳痛，肝脾肋下未触及，神经系统查体未见异常。

【家族史】

父亲体健，母亲1个月前因季肋区疼痛，查胸部CT示"少量胸腔积液"，PPD试验（＋＋＋），T-SPOT.TB试验阴性，无咳嗽、发热、盗汗情况。否认哮喘家族史，否认糖尿病、血液病、免疫缺陷病和精神疾病、遗传性疾病等家族史。母亲G2P2，哥哥3岁，足月顺产，生后给予气管内注入肺泡表面活性物质＋CPAP辅助通气治疗3天，为过敏体质，有鼻炎、长期咳嗽、咳痰病史。

【辅助检查】

CRP 27.50 mg/L。

PCT＜0.020 ng/mL。

GM试验：0.135。

G试验：正常。

肺炎支原体抗体滴度：阴性。

T-SPOT.TB试验：阴性。

血培养（普通）：阴性。痰培养：正常咽喉菌。

巨细胞病毒DNA：8.502×10^2拷贝/mL。

免疫全套：C3 529 mg/dL，IgA 128 mg/dL，IgM 905 mg/dL。

淋巴细胞亚群结果：辅助性 T 细胞（Th 细胞)/抑制性 T 细胞（Ts 细胞）4.52，余正常。

食物过敏原检测：总 IgE（++++），余阴性。

骨髓穿刺活检：骨髓增生活跃，粒、红系增生活跃，可见中毒颗粒。

【影像学检查】

胸部 CT：肺炎（图 60 - 1）。

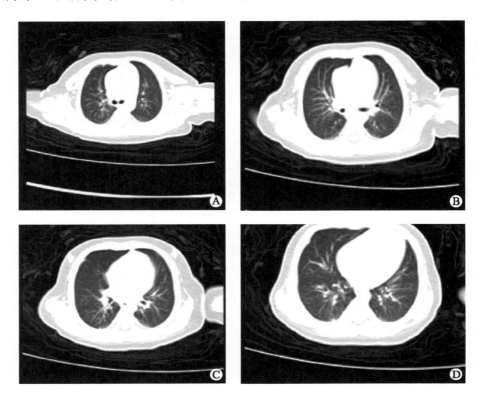

图 60 - 1　胸部 CT

【基因检测】

基因检测见表 60 - 1。

表 60 - 1　基因检测

基因	核酸改变	氨基酸改变	先证者	父（正常）	母（正常）	哥哥（患者）	ACMG致病等级	基因功能或关联疾病表型
HYDIN（chr16）	c.7158 + 1G > A	—	杂合	杂合	野生型	杂合	致病	原发性纤毛运动障碍 5 型
HYDIN（chr16）	c.211C > T	p. Arg71X	杂合	野生型	杂合	杂合	致病	原发性纤毛运动障碍 5 型

【治疗经过】

给予"哌拉西林舒巴坦、乳糖酸阿奇霉素"抗感染及"氨溴索"化痰及对症支持治疗 8 天，患儿好转出院。

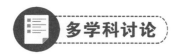

多学科讨论

【内科医师甲】

本例患儿为婴幼儿，病程迁延 2 个月，临床表现为持续咳嗽，伴喉中痰响，鼻塞明显，反复发热，常规抗生素治疗后咳嗽、发热缓解，但易反复，喉中痰响、鼻塞缓解不明显。足月儿，生后 1 天因"新生儿呼吸窘迫综合征"给予气管内注入肺泡表面活性物质（猪肺磷脂注射液）+ CPAP 辅助通气治疗。肺部体征不明显，胸部 CT 示肺炎。

患儿为足月儿，生后 1 天出现"新生儿呼吸窘迫综合征"，新生儿期出现持续湿咳，鼻塞病程迁延，且哥哥有类似疾病病史，需考虑是否存在遗传性基因病，故完善基因检测至关重要。本例患儿全外显子基因检测示 *HYDIN* 基因缺陷，导致原发性纤毛运动障碍（primary ciliary dyskinesia，PCD）。

PCD 是一种少见的遗传异质性疾病，发病率为 1∶40 000 ~ 1∶2000。其是由运动性纤毛结构异常和功能障碍引起的一系列耳 - 鼻 - 肺慢性感染症状综合征，如鼻窦炎、中耳炎、慢性湿性咳嗽、肺炎、支气管扩张等，常呈染色体或 X 染色体连锁隐性遗传。PCD 与 40 多种基因的变异相关，已明确部分基因位点突变与不同的纤毛结构异常密切相关，这些基因编码结构性纤毛蛋白和纤毛组装、转运因子及纤毛发生过程中涉及的多种蛋白质。约 50% 患者合并内脏偏侧性异常，部分男性患者还伴有精子鞭毛异常所致的不育。由此可见，不同基因突变的 PCD 患者临床表现的严重程度存在差异。

【内科医师乙】

PCD 患者的临床表现具有明显异质性。参考 2018 年美国胸科协会出台的关于 PCD 诊断的临床实用指南，PCD 患者具有以下 4 项临床特征：①出生后不久（通常在 6 个月内）即出现全年持续性的咳嗽、咳痰，且抗感染治疗效果不佳；②出生后不久（通常在 6 个月内）即出现全年持续性的非季节性鼻窦炎，且抗感染治疗效果不佳；③足月新生儿出现不明原因的新生儿呼吸窘迫综合征（需要氧疗或 CPAP 支持时间超过 24 小时）；④内脏反位（如右位心）伴或不伴先天性心脏病。如果患者具备以上 4 项特征中的 2 项，诊断 PCD 的灵敏度和特异度分别为 80% 和 72%；如果以上 4 项特征均具备，则诊断 PCD 的灵敏度和特异度分别为 91% 和 99%。

有助于诊断的实验室检查包括鼻呼出气一氧化氮、高速摄像显微分析（HSVA）、透射电子显微镜（TEM）、肺功能和基因检测（高通量测序、全外显子组基因测序法）等。

专家推荐采用以下临床诊断标准：①符合 PCD 临床特征中至少 2 项（足月儿发生不明原因的新生儿呼吸窘迫综合征，半岁之前开始常年持续咳嗽、鼻塞，内脏反位）。②透射电子显微镜检查发现典型的纤毛超微结构缺陷（ODA 缺失、ODA 和 IDA 联合缺失、IDA 缺失合并微管排列紊乱，以及 CP 缺失）。③基因检测发现 PCD 相关基因中双等位基因致病性突变。同时符合①＋②或①＋③即可确诊为 PCD。

PCD 治疗建议如下。

（1）急性期管理：建议在 PCD 患者下呼吸道感染急性发作期，适当放宽抗生素使用指征，积极完善痰和（或）支气管肺泡灌洗液培养以指导抗生素的选择，早期应合理、足量地使用抗生素。抗生素需至少使用 2~3 周。

（2）慢性期管理：①日常管理建议：每天进行呼吸道清理，适当加强有氧运动锻炼。可给予 α 链道酶，其作为黏液溶解剂可分解 DNA 和肌动蛋白，可降低痰液黏稠度，促进排痰。②预防建议：避免接触诱发因素，禁用抑制咳嗽的药物。定期接种疫苗，除国家规定的疫苗接种计划外，建议每年接种 1 次流感疫苗。婴儿在冬季每月接种 1 次呼吸道合胞病毒单克隆抗体，最多连续 5 个月。此外，13 价或 23 价肺炎球菌多糖疫苗的接种也十分必要。

（3）外科治疗：只有当药物治疗失败、肺部病变逐渐加重、严重咯血引起患儿健康状况明显下降时，才可以考虑进行肺叶/段切除术。对于肺部病变严重而广泛、临床症状重的患儿，肺移植可能是最后的治疗手段。

PCD 随访建议如下。

（1）一般应每 3~6 个月随访 1 次（分泌物培养、肺部影像学、肺功能检测）。

（2）每年进行 2~4 次痰培养及肺和（或）支气管肺泡灌洗液的培养，用以提前控制急性期发作及指导急性期用药。

（3）对于病情稳定的患儿，每 2~4 年复查肺部影像学（如高分辨率 CT、CT 等），当病情不稳定或出现急性加重时也应行肺部影像学检查。

（4）每 2 年进行 1 次非结核分枝杆菌培养。

（5）每年随访 2~4 次肺功能，以观察肺功能的动态变化。

（6）每年至少在耳鼻喉专科随访 1~2 次，管理由分泌性中耳炎引起的听力损害，以及由慢性鼻窦炎引起的生活质量下降。

（7）当出现喘息等症状或原因不明的病情加重时，需要行曲霉菌 IgE 等检查。

【放射科医师】

PCD 患儿的鼻窦 CT 和肺部高分辨率 CT 对诊断有一定的帮助，可发现鼻窦炎和支气管扩张。卡塔格内综合征（PCD 的一种类型）患者可发现右位心和内脏反位（图 60-2）。支气管扩张是 PCD 患者常见的影像学表现，最常受累的是肺中叶和舌叶，其次为下叶。但本例患儿年龄小，尚未出现明显的影像学改变，故易误诊漏诊。

【介入肺科医师】

大部分 PCD 患儿急性感染期在纤维支气管镜下可见支气管管腔黏膜充血肿胀，管腔可见中量或者大量黄绿色或白色黏性分泌物甚至黏液栓，部分可见支气管扩张、支气管管腔开口变形。透射电子显微镜观察应于感染控制后 4~6 周进行，可于多部位取活检。对于透射电子显微镜下结构异常并高度怀疑 PCD 的患儿，应于 3~6 个月后在非感染期复查。多次活检纤毛结构均异常有助于 PCD 的诊断。对于透射电子显微镜下结构虽正常但病史典型的患儿，仍需完善基因检测（高通量测序、全外显子组基因测序法）帮助诊断。

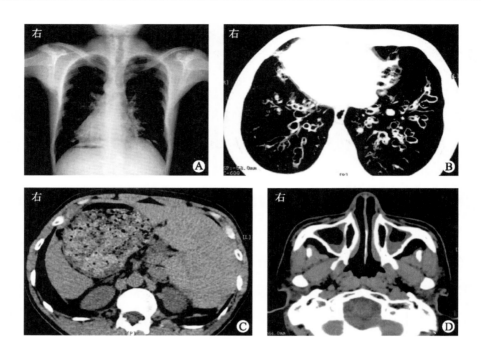

A. 卡塔格内综合征患者胸部 X 线片示右位心；B. 胸部高分辨率 CT 示支气管扩张；C. 腹部 CT 提示内脏反位；D. 鼻窦 CT 示慢性鼻窦炎。

图 60 - 2　PCD 影像学检查

PCD 患者常见的临床表现包括反复咳嗽、咳痰、鼻窦炎、分泌性中耳炎、不孕和不育、部分合并内脏反位等。

PCD 发病年龄可自婴幼儿至成年，但以学龄儿童及青年居多，国内研究发现中位数诊断年龄为 8.7 岁。但新生儿期起病亦不少见，国外数据显示超过 80% 的 PCD 患儿在出生 24 小时内出现呼吸窘迫症状。因此，足月新生儿 24 小时内出现呼吸窘迫综合征应考虑 PCD。虽然，PCD 患儿临床表现多样且无明显特异性，但如果对该病有一定认识，通过细心询问病史，可发现一些临床线索，如家族史（PCD、不明原因支气管扩张或呼吸系统疾病）、内脏转位、鼻窦炎、传导性耳聋、不明原因支气管扩张等。PCD 患儿有 80% 易出现支气管扩张，80% 的患儿存在支气管壁增厚，75% 的患儿存在黏液栓。如患儿出现支气管扩张、鼻窦炎或鼻息肉、内脏转位（主要为右位心）三联征，可诊断为卡塔格内综合征（PCD 的一种类型）；如只具备内脏转位及支气管扩张 2 项则为不全性卡塔格内综合征。

（撰写　陈璐　点评　陈艳萍　审稿　徐保平）

参 考 文 献

1. REITER J F, LEROUX M R. Genes and molecular pathways underpinning ciliopathies. Nat Rev Mol Cell Biol, 2017, 18(9): 533 – 547.

2. GOUTAKI M, MEIER A B, HALBEISEN F S, et al. Clinical manifestations in primary ciliary dyskinesia: systematic review and meta-analysis. Eur Respir J, 2016, 48(4): 1081 – 1095.

3. LUCAS J S, BARBATO A, COLLINS S A, et al. European Respiratory Society guidelines for the diagnosis of primary ciliary dyskinesia. Eur Respir J, 2017, 49(1): 1601090.

4. SHAPIRO A J, DAVIS S D, POLINENI D, et al. An Official American Thoracic Society Clinical Practice Guideline. Am J Respir Crit Care Med, 2018, 197(12): e24 – e39.

5. BI J, BAI C, QIAO R. A 27-year-old Chinese man with recurrent respiratory infections. Chest, 2010, 137(4): 990 – 993.

6. KENNEDY M P, NOONE P G, LEIGH M W, et al. High-resolution CT of patients with primary ciliary dyskinesia. AJR Am J Roentgenol, 2007, 188(5): 1232 – 1238.

7. GUO T, TAN Z P, CHEN H M, et al. An effective combination of whole-exome sequencing and runs of homozygosity for the diagnosis of primary ciliary dyskinesia in consanguineous families. Sci Rep, 2017, 7(1): 7905.

8. 徐保平, 申昆玲, 胡英惠, 等. 儿童原发性纤毛运动障碍的临床研究. 中华儿科杂志, 2008, 46(8): 618 – 622.

9. XU B P, SHEN K L, HU Y H, et al. Clinical characteristics of primary ciliary dyskinesia in children. Zhonghua Er Ke Za Zhi, 2008, 46(8): 618 – 622.

10. MULLOWNEY T, MANSON D, KIM R, et al. Primary ciliary dyskinesia and neonatal respiratory distress. Pediatrics, 2014, 134(6): 1160 – 1166.

11. DEHLINK E, HOGG C, CARR S B, et al. Clinical phenotype and current diagnostic criteria for primary ciliary dyskinesia. Expert Rev Respir Med, 2016, 10(11): 1163 – 1175.

12. SANTAMARIA F, MONTELLA S, TIDDENS H A W M, et al. Structural and functional lung disease in primary ciliary dyskinesia. Chest, 2008, 134(2): 351 – 357.

病例61
儿童原发性纤毛运动障碍（二）

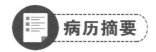 病历摘要

【基本信息】

患儿，男，5岁10个月。

主诉：发热6天，咳嗽、气喘5天。

【病史】

患儿于入院前6天出现发热，体温最高39.1 ℃，为阵发性连声咳嗽，夜间为著，咳黄绿色黏痰，伴阵发性气喘、气促，夜间及活动后著，夜间不喜平卧。就诊于当地医院，查血常规示 WBC 10.52×10^9/L，淋巴细胞百分比62%，中性粒细胞百分比33%，CRP 21.10 mg/L，血沉70 mm/h，PCT 0.135 μg/mL。肺炎支原体抗体 IgM、肺炎衣原体抗体 IgM 阴性，甲型流感病毒、乙型流感病毒、呼吸道合胞病毒、腺病毒核酸阴性。胸部 CT：①左肺上下叶支气管截断并左肺阻塞性炎症；②右肺中下叶多发支气管扩张，肺发育不良可能；③纵隔内多发肿大淋巴结。在当地医院静脉滴注药物治疗（红霉素、美洛西林钠等）4天，发热峰值未下降，仍咳嗽，气喘明显，活动后气促，为求进一步诊治来我院。门诊以"重症肺炎、支气管扩张、支气管异物?"收入院。

自发病以来，患儿精神尚可，食纳欠佳，睡眠尚可，体重下降1 kg。

患儿否认湿疹及荨麻疹病史。新生儿期正常。自生后2岁开始出现脱发，之后有毛发生长，继之脱落。平素"易感冒"，期间伴有反复流涕，每次流黄涕持续时

间长达半个月左右，当地静脉滴注治疗后可缓解，"感冒"时易头痛。2个月前患"肺炎"，在当地住院治疗9天后好转出院，其后偶咳嗽、气喘，活动后伴气促，咳黄黏痰。生后否认反复中耳炎等改变。

生长发育落后于同龄儿，否认异物吸入、湿疹史，家族中无哮喘病史及特殊病史。

【体格检查】

体温37.0℃，脉搏138次/分，呼吸50次/分，体重16.0 kg，血压95/60 mmHg。神志清，精神反应可，皮肤弹性好，头皮无毛发，卡疤无充血，浅表淋巴结未触及肿大。呼吸急促，三凹征阳性，左肺呼吸音减低，双肺可闻及散在中小水泡音及呼气相哮鸣音。心音有力，律齐，未闻及杂音。腹软，无压痛及反跳痛，肝脾肋下未触及。神经系统查体未见异常。可见杵状指。

【辅助检查】

肺炎支原体IgM抗体>1∶160。

血生化正常。

CD3、CD4、CD8正常，IgA、IgG、IgM正常，总IgE正常。

PPD试验阴性，T-SPOT. TB试验阴性，痰抗酸杆菌涂片阴性。

痰液未找到真菌，G、GM试验阴性。

2次痰培养：铜绿假单胞菌。

血培养阴性。

超声心动图无明显异常。

肺通气功能+支气管舒张试验：FVC（用力肺活量）占预计值105.3%，FEV_1/FVC（1秒率）60.3%，吸药前FEV_1（1秒量）占预计值60.3%，吸药后FEV_1占预计值62.4%，吸药后比吸药前FEV_1改善3.4%。结论：支气管舒张试验阴性。

【影像学检查】

鼻旁窦CT：鼻窦炎表现。胸部CT：肺炎伴右肺中下叶、左肺下叶部分不张，左肺局限性肺气肿，右侧局限性胸膜增厚；气管重建示左肺主支气管、叶支气管及部分段支气管不通畅，其内见软组织密度影，部分支气管扩张、右下叶为著，纵隔内及右肺门见肿大淋巴结（图61-1）。心血管CT血管成像未见明显异常。

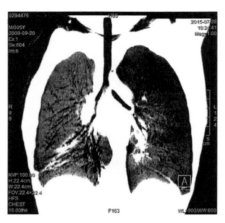

A. 左肺局限性肺气肿；气管重建示左肺主支气管、叶支气管及
部分段支气管不通畅，其内见软组织密度影

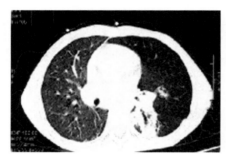

B. 肺炎伴左肺下叶部分不张，
左肺局限性肺气肿

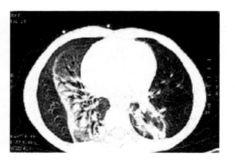

C. 部分支气管扩张，右下叶为著

图61-1　胸部CT

【治疗经过】

入院后给予头孢哌酮钠舒巴坦钠、阿奇霉素静脉滴注抗感染，甲泼尼龙2 mg/(kg·d)静脉滴注减轻炎症反应，氨溴索静脉滴注祛痰，布地奈德混悬液、特布他林雾化溶液雾化吸入，并给予体位引流、排痰治疗及酪酸梭菌活菌散口服。住院期间强烈建议完善支气管镜检查，家长拒绝。入院第5天体温降至正常，咳嗽、气喘、气促逐渐减轻。住院第10天临床症状明显好转，病情好转出院。

出院2周复查，患儿病情平稳，查胸部CT示病变较前好转，但仍存在局限性肺气肿，支气管扩张较前明显（图61-2）。再次建议完善支气管镜检查，家长拒绝。

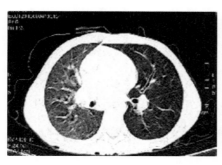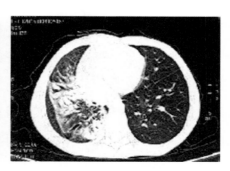

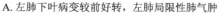

A. 左肺下叶病变较前好转，左肺局限性肺气肿　　　B. 支气管扩张较前明显

图 61 -2　出院 2 周复查胸部 CT

复诊后在家仍有"间断发热、咳嗽、气喘"，当地诊所静脉滴注药物治疗 5～7 天好转，但反复 2 次。

出院间隔 3 个月患儿因"咳嗽、气喘 10 天"再入我院。病程中患儿呈阵发性咳嗽，咳黄绿痰，伴气喘，无发绀及烦躁，夜间可平卧，病初发热 3 天，当地给予静脉滴注药物治疗 7 天（具体药物不详）无好转。

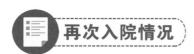 再次入院情况

【体格检查】

体温 36.8 ℃，脉搏 128 次/分，呼吸 34 次/分，体重 19.0 kg，血压 25/60 mmHg。神志清，精神反应可，头皮无毛发，卡疤无充血，浅表淋巴结未触及肿大。呼吸略促，轻度三凹征，左肺呼吸音减低，左肺底闻及散在湿啰音及呼气相哮鸣音，呼气相延长。心音有力，律齐，未闻及杂音。腹软，无压痛及反跳痛，肝脾肋下未触及。神经系统查体未见异常。可见杵状指。

【辅助检查】

血常规：WBC 13.01×10^9/L，中性粒细胞百分比64%，淋巴细胞百分比28%。

CRP：3.48 mg/L。

血沉：15 mm/h。

PCT：0.182 μg/mL。

肺炎支原体 IgM 抗体：57.7 AU/mL。

痰培养：铜绿假单胞菌。

【影像学、支气管镜、基因检测】

与家长积极沟通，同意完善支气管镜检查和基因检测。

胸部 CT（再次住院后）：①右肺下叶及左肺上叶舌段病变略有进展；②左肺气肿样改变及支气管扩张较前未见明显改变（图 61-3）。

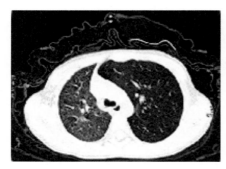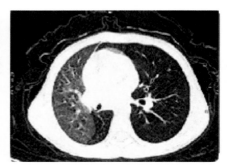

A. 左肺局限性肺气肿持续存在　　　　B. 支气管扩张仍明显

图 61-3　胸部 CT（再次住院后）

支气管镜检查：左肺主支气管远端见塑料笔帽嵌顿，异物近端有肉芽环形生长，钳夹去除异物后，肉芽部位进行冷冻治疗；右肺各支气管开口位置正常，黏膜充血，管腔内少量黄色絮状分泌物漂浮，吸引清除。诊断：①支气管异物（左主支气管远端，塑料笔帽，约 1.5 cm×0.5 cm 大小，肉芽环形生长，冷冻治疗）；②支气管内膜炎症。

基因检测：*CCDC39* 基因突变（表 61-1），提示 PCD（14 型）。

表 61-1　基因检测结果

基因	染色体坐标（GRCh/hg19）	核苷酸改变	NM 号	基因亚区	纯合/杂合	氨基酸改变	致病性分析	疾病/表型	遗传方式	变异来源
CCDC39	Chr3：180359866	C.1789G > T	NM_181426.1	CDS13	杂合	P. E597X	致病性突变	PCD（14 型）	AR	父源
	Chr3：180377547-180377548	C.526_527delCT		CDS5	杂合	P. L176Afs*10				母源

注：AR，常染色体隐性遗传。

【治疗经过】

给予头孢哌酮钠舒巴坦钠、阿奇霉素静脉滴注抗感染，甲泼尼龙 2 mg/（kg·d）静脉滴注减轻炎症反应，氨溴索静脉滴注祛痰，布地奈德混悬液、特布他林雾化溶液雾化吸入，并给予体位引流、排痰治疗，酪酸梭菌活菌散口服。住院第 10 天，呼吸道症状好转，病情恢复，准予出院。

出院后给予布地奈德混悬液雾化吸入，头孢克肟口服抗感染，阿奇霉素混悬剂 3 mg/（kg·d）口服（口服 3 天停 4 天，依次循环），以及乙酰半胱氨酸、维生素 B_1、维生素 B_2、维生素 AD 治疗。

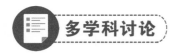

多学科讨论

【内科医师甲】

患儿为 5 岁 10 月学龄前儿童，生长发育落后于同龄儿童。自 2 岁后不明原因脱发，之后有毛发生长，继之脱落；平素易"感冒"，期间伴反复流黄涕时间长，多给予输液治疗后可好转。患儿近半年反复患"下呼吸道感染"，表现为发热、咳嗽、气喘、反复咳黄绿痰，同时有反复"鼻窦炎"，给予抗感染治疗症状可减轻，但短期容易反复。多次痰培养提示铜绿假单胞菌。患儿局限性肺气肿，完善支气管镜检查提示气道异物，异物取出后动态检测肺部影像仍有局限性肺气肿、支气管扩张改变，且支气管扩张较前有进展。多次建议完善基因检测，最终基因检测结果提示 PCD。

PCD 是由于纤毛运动异常引起一系列临床表现的一组遗传异质性疾病。因人体的上下呼吸道、输精管、输卵管、脑室管膜等多处组织器官中均有纤毛生长，这些器官的纤毛运动异常，导致了 PCD 患者临床表现的多样性。呼吸道黏膜上皮纤毛清除功能障碍可导致反复呼吸道感染、慢性支气管炎、支气管扩张，表现为咳嗽、咳脓痰、咯血、呼吸困难等，常易被误诊为慢性支气管炎、慢性肺炎、哮喘和肺结核。超过 50% 的患者有支气管扩张的表现，其严重程度与年龄和肺功能相关。鼻黏膜纤毛功能异常，可引起鼻窦内黏液或脓性分泌物潴留，导致慢性鼻炎、鼻窦炎或鼻息肉等。中耳和咽鼓管纤毛异常，可致慢性中耳炎、听力下降等。输卵管上皮异常可导致不孕或异位妊娠，男性精子鞭毛功能异常可导致不育等。在胚胎发育过程中，如纤毛发生异常，可使内脏的定向旋转变为随机旋转，出现右位心或全内脏转位。内脏转位是 PCD 的特征性表现，是卡塔格内综合征三联征之一。卡塔格内综合征由下列三联征组成：支气管扩张、鼻旁窦炎或鼻息肉、内脏转位（主要为右位心）。国外文献报道，卡塔格内综合征约占 PCD 患者的 50%。

1. 如何诊断 PCD？

（1）确定诊断：有 PCD 典型病史，结合以下任意一个阳性结果，可确诊为 PCD：①典型的纤毛超微结构异常，包括外动力臂缺失、内外动力臂联合缺失、内动力臂缺失并伴有微管转位；②确定的双等位基因致病性突变。

（2）高度可疑诊断：有 PCD 病史，结合以下阳性结果，则高度怀疑 PCD，但并不能确诊：①鼻呼出气一氧化氮水平明显降低，3 次高速摄像显微分析结果支持 PCD（如纤毛不动或环形摆动）；②鼻呼出气一氧化氮水平明显降低，细胞培养后高速摄像显微分析结果支持 PCD（如纤毛不动或环形摆动）。

（3）排除诊断：如果仅有临床表现，但鼻呼出气一氧化氮水平正常或升高，高速摄像显微分析正常，则 PCD 可能性不大。

2. 如何治疗与管理 PCD？

（1）物理治疗：体位引流、自主排痰、主动呼吸训练等物理治疗，有助于清除气道内痰液，是治疗 PCD 的有效方法。此外，其他一些装置也可以帮助痰液清除，如正压呼气装置及高频震荡胸壁技术等。

（2）抗菌药物治疗：PCD 患儿易存在呼吸道感染，但并不推荐预防性口服抗生素治疗，只有当患儿病情反复或急性加重时，才考虑采用抗生素治疗。引起 PCD 急性感染加重的致病源主要包括铜绿假单胞菌、流感嗜血杆菌、肺炎链球菌和金黄色葡萄球菌等，治疗上应根据痰培养药敏结果合理选择抗生素。如药敏结果阴性，可首选阿莫西林克拉维酸钾，剂量为 50 ~ 120 mg/（kg·d），分 2 ~ 3 次给药。轻度急性加重可口服抗生素治疗，重度急性加重或口服抗生素治疗失败时才需要住院静脉应用抗生素治疗。抗生素治疗总疗程为 2 ~ 3 周。

（3）非抗菌药物治疗：如高渗盐水雾化治疗。有研究证实雾化高渗盐水（30 ~

70 g/L）可有效提高气道中黏液的清除率，目前已被广泛应用于非囊性纤维化支气管扩张的患儿；也可以给予黏液溶解剂雾化吸入治疗，如人重组 DNA 酶、乙酰半胱氨酸，但尚缺乏前瞻性研究。吸入支气管舒张剂并非常规推荐药物，当患儿在急性加重期出现气流受限时，可短期吸入 β_2 受体激动剂。吸入用糖皮质激素不作为 PCD 患儿治疗的常规推荐药物，只有当患儿合并哮喘或存在气道高反应性时才使用。

（4）其他治疗：如鼻窦炎、中耳炎治疗及手术、基因治疗等。

【内科医师乙】

本例患儿胸部 CT 提示存在支气管扩张，由于其不会咳痰，早期症状较轻，易被忽视。部分患儿直到出现心肺功能异常，才去就诊，严重影响生长发育、生活质量及预后。

支气管扩张可分为先天性和后天性 2 大类。先天性支气管扩张较少见，可由支气管软骨发育缺陷所致，如威廉姆斯综合征，见于婴儿；或由气管、支气管肌肉及弹力纤维发育缺陷引起巨气管支气管症，见于年长儿。后天性支气管扩张病因繁多，故支气管扩张形成的始动因素亦存在差异。肺部黏液纤毛清除功能下降、持续或反复呼吸道感染、炎症及支气管阻塞是支气管扩张发病的基础，这些因素互为因果，形成恶性循环，逐渐破坏支气管壁的平滑肌、弹力纤维甚至软骨，削弱支气管管壁的支撑结构，最终形成不可逆性支气管扩张。

当胸部 CT 出现支气管扩张时，应主要考虑以下几类疾病，以防误诊或漏诊：①感染因素：感染是我国儿童支气管扩张最常见的病因，常见于细菌（如百日咳杆菌）、肺炎支原体、病毒（麻疹病毒、腺病毒、流感病毒和水痘病毒等）、结核分枝杆菌感染；②原发性免疫缺陷病：是造成儿童支气管扩张的常见原因之一，以 B 淋巴细胞缺陷最为多见，包括普通变异型免疫缺陷病、无丙种球蛋白血症、IgA 缺陷等；③吸入因素；④先天性支气管和肺部畸形；⑤PCD；⑥囊性纤维化；⑦系统性疾病：如类风湿关节炎、系统性红斑狼疮等；⑧其他疾病：如 α1-抗胰蛋白酶缺乏症。

本例患儿近 3 个月反复出现发热、咳嗽、气喘及咳痰症状，考虑与支气管异物有关，但当异物取出后动态检测肺部影像，局限性肺气肿及支气管扩张没有缓解，且支气管扩张有进展趋势，那引起支气管扩张原因及什么时候出现支气管扩张仍值得进一步探讨。考虑患儿存在发育落后、杵状指慢性缺氧改变，支气管扩张形成时间可能提前于此次病程，鉴于以上支气管扩张原因，已经完善炎症指标、病原及支气管镜等检查，排除感染、先天畸形等导致的支气管扩张，还需要注意遗传性疾病、系统性疾病等。因患儿既往有反复呼吸道感染及鼻窦炎表现，需要注意 PCD、囊性纤维化等可能，进一步完善基因检测可明确诊断。基因检测提示异常，考虑PCD（14 型），比较遗憾的是没有完善电子支气管镜检查，进一步明确诊断。

另外，未能得到很好解释的是患儿自 2 岁后有反复脱发表现，这一症状用 PCD 这一疾病不能解释，是否背后还隐藏其他疾病可能，这也是我们需要进一步探讨的。

【放射科医师】

疑诊支气管扩张时建议以胸部 X 线片作为基础检查，如果临床需要，可重复检查。但部分支气管扩张患儿胸部 X 线片无异常表现，故其对支气管扩张的诊断价值有限。支气管扩张患者胸部 X 线片可有以下表现：①肺纹理增多，毛糙紊乱，增粗的肺纹理常见于两下肺外带，为支气管周围纤维化和腔内分泌物潴留的征象；②柱状透亮区夹杂边界模糊的小囊影，有时可见"双轨征"；③卷发状或蜂窝样透亮区，大小分布不均匀，为囊状支管扩张的直接征象，可含气液面；④肺不张常为叶或节段性不张，以左下叶最常见，其中可显示扩张而聚拢的支气管充气影；⑤支气管周围可见斑片状影或不均匀的大片状炎性改变，为继发肺部感染的表现。

胸部高分辨率 CT 为诊断的主要方法。支气管扩张的 CT 主要表现为：①支气管管腔增宽，超过正常管腔的 1.5 倍，管壁增厚；②支气管直径与伴行肺动脉管径比值 >0.8（不存在肺动脉高压的情况下），横切面呈"印戒征"；③气道由中心向外周逐渐变细的正常走行规律消失，支气管纵切面呈"轨道征"，胸壁下 1 cm 以内范围可见支气管影。此外，高分辨率 CT 还可显示气道壁增厚（支气管内径 <80% 外径）、细支气管扩张和黏液栓，即树芽征。根据 CT 表现可将支气管扩张分为柱状支气管扩张、蔓状支气管扩张、囊状支气管扩张。CT 检查时支气管扩张的分布特点对病因有一定提示作用。PCD、免疫缺陷病等基础疾病的患儿的病变通常累及

多个肺叶，呈明显的弥漫性分布。变应性支气管肺曲霉病引起的支气管扩张通常为蔓状，位于肺上部和中心部位，远端支气管通常正常。囊性纤维化引起的支气管扩张，病变以肺上叶为主，且右侧较左侧明显。结核引起的支气管扩张病变亦多见于上叶。高分辨率CT下支气管扩张的分布及病变特征虽不能确定其潜在病因，但可有一定的提示作用，需进一步结合其他实验室检查明确。

 **病例点评**

　　随着精准医学的发展，基因诊断提高了临床疾病的诊断水平。当面对这种反复呼吸道感染患儿，肺部存在较特异性改变，尤其存在多系统损伤时需注意包括免疫缺陷病在内的遗传性疾病。此类疾病发病年龄差异较大，且多为多系统损伤，临床表现也多种多样，此时需要临床医师具备扎实的理论基础、强大的知识储备、良好的沟通能力，能从复杂的病例信息中提取有效信息，包括详细询问既往史、个人史及家族史，抓住主要特点横向及纵向分析临床思路，抽丝剥茧，并借助目前先进医学水平，最终找到躲在表象背后的真相。

（撰写　常玉娜　点评　韩玉玲　审稿　徐保平）

参 考 文 献

1. 中华医学会儿科学分会呼吸学组疑难少见病协作组，国家呼吸系统疾病临床医学研究中心，《中华实用儿科临床杂志》编辑委员会. 儿童原发性纤毛运动障碍诊断与治疗专家共识. 中华实用儿科临床杂志，2018，33（2）：94-99.

2. 中华医学会儿科学分会呼吸学组疑难少见病协作组，国家呼吸系统疾病临床医学研究中心，《中华实用儿科临床杂志》编辑委员会. 儿童支气管扩张症诊断与治疗专家共识. 中华实用儿科临床杂志，2018，33（1）：21-27.

3. 田欣伦，王世波，郑姝颖，等. 原发性纤毛运动障碍17例临床特点分析. 中华结核和呼吸杂志，2017，40（4）：278-283.

4. 江载芳，申昆玲，沈颖. 诸福棠实用儿科学. 8版. 北京：人民卫生出版社，2015：1300-1303.

病例 62

儿童原发性纤毛运动障碍（三）

 **病历摘要**

【基本信息】

患儿，男，12 岁。

主诉：咳嗽、咳痰 2 周，加重 3 天。

【病史】

患儿生后（新生儿期）因"喉中有痰"在当地医院被诊断为"新生儿肺炎"，住院治疗 2 周后好转出院。此后每月因反复呼吸道感染均给予抗生素治疗，直至学龄期，患儿咳脓痰逐渐增多，伴头痛、耳痛、鼻塞，口服药物治疗后症状可减轻，但仍持续喉中有痰。患儿 8 岁开始耳道常有脓性或血性分泌物流出，当地医院诊断为"中耳炎"，给予药物滴耳治疗后症状可减轻。

入院 2 周前患儿再次出现咳嗽、咳黄痰，咳嗽时伴头痛，前额部为主，呈钝痛，伴鼻塞、流黄涕，无张口呼吸及打鼾，无发热，无喘息、胸闷、气短，于当地医院口服药物治疗疗效不佳。3 天前咳嗽、咳痰增多，就诊我院，行胸部 CT 提示右肺中叶及左肺上叶舌段炎症，为进一步诊治，门诊以"肺炎"收住院。自发病以来，患儿精神、食纳可，睡眠可，大小便正常。

患儿父亲易"感冒"，母亲 30 岁时因双耳道异常分泌物伴听力下降，在当地诊断为"分泌性中耳炎"，给予药物滴耳治疗，自觉症状无改善，现左耳听力丧失，右耳听力下降。患儿父母近亲结婚，系表兄妹，祖父母均体健，否认家族性遗传病史。

【体格检查】

体温 36.2 ℃，脉搏 88 次/分，呼吸 20 次/分，血压 114/80 mmHg，体重 41 kg，身高 156 cm。神志清楚，发育正常，营养中等，正常面容，全身无皮疹，浅表淋巴结未触及肿大，各鼻副窦区无压痛，耳道无异常分泌物。胸廓对称，双侧第5、第6肋骨处胸壁稍凹陷。双肺叩诊呈清音，双肺呼吸音粗，可闻及少量细湿啰音。心率 88 次/分，律不齐，可闻及早搏（1~2 次/分），未闻及杂音。腹软，无压痛及反跳痛，肝脾肋下未触及，无杵状指。神经系统查体未见异常。

【辅助检查】

血常规：WBC 10.9×10^9/L，中性粒细胞百分比 65%，RBC 5.07×10^9/L，Hb 143 g/L，PLT 432×10^9/L。

CRP < 10 mg/L。

PCT：0.2 ng/mL。

肺炎支原体 IgG 抗体：阳性。

呼吸道合胞病毒、腺病毒、流感病毒、嗜肺军团菌 IgM：均阴性。

PPD 试验、T-SPOT. TB 试验均阴性。

痰涂片：可见革兰氏阳性菌、阴性菌；痰培养：阴性。

免疫八项、淋巴细胞亚群：均正常。

变应原检测（血清）：总 IgE < 200 IU/L。

皮肤点刺试验：阴性。

呼出气一氧化氮试验：FeNO 7 ppb，CaNO 5.5 ppb。

肺功能：中度限制性伴中度小气道阻塞性肺气肿，肺通气功能障碍。

24 小时心电图：窦性心律，频发室性早搏占总心搏 6.1%，室性早搏三联律；心率变异率正常。

超声心动图、腹部超声：均未见异常。

电子鼻咽镜：双侧鼻腔光滑，可见脓性分泌物，鼻咽腔可见腺样体组织。

支气管镜检查：双侧支气管黏膜充血，管腔可见较多白色黏稠分泌物，双侧支气管化脓性炎症改变。

支气管肺泡灌洗液：细菌涂片、结核菌涂片、真菌涂片、细菌培养、真菌培养、结核分枝杆菌培养均阴性。

支气管肺泡灌洗液高通量测序：肺炎链球菌、流感嗜血杆菌。

声导抗、纯音听阈：双侧听力受损。

耳纤维内镜：双耳鼓室积液。

基因检测：*LRRC6* 基因，NM012472，8q24.22，外显 3，c.183T > G/p. N61K，纯合突变，父母为杂合子。

【影像学检查】

胸部 CT 可见右肺中叶内侧段、左肺上叶舌段炎症（图 62 - 1）。

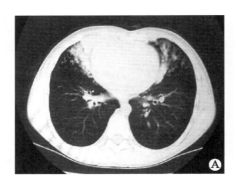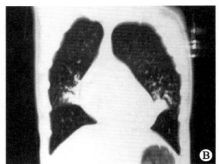

图 62 - 1　胸部 CT

鼻旁窦 CT：双侧上颌窦、筛窦、额窦及蝶窦鼻旁窦炎（图 62 - 2）。

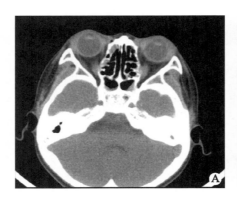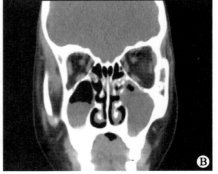

图 62 - 2　鼻旁窦 CT

【治疗经过】

入院后给予三代头孢、阿莫西林克拉维酸钾抗感染，口服孟鲁司特钠、氨溴特罗口服溶液，布地奈德＋异丙托溴铵＋乙酰半胱氨酸雾化吸入，丙酸氟替卡松鼻喷雾剂喷鼻及鼻腔盐水冲洗，住院治疗2周后病情好转出院。

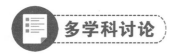

多学科讨论

【内科医师甲】

本例患儿从新生儿期起病，以反复呼吸道感染、慢性湿性咳嗽为主要特点，随疾病进展逐渐出现鼻窦炎、分泌性中耳炎、听力受损的表现，父母系近亲且母亲也患分泌性中耳炎伴耳聋，通过肺部影像学、肺功能、病原学、变应源、免疫功能等检查，高度怀疑PCD，最终通过基因检测结果印证了此诊断。

PCD是由纤毛运动异常引起的一组常染色体隐性遗传或X连锁相关的双等位基因突变遗传疾病。因纤毛清除功能障碍，呼吸道分泌物、细菌和黏液不能正常排出，从而引起湿性咳嗽、咳脓痰等症状。呼吸系统可表现为长期反复的呼吸道慢性感染，如慢性支气管炎、慢性鼻窦炎、慢性中耳炎、肺不张等，新生儿或婴儿即可出现明显症状；也可导致内脏反位，少数患者合并脑积水、腭裂、肛门闭锁、尿道下裂等先天发育异常；在生殖系统可导致成年患者不孕不育。

PCD的临床表现形式多样，缺乏特异性，除通过病史寻找临床线索外，还可通过鼻呼出气一氧化氮测定、高速视频成像分析、透射电子显微镜、免疫荧光分析法以及基因检测确诊。

目前尚无特异性治疗方法，治疗目标主要是加强气道清理和积极抗感染，尽可能延缓疾病进展，改善或维持肺功能，预防慢性肺损伤的发生。急性感染期建议选用敏感抗生素，总疗程为2～3周，并采用乙酰半胱氨酸等祛痰，联合拍背和体位引流，促进痰液排出。缓解期可给予化痰增加引流，积极接种麻疹、百日咳、流行性感冒和肺炎疫苗，也可加用免疫调节剂如细菌溶解产物。内科治疗难以控制或反复大咯血内科治疗或介入治疗无效者可给予手术治疗。终末期可考虑行肺移植。辅助生殖技术可治疗不孕或不育。

【内科医师乙】

PCD 是一种罕见病，临床表现形式多样，主要由受累的组织器官决定，有明显异质性，极易被误诊或漏诊。本例患儿以慢性湿性咳嗽为主要表现，长期被误诊为支气管炎、肺炎，反复多次询问患儿出生史、生长发育史及家族史，为诊断提供了线索，鼻窦、肺部影像学、肺功能、听力检查等发现诸多问题，最终通过基因检测结果得以确诊。关于 PCD 的诊断标准及流程，近几年国内外也发生了变化。2017 年欧洲呼吸协会指南推荐透射电子显微镜检查是诊断的金标准，若透射电子显微镜检查不能确诊而又高度怀疑时再做基因检测。根据 2018 年美国胸科学会及 2020 年我国罕见病联盟推荐的诊断流程，若符合 PCD 临床特征且透射电子显微镜检查发现典型的纤毛超微结构缺陷或 PCD 相关基因中双等位基因致病性突变即可确诊。随着基因测序技术的逐渐普及，PCD 患者可以更早得到诊断和治疗，同时也可得到优生优育的指导。

【耳鼻喉科医师】

鼻窦炎、中耳炎是耳鼻喉科的常见病，但对于儿童慢性鼻窦炎合并中耳炎的患者，要注意 PCD 的可能。大于 5 岁的儿童可通过鼻呼出气一氧化氮检测初筛；10 岁以上儿童还可以进行糖精试验，将直径为 1～2 mm 的糖精颗粒放在患儿下鼻甲处，距鼻头 1 cm，患儿安静坐位，头向前低，记录感觉到甜味的时间，如 > 60 分钟仍不能感觉到甜味，则高度怀疑 PCD。糖精试验期间患者不能用鼻吸气，不能打喷嚏、咳嗽、进食或饮水；此方法虽然在儿童中的应用有一定的限制性，但简单、无创、成本低廉，可用于基层筛查。

留取鼻甲、上颌窦、支气管处黏膜活检，进行透射电子显微镜检查检查观察纤毛轴的结果更加直观，但是需要考虑此项检查的可行性、成本及患者的意愿。

病例点评

　　PCD临床表现多样化且大多病程较长，不易诊断，临床医师要仔细询问病史、家族史，以获得有价值的临床线索。随着基因检测的可获得性及普遍开展，诊断流程也发生了变化，但是不管何种检测方法都不是十全十美的，要根据疾病合理选择。通过看似寻常的临床表现和体征，在病史、体征、辅助检查等多方面不断深入挖掘，寻找蛛丝马迹，以避免漏诊和误诊。

（撰写　何敏　点评　史瑞明　审稿　徐保平）

参 考 文 献

1. LUCAS J S, BARBATO A, COLLINS S A, et al. European Respiratory Society guidelines for the diagnosis of primary ciliary dyskinesia. Eur Respir J, 2017, 49(1): 1601090.

2. 中华医学会儿科学分会呼吸学组疑难少见病协作组，国家呼吸系统疾病临床医学研究中心，《中华实用儿科临床杂志》编辑委员会. 儿童原发性纤毛运动障碍诊断与治疗专家共识. 中华实用儿科临床杂志, 2018, 33(2): 94 – 99.

3. SHAPIRO A J, DAVIS S D, POLINENI D, et al. Diagnosis of primary ciliary dyskinesia. An official American Thoracic Society clinical practice guideline. Am J Respir Crit Care Med, 2018, 197(12): e24 – e39.

4. 中国罕见病联盟呼吸病学分会，原发性纤毛运动功障碍诊断与治疗中国共识专家组. 原发性纤毛运动障碍诊断与治疗中国专家共识. 上海医学, 2020, 43(4): 193 – 202.

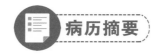

病 例 63

儿童原发性纤毛运动障碍（四）

📋 病历摘要

【基本信息】

患儿，女，4岁。主诉：反复咳嗽、喘息1月余，加重半个月。

【病史】

1个月前患儿开始出现明显咳嗽伴痰响，偶可咳出白色黏稠痰液，伴阵发性喘息，活动后明显。近半个月患儿咳喘明显加重，表现为次数增多，无昼夜差异，咳嗽剧烈时有呕吐。病程中曾有间断发热2次，发热峰值38.5 ℃，无畏寒、寒战及抽搐。病初在当地医院门诊输注"头孢美唑+氢化可的松"3天左右缓解，后间断服用"头孢克肟"等，咳喘情况曾有好转，无完全缓解，后因病情反复再次入我院。

既往史：足月儿，新生儿期有肺炎、呼吸窘迫，在我院新生儿科使用有创呼吸机1周，考虑诊断"新生儿肺炎，新生儿呼吸窘迫"。6月龄开始喘息发作10余次，长期咳嗽。2019年5月被诊断为支气管哮喘，给予丙酸氟替卡松吸入气雾剂150 μg/d＋孟鲁司特钠4 mg/d治疗，2020年停药3个月。一般病情较轻，急性发作时门诊治疗，诊断为"呼吸道感染，哮喘急性发作"。否认反复腹泻、皮肤感染等病史。既往反复流鼻涕及鼻塞，确诊"鼻窦炎"。否认哮喘及过敏性家族史。患儿有一弟弟，生后不久即开始反复咳嗽伴喉间痰响及喘息，体格检查发现全内脏转位。

【体格检查】

体温 36.8 ℃，脉搏 118 次/分，呼吸 35 次/分。神志清楚，精神反应可，无发绀及吸气性三凹征。双肺呼吸音粗，可闻及少许中细湿啰音及哮鸣音。心音有力，律齐，未闻及杂音。腹软，无压痛及反跳痛，肝脾肋下未触及。无杵状指。

【辅助检查】

血常规：WBC 19.64×10^9/L，中性粒细胞百分比 80%，淋巴细胞百分比 11%，CRP 25 mg/L。

支气管肺泡灌洗液培养：正常菌群。

胸部 CT：右肺中叶及左肺上叶舌段沿支气管血管束分布的点条絮影，考虑炎症。

2019 年 1 月 24 日肺功能：呼吸流率环基本正常，激发试验为轻度阳性反应，吸入舒张剂后肺功能基本恢复。

2019 年 5 月 17 日：呼吸流率环轻度阻塞，激发试验为重度支气管反应，吸入舒张剂后肺功能基本恢复。

2020 年 9 月 3 日：呼吸流率环呈胸内上气道阻塞，激发试验为重度支气管反应，吸入舒张剂后肺功能基本恢复。

纤毛透射电子显微镜检查：纤毛稀疏，参差不齐；微管排列不规则，微管数量减少，中央微管增加（图 63 - 1）。

Sanger 测序见图 63 - 2。

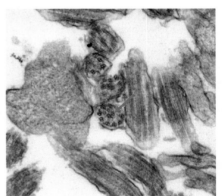

图 63 - 1　透射电子显微镜检查

【治疗经过】

入院后给予头孢哌酮钠舒巴坦钠抗感染、支气管镜灌洗，患儿咳喘明显好转，住院 8 天后出院。随访期间患儿仍有咳嗽、痰响，无喘息，鼻塞较明显，鼻腔分泌物增多。

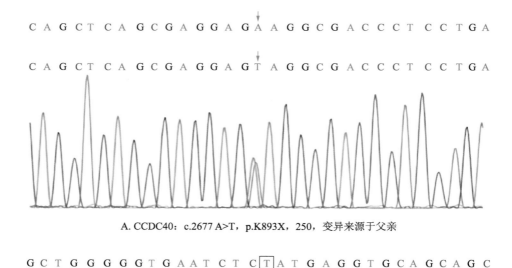

C A G C T C A G C G A G G A G A A G G C G A C C C T C C T G A

C A G C T C A G C G A G G A G T A G G C G A C C C T C C T G A

A. CCDC40：c.2677 A>T，p.K893X，250，变异来源于父亲

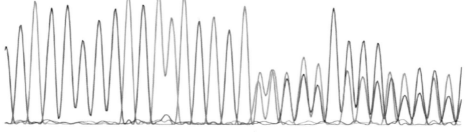

G C T G G G G G T G A A T C T C T A T G A G G T G C A G C A G C

G C T G G G G G T G A A T C T C T T A T G A G G T G C A G C A G

B. CCDC40：c.993_c.994 insT，p.Y332Lfs*2，变异来源于母亲

图 63-2 Sanger 测序

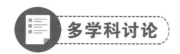
多学科讨论

【内科医师甲】

本例患儿起病早，有新生儿期呼吸窘迫及婴儿期起病的慢性湿性咳嗽、喘息、慢性鼻窦炎，予以抗炎及抗感染治疗后呼吸道症状不能彻底缓解。家族史提示患儿弟弟有类似呼吸道症状合并全内脏转位。全外显子测序检测到患儿姐弟具有相同的致病性复合杂合突变，在 CCDC40 的两条等位基因上。共分离分析提示患儿无临床表现的父母均为致病性突变的携带者，且患儿呼吸道纤毛透射电子显微镜结果提示

中央微管对错位和（或）重复，内动力臂缺失及外周微管错位，与CCDC40突变所对应的纤毛结构障碍表型一致。综上，患儿姐弟诊断PCD明确。由于年龄及检测条件限制，无法完善鼻呼出气一氧化氮和免疫荧光检测。

PCD是一种罕见的常染色体隐性遗传病，特征为纤毛运动功能受损导致黏液纤毛清除无效。儿童期高度提示PCD的临床表现包括新生儿呼吸窘迫、反复上呼吸道感染（慢性鼻-鼻窦炎、慢性中耳炎）、早期出现的反复下呼吸道感染和内脏转位等。PCD的确诊缺乏单一的金标准检测方法，需要结合一系列诊断性试验。目前推荐的诊断性试验包括鼻呼出气一氧化氮测定、透射电子显微镜下纤毛形态结构分析、高速摄像显微镜下纤毛摆动频率和摆动形式的分析及基因检测。若患儿具有PCD典型病史，同时具有典型的纤毛超微结构异常和（或）确定的双等位基因致病性突变，可确诊为PCD。

【内科医师乙】

临床医师对于具备典型卡塔格内综合征三联征（鼻息肉、支气管扩张及全内脏转位）的患者通常具有较高的警觉性。由于PCD的临床表型具有较高的异质性，对于年龄小、肺部病变尚未合并支气管扩张同时缺乏内脏转位表现的PCD患儿，临床很容易漏诊。欧洲报道PCD患儿的平均诊断年龄多在5岁以上，而我国北京及上海报道的PCD患儿的诊断中位年龄均在7岁，说明临床对PCD的识别及诊断仍存在较大的提升空间。本例患儿无内脏转位，以反复咳嗽、喘息为主要表现，肺通气功能提示轻度阻塞性通气功能障碍，支气管舒张试验阳性，因此考虑诊断为支气管哮喘。但是在随访过程中发现患儿咳嗽以湿性咳嗽为主，吸入激素治疗不能有效控制咳喘，以上均提示临床医师应对患儿哮喘的诊断和治疗行进一步评估，特别是要密切结合患儿既往史及其他合并症情况进行全面的判断评估，才有助于减少漏诊。

【介入肺科医师】

对于PCD的患儿，可以采用支气管镜下黏膜活检留取组织标本行透射电子显微镜检查协助诊断，相对于鼻黏膜刮取或刷检的标本，该方法具有过程可视、获取组织更完整的特点。笔者中心统计发现，相对于既往文献报道鼻黏膜刮取的方法，采用支气管镜下黏膜活检的标本有效率（足够的可供评估的标本占所有标本的比率）更高，分析可能与该操作过程可视、留取的黏膜组织相对足量等因素有关。当气道内有明显感染时不建议留取标本，尽量避免感染及炎症对纤毛结构的影响。

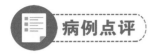

PCD 患儿在缺乏支气管扩张及内脏转位等表现时容易被误诊，容易被临床简单地考虑为反复呼吸道感染或哮喘。由于 PCD 的临床表现谱广泛，除反复下呼吸道感染外，还包括新生儿期呼吸窘迫、反复鼻-鼻窦感染、中耳炎、先天性心脏病甚至脑积水、色素视网膜病变等。因此，儿科临床医师，特别是儿童呼吸专科、新生儿科、耳鼻喉科、眼科及心脏专科等医师，需要加强对 PCD 的认识，并综合分析患儿的病史及各系统临床表现，以防漏诊。

（撰写　李莹　点评　代继宏　审稿　徐保平）

参 考 文 献

1. KUEHNI C E, FRISCHER T, STRIPPOLI M P, et al. Factors influencing age at diagnosis of primary ciliary dyskinesia in European children. The European Respiratory Journal, 2010, 36（6）: 1248 - 1258.

2. SHAPIRO A J, DAVIS S D, POLINENI D, et al. Diagnosis of primary ciliary dyskinesia. An official American Thoracic Society clinical practice guideline. Am J Respir Crit Care Med, 2018, 197（12）: e24 - e39.

3. 中华医学会儿科学分会呼吸学组疑难少见病协作组，国家呼吸系统疾病临床医学研究中心，《中华实用儿科临床杂志》编辑委员会. 儿童原发性纤毛运动障碍诊断与治疗专家共识. 中华实用儿科临床杂志, 2018, 33（2）: 94 - 99.

4. BECKER-HECK A, ZOHN I, OKABE N, et al. The coiled-coil domain containing protein CCDC40 is essential for motile cilia function and left-right axis formation. Nat Genet, 2011, 43（1）: 79 - 84.

病 例 64

儿童原发性纤毛运动障碍（五）

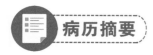 病历摘要

【基本信息】

患儿，男，12 岁。

主诉：阵发性咳嗽 2 周，伴发热 3 天。

【病史】

患儿于入院 2 周前出现阵发性咳嗽，有痰不易咳出。3 天前出现发热，体温波动于 38.5 ~ 39.7 ℃，伴鼻塞及耳痛，伴喘息，无寒战，无呕吐、腹泻，门诊给予头孢噻肟钠治疗 3 天，未见明显好转。为求进一步诊治来我院，门诊以"呼吸道感染"收入院治疗。

自发病以来，患儿精神、食欲尚可，睡眠可，体力、体重无明显改变。

患儿出生后一直反复咳嗽，多次于当地住院治疗，曾多次诊断为"支气管炎""支气管肺炎""喘息性支气管炎"，给予抗感染及平喘对症治疗，咳嗽可减轻。

【体格检查】

呼吸 34 次/分，脉搏 130 次/分，体温 38.9 ℃，血压 91/68 mmHg。神志清楚，精神可，浅表淋巴结未触及肿大，面色无发绀，咽部充血，双侧扁桃体Ⅱ°肿大。呼吸平，双肺呼吸音对称，可闻及湿啰音及少许喘鸣音。心尖冲动位于右锁骨中线第 5 肋间内侧 0.5 cm。腹平软，肝脾肋下未触及，全腹无压痛及反跳痛，四肢关节无红肿、活动正常，未见杵状指，病理反射未引出。

【辅助检查】

血常规：WBC $15.8 \times 10^9/L$，中性粒细胞百分比 75.0%，淋巴细胞百分比 16.1%，Hb 105 g/L，PLT $253 \times 10^9/L$。CRP 99 mg/L，血清淀粉样蛋白 A > 200.00 mg/L。血沉 52 mm/h。

PCT 3.5 ng/mL。

生化全套：丙氨酸转氨酶 34 U/L，天冬氨酸转氨酶 37 U/L，Cr 40 μmol/L，Urea 6.58 mmol/L，乳酸脱氢酶 265 U/L。电解质正常。

血培养阴性。

T-SPOT. TB 试验、PPD 阴性。

呼吸道病原抗原定性：乙型流感病毒抗原(＋)，肺炎支原体(＋)。血 G、GM 试验阴性。

风湿三项阴性。

TORCH、EBV DNA、EBV 抗体四项阴性。细胞免疫功能：CD19 25.07%，余正常。体液免疫功能未见明显异常。

痰培养：流感嗜血杆菌(＋)。

心电图：窦性心动过速，右位心。

胸部 X 线（图 64-1）：①双肺感染；②右位心。

心脏彩超：镜面右位心。

胸部 CT：①考虑支气管扩张并感染，以左肺为著；②左侧胸膜增厚；③所及镜面心伴上腹部内脏反位（图 64-2）。

鼻窦 CT：①双侧上颌窦、筛窦、蝶窦炎；②右侧下鼻甲肥大（图 64-3）。

鼻呼出气一氧化氮：22 ppb，提示过敏性鼻炎、鼻窦炎、鼻息肉或 PCD。

支气管肺泡灌洗液检测：肺炎链球菌(＋)，流感嗜血杆菌(＋)，白念珠菌(＋)。支气管肺泡灌洗液：GM 试验(－)。

气道黏膜透射电子显微镜结果：送检组织镜下可见散在分布的纤毛组织，细胞表面纤毛参差不齐，纤毛与微绒毛混杂排列，纤毛横断面大多结构不清，有的纤毛空化，仅残留外膜，有的纤毛外膜受损，少数纤毛正切横断面结构较清晰，可见中央微管或外周微管部分缺失，外周微管部分内动力臂和（或）外动力臂缺失，符合 PCD 超微病理学改变（图64-4）。

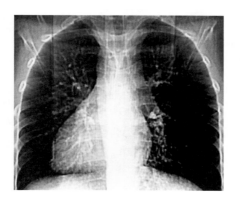

图64-1　胸部 X 线可及右位心

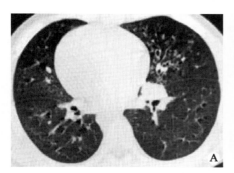
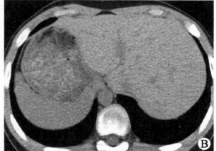

图64-2　胸部 CT

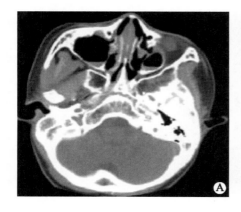
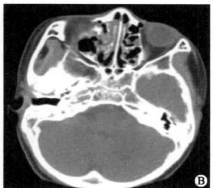

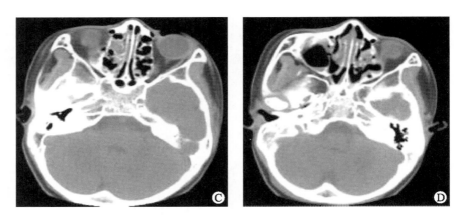

图 64 - 3　鼻窦 CT

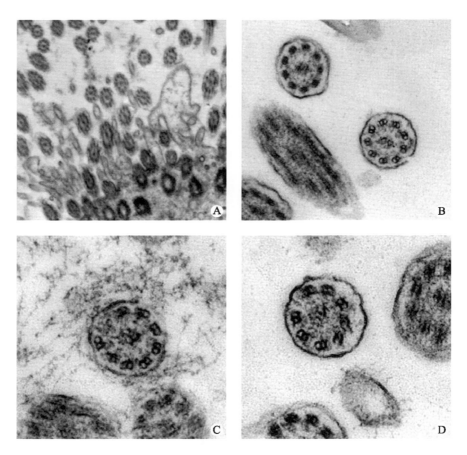

图 64 - 4　气道黏膜透射电子显微镜

【治疗经过】

入院后完善检查，给予亚胺培南、阿奇霉素抗感染、盐酸氨溴索祛痰、口服奥司他韦颗粒抗病毒、口服氟康唑片抗真菌，以及祛痰雾化对症治疗。14 天后复查痰培养转阴，且体温正常，咳嗽好转出院。

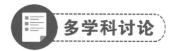

多学科讨论

【内科医师甲】

本例患儿从出生一直反复出现呼吸道感染，伴慢性鼻窦炎、支气管扩张，以及内脏转位。经透射电子显微镜检查结果显示中央微管或外周微管部分缺失，外周微管部分内动力臂和（或）外动力臂缺失，符合 PCD 超微病理学改变。根据典型临床症状及透射电子显微镜结果，确诊为 PCD。

PCD 是由于纤毛运动异常引起一系列临床表现的一组遗传异质性疾病。人体多处组织均有纤毛存在，因此不同器官的纤毛运动异常，导致了临床表现的各异。呼吸系统的临床症状为反复呼吸道感染、慢性支气管炎、支气管扩张，表现为咳嗽、咳脓痰、咯血、呼吸困难等，常易被误诊为慢性支气管炎、慢性肺炎、哮喘和肺结核。鼻黏膜纤毛功能异常，可引起鼻窦内黏液或脓性分泌物潴留，导致慢性鼻炎、鼻窦炎或鼻息肉等。中耳和咽鼓管纤毛异常，可致慢性中耳炎、听力下降等。输卵管上皮异常可导致不孕或异位妊娠，男性精子鞭毛功能异常可导致不育等。约50% 的患者会出现内脏转位，即出现卡塔格内综合征，其由支气管扩张、鼻旁窦炎或鼻息肉、内脏转位三联征组成。

PCD 患者因突变基因不同症状体征各异。参考中华医学会儿科学分会呼吸学组疑难少见病协作组制定的专家共识，认为有 PCD 典型病史，具有以下任意一个阳性结果，即可确诊为 PCD：①典型的纤毛超微结构异常，包括外动力臂缺失、内外动力臂联合缺失、内动力臂缺失并伴有微管转位；②确定的双等位基因致病性突变。因此，若临床高度怀疑 PCD 时，建议进行鼻呼出气一氧化氮筛查、高速摄像显微分析、透射电子显微镜检查、基因检测等，以便进一步明确诊断。

【内科医师乙】

PCD 是一种罕见的常染色体隐性遗传病，发病率为 1/40 000 ~ 1/2200，其特点为纤毛运动功能受损导致黏液纤毛清除无效。患者具有典型病史、高度怀疑 PCD 时，建议完善以下相关检查，有助于明确诊断。①鼻呼出气一氧化氮：是 PCD 重要的辅助检测方法之一。PCD、囊性纤维化、急/慢性鼻窦炎、鼻息肉和上呼吸道感染等疾病时鼻呼出气一氧化氮水平降低，但 PCD 时水平更低，通常将鼻呼出气一氧化氮 <77 nL/min 作为诊断标准。检测结果"nL/min"与"ppb"的换算方法：左右鼻孔平均浓度（ppb）× 呼气平均流速（L/min）= 最终鼻呼出气一氧化氮（nL/min），如呼气平均流速为 10 mL/s，则 77 nL/min 换算后为 128 ppb。鼻呼出气一氧化氮具有较高的灵敏度和特异度，且具有无创、快速、经济的优点，但其水平明显降低时不能与囊性纤维化鉴别。②纤毛摆动频率及摆动形式分析：使用高速摄像显微分析观察纤毛摆动频率及摆动形式可辅助诊断 PCD。正常纤毛摆动频率为（12.5 ± 1.8）Hz，如果其摆动频率低于 11 Hz 则被认为异常。③透射电子显微镜检查：被认为是诊断 PCD 的金标准，可见纤毛（内、外）动力蛋白臂缺失或变短、放射辐缺失、复合纤毛、异常纤毛定位、微管异常（数目减少、增多、移位）等。④基因检测：PCD 是常染色体隐性遗传或 X 连锁相关的双等位致病基因突变引起的一种异质性遗传病，基因检测对 PCD 的确诊具有十分重要的作用。目前已有 40 多个已知基因突变被认为可导致 PCD，常见的突变基因有 *DNAH5*、*DNAI1*、*CCDC39*、*CCDC40*、*DNAAF1* 和 *DNAH11* 等。其中，*DNAH5* 和 *DNAI1* 是目前最常见的突变形式，分别占 25% 和 15%。但仍有约 1/3 的 PCD 患者尚未证实突变基因的具体位置。为明确 PCD 基因突变的位点，目前常用高通量测序、全外显子组基因测序进行检测，便于发现新的突变基因。

本例患儿具有反复呼吸道病史，合并内脏转位、慢性鼻窦炎、中耳炎、支气管扩张，因此高度警惕 PCD。首先完善鼻呼出气一氧化氮筛查，提示鼻呼出气一氧化氮水平明显降低，行气道黏膜透射电子显微镜提示符合 PCD 超微病理学改变。建议可完善基因检测，进一步与囊性纤维化等疾病鉴别。

【介入科医师】

透射电子显微镜检查是 PCD 确诊的金标准，其可对呼吸道黏膜纤毛上皮细胞的纤毛轴进行横断观察，是诊断 PCD 的重要依据。运动纤毛一般呈"9+2"结构，即由 9 对外周微管环绕 1 对中央微管，其中外周微管之间由微管连接蛋白连接，连接于外周微管向内、外侧伸展的分别是内动力臂（IDA）、外动力臂（ODA），IDA 通过辐射臂（RS）与中央微管间相互连接固定。ODA 和 IDA 均连接有 ATP 酶，负责纤毛的运动。RS 通过移动角度的变化来控制纤毛的方向。

透射电子显微镜观察对象包括外周微管、中央微管、外动力臂、内动力臂、微管连接蛋白、辐射臂等。异常纤毛结构主要有以下 4 类：动力蛋白臂异常（部分或完全缺失，ODA/IDA），辐射臂异常（轮辐或中心鞘缺失、偏离中央管），纤毛方向性错误（因部分或完全缺失中央管），外周微管的数目异常。透射电子显微镜观察显微结构异常最常见的是 ODA 异常（约占55%），其次为 ODA 和 IDA 联合异常（约占15%）。只有 IDA 异常时假阳性率较高，假阳性的发生可能与黏膜上皮细胞炎症（细菌/病毒感染）、样本量不足、样本处理不严谨、透射电子显微镜读片错误和扫描仪误差等有关。对于假阳性结果需再次进行评估。

本病例透射电子显微镜示送检组织镜下可见散在分布的纤毛组织；细胞表面的纤毛参差不齐，纤毛与微绒毛混杂排列；纤毛横断面大多结构不清，有的纤毛空化，仅残留外膜，有的纤毛外膜受损；少数纤毛正切横断面结构较清晰，可见中央微管或外周微管部分缺失，外周微管的部分内动力臂和（或）外动力臂缺失，符合 PCD 的超微病理学改变，因此诊断明确。

 **病例点评**

儿童 PCD 临床表现各异，没有明显特异性，容易漏诊与误诊。参考《儿童原发性纤毛运动障碍诊断与治疗专家共识》，确诊需有 PCD 典型病史联合纤毛透射电

子显微镜检查异常或确定的双等位基因致病性突变。PCD 缺乏标准化的诊断流程，且儿科医师对 PCD 的认识不足，建议出现以下临床表现时，高度警惕 PCD 可能：①新生儿不明原因呼吸窘迫；②慢性咳嗽、咳痰；③支气管扩张；④慢性鼻窦炎、鼻息肉；⑤反复呼吸道感染；⑥慢性分泌性中耳炎、听力下降；⑦尤其是出现内脏转位。需行鼻呼出气一氧化氮筛查、透射电子显微镜检查、基因检测进行确诊。PCD 需与囊性纤维化、原发性免疫缺陷病、迁延性细菌性支气管炎等相鉴别。PCD 治疗目标是积极抗感染，加强气道痰液的清除，尽可能延缓疾病进展，维持肺功能，改善生活质量。

（撰写　刘苗　点评　姜毅　审稿　徐保平）

参 考 文 献

1. 中华医学会儿科学分会呼吸学组疑难少见病协作组，国家呼吸系统疾病临床医学研究中心，《中华实用儿科临床杂志》编辑委员会. 儿童原发性纤毛运动障碍诊断与治疗专家共识. 中华实用儿科临床杂志，2018，33（2）：94 – 99.

2. LUCAS J S, BARBATO A, COLLINS S A, et al. European Respiratory Society guidelines for the diagnosis of primary ciliary dyskinesia. Eur Respir J, 2017, 49（1）: 1601090.

3. DALRYMPLE R A, KENIA P. European Respiratory Society guidelines for the diagnosis of primary ciliary dyskinesia: a guideline review. Arch Dis Child Educ Pract Ed, 2019, 104（5）: 265 – 269.

4. GUAN Y, YANG H, YAO X, et al. Clinical and genetic spectrum of children with primary ciliary dyskinesia in China. Chest, 2021, 159（5）: 1768 – 1781.

5. LUCAS J S, DAVIS S D, OMRAN H, et al. Primary ciliary dyskinesia in the genomics age. Lancet Respir Med, 2020, 8（2）: 202 – 216.

病 例 65

囊性纤维化（一）

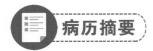 病历摘要

【基本信息】

患儿，男，23 个月。

主诉：发热、咳嗽伴呕吐 5 天。

【病史】

患儿于入院前 5 天无明确诱因出现发热，体温最高 38.6 ℃，口服退热药（布洛芬糖浆 4 mL），体温可降至正常，间隔数小时反复出现发热，热型不规则，伴阵发性咳嗽，有痰不易咳出，轻度喘息，无口周发绀，无明显呼吸困难，伴呕吐，为胃内容物，非喷射性，每天 3 ~ 4 次，无腹泻、腹痛及腹胀。为进一步诊治，门诊以"支气管肺炎"收入院。

自发病以来，患儿精神日渐萎靡，无抽搐及嗜睡，进食差，睡眠欠佳，尿少，大便正常。

既往史：患儿为弃婴，现由福利院抚养，新生儿期于外院因肠梗阻行"肠切除、肠造瘘"手术治疗（具体情况不详）；曾先后 3 次于我院住院治疗，均诊断"支气管肺炎、低钾血症、低钠血症、代谢性碱中毒"，经治疗后好转出院。

【体格检查】

体温 37.8 ℃，脉搏 136 次/分，呼吸 47 次/分，血压 89/50 mmHg，血氧 99%（鼻导管吸氧下）。体重 8 kg，身高 84 cm，体重低于同年龄同性别 3 SD，身高低于

同年龄同性别 2 SD。神志清，精神萎靡，呼吸稍促，眼窝略凹陷，皮肤弹性欠佳，皮下脂肪少。腹部及躯干部皮肤松弛，口唇无明显发绀，鼻煽及三凹征（＋）。咽部充血，口腔黏膜光滑。桶状胸，肋间隙增宽。双肺呼吸运动均匀一致，双肺叩诊清音，呼吸音对称、稍弱，可闻及散在痰鸣音及中小水泡音。心率 136 次/分，律齐，心音有力，各瓣膜听诊区未闻及杂音。腹部平软，右腹部可见一横位走向的手术瘢痕，长约 8 cm，无红肿及渗出，肝右肋下 2 cm，质软，边缘略钝，脾左肋下未触及，全腹无压痛及包块，叩诊呈鼓音，肠鸣音 2~3 次/分，四肢活动自如，肌力正常，肌张力稍弱。神经系统无阳性体征，毛细血管充盈时间 2 秒。

【辅助检查】

血气分析：pH 7.788，PO_2 62.8 mmHg，PCO_2 36.0 mmHg，SO_2 96.3%，Hb 13.3 g/dL，钙 1.03 mmol/L，钾 1.8 mmol/L，钠 122 mmol/L，氯未测出，血糖 7.7 mmol/L，乳酸 3.6 mmol/L，BE 36.0 mmol/L，HCO_3^- 60.4 mmol/L。

肾功能：二氧化碳结合力 43.5 mmol/L（正常参考范围 18~30 mmol/L），明显升高，余正常。

肝功能：丙氨酸转氨酶 47 U/L（正常参考范围 8~42 U/L），略升高；天冬氨酸转氨酶 83 U/L（正常参考范围 22~59 U/L），升高；余正常。

血常规：WBC 16.48×10^9/L，RBC $4.51 10 \times 10^{12}$/L，Hb 128 g/L，PLT 476×10^9/L，中性粒细胞百分比 64.10%，淋巴细胞百分比 29.80%，单核细胞百分比 5.50%，中性粒细胞绝对值 10.57×10^9/L，红细胞压积 34.30%，超敏 C 反应蛋白 7.55 mg/L。

血清心肌酶：肌酸激酶 36 U/L，CK-MB 14 U/L，乳酸脱氢酶 235 U/L，α-羟丁酸脱氢酶 198 U/L，均正常。

PCT：0.01 ng/mL（正常参考范围 0~0.5 ng/mL），正常。

空腹血糖：4.7 mmol/L（正常参考范围 3.9~6.1 mmol/L），正常。

凝血常规：凝血酶原时间 13.8 秒，凝血酶原时间比值 1.23，国际标准化比值 1.20，活化部分凝血活酶时间 30.70 秒，FIB 5.0 g/L，凝血酶原活动度 73.20%，凝血酶时间 21.30 秒。

急检血离子：K^+ 2.1 mmol/L（正常参考范围 4.2~5.9 mmol/L），Na^+

120 mmol/L（正常参考范围 135 ~ 145 mmol/L），Cl⁻ 52 mmol/L（正常参考范围 99 ~ 110 mmol/L），Ca²⁺ 1.6 mmol/L（正常参考范围 2.1 ~ 2.8 mmol/L），均明显低值。

【影像学检查】

胸部 CT：双肺可见片状致密影，右肺气肿改变并柱状支气管扩张，支气管管壁增厚，见黏液栓形成，病灶内可见小囊状低密度影，可见气囊腔。

肺部重建 CT：双肺多发炎症，双肺野透光度不均，右肺上叶内局部支气管扩张并多个含气囊腔。

消化系 + 胃肠彩超（床旁）：肝脏略增大，肝内回声不均匀，肝内外胆管未见扩张，胆总管未见扩张；胰腺形态规整，大小正常，轮廓光滑，内部回声均匀；胰管无扩张，脾脏无明显增大；胃肠积气，右下腹阑尾显示正常。

【初步诊断】

①支气管肺炎；②支气管扩张；③低钾血症；④低钠血症；⑤低氯血症；⑥代谢性碱中毒；⑦肝损害；⑧营养不良。

【治疗经过】

入院后监测生命体征；禁食，深静脉补液纠正电解质紊乱及酸碱失衡；静脉给予头孢噻肟钠控制感染；静脉给予盐酸氨溴索及布地奈德雾化吸入止咳化痰。

入院第 3 天，血离子复查大致正常，进食良好，咳喘减轻，72 小时 PPD 试验阴性。抽吸痰培养回报：金黄色葡萄球菌；头孢西汀筛选：阴性；耐药：青霉素、红霉素、安林霉素、羧苄西林、克拉霉素；给予替考拉宁联合抗感染。

入院第 6 天，血醛固酮（卧位）正常范围，尿醛固酮正常范围，肾上腺及泌尿系彩超未见明显异常。

入院第 8 天，咳嗽较前加重，复查胸部 CT 示右肺上叶可见斑片状密度增高影，边缘模糊，密度不均，其内可见充气支气管影像。抽吸痰培养回报：铜绿假单胞菌；耐药：阿莫西林克拉维酸钾，头孢噻吩，头孢西丁，余均敏感。血培养回报：阴性。更换为美罗培南继续抗感染治疗，考虑不除外气道高反应，给予沙丁胺醇雾化吸入、孟鲁司特钠口服，以及支气管镜灌洗治疗，镜下提示支气管内膜炎（左肺为著），灌洗清除大量白色黏痰及黄白色痰栓，镜下给予吸入用乙酰半胱氨酸溶液、盐酸氨溴索、吸入用布地奈德混悬液局部用药治疗，呼吸道症状改善。

入院 2 周，复查抽吸痰培养回报：甲型溶血性链球菌。病原学血标本高通量测序检出霍氏肠杆菌，为中度置信。

入院 3 周，患儿无明显咳嗽、咳痰，无其他感染征象，停用抗生素，继续对症支持治疗，病情日渐好转，于入院第 26 天办理出院。单基因遗传病基因检测尚未回报。

临床诊断：①支气管肺炎；②支气管扩张；③低钾血症；④低钠血症；⑤低氯血症；⑥代谢性碱中毒；⑦肝损害；⑧营养不良。

患儿出院后单基因遗传病基因检测回报：通过靶向捕获－高通量测序临床全外显子组基因检测，共覆盖 4200 多种遗传病相关基因，结果发现受检者 7 号染色体上有 2 个与临床表型相关的核苷酸可疑变异，携带 2 个 CFTR 杂合致病突变，突变位点分别为 c1210-3c > G 和 c1000c > T，经 ACMG 变异评级前者临床意义不明，后者致病，并且导致 334 位的精氨酸（Arg）变为色氨酸（Trp），相关疾病提示囊性纤维化。

根据上述临床表现，结合基因检测结果，补充临床诊断为囊性纤维化。在该疾病诊断中，汗液氯离子检测及鼻黏膜电位差测定非常重要，目前我院未开展这两项检测项目，患儿已经离院，联系监护人提供如下治疗建议：①气道管理：建议行体位引流、雾化吸入等气道管理，治疗肺部病变；②建议食用高热量、高蛋白、高脂肪食物；③补充多种维生素，注意补充食盐；④建议口服多酶片及益生菌协助消化；⑤病情变化及时随诊。

再次入院情况

患儿 35 个月，因"咳嗽、呕吐 4 天"再次住院。入院时患儿发热、咳喘伴呼吸困难，呕吐明显。查体：神志清，精神萎靡，呼吸促，脱水貌，皮下脂肪少，皮肤松弛，腹部皮肤褶皱，口唇发绀，鼻煽及三凹征(＋)，桶状胸，双肺可闻及痰鸣音及中小水泡音，心率快，心音低钝，肝右肋下 4.0 cm，质略硬，边缘钝，脾左肋下 2.0 cm，四肢末梢循环差，指（趾）端凉，毛细血管充盈时间 5 秒。体重 8 kg

（与1年前比较体重无任何增长），身高85 cm，血氧饱和度波动在20%～30%。结合病史及各项辅助检查，临床诊断：①囊性纤维化；②重症肺炎；③心力衰竭；④呼吸衰竭；⑤营养不良（重度）。给予持续气道正压通气呼吸支持及控制感染、强心对症支持治疗，病情持续加重。入院第3天动脉血气分析示pH 7.672，PO_2 37.5 mmHg，PCO_2 48.8 mmHg，SO_2 75.3%，Hb 14.3 g/dL，钙1.05 mmoL/L，钾2.5 mmoL/L，钠124 mmoL/L，氯未测出，血糖10.1 mmoL/L，乳酸1.6 mmoL/L，BE 36.0 mmoL/L，HCO_3^- 58.2 mmoL/L，提示极度低氧血症伴高碳酸血症，给予气管插管呼吸机机械通气，平均气道压20 cmH_2O以上，吸入氧浓度100%，除常规治疗外，给予支气管镜灌洗治疗4次，清除大量痰栓，呼吸道症状改善，肺通气和肺换气功能好转。抽吸痰培养回报：铜绿假单胞菌、甲型溶血性链球菌、奈瑟菌。经有效治疗36天，患儿临床治愈出院。

出院后继续随访，现患儿4周岁，平素一般状况良好，饮食以乳类配方奶为主，添加少量辅食，日常护理坚持应用盐水等雾化湿化管理气道，间断口服多酶片、益生菌协助消化，具体治疗方案同前。现体重9.7 kg，身高88 cm，体重指数12.5 kg/m^2。

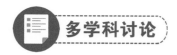 多学科讨论

【重症医学科医师甲】

患儿，男，23月龄，因"发热、咳嗽伴呕吐5天"入院。病程中患儿精神日渐萎靡，无抽搐及嗜睡，进食差，睡眠欠佳，尿便正常。既往患儿在新生儿期曾因肠梗阻在外院行"肠切除、肠造瘘"手术治疗（具体切除肠管长度不详），先后于生后5个月、10个月和17个月3次于我院住院治疗，此次为住院第4次，既往诊断"支气管肺炎、低钾血症、低钠血症、代谢性碱中毒"，经治疗均好转出院。入院查体：精神萎靡，呼吸稍促，眼窝略凹陷，皮肤弹性欠佳，皮下脂肪少，口唇无发绀，咽部充血，可见鼻煽及三凹征，双肺呼吸音对称、稍弱，可闻及痰鸣音及散在中小水泡音，心率略快，心音有力，腹部平软，无压痛，肝右肋下2 cm，脾左肋下未触及，体动可，四肢肌张力弱，神经系统无异常体征。血生化检查提示代谢性碱中毒、低钠、低钾、低氯。胸部CT：双肺可见片状致密影，右肺气肿改变并柱

状支气管扩张，支气管管壁增厚，见黏液栓形成，病灶内可见小囊状低密度影，可见气囊腔。肺部重建 CT：双肺多发炎症，双肺野透光度不均，右肺上叶内局部支气管扩张并多个含气囊腔。患儿营养发育明显落后，反复呼吸道感染及内环境失衡，考虑可能有基础疾病存在，如原发性免疫缺陷病、肺表面活性物质代谢障碍性疾病、肺发育异常、原发性纤毛运动障碍、囊性纤维化等。患儿既往肠梗阻、慢性肺炎、电解质紊乱，需要进一步完善血尿遗传代谢筛查及基因检测（如全外显子＋线粒体＋非外显致病区）等，目前经基因检测明确诊断为囊性纤维化。

囊性纤维化是一种多系统受累的遗传性疾病，主要表现为反复呼吸道感染、胰腺功能不全、营养不良等，其是儿童时期重症慢性肺疾病的主要病因，早期即可出现胰腺外分泌不足，还可引起盐缺乏、鼻息肉、全鼻窦炎、直肠脱垂、胰腺炎、胆石症、胰岛素依赖型高血糖。囊性纤维化患儿可出现生长发育障碍，伴有肝硬化和其他形式的肝功能异常。总之，在临床工作中我们要注意观察分析，对于特殊罕见疾病应早期识别、早诊断、早治疗。

【重症医学科医师乙】

患儿婴儿期即发病，主要表现为发热、咳嗽伴呕吐，伴有严重离子紊乱及酸碱平衡失调，即低钾血症、低钠血症、代谢性碱中毒。多次反复住院治疗，肺部病变日益加重，与常见的肺炎患儿临床表现有明显不同。全外显子基因检测证实基因 CFTR 杂合突变，最终诊断为囊性纤维化。患儿离子紊乱很有特点：低钠低氯性碱中毒，与巴特综合征的电解质改变一致，但原因截然不同。囊性纤维化是由于患儿 CFTR 基因缺陷导致皮肤中汗腺管上皮转运分泌氯离子障碍，汗液中大量丢失盐，特别是存在呕吐或（和）腹泻时或在夏季，属于假巴特综合征。而巴特综合征是因为肾小管重吸收氯减少，导致低钠低氯性碱中毒，临床表现为口干、口渴、多饮、多尿、尿氯尿钠排出增加、无呼吸道症状，与囊性纤维化假巴特综合征容易鉴别。

回顾本例患儿反复出现以呕吐、低氯血症为主要表现的电解质、酸碱平衡紊乱，早期呼吸道症状不重，肺部 CT 无典型囊性改变，而严重电解质、酸碱平衡紊乱往往因既往新生儿期的肠道手术而被解释为新生儿期外科手术、肠切除后肠道功能差（短肠综合征）同时合并胃肠炎引起严重呕吐所致，早期未能引起临床医师的高度重视，进而延误诊断。本例患儿深部痰培养结果，先后为金黄色葡萄球菌和铜绿假单胞菌，依据药物敏感实验，均为致病菌而非定植菌。其中金黄色葡萄球菌为耐甲氧西林的耐药菌，头孢菌素耐药，抗生素调整为替考拉宁。患儿病情未见好转，再次痰培养见铜绿假单胞菌，对阿莫西林克拉维酸钾、头孢噻吩、头孢西丁耐药，余均敏感，更换为碳氢酶烯类药物美罗培南后，感染逐渐控制。该类患者因呼吸分泌物排出不畅，会出现致病菌定植情况，铜绿假单胞菌最常见。另外，患儿呼吸道内腺体分泌因基因缺陷导致黏膜腺体分泌少、痰干，分泌物排出不畅，加之北方气候干燥，在外源性湿化不足情况下，极易导致分泌物阻塞、感染，严重影响肺换气及通气功能。后续出院建议坚持每天行气道湿化雾化，可改善呼吸道症状，提高生活质量，延长生存时间。

【放射科医师】

囊性纤维化患者的胸部 X 线片在病变早期仅表现为肺纹理增强，进展期根据病变累及部位及程度可表现为小叶性肺炎合并支气管扩张，但特异性较低。而 CT 典型表现为：①支气管扩张：为柱状支气管扩张，少量呈囊状扩张，病变部位可广泛分布于两肺各叶，但以两肺上叶多见，尤其见于右肺上叶，并伴有支气管壁增厚；②支气管黏液栓：由于黏液分泌物潴留在支气管内形成，依据黏液存留的支气管走向不同而形态各异，多呈圆形、椭圆形、管状或尖端指向肺门的 "V" 或 "Y" 型高密度阴影，密度均匀，边缘光滑税利，CT 值一般为（15±10）Hu，但存留较久的黏液栓为 40~80 Hu，增强扫描无强化；③小叶性肺炎：肺窗表现为肺内斑片状高密度影或亚段肺不张，肺上叶常见或肺上叶病灶较多；④马赛克征：为小气道受累的一种表现，与吸气相及呼气相相对比显示更为清晰；⑤两肺弥漫性气肿：表现为肺野密度低而不均，在不同病例中程度轻重不一，婴儿或儿童患者多见；⑥薄壁含气囊腔：因支气管扩张、气肿性肺大泡及间质性气囊肿，因此形成大小不一之囊腔，主要分布在两肺上部。

本例患儿病程长，既往连续胸部 X 线检查仅表现为双肺多发斑片状高密度影，两肺透光度增强，特异性较低；而患者胸部 CT 主要表现为小叶性肺炎伴右肺上叶后段支气管柱状扩张及管壁增厚，进展期部分管腔内有黏液栓，支气管管壁呈进行增厚改变。因患者较小，未采用吸气相与呼气相相对比扫描，所以马赛克征表现相对不典型。而患儿影像学示右肺气肿，左肺大致正常，多发薄壁含气囊腔位于右肺上叶等的表现与典型肺囊性纤维化 CT 表现相符。

【内镜中心医师】

囊性纤维化临床表现多样，呼吸系统受累时可出现咳嗽、咳痰及鼻窦炎等症状。呼吸功能受损是囊性纤维化患者最主要的致残和致死原因。黏稠分泌物堵塞支气管易继发感染，而反复细菌感染及异常免疫应答可导致肺功能破坏，进一步加重感染，形成恶性循环。囊性纤维化肺部感染早期最常见的细菌是金黄色葡萄球菌，后期则以铜绿假单胞菌为主。囊性纤维化常会出现囊性支气管扩张，需与引起囊性支气管扩张的疾病鉴别，囊性支气管扩张是复发性或慢性感染的并发症。

纤维支气管镜在囊性纤维化患者治疗方面的作用：经纤维支气管镜灌洗可清除气道分泌物，钳取痰痂，畅通气道，且及时行纤维支气管镜治疗能缓解症状，降低病死率，提高生活质量。本例患儿住院期间在气管插管呼吸机通气下行 2 次支气管镜诊治，撤机后行 2 次支气管镜治疗，镜下可见鼻咽部大量黄白色脓性分泌物，气管、左右主支气管及各叶段支气管管腔内均可见大量黄白色脓性分泌物，并可见痰痂，在清除大量痰栓经支气管镜辅助治疗后呼吸道症状明显缓解。

【科研中心医师】

本例患儿单基因遗传病基因检测报告发现携带与临床症状相关的两个突变，1 个临床意义未明，CFTR：c1210-3c > G；1 个 ACMG 评级为致病性，CFTR：c1000c > T，后者变异导致氨基酸 Arg334Trp，相关疾病为囊性纤维化。本例患儿为福利院儿童，无法找到亲生父母，故无法确定基因突变来自父方或母方。

基因诊断包括 3 个要素：第 1 个要素是分析生物学意义，也就是分析这个变异是否影响基因功能；第 2 个要素是分析遗传学意义，也就是结合遗传方式去分析这个变异是否支持阳性诊断；第 3 个要素是分析患者的临床特征和变异对应的疾病特征是否匹配吻合。生物学意义主要根据 ACMG 评级确定致病的、可能致病的、不确定意义的、可能良性的和良性。遗传学意义要求遗传携带方式支持疾病遗传方式，如常染色体显性遗传（AD）、常染色体阴性遗传（AR）、支持家系共分离。本例患儿生物学和临床表型均符合囊性纤维化（因为患儿为福利院儿童，无法进行家系分析），可以诊断囊性纤维化。

囊性纤维化是一种常染色体隐性遗传性疾病，是由 *CFTR* 基因突变引起的。

CFTR 基因于 1989 年被发现，目前已有近 2000 种不同的 CFTR 变异体被确认；该基因编码一个氯化物和碳酸氢盐通道，在许多器官上皮细胞中表达。CFTR 可在跨上皮传导阴离子以调节液体分泌物的分泌量、pH 值和黏液黏度方面起重要作用。CFTR 还可与其他离子通道相互作用，如上皮钠通道（ENaC），其调节穿过上皮细胞的液体运动，因此具有与 CFTR 共同表达的其他通道组成细胞内在功能。肺部疾病是囊性纤维化发病率和死亡率的主要原因，CFTR 介导的氯化物和碳酸氢盐转运的丧失可导致进行性慢性细菌感染和炎症反应。

囊性纤维化目前尚无有效治愈方法，且预后较差，主要是进行针对性的对症、支持治疗，若病情严重，在生命早期就可能出现危及生命的症状甚至夭折。体内基因治疗在某些遗传疾病方面显示出了希望。囊性纤维化基因治疗已成为国内外医学研究的焦点，但其尚未在临床上完全实现，还处在动物实验和临床试验阶段。囊性纤维化的治疗人们在不断探索中，脂质纳米颗粒递送化学修饰 mRNA 技术在动物试验中取得良好效果，其可恢复囊性纤维化氯离子分泌；CFTR 增强剂依伐卡托和鲁玛卡托已被应用于临床，部分患者取得较好效果。

【呼吸科医师】

囊性纤维化患者由于基因突变，外分泌腺组织中氯和钠跨膜转运异常，上皮细胞 Cl^- 和水的分泌减少，Na^+ 回吸收增加，造成细胞内高渗环境，使外分泌液脱水，引起呼吸道和肺、胰腺、肠道、肝脏和生殖腺分泌物黏稠。氯离子浓度变化造成气道内中性粒细胞的杀菌作用减弱，气道上皮的防御功能受损。分泌物黏稠造成气道长期阻塞，加之基因突变本身可以改变上皮细胞中糖类，气道上皮细胞或者气道表面的液体为细菌微生物提供了一个良好的黏附环境，容易导致细菌在气道定植。囊性纤维化患者营养缺乏，包括脂肪酸缺乏，是呼吸道感染的易感因素，可引起反复呼吸道感染。感染的细菌早期多为革兰氏阴性细菌、金黄色葡萄球菌及嗜血流感杆菌等，后期多见铜绿假单胞菌、伯克霍尔德菌及烟曲霉菌等。金黄色葡萄球菌和铜绿假单胞菌容易在气道定植，细菌的持续定植和感染可以增强炎症反应，而慢性炎症促进中性粒细胞过度释放弹力蛋白酶破坏组织结构，导致支气管扩张、肺功能异常及呼吸衰竭。

　　囊性纤维化不是常见病、多发病，临床表现差异很大，对于反复或难治性呼吸道感染（鼻炎、鼻窦炎、肺炎），同时存在发育落后及伴有消化道症状的患者，我们在临床工作中一定要注意甄别，多分析其是否存在特殊疾病的可能性，避免延误诊断。对于确诊囊性纤维化患者，合理用药、科学治疗非常重要，如果没有明确病原体感染时，呼吸科治疗的重点是清除呼吸道分泌物、湿化气道、预防感染、保护肺功能、防止合并症发生。明确细菌感染的患者，应根据培养的药敏结果选用口服或静脉抗生素治疗；对于存在细菌长期定植的患者，治疗的目的在于抑制细菌负荷、减轻炎症反应，可根据病原体种类选用雾化吸入抗生素治疗，可同时应用布洛芬、大环内酯类抗生素减轻炎症反应，同时注意防治真菌感染，提倡个体化治疗方案。

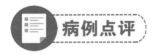

病例点评

　　囊性纤维化是常染色体隐性遗传疾病，累及多个系统，于1938年由国外首次报道，以"显微镜下胰腺的病理表现"命名。其在不同人种中发病率不同，白种人发病率高，苏格兰人发病率最高，亚洲、非洲人较少发病。其发病机制是由编码"囊性纤维化跨膜传导调节因子CFTR"的基因突变所致。CFTR基因突变造成细胞内高渗环境，使外分泌腺脱水，黏稠度增大，主要影响外分泌功能，如上气道、肺、胰腺、汗腺、生殖腺等。

　　我国已将囊性纤维化列入"第一批罕见病目录"。临床以呼吸系统及消化系统表现最为常见。呼吸系统表现为反复呼吸道感染、痰多、鼻窦炎、鼻息肉、肺炎、慢性支气管炎、肺不张、支气管扩张、气胸、脓胸、慢性阻塞性肺疾病、活动不耐受、反复咳喘、咯血等。消化系统表现以胰腺功能不全多见，表现为高血糖、糖尿病、反复胰腺炎；新生儿及婴儿期可出现腹胀、呕吐、脂肪泻、体重不增、低蛋白血症、水肿、贫血、营养不良、生长发育迟缓、脂溶性维生素缺乏等，还可出现黄疸、呕血、腹水、电解质紊乱、肠梗阻等表现。

　　囊性纤维化根据临床表现、辅助检查并结合基因检测结果可以确诊。其肺部病变主要与支气管哮喘、百日咳、慢性支气管炎、复发性肺炎、金黄色葡萄球菌肺炎、肺结核及支气管扩张等相鉴别；消化道表现主要与新生儿肠道闭锁、牛奶过敏、乳糜泻、失蛋白性肠病等鉴别；电解质紊乱需要与巴特综合征鉴别。辅助检查主要有汗液氯离子检测、鼻黏膜电位差检查及基因检测，前两项检测目前国内开展较少。近年来基因检测比较普遍，囊性纤维化基因突变主要包括杂合突变及纯合突变两种类型。

本例患儿因反复呼吸道感染及电解质紊乱多次住院，发育落后，生后曾行肠切除手术，于我院通过基因检测明确囊性纤维化诊断。囊性纤维化诊断标准包括家族史、慢性肺部病变、胰腺功能不全、汗液氯离子检测阳性、鼻黏膜电位差、基因检测等，其中汗液氯离子检测阳性在该病诊断中意义重大，目前我院未开展这项检查，可建议患儿到外院完善该项检查，进一步验证诊断。另外，如果患儿再次住院，建议完善胰腺CT及胃镜等检查，邀请消化科及儿童营养保健科加入多学科会诊，进一步评估病情，指导治疗。本例患儿是以儿科日常工作中比较常见的呼吸道和消化道症状为首发症状就诊，容易误导我们临床医师忽略疾病本质，从而使患儿的相同症状反复出现而住院治疗。在日常工作中作为临床医师应多思考、反复询问病史、抽茧剥丝，从平凡的症状中寻找不平凡，从常见的病症中寻找罕见的疾病，注意鉴别诊断。总之，我们在临床工作中要拓宽诊疗思路，对囊性纤维化患者早期识别、早确诊、早诊疗干预，提倡多学科合作，并坚持长期科学管理，以期不断提高患者的生存率及生活质量。

（撰写　金铎　点评　黄艳智　审稿　高立伟）

参 考 文 献

1. KEREM B, ROMMENS J M, BUCHANAN J A, et al. Identification of the cystic fibrosis gene: genetic analysis. Science, 1989, 245(4922): 1073 - 1080.

2. ROBINSON E, MACDONALD K D, SLAUGHTER K, et al. Lipid nanoparticle-delivered chemically modified mRNA restores chloride secretion in cystic fibrosis. Mol Ther, 2018, 26(8): 2034 - 2046.

3. YAN Z, MCCRAY P B J R, ENGELHARDT J F. Advances in gene therapy for cystic fibrosis lung disease. Hum Mol Genet, 2019, 28(R1): R88 - R94.

5. 江载芳. 实用小儿呼吸病学. 北京：人民卫生出版社，2020.

病例 66

囊性纤维化（二）

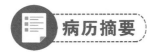 **病历摘要**

【基本信息】

患儿，男，1 岁 3 个月。

主诉：流涕、咳嗽 3 月余。

【病史】

入院 3 月余前出现流黄色黏稠鼻涕，间伴咳嗽，不剧烈，咳嗽以晨起、午后为主，睡眠后缓解，间有痰响，难以咳出，外院给予"孟鲁司特钠抗过敏及间断头孢口服抗感染"治疗共 1 个月，期间症状好转但未能完全缓解。2 个月前因"支气管炎、变应性鼻炎"在外院住院，血常规、呼吸道病原抗体未见异常，"过敏原检查有异常"，胸部 X 线检查提示支气管炎，给予"阿莫西林克拉维酸钾抗感染、舒张气道、止咳化痰"等处理，症状好转出院。出院后患儿一直仍间有单声咳嗽，伴流清涕，间有痰响，家人未予以就诊及用药。1 个月前再次就诊于当地医院，给予"抗炎、抗过敏、洗鼻喷鼻"，仍间断有流脓涕及咳嗽，不剧烈。1 周前患儿咳嗽、脓涕增多，咳嗽日夜皆有，有痰、间气喘，外院查胸部 CT 示右肺中叶及左肺下叶炎症，转我院门诊就诊，拟"社区获得性肺炎，非重症"收入我科。患儿病程中有 2 次一过性低热，无声嘶喉鸣，无呛咳，无气促，无发绀，无皮疹，无呕吐，无腹胀，近 1 周精神一般，胃纳如常，大小便正常。

新生儿期体健，生长发育正常，正常计划免疫接种。平素易流涕、咳嗽，1 岁前共有 3 次明显发作，当地诊断"支气管炎""肺炎"，给予抗感染等治疗 1～2 周，症状可缓解。有湿疹史，无明确气喘史。母亲、哥哥有鼻炎病史。

【体格检查】

体温 36.4 ℃，脉搏 126 次/分，呼吸 28 次/分，血压 92/62 mmHg，体重 10 kg，身高 80 cm。神志清，精神反应好。嘴唇、肢端无发绀。鼻黏膜稍充血，鼻腔见黄白色分泌物，咽部稍充血。无三凹征，双肺呼吸音粗，双肺闻及喘鸣音及少许中粗湿啰音。心率 126 次/分，心律齐，心音有力，心前区未及明显杂音。腹软不胀，肝脾无肿大。四肢肌力、肌张力正常，未见杵状指（趾）。

【辅助检查】

血常规：WBC 12.6×10^9/L，中性粒细胞百分比 32%，淋巴细胞百分比 57%，Hb 115 g/L，PLT 473×10^9/L。

尿便常规：正常。

CRP 0.6 mg/L。

PCT < 0.1 ng/mL。

血气、电解质、输血前四项等未见明确异常。

胰腺功能：a-淀粉酶 16 U/L（下降），脂肪酶正常，胰腺 B 超未见异常。

PPD 试验阴性，结核抗体阴性。

病原学：痰涂片见革兰氏阳性菌，痰细菌培养阴性；呼吸道常见病原体咽拭子 PCR 及血清抗体均为阴性；血细菌、真菌培养阴性；支气管肺泡灌洗液细菌培养示铜绿假单胞菌阳性，抗酸杆菌涂片、真菌培养均阴性。

体液免疫：IgE 64 IU/mL，IgA、IgG、IgM、C3、C4 等未见明确异常。

细胞免疫：TBNK 绝对计数、中性粒细胞吞噬功能未见明确异常。

基因检测：*CFTR* 基因复合杂合变异 5T 和 c.3205G > A（p.G1069R），两个变异分别来自父亲和母亲（图 66-1）。

基因名称	OMIM编号	遗传方式	HG19位置	转录本	核苷酸与氨基酸改变	合子状态	人群频率	ACMG变异分类	相关疾病/文献	来源
CFTR	602421	AR	chr7: 117188685 – 117188689	NM_000492	5T	杂合	–	2 类 – 可能致病	先天性双侧输精管缺如/囊性纤维化	父亲（杂合）
CFTR	602421	AR	chr7: 117251700	NM_000492	c. 3205G > A (p. G1069R)	杂合	0.001 东亚	2 类 – 可能致病	先天性双侧输精管缺如/囊性纤维化	母亲（杂合）

图 66 -1　基因检查结果

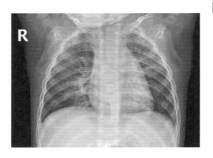

图 66 -2　胸部 X 线片

心电图、腹部 B 超：未见明确异常。

胸部 X 线片示双肺渗出性改变（图 66 -2）。

外院胸部 CT：右肺中叶及左肺下叶炎症。

出院 2 个月后我院胸部 CT：双侧肺充气不均匀，小气道梗阻病变待排（图 66 -3）。

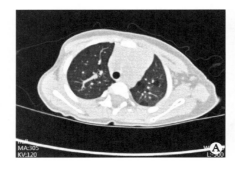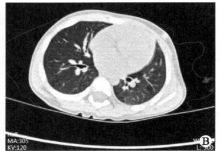

图 66 -3　胸部 CT

肺功能：①轻度阻塞性病变；②舒张试验阴性。

支气管镜检查：鼻窦炎，化脓性气管支气管内膜炎，各级支气管见较多黄绿色黏稠分泌物附着（图 66 -4）。

【治疗经过】

入院后给予雾化布地奈德混悬液、异丙托溴铵、拍背理疗祛痰。在第 1 次支气管镜常规气道冲洗、肺泡灌洗后经验性给予静脉滴注阿莫西林克拉维酸钾 6 天，加用左氧氟沙星稀释液清洗鼻腔。在第 2 次支气管镜下气道冲洗后，根据支气管肺泡灌洗液培养（铜绿假单胞菌阳性）及药敏试验结果，静脉抗感染药物改为头孢拉

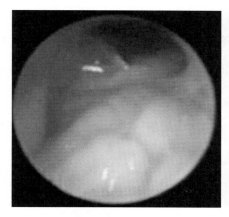
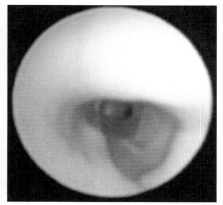

A. 咽腔较多黄绿色黏稠分泌物　　　　B. 气管内膜被黏稠分泌物覆盖

图66-4　支气管镜下所见

定使用 2 周，期间患儿咳嗽、咳痰稍缓解，但仍反复。入院后第 15 天患儿再次出现发热并持续了 5 天，其咳嗽、喘息症状反复，给予静脉滴注丙种球蛋白，持续静脉抗感染治疗。第 3 次、第 4 次支气管镜下给予硫酸阿米卡星溶液进行气道冲洗，期间改为静脉药物亚胺培南西司他丁钠使用 2 周，加用口服阿奇霉素 2 个疗程，并给予硫酸阿米卡星稀释液清洗鼻腔。入院第 30 天后患儿咳嗽、咳痰、流涕症状消失，无发热，复查支气管镜见鼻腔及支气管腔分泌物明显减少，支气管肺泡灌洗液细菌培养阴性，复查胸部 X 线见肺野斑片状模糊阴影较前稍减少，肺功能未复查，于住院 40 天后病情好转出院。

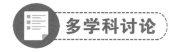

多学科讨论

【内科医师甲】

该病例为男性幼儿，近 3 个月持续有呼吸道感染症状，慢性病程，外院给予阿莫西林克拉维酸钾抗感染治疗后曾一度有效，但症状迁延。本次入院查体鼻腔见脓性分泌物，肺部可闻及干湿啰音，胸部 X 线检查及常规检查未见特异性改变。入院初期按照迁延性细菌性支气管炎给予足疗程抗感染，但效果欠佳，支气管镜下所见化脓性炎性表现及支气管肺泡灌洗液培养显示铜绿假单胞菌生长，提示此病例并非常见呼吸道感染性疾病所能解释。因汗液氯离子检测临床上未常规开展，故通过基因检测，显示 CFTR 基因复合杂合变异来自患儿父母，最终明确诊断为囊性纤维化。

囊性纤维化是由 CFTR 基因突变所致单基因遗传病，其异常可导致上皮细胞中氯离子和水分泌的减少，造成细胞外黏液堆积、阻塞管道，最终引起感染及炎性反应。临床表现为反复鼻窦炎、肺部感染、胰腺炎、营养不良、生殖障碍等。

囊性纤维化的诊断必须同时满足以下 2 条标准：①至少 1 个器官系统的临床症状符合囊性纤维化；②存在 CFTR 功能障碍的证据（以下任意一条）：汗液氯离子水平升高至 ≥60 mmol/L（检测 2 次）或 1 次汗液氯离子 ≥30 mmol/L + 2 处 CFTR 基因复合杂合致病突变。但实际临床中能开展汗液氯离子检测的医院不多，反而基因送检相对方便，本例患儿通过基因检测提示 CFTR 基因存在 2 个致病突变，同时具有呼吸系统的临床症状，故可诊断，但还需进一步行汗液氯离子检测。

治疗上主要包括清理气道、控制感染、营养支持等，本例患儿最主要是针对铜绿假单胞菌的抗感染治疗。吸入妥布霉素、赖氨酸氨曲南、多黏菌素可用于慢性持续性铜绿假单胞菌感染，但由于受药物品种及年龄所限，根据药敏试验，先后静脉滴注 β 内酰胺类、碳青霉烯类抗生素，局部应用氨基糖苷类抗生素，并联合口服阿奇霉素取得较好效果，远期效果仍待追踪。

【内科医师乙】

本例患儿临床表现与迁延性细菌性支气管炎、原发性纤毛运动障碍、原发性免疫缺陷病等容易混淆，鉴别如下。

迁延性细菌性支气管炎诊断标准为：①持续湿性咳嗽超过 4 周；②支气管肺泡灌洗液细菌培养确认下呼吸道细菌感染的证据；③应用抗生素（阿莫西林克拉维酸钾）治疗 2 周内咳嗽改善，如需要持续治疗 4 周咳嗽才改善则为难治性迁延性细菌性支气管炎；④无引起咳痰的其他病因。本例患儿本次入院治疗之初的情况符合①、②标准，但②标准中常见病原为流感嗜血杆菌、卡他莫拉菌、肺炎链球菌及金黄色葡萄球菌，而患儿支气管肺泡灌洗液中未检出上述常见病原体，而检出迁延性细菌性支气管炎相对少见的铜绿假单胞菌，且③标准实施后咳嗽无明显改善。另本例患儿有迁延性细菌性支气管炎不常伴有的鼻窦炎，因此需考虑进一步查找④排除标准里面的其他原因。

原发性纤毛运动障碍是由于纤毛运动异常引起系列临床表现的遗传异质性疾病，临床表现包括反复呼吸道感染、鼻窦炎、中耳炎、支气管扩张、内脏转位、不孕不育等。其确诊条件为典型病史加上任意一条阳性结果：①典型纤毛超微结构异常，包括外动力臂缺失、内外动力臂联合缺失、内动力臂缺失并伴有微管转位；②确定的双等位基因致病性突变。本例患儿除有呼吸道感染、鼻窦炎表现外，其他临床表现及检查结果不符合。

原发性免疫缺陷病亦可以表现为反复呼吸道感染，但同时可合并其他部位感染，可通过免疫功能检查或基因检测明确，本例患儿并未见相关检查异常，可排除。

区分每种疾病细节差异并进行针对性诊疗，最终通过临床实践检验，才能廓清症状背后的真相。

【放射科医师】

囊性纤维化早期在胸部 X 线检查上未见特异性改变，本例患儿胸部 X 线检查为普通肺炎征象。复习文献可知囊性纤维化胸部 CT 可呈现出：①支气管扩张；②支气管壁增厚；③树芽征；④支气管黏液栓形成；⑤马赛克灌注征；⑥其他如肺实变、肺不张、肺气肿等。故胸部 CT 表现结合特异性临床表现，对囊性纤维化诊断思路具有一定指向性。

【药剂科药师】

囊性纤维化感染以铜绿假单胞菌和金黄色葡萄球菌多见，铜绿假单胞菌因易产生耐药性可长期定植于呼吸道，抗感染治疗较为棘手，治疗包括口服、静脉和吸入抗生素。针对铜绿假单胞菌定植者，长期口服小剂量大环内酯类抗生素可抑制铜绿假单胞菌生物被膜形成，同时起到抗炎、改善肺功能作用；对于严重感染者，可静脉使用 β 内酰胺类及氨基糖苷类抗生素；吸入抗生素妥布霉素、赖氨酸氨曲南、多黏菌素可直接作用于气道感染者，但需要吸入特制剂型。本例患儿入院之初根据经验性用药，选择常见呼吸道细菌感染耐药可能性较小的阿莫西林克拉维酸钾并无不妥，根据药敏试验改为头孢他啶抗感染效果不理想，说明患儿气道感染的铜绿假单胞菌耐药性相对复杂，需要联合用药。但儿童用药选择不多，硫酸阿米卡星属于氨基糖苷类抗生素，具有耳毒性、肾毒性，对低龄儿童使用需要慎重，如条件许可，可行耳聋基因等筛选。给予本例患儿静脉滴注碳青霉烯类抗生素联合局部使用硫酸阿米卡星灌洗下呼吸道、冲洗鼻窦后取得不错疗效，说明囊性纤维化合并铜绿假单胞菌感染的治疗方式值得进一步探讨。

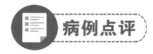

病例点评

囊性纤维化是单基因遗传性疾病，本例患儿早期症状不典型未引起注意，但当其以慢性、反复呼吸道感染为主要表现时，需警惕此病的可能。胸部 CT 可明确肺部病变程度，支气管镜检查对于了解气道情况、明确下呼吸道病原体具有重要作用，特别是经支气管肺泡灌洗液检出铜绿假单胞菌，需注意囊性纤维化、原发性纤毛运动障碍可能，而最终确诊需依靠汗液氯离子检测、基因检测。本例患儿因当时临床检验尚未开展未能完善汗液氯离子检测，故通过基因检测确诊。除呼吸系统病变外，早期起病病例可出现消化道症状，如脂肪泻、吸收不良等，需完善胰腺功能检查。本例患儿虽未见明显消化道症状，仍需要相关检查明确有无异常。治疗上全身用药联合局部使用氨基糖苷类抗生素为囊性纤维化合并铜绿假单胞菌感染的治疗提供了一种选择。

（撰写　彭俊争　点评　卢根　审稿　高立伟）

参考文献

1. 王昊，徐保平，申昆玲. 囊性纤维化及中国儿童特点. 首都医科大学学报，2016，37（5）：588 – 592.

2. 罗征秀，刘恩梅. 迁延性细菌性支气管炎国外指南解读. 中华实用儿科临床杂志，2018，33（10）：742 – 743.

3. 中华医学会儿科学分会呼吸学组疑难少见病协作组，国家呼吸系统疾病临床医学研究中心，《中华实用儿科临床杂志》编辑委员会. 儿童原发性纤毛运动障碍诊断与治疗专家共识. 中华实用儿科临床杂志，2018，33（2）：94 – 99.

4. 熊茜萌，徐保平，王蓓，等. 儿童囊性纤维化的临床和影像学特征. 临床放射学杂志，2020，39（5）：961 – 965.

5. 杨国建，李敏. 儿童囊性纤维化的诊断和治疗. 现代临床医学，2020，46（4）：304 – 306.

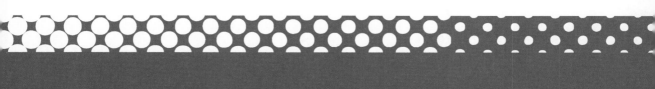

肿　瘤

病例 67

儿童肺原发性淋巴瘤

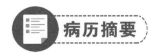 病历摘要

【基本信息】

患儿，女，4岁。

主诉：面色苍白50天，发热、咳嗽4天。

【病史】

患儿于入院前50天出现面色苍白，伴活动耐量下降、精神食欲差，家属给予补充铁剂治疗后症状无好转。入院4天前，患儿出现间断发热（1~2次/天），热峰38.5℃，伴阵发性咳嗽、咽痛，无喘息、气促、咳痰、呼吸困难、腹泻、惊厥、皮疹、血便、血尿等，至我院查血常规，提示重度贫血（Hb 50 g/L），网织红细胞百分比4.98%，急诊给予输注去白红细胞悬液1.5 U、美洛西林舒巴坦抗感染治疗后收入院。

自发病以来，患儿精神可，食纳欠佳，大小便正常，体重无减轻。

系足月顺产，出生体重3 kg，生后无抢救病史，无手术病史，自幼儿期出现生长发育落后，其运动、智力发育正常。幼时有慢性腹泻病史，曾服用深度水解奶粉后未见好转。否认肝炎及结核等传染病接触史。

【体格检查】

体温37.8℃，脉搏119次/分，呼吸33次/分，血压90/64 mmHg，体重13.5 kg。贫血貌，神志清楚，精神反应可，左上臂可见卡介苗瘢痕1枚，全身浅表淋巴结未

扪及肿大，鼻翼无扇动，三凹征阴性。双肺呼吸音粗，未闻及明显干湿啰音。心律齐，未闻及杂音。腹软，无压痛及反跳痛，肝脏肋下 5 cm 可扪及，缘钝，质中，脾脏肋下未触及。双下肢无水肿。神经系统查体无异常。

【辅助检查】

血常规：WBC 5.8×10^9/L，中性粒细胞百分比 59.1%，RBC 1.76×10^{12}/L，Hb 50 g/L，平均红细胞体积（MCV）94.3 fL，平均红细胞血红蛋白含量（MCH）28.4 pg，网织红细胞百分比 4.98%，PLT 208×10^9/L。

超敏 C 反应蛋白 27 mg/dL。

血生化正常。

贫血相关检查：直接抗人球蛋白试验、间接抗人球蛋白试验和异丙醇试验均阴性，葡萄糖-6-磷酸脱氢酶、叶酸含量、维生素 B_{12} 在同年龄正常范围，血清铁蛋白、血清铁正常，地中海贫血基因阴性。

骨髓检查：骨髓粒红比例增大，异常淋巴细胞占 3.5%。

痰液涂片及抗酸染色阴性，细菌培养、真菌培养及结核分枝杆菌培养均阴性。

咽拭子呼吸道病原体七项检测示甲型流感病毒、乙型流感病毒、呼吸道合胞病毒、腺病毒及副流感病毒 Ⅰ、Ⅱ、Ⅲ 型 RNA 阴性。

血液真菌 G 试验、GM 试验、T-SPOT.TB 试验、肺炎支原体 IgM 及总抗体、衣原体 IgM 抗体均阴性。

血清 EBV 抗 VCA-IgM 阳性（ > 160.0 U/mL），EBV 抗 VCA-IgG 阳性（ >750.00 U/mL），EBV 抗 EA-IgG 阳性（ >150.00 U/mL），EBV DNA 定量明显升高（5.14×10^5 拷贝/mL）。

PPD 试验阴性。

自身抗体检查阴性。

体液免疫及 IgG 亚类、T 淋巴细胞、B 淋巴细胞、NK 细胞计数正常。

免疫缺陷病相关基因检测无异常。

电子支气管镜检查：左右主支气管、左上下叶支气管、右上叶及中间支气管黏膜上较多白色结节。

支气管肺泡灌洗液培养：产超广谱 β-内酰胺酶的大肠埃希菌。

【影像学检查】

胸部 X 检查和胸部 CT 提示双肺下叶为主的多发结节影及团片影，双肺下叶基底段部分肺实变，右侧少量胸腔积液，双肺门及纵隔淋巴结肿大（图 67 - 1A ~ 图 67 - 1C）。经抗感染治疗 19 天（图 67 - 1D ~ 图 67 - 1F）及 32 天（图 67 - 1G ~ 图 67 - 1I）后胸部 X 检查和胸部 CT 示右肺下叶病灶吸收缩小，左肺多发结节及团状影较前无明显变化。

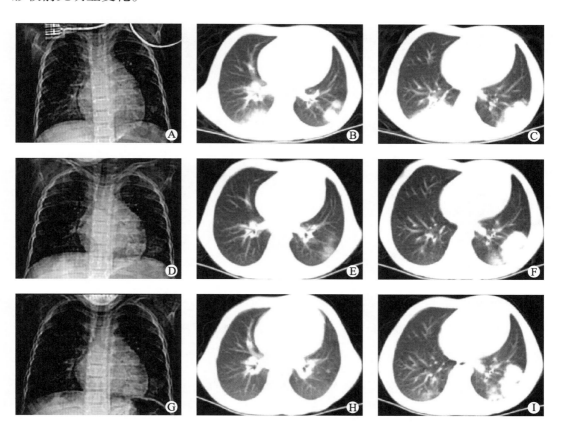

图 67 - 1　胸部 X 线检查和胸部 CT

【治疗经过】

入院后给予美洛西林舒巴坦治疗后患儿体温正常，左肺出现细湿啰音，肝脏缩小至肋下 1 cm，支气管肺泡灌洗液培养出大肠埃希菌，EBV 相关检查提示 EBV 感染，复查胸部 CT 示左肺病变无明显变化，改为亚胺培南西司他丁抗感染、阿昔洛韦抗病毒治疗，其后再次复查胸部 CT 示左肺病变持续存在，遂行胸腔镜下肺活检，术后病理诊断"淋巴组织肿瘤,考虑侵袭性 B 细胞肿瘤伴 EBV 感染"(图 67 – 2)。转入血液科接受了泼尼松、长春新碱和环磷酰胺化疗,之后患儿接受了骨髓移植,治疗顺利,目前恢复良好。

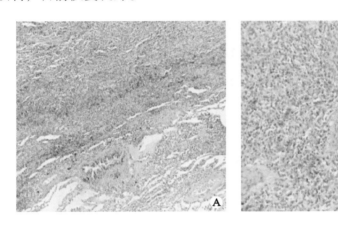

A. 淋巴增生性病变伴坏死;B. 可见细胞浸润血管。

图 67 – 2　术后病理

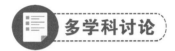 多学科讨论

【内科医师甲】

本例患儿为学龄前期女童,起病隐匿,病程迁延近 2 个月,临床表现为面色苍白、咳嗽、发热,伴肺部细湿啰音、肝脏增大、血红蛋白降低,支气管肺泡灌洗液培养示大肠埃希菌,EBV 抗体谱检查提示感染,胸部 CT 提示炎症,采用抗生素及抗病毒药物治疗后病变消散不明显,在排除结核、真菌感染、自身免疫性疾病、免疫缺陷病等疾病后,通过肺活检及病理检查确诊为肺部淋巴瘤,同时无其他部位受累表现,故目前诊断为肺原发性淋巴瘤(pulmonary lymphoma,PPL)。

儿童 PPL 的临床表现无特异性,常与其他疾病难以区分。在成人报道中,大约 37% 的 PPL 无症状。而文献报道的 PPL 患儿临床表现包括发热、咳嗽、乏力、肝脾增大等,均被诊断为肺炎,在确诊前均接受了抗细菌、真菌甚至抗结核治疗。PPL 的确诊依靠肺组织病理学检查,需要胸腔镜手术或开胸手术获取肺组织。支气管镜的诊断价值有限,主要用于筛查病原及排除其他疾病。

在治疗上，由于 PPL 发病率低，目前尚无循证指南推荐。在成人中，PPL 复发率高（50%），对于局限性 PPL，在可以完全切除的情况下，手术是首选的治疗方案。Neri 等报道了 82 例成人 PPL 患者，接受传统 CHOP 方案（环磷酰胺、多柔比星、长春新碱、泼尼松）进行化疗，77 例患者达到完全缓解（94%）。而既往报道的 4 例患儿，1 例病理类型为 NK/T 细胞淋巴瘤患儿在接受了 2 个疗程的 SMILE 方案（地塞米松、甲氨蝶呤、异环磷酰胺、门冬酰胺酶、依托泊苷）化疗后死于呼吸衰竭，另外 3 例拒绝进一步治疗的患儿均死亡。

【内科医师乙】

肺部淋巴瘤分为原发性和继发性。PPL 是指 1 个或多个肺叶受累并且随访至少 3 个月无肺外受累依据，其发生率低，占肺部原发恶性肿瘤的 0.5% ~ 1%，多见于成人，儿童尤其罕见。

儿童 PPL 需要与局部浸润性炎性疾病和良性疾病相鉴别，尤其是与侵袭性肺曲霉病鉴别。两种疾病均有咳嗽、发热、呼吸困难等表现，肺部 CT 均有带晕轮征的肺结节，但侵袭性肺曲霉病的肺结节通常边缘模糊，有的呈毛刺状，可能伴有空洞形成，其中基于胸膜的楔形实变是侵袭性肺曲霉病特有的。相比之下，PPL 的肺结节边缘清楚，合并大叶性实变更为多见。

目前儿童 PPL 与免疫缺陷病共患的关系尚无定论，包括本例患儿在内，超过一半的 PPL 患儿存在免疫缺陷病（3/5）。免疫缺陷相关淋巴细胞增殖性疾病发病的主要机制与 EBV 感染相关，在人体免疫力正常的情况下，EBV 感染 B 细胞后其基因组可持续存在于受感染的记忆 B 细胞中，而免疫缺陷病患者因监视调控 B 细胞的 T 细胞功能缺陷，失去对受感染 B 细胞及肿瘤细胞的清除能力，致使感染 EBV 的 B 淋巴细胞发生转化而导致 B 淋巴细胞瘤的发生。本例患儿存在 EBV 感染，外周血中 EBV 核酸显著升高，可能导致感染 EBV 的 B 细胞异常增生和转化。

【影像科医师】

PPL 最常见的肺部影像学表现为双侧多发肺结节伴支气管充气征，可有胸腔积液（10%），同时伴有纵隔淋巴结肿大（5% ~ 30%），磨玻璃影和小叶间隔增厚不常见。目前已报道的儿童 PPL 肺部 CT 表现为单发或多发肺部肿块、结节，实体病灶均存在晕轮征，伴或不伴支气管充气征。其中晕轮征具有相对特异性，有学者认为晕轮征是由于肿瘤细胞侵袭破坏血管导致出血渗入周围组织所致，或肿瘤细胞浸润周围正常组织所致。

病例点评

在临床上遇到初诊为肺部炎症而常规抗感染治疗效果不佳患者，应进一步行相关检查寻找病因。建议扩大病原筛查范围，排除自身免疫性疾病、免疫缺陷病，可采用支气管镜、外科手术等手段，必要时需借助肺活检最终明确诊断。尽管儿童肺部肿瘤发病率低，但是面对肺部病变持续不消散的情况，仍应进行排查。

（撰写　陈莉娜　点评　刘瀚旻　审稿　卢根）

参 考 文 献

1. REN L L, WANG Y M, WU Z Q, et al. Identification of a novel coronavirus causing severe pneumonia in human：a descriptive study. Chin Med J（Engl），2020，133（9）：1015 – 1024.

2. CARDENAS-GARCIA J, TALWAR A, SHAH R, et al. Update in primary pulmonary lymphomas. Curr Opin Pulm Med, 2015, 21（4）：333 – 337.

3. NERI N, JESÚS NAMBO M, AVILÉS A. Diffuse large B-cell lymphoma primary of lung. Hematology, 2011, 16（2）：110 – 112.

4. KAWEL N, SCHORER G M, DESBIOLLES L, et al. Discrimination between invasive pulmonary aspergillosis and pulmonary lymphoma using CT. Eur J Radiol, 2011, 77（3）：417 – 425.

5. SIRAJUDDIN A, RAPARIA K, LEWIS V A, et al. Primary pulmonary lymphoid lesions：Radiologic and pathologic findings. Radiographics, 2016, 36（1）：53 – 70.

病例 68

以呼吸道症状首诊的儿童霍奇金淋巴瘤

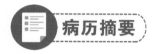 病历摘要

【基本信息】

患儿，女，12 岁。

主诉：咳嗽 1 月余，加重 1 周。

【病史】

患儿于 1 月余前无明显诱因下出现咳嗽，为单声咳、干咳，自行口服抗生素、止咳糖浆，症状无明显改善。1 周前患儿咳嗽加重，呈阵发性连声咳，可因运动诱发，干咳，偶有胸闷，遂就诊于当地医院，给予孟鲁司特钠、氨溴特罗口服及布地奈德、硫酸特布他林雾化吸入，治疗 5 天病情无好转。病程中患儿偶有鼻塞、清涕，无发热、盗汗，无犬吠样或鸡鸣样咳嗽，无喘息、气促，无胸痛，无呕吐、腹痛。现为求进一步诊治来我院门诊，查胸部 CT 提示"纵隔、两肺门多发淋巴结肿大，两肺弥漫大小不等结节，右肺中叶炎症"，遂以"肺部感染、肿瘤性疾病待排"收入院。

发病以来，患儿精神可，胃纳可，睡眠可，二便正常。追问病史，近 3 个月体重下降约 5 kg，偶诉乏力，家长未予重视。

患儿于 2 年前患特应性皮炎，口服抗过敏药物及外用激素类药物治疗，病情控制不佳，于半年前外院诊断为"特应性皮炎（中重度）"，给予度普利尤单抗注射液治疗，共计 13 针，治疗后瘙痒减轻，但仍有新发皮疹。既往变应性鼻炎病史，

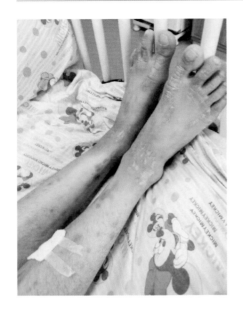

图 68 - 1 双下肢皮疹

无喘息史。

出生史无特殊，生长发育正常，按计划预防接种。否认肝炎、结核等传染病史。家族史无特殊。

【体格检查】

体温 36.9 ℃，脉搏 88 次/分，呼吸 21 次/分，血压 103/62 mmHg。神志清楚，精神反应可。双下肢多发斑丘疹，局部皮肤色素沉着、脱屑（图 68 - 1）。右侧颈前、腋窝淋巴结肿大，大小约 2.0 cm × 1.5 cm，质地稍韧，无压痛，活动度可，无粘连，局部皮肤无红肿、破溃。鼻黏膜稍苍白，咽部黏膜充血，可见淋巴滤泡簇状增殖，双侧扁桃体 Ⅰ°肿大，稍充血，未见分泌物。双肺呼吸音粗、对称，未闻及干湿啰音。心律齐，心音有力，未闻及杂音。腹软，无压痛及反跳痛，肝脾未及肿大，未及包块。神经系统检查未见异常。

【实验室检查】

血常规：WBC 21×10^9/L，中性粒细胞百分比 85.2%，淋巴细胞百分比 8.6%，嗜酸性粒细胞百分比 2.1%，RBC 4×10^{12}/L，Hb 93 g/L，PLT 474×10^9/L。

血生化：正常。

CRP：72 mg/L。

PCT：正常。

铁蛋白：425 μg/L。

血沉：80 mm/h。

免疫球蛋白：IgE 279 IU/mL，IgG、IgA、IgM 正常。

尘螨特异性 IgE：＞100 IU/mL。

补体 C3、C4：正常。

T 细胞亚群、B 细胞比例：正常。

自身抗体系列：阴性。

EBV 特异性抗体：抗 VCA-IgG 507 U/mL，抗 EBNA-IgG 414 U/mL，抗 VCA-IgM、抗 EA-IgG 正常；血清 EBV DNA 阴性。

呼吸道病原抗体检测：阴性。

G、GM 试验：阴性。

T-SPOT. TB 试验：阴性。

血培养：阴性。

痰液及支气管肺泡灌洗液细菌、真菌、结核分枝杆菌涂片及培养：阴性。

支气管肺泡灌洗液细胞计数及分类：正常；病原体高通量测序：阴性。

【影像学检查】

胸部 X 线片：上纵隔增宽，两肺纹理增多，散在斑片状模糊影（图 68 – 2）。

胸部 CT：上纵隔（气管前腔静脉后为主）、右下纵隔脊柱前淋巴结肿大，右侧腋下多发肿大淋巴结；两肺随机分布多发大小不等结节，边界大致清楚但不规则（图 68 – 3）。

PET/CT：全身多区域淋巴结肿大伴 FDG 高代谢（右锁骨上窝、右侧腋窝、纵隔、双侧肺

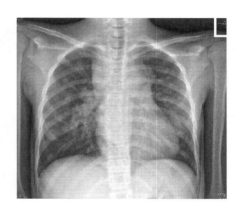

图 68 – 2 胸部 X 线片

门、腹膜后、肠系膜区及右侧髂总淋巴结），两肺、肝脾多发高代谢结节，骨髓弥漫性高代谢（图 68 – 4）。

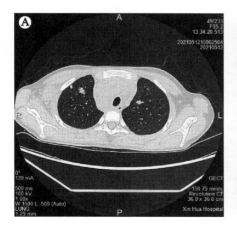
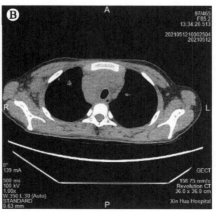

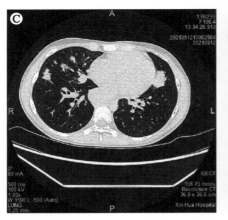
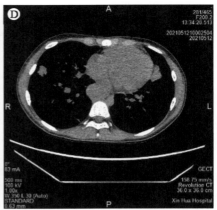

图68-3 胸部 CT

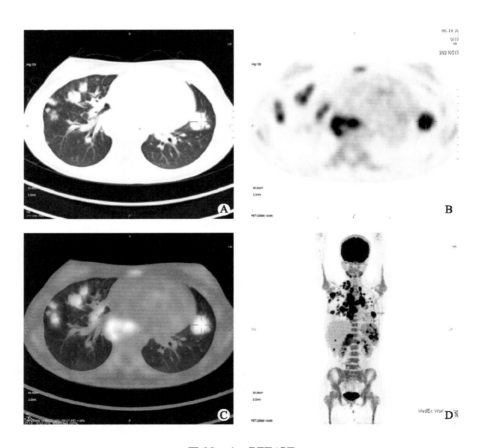

图68-4 PET/CT

【其他特殊检查】

支气管镜检查：支气管内膜炎。

"右侧腋下淋巴结"活检病理：经典型霍奇金淋巴瘤（classical Hodgkin lymphoma，cHL）（结节硬化型）。

"右下肢胫前皮肤"活检病理：特应性皮炎，痒疹型。

骨髓穿刺、骨髓活检：骨髓增生活跃，粒红比例明显增高，巨系增生正常。

【诊断】

①结节硬化型 cHL（Ⅳ B 期）；②肺部感染；③特应性皮炎（中重度）。

【治疗经过】

入院后给予抗感染治疗，明确霍奇金淋巴瘤（Hodgkin lymphoma，HL）诊断并纳入高危组按 Cycle A（阿糖胞苷/依托泊苷）方案进行化疗。住院 14 天，病情好转出院。

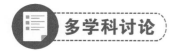

多学科讨论

【医师甲】

本例患儿为青春期女童，本次患病以干性咳嗽为主要症状，病程迁延 1 月余，伴有体重下降，曾给予口服抗生素、抗过敏药、止咳化痰药及雾化吸入糖皮质激素、支气管舒张剂治疗无效。无明显异常肺部体征，门诊查胸部 X 线片提示"两肺感染、两肺内散在多发小结节，上纵隔增宽"。进一步查胸部 CT 提示"肿瘤性病变可能、右肺中叶炎症"。入院后行右侧腋下淋巴结活检示"cHL（结节硬化型）"。PET/CT 显示"全身多区域淋巴结肿大伴 FDG 高代谢，两肺、肝脾多发高代谢结节，骨髓弥漫性高代谢"。目前主要诊断为"结节硬化型 cHL（Ⅳ B 期）"。

HL 是一种慢性进行性、无痛的淋巴组织恶性肿瘤，约占儿童时期恶性肿瘤的 4.8%。其原发病灶多起源于 1 个或 1 组淋巴结，以颈部和纵隔淋巴结最常见，随着病情进展可逐渐扩散到其他淋巴结区域，亦可累及结外淋巴组织或器官，最常见的结外受累部位是肺、骨、脾、肝和骨髓。HL 的临床表现包括无痛性淋巴结肿大、肿大淋巴结造成的器官压迫症状、非特异全身症状及结外病变侵犯的相关症状。因肿瘤组织累及范围和程度不同，临床症状往往相差较大，缺乏特异性。病理学检查是 HL 诊断的主要手段，病理分类包括经典型和结节性淋巴细胞为主型。其中 cHL 约占 HL 的 90%，可分为 4 种组织学亚型，即结节硬化型、富于淋巴细胞型、混合细胞型和淋巴细胞消减型。治疗以全身化疗为主，联合肿瘤浸润野低剂量放疗是儿童 HL 的标准治疗。此外，骨髓移植和针对肿瘤细胞及其炎症环境的新型免疫治疗是重要的有益补充。HL 作为治愈率最高的儿童癌症之一，长期生存率超过 90%，5 年生存率超过 98%，但仍有 10%~20% 的患儿出现复发难治，且死于急性或晚期并发症。

【医师乙】

肺脏易受 HL 累及而发生肺霍奇金淋巴瘤，其分为原发性和继发性。原发性肺霍奇金淋巴瘤罕见，指起源于支气管黏膜相关淋巴结及肺内淋巴组织的 HL；继发性肺霍奇金淋巴瘤则相对多见（淋巴瘤累及肺的发生率为 25%~40%），是肺外淋巴瘤的肺内浸润，主要由纵隔淋巴结直接浸润蔓延或由远处病灶血行转移至肺所致。本例患儿全身多区域淋巴结肿大，病变不局限于肺，符合继发性肺霍奇金淋巴瘤。

肺霍奇金淋巴瘤的呼吸系统常见症状有咳嗽、咯血、胸痛、呼吸困难，肺外症状包括无痛性淋巴结肿大、B 症状（发热体温超过 38 ℃，夜间盗汗，6 个月内不明原因的体重下降 10% 以上）、瘙痒、乏力等。由于上述临床表现均缺乏特异性，甚至部分患儿可无任何明显症状，以及临床医师对该疾病认识不足，故极易被误诊、漏诊，从而延误最佳治疗时机，影响疾病预后。

【医师丙】

本例患儿起病以慢性咳嗽（病程 >4 周）为主要表现，且具有以下特征：①干性咳嗽，可因运动诱发；②病程中无明显感染征象，抗菌药物治疗无效；③有中重度特应性皮炎病史，过敏原检测尘螨阳性。综合考虑青春期儿童慢性咳嗽常见病因及上述临床特点，初诊拟诊为过敏相关的慢性咳嗽，并给予抗过敏药、雾化吸入糖皮质激素及支气管舒张剂治疗。

慢性咳嗽病因复杂，有较大的异质性，因此准确的病因诊断对有效治疗至关重要。在慢性咳嗽诊治过程中，强调随访和病情再评估的重要性，以便及时调整诊治方案。本例患儿初始治疗效果欠佳，遂来我院复诊，按照慢性咳嗽诊断流程，查胸部 X 线片提示"上纵隔增宽，两肺纹理增多，散在斑片状模糊影"，进一步查胸部 CT 提示"肿瘤性病变可能"，入院后结合患儿临床表现、体格检查、实验室检查、影像学和病理学检查等，确诊为"结节硬化型 cHL（Ⅳ B 期）"。

关于慢性咳嗽的规范化诊治流程，本病例主要提示如下：①临床特点可作为慢性咳嗽经验性病因诊断和初始治疗的依据，但应强调随访和再评估；②慢性咳嗽患儿应常规行胸部 X 线检查，必要时行胸部 CT 检查以明确病因诊断。

【医师丁】

肺霍奇金淋巴瘤的影像学表现可大致分为结节肿块型、肺炎肺泡型、支气管血管淋巴管型和粟粒型 4 种类型，其中结节肿块型最为常见。本例患儿胸部 CT 表现为两肺随机分布的、大小不等的多发实性结节，沿支气管血管束、小叶间隔和胸膜下（间质解剖结构）分布，形态上很不规则，与间质性病变特点一致，也与淋巴组织的分布一致。因为病变为肿瘤增生性，所以边界比较清楚（区别于炎症渗出形成的边缘模糊）。应注意与以下疾病进行鉴别：①真菌性肺炎：真菌感染多发生于免疫功能低下的人群，"晕轮征"和"新月征"是其较特异的影像学改变，G、GM 试验、痰或支气管肺泡灌洗液真菌涂片和培养等有助于诊断；②肺结核：好发于上叶尖后段及下叶背段，结节或肿块可见边缘毛刺、钙化及空洞，周围常有卫星灶，PPD 试验、T-SPOT. TB 及结核分枝杆菌培养阳性均可作为诊断依据；③结节病：也可表现为肺内多发结节，但其特征性表现为肺弥漫性病变，前纵隔淋巴结肿大少见，肺门淋巴结对称性肿大且多不融合，与肺淋巴瘤可作鉴别；④韦格纳肉芽肿：坏死性肉芽肿性血管炎病变主要侵犯上呼吸道、肺脏和肾脏，肺部影像主要表现为大小不等的结节、肿块、浸润影，多分布于两下肺胸膜下，常伴发空洞，病灶具有反复发作和游走性的特点；⑤转移瘤：通常表现为轮廓清晰的圆形和类圆形病灶，且有原发恶性肿瘤病史。

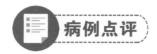 **病例点评**

儿童慢性咳嗽病因众多，主要以呼吸系统相关性疾病多见，但也存在少见与罕见病因。本例患儿以慢性咳嗽为主要症状，但按常规抗气道慢性炎症治疗疗效不明显，体格检查与影像学提示的淋巴结肿大和淋巴结病理活检对于病因诊断与治疗有重要价值。因此，详细的病史、体格检查、影像学及其他辅助检查对于儿童慢性咳嗽病因诊断，尤其是少见和罕见病因的诊断至关重要。

（撰写　刘海沛　点评　张建华　审稿　郑跃杰）

参 考 文 献

1. 中华医学会儿科学分会血液学组，中国抗癌协会儿科专业委员会. 儿童霍奇金淋巴瘤的诊疗建议. 中华儿科杂志，2014，52（8）：586－589.

2. 中国抗癌协会淋巴瘤专业委员会，中国医师协会肿瘤医师分会，中国医疗保健国际交流促进会肿瘤内科分会. 中国淋巴瘤治疗指南（2021 年版）. 中华肿瘤杂志，2021，43（7）：707－735.

3. 中华医学会儿科学分会呼吸学组慢性咳嗽协作组，《中华儿科杂志》编辑委员会. 中国儿童慢性咳嗽诊断与治疗指南（2013 年修订）. 中华儿科杂志，2014，52（3）：184－188.

4. 中华医学会儿科学分会临床药理学组，国家儿童健康与疾病临床医学研究中心，中华医学会儿科学分会呼吸学组，等. 中国儿童咳嗽诊断与治疗临床实践指南（2021 版）. 中华儿科杂志，2021，59（9）：720－729.

病例 69

儿童淋巴瘤致发作性喘息

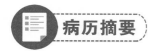 **病历摘要**

【基本信息】

患儿，男，5岁2个月。

以"咳嗽2周，加重伴喘息4天"为主诉入院。

【病史】

患儿2周前无明显诱因出现咳嗽，为单声干咳，不剧烈，家长自行给予"头孢菌素（具体不详）"口服1周，症状无好转。4天前患儿咳嗽加剧，为阵发性咳嗽，晨起明显，喉间有痰，咳剧时面色涨红，伴喘息，哭闹时显著，有气促及轻度呼吸困难，有发热，热峰38.5 ℃左右，热前无寒战，热极时无惊厥，即至当地医院就诊，查血常规示 WBC 19.2×10^9/L，中性粒细胞百分比68.8%，CRP 27 mg/L，全胸X线检查示两肺纹理增深、模糊，先后给予"头孢他啶、甲泼尼龙琥珀酸钠、阿奇霉素干混悬剂"治疗3天，患儿体温恢复正常，但咳嗽无明显好转，且前一天夜间咳嗽、喘息加重，至我院门诊就诊。给予"甲泼尼龙琥珀酸钠、头孢硫脒"补液、"布地奈德混悬液及复方异丙托溴铵混悬液"雾化治疗1天，患儿咳嗽、喘息稍缓解，但仍有发作性剧烈咳嗽、喘息，现为进一步诊治，门诊拟"支气管肺炎"收入我科。

病程中，无盗汗、消瘦，无"异物"吸入史，精神一般，食纳欠佳，大小便正常。

既往体质尚可，婴儿期有"湿疹"史，以往"喘息"史不详，否认"过敏性鼻炎"史，否认"乙肝、结核、伤寒"等传染病史，否认"外伤、输血"史，否认"药物、食物"过敏史，无特殊家族史。

【体格检查】

体温36.3 ℃，脉搏135次/分，呼吸30次/分，体重20 kg，身高110 cm，血氧饱和度95%（未吸氧下），血压94/70 mmHg。神志清，精神一般，全身浅表淋巴结未触及肿大。皮肤无皮疹及出血点，卡疤存在。颈软，咽稍红，双侧扁桃体Ⅰ°肿大。呼吸平，无吸气性三凹征，双肺呼吸音粗，双肺可及喘鸣音和散在痰鸣音。心律齐，心音可。腹软，肝肋下三指，脾未触及，无压痛及反跳痛，四肢活动自如、末梢暖。神经系统查体未见异常。

【实验室检查】

血常规：WBC 16.08×10^9/L，PLT 600×10^9/L，中性粒细胞百分比84.6%，CRP 76.57 mg/L。

尿常规阴性，便常规阴性。

肝、肾功能：正常。

凝血常规阴性，CK-MB正常。

细胞免疫：正常。体液免疫：IgA 2.99 g/L，IgG 20.89 g/L，IgM 1.6 g/L。

生化全套：乳酸脱氢酶483.2 U/L。

血肺炎支原体抗体：IgG阴性，IgM可疑。

痰肺炎支原体DNA：阴性。

支气管肺泡灌洗液肺炎支原体DNA：$>6.08 \times 10^3$ 拷贝/L。

痰、支气管肺泡灌洗液：常见病毒七项、甲型流感病毒、乙型流感病毒、肺炎衣原体、博卡病毒、人鼻病毒、人偏肺病毒均未检出。

痰培养阴性，支气管肺泡灌洗液结核分枝杆菌阴性，支气管肺泡灌洗液巨细胞病毒阴性。

肺功能：患儿不合作，未完成检查。

FeNO：25 ppb。

【影像学检查】

胸部 X 线：支气管肺炎，上纵隔增宽（69 – 1）。

胸部 CT：上纵隔软组织密度影（图 69 – 2）。胸部 CT 增强扫描：前上纵隔占位，淋巴瘤？（图 69 – 3）。

支气管镜检查：支气管肺泡灌洗液黄绿色，考虑支气管内膜炎症、气管狭窄（外压性？）（图 69 – 4）。

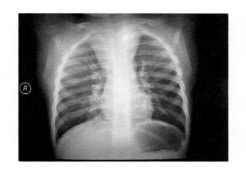

图 69 – 1　胸部 X 线片

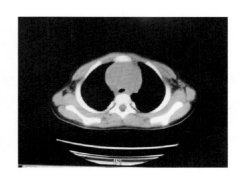

图 69 – 2　胸部 CT

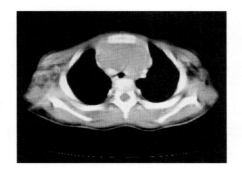

图 69 – 3　胸部 CT 增强扫描

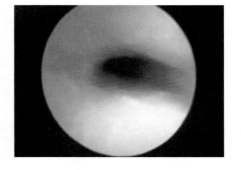

图 69 – 4　支气管镜下所见

【诊疗经过】

入院后给予头孢美唑（后升级为头孢哌酮舒巴坦）、阿奇霉素（5 天）抗感染，溴己新化痰，甲泼尼龙琥珀酸钠、布地奈德混悬液和复方异丙托溴铵混悬液平喘治疗，以及胸部 X、胸部 CT、胸部 CT 增强扫描、肺功能、支气管镜等检查，在胸部 CT 检查时出现喘息、呼吸困难显著加剧且对平喘治疗疗效不佳，胸部 CT 增强扫描后考虑淋巴瘤转至胸外科治疗，病理活检证实"恶性淋巴瘤"，后予以化疗。

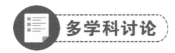 多学科讨论

【内科医师甲】

本例患儿为 5 岁 2 月龄男童，急性起病，先出现发热、咳嗽，后出现发作性喘息、呼吸困难，入院时双肺可及喘鸣音和散在痰鸣音，胸部 X 片示两肺炎症，故诊断支气管肺炎成立。入院后查血常规示 WBC 16.08×10^9/L，PLT 600×10^9/L，中性粒细胞百分比 84.6%，CRP 76.57 mg/L，提示细菌感染。气管镜下见气管分泌物为浑浊黄绿色，尽管支气管肺泡灌洗液及痰培养为阴性，仍要高度考虑为绿脓杆菌感染。同时血肺炎支原体抗体 IgG 阴性、IgM 可疑，支气管肺泡灌洗液肺炎支原体 DNA > 6.08×10^3 拷贝/L，考虑绿脓杆菌和肺炎支原体混合感染。入院后给予头孢派酮舒巴坦和阿奇霉素抗感染是合适的，但患儿在抗感染治疗后症状反复，要考虑有无并存症。患儿以前无明确反复喘息史，无异物吸入史，无结核中毒症状，故支气管哮喘、气道异物、结核可能性不大，但要考虑气道外血管或肿瘤压迫。患儿胸部影像学提示上纵隔增宽、纵隔占位，可能早期纵隔肿块体积尚小，气管压迫不明显，因此没有呼吸道症状，随着肿块体积增大，出现气管压迫，日渐严重，压迫到一定程度远端分泌物排出困难而出现肺部感染。分泌物蓄积和肿块压迫导致喘息、呼吸费力，安静下症状可以不明显；在激动、哭闹时，胸腔内压力显著增高，气管压迫加剧而出现发作性喘息、呼吸困难，与其病理生理相一致。

【内科医师乙】

喘息是比较常见的儿童呼吸道症状，1/3 儿童在 3 岁前至少有 1 次喘息发作，2~3 岁儿童喘息的发病率为 26%，9~11 岁发病率约为 13%。喘息急性发作期，胸部听诊可闻及喘鸣音。喘鸣音是一种连续性乐性呼吸音，可以是高音调也可以是低音调。按其出现的时相，可分为吸气性和呼气性；按其音调的性质，可分为多音

调（由外周小气道阻塞产生）和单音调（由中央大气道阻塞产生）。

我们在临床听诊时，如胸部听诊闻及呼气性、多音调喘鸣音，需考虑以下常见疾病：①支气管哮喘：按照 GINA 指南，诊断需要反复喘息病史及明确的可变呼气气流受限，尽管本例患儿以前喘息史不详，但有湿疹史，入院之初，需考虑支气管哮喘的可能，立即予以支气管舒张试验，由于患儿不配合，试验失败而未明确诊断。但从患儿严重喘息发作时予以积极平喘治疗效果不佳及听诊主要为吸气性喘息来看，患儿支气管哮喘可能性不大。②毛细支气管炎/喘息性支气管炎：毛细支气管炎是基于临床表现的诊断，见于 2 岁以下婴幼儿，尤其好发于 6 月以下婴儿，通常是第 1 次喘息发作。如果患儿反复喘息发作，无过敏体质和过敏家族史，通常在呼吸道感染才出现喘息发作，可考虑病毒诱发的喘息性支气管炎。本例患儿 5 岁 2 月龄，既往喘息史不详且有湿疹史，不考虑该类疾病。③闭塞性毛细支气管炎：患儿可出现反复喘息，通常有重症下呼吸道感染病史，以腺病毒感染最多见。重症下呼吸道感染后可出现反复咳嗽、喘息，肺部湿啰音、喘鸣音不易消失，胸部高分辨率 CT 结合病史可以确诊。本例患儿无重症下呼吸道感染史，无明确反复喘息史，故不考虑该病。④如喘息患儿出现反复呼吸道感染，还需考虑免疫缺陷病、纤毛运动障碍等。

如果胸部听诊闻及吸气相、单音调喘鸣音，要考虑中央大气道阻塞性疾病：①气管、支气管软化：主要与胎儿先天性气道软骨发育不成熟而无法完全维持气道张力有关，好发于婴儿，吃奶或兴奋时症状明显，随着患儿年龄增长，症状逐渐减轻至消失，本例患儿无明确喘息史，故不考虑该病。②主动脉弓异常：常见有右（双）主动脉弓或肺动脉吊带。由于心血管系统的先天发育异常，异常主动脉弓或肺动脉压迫气道和（或）食道，导致患儿出现喘鸣、呼吸费力或者吞咽困难。症状从婴儿期即可出现，哭闹、喂食、颈部弯曲可使喘息加剧，超声心动图、CT、MRI 可以明确诊断，气管镜可以明确气管受压程度。本例患儿胸部 CT 未见主动脉弓异常，不考虑本病。③纵隔肿块：以前上纵隔肿块最常见，早期压迫程度较轻，呼吸道症状可以不明显，随着肿块增大，气道越来越窄，分泌物排除不畅而潴留，加剧气道堵塞，导致肺部感染而出现相关症状，CT、CT 增强扫描、MRI 可以明确诊断。④中央气道内异常：通常有中央气道内膜结核、肿瘤、异物、血管瘤，支气管镜结合其他病史及相关检查可明确诊断。本例患儿肺部有喘鸣音（实际为吸气性），影像学示上纵隔增宽，气管镜示气管严重外压性狭窄，CT 增强扫描示前上纵隔软组织占位，组织活检为纵隔淋巴瘤，故淋巴瘤、支气管肺炎诊断明确。

【放射科医师】

本例患儿以发作性喘息和呼吸困难入院，前面两位医师已经就疾病诊断治疗及鉴别诊断进行了详细分析，现就患儿影像学检查进行分析。患儿胸部 X 线片示上纵隔增宽，对于婴儿来说，可以考虑胸腺肥大。但对于 6 岁的儿童来说，上纵隔增宽且是上宽下窄的倒三角形，要考虑病理性的，CT 增强扫描提示前上纵隔占位。儿童前上纵隔占位主要考虑以下几点：①胸腺瘤：儿童少见，呈圆形、椭圆形肿物，向一侧突出至巨块分叶瘤，替代整个胸腺结构，通常为实性，少数为恶性。②畸胎瘤：多呈圆形、椭圆形，边缘清晰，为囊性、囊实性或实性肿块，肿瘤内可有高密度钙化、骨质、牙齿影及极低密度脂肪组织影。③支气管源囊肿：气管旁圆形或椭圆形肿块，大小不一，边界比较清楚，密度均匀，肿块无增强效应，而囊壁可轻度强化。④淋巴瘤：可表现为分散的结节状淋巴结肿大或前纵隔淋巴结肿大融合，边缘光滑或分叶状，少数淋巴瘤呈囊性，具不规则较厚壁。胸部放射学检查虽对肿块有一定的提示作用，但最终还需组织病理活检确诊。

 病例点评

喘息性疾病是儿童呼吸最常见疾病之一，发病率高，疾病谱广，鉴别诊断难度大，因此临床医师要特别重视该病的鉴别诊断。本例患儿起初有发热、咳嗽，肺部有痰鸣音，胸部 X 线片示两肺炎症，诊断肺炎是成立的，但治疗不顺利就要考虑

有无基础疾病，如免疫功能低下、气道异常、肺间质疾病、遗传代谢病、特殊病原感染等。本例患儿同时存在喘息，一定要分清楚是呼气性喘鸣还是吸气性喘鸣。呼气性喘鸣主要由于胸内小气道阻塞引起，常见于支气管哮喘、喘息性支气管炎、毛细支气管炎、闭塞性细支气管炎等；吸气性喘鸣主要由胸内大气道阻塞引起，主要原因为气道异物、气道内异常、大血管外压、肿瘤等。在临床实际工作中，胸部异常呼吸音是同时存在的，有时难以区分，因此在对喘息性疾病行鉴别诊断时，可以从常见病如支气管哮喘、毛细支气管炎、喘息性支气管炎、气管支气管软化、气道异物，到少见病如血管环、肺动脉吊带、纵隔或气管内肿瘤、气管蹼等；还可以从常规检查如全胸部 X 线、PPD 试验、肺功能、CT、CT 增强扫描、MRI，到少见检查如气管镜、肺组织活检等。详细的病史、体格检查结合必要的检查，通常是可以明确诊断的。

（撰写　朱灿红　点评　郝创利　审稿　殷菊）

参 考 文 献

1. RALSTON S L, LIEBERTHAL A S, MEISSNER H C, et al. Clinical practice guideline：The diagnosis, management, and prevention of bronchiolitis. Pediatrics. 2014, 134(5)：e1474 – e1502.

2. 孙国强. 实用儿科放射诊断学. 2 版. 北京：人民军医出版社，2011.

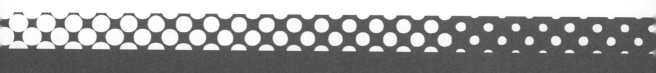

发育畸形

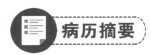

病例 70
先天性梨状窝瘘感染伴出血

病历摘要

【基本信息】

患儿，男，11 岁。

主诉：间断发热 15 天，咳嗽 10 天，"咯血" 5 天。

【病史】

患儿入院前 15 天出现发热，热峰达 41 ℃，伴畏寒、寒战，口服 "布洛芬" 治疗 2 天，当地诊所给予 "头孢硫脒" 静脉滴注 3 天，"地塞米松" 静脉推注 1 次，疗效欠佳，每天仍有 1~2 轮高热。入院前 10 天开始出现咳嗽，呈阵发性连声咳，每次 3~4 声，咳黄脓痰，胸部 X 线检查提示支气管肺炎，于当地医院住院治疗，给予 "头孢唑肟、阿昔洛韦" 静脉滴注及 "布地奈德、复方异丙托溴铵" 雾化治疗 5 天，疗效尚可，发热及咳嗽症状较前稍减轻。入院前 5 天患儿再次出现高热，热峰为 39.8 ℃，伴畏寒、寒战、气促，给予吸氧、补液、"布洛芬" 退热、"地塞米松" 抗炎治疗，畏寒、寒战症状缓解，体温逐渐降低。50 分钟后患儿突发 "咯血"，呈鲜红色，无血块，量约 20 mL，给予 "白眉蛇毒血凝酶、酚磺乙胺" 止血治疗，咯血症状缓解，改为 "头孢哌酮钠舒巴坦钠、阿奇霉素" 联合抗感染治疗 2 天。入院前 3 天患儿再次出现 "大咯血" 症状，呈深红色，量约 320 mL，伴大汗淋漓、口唇苍白、四肢厥冷，心率 180~190 次/分，血压 79/45 mmHg，血氧 60%~70%，逐渐出现意识模糊至浅昏迷，给予 0.9% 生理盐水扩容，"肾上腺素、多巴胺、多巴酚丁胺"改善循环,"巴曲酶、酚磺乙胺、垂体后叶激素"止血,"甲泼尼龙琥珀酸钠"抗炎,静脉输注"白蛋白"补充胶体,输注"浓缩红细胞及血浆"补血,改为"万古霉素"抗感染。经积极抢救治疗,患儿神志意识恢复,生命体征平稳,咯血症状缓解,体温稳定,偶有阵发性咳嗽,无明显咳痰。为进一步明确病因来我院,以"咯血查因"收入院。

自发病以来,患儿精神、食纳一般,睡眠尚可。

既往体健,无长期、反复咳喘病史,无咯血、鼻衄或活动性出血病史。否认结核等传染病接触史,正常计划免疫接种。无家族遗传病史。

【体格检查】

体温36.6℃,脉搏72次/分,呼吸24次/分,血压138/76 mmHg,经皮血氧饱和度95%,正常面容,神志清楚。全身皮肤稍苍白,无皮疹、皮下出血。颈部可扪及多发肿大淋巴结,直径约0.5 cm,左侧颈部甲状腺区深触痛,局部未见红肿硬结。鼻腔黏膜正常,口唇无发绀,咽部黏膜正常,牙龈无红肿出血。呼吸节律规整,无三凹征,双肺叩诊清音,双肺呼吸音粗,未闻及明显干湿啰音。心音有力,律齐无杂音。腹平软,无压痛、反跳痛,肝脾肋下未触及。神经系统查体未见异常。

【入院前检查】

血常规:WBC (15.64~19.33)×10^9/L,中性粒细胞百分比83.8%~89.6%,Hb 50~98 g/L,PLT (281~537)×10^9/L。

CRP:9.8~312.2 mg/L。

PCT:6.08~79.63 ng/mL。

甲状腺功能:FT4 33.36 pmol/L,TSH 0.058 μIU/mL。

促甲状腺素受体抗体:阴性。

甲状腺B超:甲状腺左侧叶实质光点增粗,回声减低;双侧颈部多发淋巴结声像。

胸部CT增强扫描(图70-1):①肺动脉CT血管成像未见明显异常。②考虑双肺少许炎症,其中双肺野弥漫性改变。③甲状腺左侧叶区征象改变。

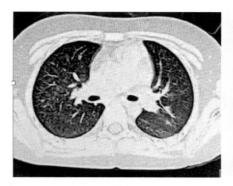
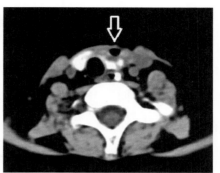

A. 双肺弥漫性改变　　　　　　　B. 甲状腺左侧叶区改变

图 70 - 1　胸部 CT 增强扫描

【初步诊断】

①咯血查因：A. 弥漫性肺泡出血？B. 肺结核？C. 肺血管畸形？②先天性梨状窝瘘并感染？③全身炎症反应综合征；④失血性休克；⑤重度贫血。

【辅助检查】

血常规：WBC $10.85 \times 10^9/L$，中性粒细胞百分比 77.3% ，Hb 111 g/L，平均红细胞体积 88.8 fL，平均红细胞血红蛋白含量 28.7 pg，PLT $400 \times 10^9/L$，网织红细胞百分比 3.02% 。

CRP：42.3 mg/L。

PCT：0.58 ng/mL。

肝功能：丙氨酸转氨酶 126.4 U/L，天冬氨酸转氨酶 49.6 U/L。

尿液检测、肾功能、心肌酶、电解质、凝血功能、葡萄糖-6-磷酸脱氢酶、免疫全套、淋巴细胞检测、狼疮全套、风湿全套、溶血全套、铜蓝蛋白正常。

流感病毒抗原、肝炎全套、支原体 + 衣原体 IgM 抗体、EBV DNA、呼吸道 7 种病毒抗原、抗链球菌溶血素 O 试验、支原体 DNA、输血前四项、腺病毒 DNA、PPD 试验、血培养、痰培养、支气管肺泡灌洗液培养、肺含铁血黄素试验阴性。

胃液隐血试验阳性，粪便隐血试验阴性。

甲状腺功能：FT3 2.24 pmol/L，FT4 16.54 pmol/L，TSH 0.033 μIU/mL。

胸部 CT 平扫：未见弥漫性改变。

【诊疗经过】

入院后完善纤维支气管镜检查，咽腔左侧梨状窝可见血性液体积聚，吸引后有血性液体持续渗出，遂发现双侧梨状窝瘘口形成（图70－2）。纤维支气管镜及胃镜检查未见喉以下呼吸道及消化道出血表现。颈部CT增强扫描提示甲状腺左侧部旁异常密度灶（图70－3A），性质待定，可见含气征象，考虑左侧鳃裂发育异常并局部感染所致；甲状腺左侧叶感染性病变，左侧颈部多发淋巴结，考虑先天性梨状窝瘘感染引起出血，血液经梨状窝瘘口渗出，造成假性咯血。此外，颈部CT增强扫描提示颈内静脉可见充盈缺损（图70－3B），考虑颈内静脉破损及血栓形成可能，需进一步完善MRI检查以明确血管壁是否连续。

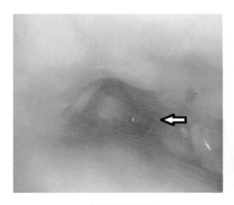
A. 左侧梨状窝积血

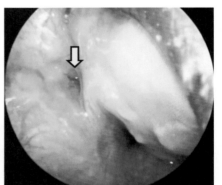
B. 左梨状窝瘘口（箭头处）

图70－2　纤维支气管镜

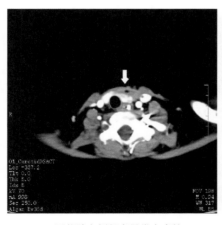
A. 甲状腺左侧部旁异常密度灶

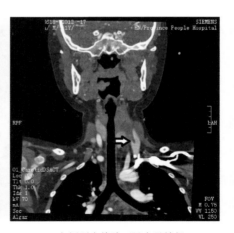
B. 左侧颈内静脉可见充盈缺损

图70－3　颈部CT增强扫描

内镜辅助下低温等离子刀消融封闭双侧梨状窝瘘口，给予"万古霉素"抗感染，3天后因皮疹改为"利奈唑胺"抗感染，"酚磺乙胺、生长抑素、巴曲酶"止血等对症支持治疗，患儿咳嗽、咯血症状缓解，复查胸部 CT 未见明显炎症及弥漫性肺泡出血改变，复查纤维支气管镜未见渗血、积血。完善颈部 MRI 增强扫描可见鳃裂瘘管病灶缩小，但左颈内静脉血管壁不连续，局部可见血栓形成，考虑左侧颈内静脉受累或栓塞（图 70 - 4）。给予肝素钠抗凝治疗并密切监测凝血功能、颈围变化，完善颈部静脉血管磁共振静脉成像（magnetic resonance venography，MRV）提示双侧颈内静脉血管壁光滑连续、管腔内未见明显异常信号灶（图 70 - 5）。维持治疗方案，住院 20 天，患儿治愈出院。

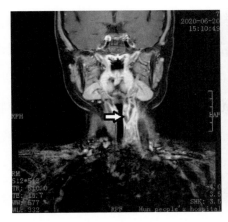 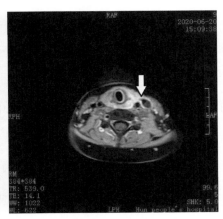

A. 颈内静脉受累或栓塞　　　　　　　　　B. 颈内静脉血管壁不连续

图 70 - 4　颈部 MRI 增强扫描

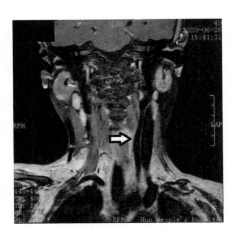

图 70 - 5　颈部 MRV

最终诊断：①先天性梨状窝瘘感染并大出血；②左颈部脓肿形成；③全身炎症反应综合征；④左颈内静脉壁损伤并血栓局部形成；⑤失血性休克；⑥重度贫血。

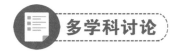

多学科讨论

【呼吸科医师甲】

总结病例特点：①男性学龄儿童；②反复高热、咳嗽起病，伴畏寒、寒战，炎症指标高，抗生素治疗有效；③突发"大咯血"伴失血性休克；④左侧甲状腺区低密度灶伴甲状腺功能异常；⑤双肺弥漫性病变（感染伴出血？）。其诊治难点在于出血原因、部位不明确。患儿出血为鲜红色，量大时深红色，无食物残渣，不伴呕吐、腹痛、黑便等消化道出血症状，体格检查亦未见鼻腔、咽腔等上呼吸道出血痕迹，早期考虑支气管黏膜、肺泡及毛细血管损伤所致咯血可能，临床上以感染、支气管扩张、肺结核、异物以及弥漫性肺泡出血症等多见。但本例患儿无异物呛咳史、外伤史、传染病接触史，咯血时感染症状呈好转趋势，突发咯血量大甚至伴随出血性休克，肺部影像学改变程度与病情严重程度不相符，诊断存在疑点。此外，患儿入院体格检查示左侧颈部甲状腺区深触痛，反复追问病史，患儿自诉病初有左颈部疼痛，颈部CT提示左侧甲状腺区低密度包块，病灶内可见含气征象，结合患儿甲状腺激素异常，考虑并发左颈部脓肿及甲状腺化脓性感染。但甲状腺有丰富的血流和淋巴引流，且组织内含碘量高，不利于细菌繁殖，一般不容易出现化脓性感染，而本例患儿甲状腺脓肿区有含气征象，除考虑产气杆菌感染外，应考虑脓肿与外界相通导致气体进入。根据既往临床经验，高度怀疑先天性梨状窝瘘感染并脓肿形成。但相关文献无先天性梨状窝瘘合并出血的报道，为明确出血部位，入院后行纤维支气管镜、胃镜检查证实出血部位并非消化道或喉部以下呼吸道，因此患儿为"假性咯血"。纤维支气管镜检查可见咽腔梨状窝瘘口形成并渗血，结合颈部CT增强扫描结果，先天性梨状窝瘘感染并颈部脓肿形成诊断明确。

此外，颈部CT增强扫描提示颈内静脉血管壁缺损伴血栓形成，该处紧邻先天性梨状窝瘘感染形成的脓肿。患儿无颈部外伤、颈静脉穿刺等机械损伤，凝血功能、狼疮全套、免疫全套均正常，不伴有血液高凝状态及易栓症表现，分析出血及颈内静脉血栓形成存在以下几种可能：①局部感染刺激颈内静脉，但静脉壁并未破裂，仅静脉内皮损伤形成局部血栓，出血由先天性梨状窝瘘管感染浸润局部小血管破裂所致。但患儿瞬时出血量达 320 mL 且呈深红色，无血凝块，此前并无颈部肿大等血液蓄积的表现，局部小血管破裂出血难以解释。②感染引起颈内静脉壁破裂出血，出血进入脓腔内，再沿着瘘管经内瘘口涌入口腔甚至肺部、胃部形成假性咯血、假性呕血，后期随着感染控制局部形成血栓堵住破裂口止血，仅表现为少量渗血。颈内静脉血管壁是否连续是判断其出血原因的关键。进一步行 MRI 发现颈静脉血管壁不连续并局部血栓形成，临床考虑先天性梨状窝瘘感染并颈部脓肿形成致颈内静脉受损，血液经梨状窝瘘口排出，表现为假性大咯血并休克。

【呼吸科医师乙】

咯血是指喉及喉以下呼吸道任何部位的出血经口腔排出的一种临床症状，可表现为咯鲜血或痰中带血。儿童 24 小时咯血量 > 200 mL 为急性大咯血，是儿童危重症之一，可引起窒息、失血性休克，危及生命，需积极处理。治疗原则为病因治疗、止血治疗及预防并发症。治疗方案包括：①一般治疗：吸氧、卧床休息、患侧卧位、镇静镇咳、保持呼吸道通畅、输血等对症支持治疗。②药物止血：常用止血药物包括垂体后叶激素、酚妥拉明、6-氨基己酸、氨甲苯酸、酚磺乙胺、巴曲酶等，其中垂体后叶激素起效迅速且效果显著，有收缩肺小动脉和毛细血管的作用，可减少血流量，降低肺循环压力，从而达到止血目的，是治疗咯血尤其是大咯血的首选药物。③原发病治疗：明确诊断咯血后应积极进行原发病的治疗，如考虑感染，积极行抗生素治疗。④介入治疗：支气管镜在大咯血抢救中至关重要，可局部应用止血药物，也可用球囊压迫止血。对于黏膜出血，可直接应用激光和冷冻止血。对于可吸引分泌物或血凝块，可解除呼吸道阻塞，镜下直接确诊并取出支气管异物等。如保守治疗不能控制，可考虑选择性支气管动脉栓塞术或外科手术治疗。⑤并发症处理：窒息和失血性休克是大咯血的严重并发症，也是致死的重要原因。对出现休克者需要迅速给予扩容、输血等抗休克治疗，同时注意给予抗感染、纠正酸中毒等支持疗法。

本例患儿最终明确诊断为颈内静脉破裂出血经梨状窝瘘口排出所致假性咯血，但病因隐匿，早期诊断不明，且出血量大，同样存在误吸、窒息及失血性休克等并发症风险，其处理方法与大咯血类似，应遵循上述治疗原则。

此外，先天性梨状窝瘘与口腔相通，食物残渣及细菌易从内瘘口下沿。先天性梨状窝瘘患儿常因瘘管感染而就医，初始临床表现为发热、反复发作的颈部肿痛或脓肿、急性化脓性甲状腺炎。发现时往往存在感染，早期有效控制感染是后续治疗的必要前提。先天性梨状窝瘘感染往往是由于口腔菌下沿至瘘管，初始治疗的抗生素选择应考虑口腔菌群，同时积极行细菌培养。文献报道常见革兰氏阳性菌包括草绿色链球菌、金黄色葡萄球菌、肺炎链球菌等，革兰氏阴性菌如肺炎克雷伯菌、流感嗜血杆菌、铜绿假单胞菌等，尚需注意厌氧菌感染。

【放射科医师】

影像学检查对于咯血的诊断至关重要，胸部 X 线片多为常规检查，但仅 46% 的出血部位和 35% 的出血原因可由 X 线检查明确，因此其作用有限。CT 不仅有助于发现出血部位，对于异物、占位等病变也可明确诊断。本例患儿外院胸部 CT 呈弥漫性改变，入院后复查未见异常，考虑咯血急性期误吸可能，因此检查时机的选择及必要的复查对疾病的诊断意义深远。

本例患儿实为先天性梨状窝瘘感染并出血，传统影像学检查选用食管钡餐造影，可以观察窦道走行过程，但其重叠因素较多，很难分辨与周围组织结构的关系，且急性感染期炎症和水肿可阻止钡剂进入窦道，检查应在感染消退至少 6 周后进行，但可能延误诊治时机。超声具有无创、简易、费用低等优势，成为鳃裂瘘管的常用检查工具，但其受操作者人为因素影响较大，并且对病灶成分的分辨率较低，对病灶位置、来源的判断较差，因此诊断具有局限性。CT 及 MRI 对软组织位置、形态、密度、信号的表现更加清晰、具体，更有利于做出定位和定性诊断。CT 及 MRI 影像中较典型的窦道和（或）瘘管征象为梨状窝 – 甲状腺区域或颈前区皮肤异常密度影，其内往往可见含气腔。加上内镜检查能直观地发现先天性梨状窝瘘内瘘口，快速明确诊断。

【耳鼻喉科医师】

鳃裂瘘管是儿童少见的先天性疾病，是胚胎发育过程中鳃沟与咽囊发生异常穿破或未完全闭合而形成，可表现为颈部囊肿、瘘管或窦道。第 1 鳃裂与内侧鼓室相对应，病灶多位于耳周。第 2 鳃裂与腭扁桃体相对应，病灶多位于颈部耳后至胸锁关节范围内。第 3 鳃裂与下方甲状旁腺及胸腺相对应，第 4 鳃裂与上方甲状旁腺及后鳃体相对应，二者不易区分，病灶均起自梨状窝基底部，盲端止于气管旁或甲状腺区域，统称先天性梨状窝瘘，占所有鳃源性畸形的 3%~10%，其中 80% 以上在学龄儿童中发病，男女比例相当。先天性梨状窝瘘多发生于左侧，约占 90%，与胚胎期左侧鳃器组织消失较晚有关，也有学者认为由原始大动脉消失所致。先天性梨状窝瘘的治疗既往曾认为急性期给予抗感染治疗，切开排脓；炎症静止期行颈部开放性手术切除病灶是根治的唯一手段。但完整切除瘘管不仅难度较高，并发症也多，包括声带麻痹、颈部瘢痕畸形等，且不恰当的外科处理使术后复发率在 4.9%~39.0%。为避免开放性手术的创伤和并发症，国外学者开始探索安全、微创、美观的内镜术式。目前认为内镜下通过物理或化学方法使内瘘口及周围黏膜形成创面，从而形成粘连和瘢痕使得内瘘口闭合的术式是一线治疗手段，甚至可以在急性感染期进行。在防止复发方面，烧灼的效果几乎可以媲美开放手术治疗，不少医院已将内镜烧灼作为治疗首选。

本例患儿确诊为先天性梨状窝瘘，术前感染逐步控制，仍存在少量持续出血，内镜辅助下低温等离子刀消融封闭双侧瘘口可能形成局部血肿，但也可能由于瘘管内局部压力增加，形成压迫止血，同时可减少口腔细菌进入而导致的反复感染，促进损伤部位愈合。最终经 MDT 会诊讨论，选用内镜下低温等离子射频消融封闭瘘口，预后良好。

【血管介入科医师】

患儿颈部 CT 增强扫描可见颈内静脉血管存在充盈缺损，考虑先天性梨状窝瘘并感染，其炎症刺激血管壁导致血管破损出血。颈部大血管出血时血液聚集于组织间隙，多可引起颈部膨隆甚至压迫症状，但本例患儿同时存在梨状窝瘘口，可缓解出血压迫症状，并表现为假性大咯血。脉壁损伤、血流缓慢和血液高凝状态是深静脉血栓形成的主要病因，因此患儿局部炎症损伤及感染后高凝状态均可导致局部血栓形成，而血栓封堵血管破口，可达到暂时止血作用，患儿颈部 MRI 证实了这一观点。

根据血栓形成时间，分为急性（起病 14 天以内）、亚急性（起病 15～30 天）和慢性（起病 30 天以上）血栓。抗凝是深静脉血栓的基本治疗方法，可抑制血栓蔓延，有利于血栓自溶和管腔再通，降低肺动脉栓塞的发生率和病死率，但单纯抗凝不能直接消除血栓。溶栓治疗对急性期的治疗具有起效快、效果好、过敏反应少的特点，但常见不良反应是出血。本例患儿为亚急性血栓，如不进行溶栓治疗，存在血栓脱落甚至肺动脉栓塞的风险，但溶栓治疗后极有可能出现大出血，此时瘘口已消融封闭，可能表现为颈部血肿而非咯血，根据患儿病情选择密切监测凝血功能及颈围，同时给予抗凝治疗。此后进一步完善颈部静脉血管 MRV 检查发现经抗感染、抗凝治疗后，颈内静脉血栓自行消失溶解，血管壁修复完整，预后良好。

📋 病例点评

咯血是儿童呼吸系统疾病较常见的症状，但儿童由于表述不清、症状不典型，出血部位的鉴别存在难点。当患儿出现相关症状时，首先，需要明确是否为真性咯血；其次，判断咯血的量，积极处理，预防窒息、失血性贫血等并发症；最后，要详细询问病史并进行全面仔细的体格检查，根据临床特点寻找可能的病因。常用的辅助检查项目包括：①全血细胞计数；②出凝血疾病检查；③病原学检查；④细胞学检查；⑤结缔组织病检查；⑥影像学检查；⑦超声心动图；⑧支气管镜检查；⑨基因检测等。其中支气管镜检查是诊断、鉴别和治疗咯血、出血的重要工具，不仅可辅助明确出血的病因，发现出血部位，而且可行病原学、细胞学、组织学和免疫学分析以协助诊断，但该检查具有一定的危险性，原则上有明显心力衰竭、严重心律失常和出凝血功能障碍未纠正者为支气管镜检查禁忌证。因此检查项目的选择、时机的把控尤为重要。

先天性梨状窝瘘以散在报道为主，但实际临床中并不少见，对于颈部病变、包块或反复感染，尤其是左侧甲状旁腺区域的病灶，需注意有无含气征象，高度警惕该病的可能，应早期进行纤维支气管镜检查，积极寻找瘘口，有助于早期诊断处理。

对于有血栓形成高危因素的患儿，尽量做到早期诊断、早期抗凝治疗。发现血栓形成后不能盲目溶栓、取栓，要系统全面地评估病情，监测凝血功能变化，尤其是面临出血、栓塞这种两难局面时，要谨慎处理，权衡利弊。在病情较为平稳的时期密切监测与观察，可选择更稳妥的治疗方案，规避风险，静待机体调节恢复。

（撰写　熊洁　点评　钟礼立　审稿　姚瑶）

参 考 文 献

1. 中华医学会儿科学分会呼吸学组，《中华实用儿科临床杂志》编辑委员会. 儿童咯血诊断与治疗专家共识. 中华实用儿科临床杂志，2016，31(20)：1525 – 1530.

2. 董锦锦，田秀芬. 先天性梨状窝瘘的诊断与治疗经验探讨. 中华耳鼻咽喉头颈外科杂志，2018，53(6)：444 – 447.

3. 王奥楠，邬海博. 鳃裂瘘管的 CT 及 MRI 表现. 实用放射学杂志，2018，34(4)：515 – 517.

4. JAMES A，STEWART C，WARRICK P，et al. Branchial sinus of the piriform fossa：reappraisal of third and fourth branchial anomalies. Laryngoscope，2007，117(11)：1920 – 1924.

5. 陈伟，陈佳瑞，陈芳，等. 内镜下射频消融治疗儿童急性感染期梨状窝瘘. 中国耳鼻咽喉头颈外科，2021，28(2)：109 – 111.

6. 中华医学会外科学分会血管外科学组. 深静脉血栓形成的诊断和治疗指南(第三版). 中国血管外科杂志(电子版)，2017，9(4)：250 – 257.

病例71
儿童内耳先天性畸形

 病历摘要

【基本信息】

患儿，男，4岁7个月。

主诉：间断发热伴阵发性咳嗽20天。

【病史】

患儿入院前20天（6月4日）无明显诱因出现发热，初体温最高38.8℃，热峰约1次/天。伴阵发性连声咳嗽，以午后、夜间时明显，无咳痰，偶伴喘息。病后于社区医院输液治疗4天（具体不详），期间体温平稳2天（6月8日、9日），咳嗽有所好转。14天前（6月10日）患儿再次出现发热，伴咳嗽加重，于6月13日—19日在我院住院治疗，期间给予头孢替唑抗感染及化痰、雾化等治疗，完善肺部CT（6月12日）示双肺肺炎、右肺中叶部分肺不张，于6月16日在局麻下行电子支气管镜检查并行支气管肺泡灌洗术，患儿咳嗽好转、体温平稳出院（6月19日）。4天前（6月20日）患儿再次出现反复发热，体温最高40.5℃，热峰3~4次/天，伴寒战、畏寒，阵发性咳嗽加重，有痰，伴喘息及气促。在我院门诊给予头孢硫脒抗感染、雾化治疗2天，患儿未见好转，门诊再次以"肺炎"收入院。

起病以来，患儿退热后精神反应可，食欲可，睡眠一般，大小便正常，体重下降1kg。

既往史：平素身体一般。生长发育正常，否认药物、食物过敏史。否认肝炎及结核等传染病接触史。出生时听力筛查未通过，45天龄时行相关检查示右耳耳聋（具体不详）。1岁余开始易"流涕"，低头明显，多为清水样，无明显黏稠感，呼吸道感染时加重，近1年"鼻涕"较前增多。1岁后开始出现反复肺炎及喘息，2017年出现首次喘息发作，2018—2019年喘息发作2~3次，2020年至今喘息反复发作。2020年11月于某中心医院住院治疗，诊断"重症肺炎、变应性支气管肺曲霉病、高免疫球蛋白E综合征"，病后口服"伏立康唑"半年，至今口服泼尼松（7.5 mg，隔天1次）治疗。

【体格检查】

体温36.5 ℃，呼吸48次/分，气促，可见吸气性三凹征，脉搏128次/分。发育良好，营养正常，神志清楚，精神一般，周身未见皮疹及出血点，全身浅表淋巴结未及肿大，唇红润，咽充血。双肺呼吸音粗，可闻及湿啰音及哮鸣音。心音有力，心律整齐，未闻及杂音。腹软，无压痛及反跳痛，肝脾肋下未触及，神经系统查体未见异常，四肢活动自如，未见杵状指。

【辅助检查】

（1）入院前

血常规：WBC 10.39×10^9/L，中性粒细胞百分比87.9%，淋巴细胞百分比10.7%，Hb 110 g/L，PLT 236×10^9/L。

CRP：197 mg/L。

末梢血血气分析：pH 7.47，PO_2 51 mmHg，PCO_2 26 mmHg，SaO_2 89%。

肺炎支原体抗体：阴性。

电子支气管镜检查＋支气管肺泡灌洗术内镜诊断：支气管内膜炎，支气管扩张？

支气管肺泡灌洗液细胞学检查特染：含铁血黄素阴性，未见抗酸杆菌。

支气管肺泡灌洗液病原微生物高通量测序：流感嗜血杆菌序列数6280，肺炎链球菌序列数44，人多瘤病毒4型序列数3，人类疱疹病毒4型序列数1。

分子遗传学检验（免疫缺陷相关基因）：无可以解释患儿表型的致病性或疑似致病性变异。

（2）入院后

吸氧下末梢血血气分析：pH 7.40，PCO_2 37.1 mmHg，PO_2 80 mmHg，SaO_2 95.9%。

CRP 169 mg/L，PCT 11.86 ng/mL，铁蛋白 514.89 ng/mL。

呼吸道病毒七项（甲型、乙型流感病毒，副流感病毒Ⅰ、Ⅱ、Ⅲ型，呼吸道合胞病毒，腺病毒）检测、T-SPOT.TB 试验、G 试验、GM 试验、血培养：阴性。

巨细胞病毒、EB 病毒 IgG 阳性。

肺炎支原体抗体滴度：1∶80。

痰培养：流感嗜血杆菌。

凝血功能、生化、血液淋巴细胞亚群测定、免疫全套（五项，IgG、IgA、IgM、C3、C4）：基本正常。

IgE：520 IU/mL。

心电图：窦性心动过速。

心脏、肝脾彩超：肝右肋下 2.0 cm，脾左肋下 2.7 cm；目前腹腔内未见明显异常；心脏结构、形态、瓣膜活动未见明显异常，左室功能正常。

胸腔镜下肺活检病理：（左肺组织）送检肺组织部分肺泡腔出血，支气管周围较多以淋巴细胞为主的炎性细胞浸润。

支气管镜下黏膜活检病理：送检支气管组织黏膜下散在淋巴细胞浸润。

鼻腔流出液葡萄糖定量：3.6 mmol/L。

声导抗测听：右耳 B 型，左耳 A 型；行为测听：右耳感音性聋。

耳纤维内镜：未见鼓膜穿孔。

【影像学检查】

（1）入院前

6 月 12 日肺部 CT 提示双肺肺炎，右肺中叶部分肺不张（图 71-1）。

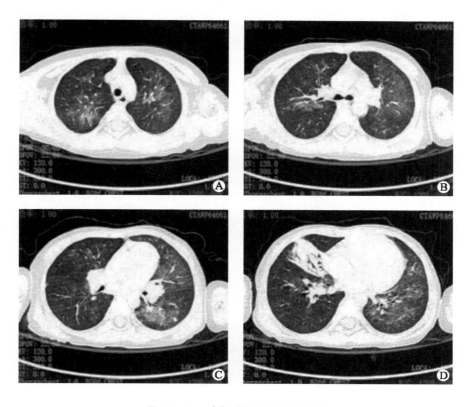

图 71 -1　肺部 CT（6 月 12 日）

（2）入院后

肺部 CT（6 月 24 日）：双肺肺炎并部分实变、不张，较前片（图 71 -1）进展（图 71 -2）。

肺部 CT（7 月 2 日）：双肺肺炎并部分实变，较前片（图 71 -2）部分吸收；右肺中叶支气管扩张（图 71 -3）。

胸部 X 线片（7 月 22 日）：两肺内中带见较广泛大片状实变影，右上及舌叶病灶大且融合（图 71 -4）。

胸部 X 线片（7 月 31 日）：肺内中带见散在条片状影，右上肺见"链状"高密度影，与前片（图 71 -4）相比，肺部病灶大部分吸收（图 71 -5）。

颅脑、耳部 CT 平扫（7 月 18 日）：颅脑未见明显异常，前庭及内耳道间见骨质缺损，约 1 mm，右侧内耳发育畸形（Mondini 畸形，脑脊液耳漏多考虑）（图 71 -6）。

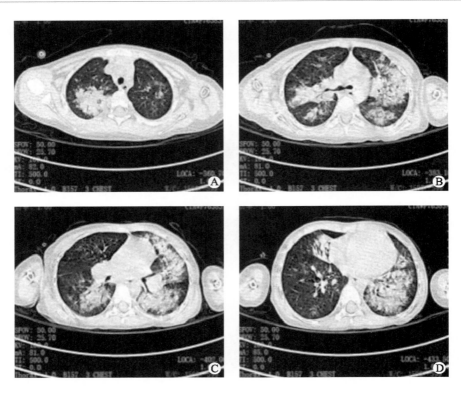

图 71 -2　肺部 CT（6 月 24 日）

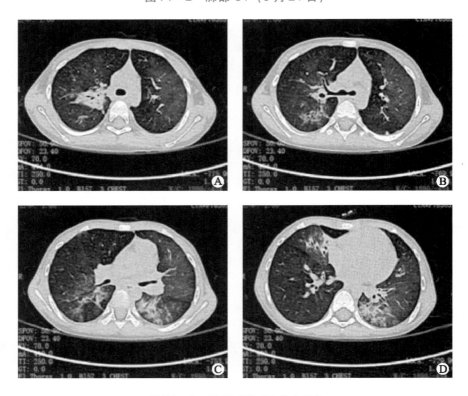

图 71 -3　肺部 CT（7 月 2 日）

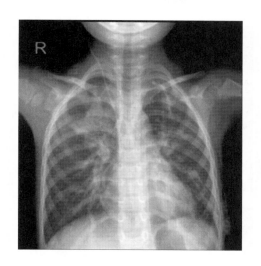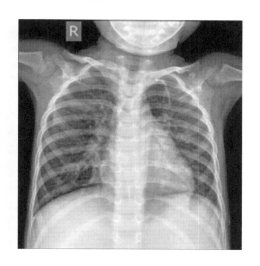

图 71 -4　胸部 X 线片（7 月 22 日）　　　图 71 -5　胸部 X 线片（7 月 31 日）

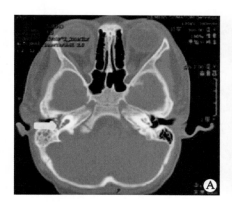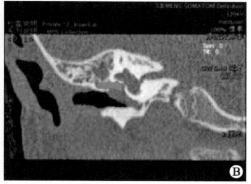

黄色箭头所示积液，考虑脑脊液耳漏；红色箭头所示内耳发育畸形。

图 71 -6　颅脑、耳部 CT 平扫（7 月 18 日）

【随访】

出院后 20 天随访，复查肺部 CT（9 月 1 日）示右肺炎症改变，较前片（图 71 -3）肺部病灶明显吸收，左肺呈术后改变（图 71 -7）。

【治疗经过】

患儿入院后给予头孢哌酮钠舒巴坦钠、替考拉宁静脉滴注、口服阿奇霉素抗感染、吸氧等治疗，入院第 3 天（6 月 26 日）体温平稳，第 7 天（6 月 30 日）咳嗽、

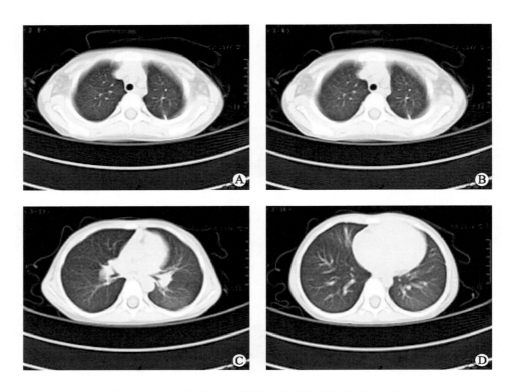

图 71-7　出院后 20 天随访复查肺部 CT（9 月 1 日）

喘息、气促症状逐渐好转。因患儿诊断考虑存在间质性肺病，请心胸外科会诊后拟行肺活检。第 13 天（7 月 6 日）在喉罩和气管全麻下行胸腔镜下肺病损切除术 + 电子支气管镜检查 + 支气管镜下肺活检 + 胸腔闭式引流术。术中支气管镜下在左肺下叶背段取 3 块肺组织，胸腔镜下术中行左上肺叶外侧部分切除（约 1.5 cm × 3.0 cm）和左下肺叶背段部分切除（约 1.5 cm × 4.0 cm），并送活检病理组织。患儿术后未诉特殊不适，第 17 天（7 月 10 日）拔除胸管。入院第 18 天～第 31 天（7 月 11 日—24 日）患儿再次出现反复发热，咳嗽喘息加重，气促明显，先后给予美罗培南、哌拉西林他唑巴坦、万古霉素、米卡芬净抗感染，同时给予甲泼尼龙 1～2 mg/（kg·d）静脉滴注减轻炎症反应，丙种球蛋白 2 g/kg 支持治疗。期间（7 月 12 日）考虑患儿 1 岁余开始易流清水样鼻涕，低头明显，请耳鼻咽喉科会诊，考虑脑脊液鼻漏不能除外，建议完善颅脑、耳部 CT 平扫，检查有无颅底骨质缺损，取头低前倾右鼻腔清亮液体送葡萄糖定性定量检测。颅脑、耳部 CT 平扫（7 月 18 日）提示颅脑未见明显异常，前庭及内耳道间见骨质缺损，约 1 mm，右侧内耳发育畸形（Mondini 畸形，脑脊液耳漏多考虑）。住院第 32 天（7 月 25 日）患儿体温再次平稳，第 40 天（8 月 1 日）临床症状好转，转入耳鼻咽喉科在气管插管全麻下行脑脊液耳漏修补术 + 镫骨切除术 + 中耳镜检查 + 听骨链的其他手术，住院第 48 天（8 月 10 日）临床治愈出院。

【出院诊断】

内耳先天性畸形（Mondini 畸形），脑脊液耳漏，吸入性肺炎，重症肺炎，支气管扩张，Ⅰ型呼吸衰竭，流感嗜血杆菌感染，肺炎支原体感染。

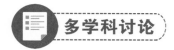

多学科讨论

【内科医师甲】

患儿 1 岁后开始出现反复肺炎及喘息情况，平素夜间咳嗽明显，使用支气管扩张剂喘息症状可缓解，首先应与支气管哮喘相鉴别。支气管哮喘是一种以慢性气道炎症和气道高反应性为特征的异质性疾病，以反复发作的喘息、咳嗽、气促、胸闷为主要表现，常在夜间和（或）凌晨发作或加剧，常伴有可变的呼气气流受限。本例患儿既往无湿疹及变应性鼻炎等其他过敏性疾病病史，否认哮喘等过敏性疾病家族史，暂不支持支气管哮喘，但完善食物性及吸入性过敏原特异性 IgE 检测均为阴性。此外，患儿从 2020 年 11 月至今口服泼尼松治疗，虽使用支气管扩张剂治疗喘息症状可好转，但反复加重。患儿多次尝试潮气呼吸肺功能检查未成功，但目前情况分析，不能用单纯支气管哮喘解释目前疾病情况。

以反复呼吸道感染为切入点进行分析，除必须考虑何种致病微生物外，更重要的是认真寻找导致反复肺炎的基础病变。反复肺炎常见病因包括免疫缺陷病、反复吸入、先天性气道发育异常、先天性心脏病、原发性纤毛运动障碍、囊性纤维化、广泛支气管扩张等。本例患儿既往外院完善免疫缺陷相关基因检测未发现异常，多次行支气管镜检测未发现先天性气道发育异常，心脏彩超未见异常，未见广泛支气管扩张等情况。结合患儿 1 岁余开始右侧鼻腔易流清水样液体，低头明显，追问病史患儿平素喜欢俯卧位睡眠，耳部 CT 平扫可见前庭及内耳道间骨质缺损，考虑右侧内耳发育畸形（Mondini 畸形，脑脊液耳漏），鼻腔流出液葡萄糖定量测定提示"脑脊液"可能，因此考虑脑脊液吸入引起反复肺炎。对于反复肺炎患儿，明确病因后在积极抗感染治疗同时针对基础疾病处理是关键。本例患儿生命体征平稳后及时进行了脑脊液耳漏修补手术，出院后门诊复诊，完善胸部 CT 提示肺部病灶明显吸收，故进一步明确重症肺炎、吸入性肺炎、内耳先天性畸形（Mondini 畸形、脑脊液耳漏）诊断成立。

【内科医师乙】

吸入性肺炎是指口咽部或胃内容物吸入喉或下呼吸道导致的肺部炎症，目前尚无统一的诊断标准，主要依据病史、临床症状、肺部体征及影像学检查进行诊断。研究表明，约 10% 的儿童肺炎为吸入性肺炎。与社区获得性肺炎相比较，吸入性肺炎患儿病情易迁延反复。依据吸入物的性质、吸入量、吸入频率及机体对吸入物的反应，其严重程度不一。吸入性肺炎病情的发展可缓慢，表现为发热、咳嗽、喘息等；亦可无明显症状；也可发展急速，表现为呼吸衰竭、急性呼吸窘迫综合征等。其临床表现多样且复杂，容易漏诊及误诊，且并发症发生率及死亡率较高，给家庭及社会带来了极大的负担。

误吸风险受意识、神经系统状态、口咽运动性、咳嗽反射、胃食管反流病等因素的影响，正确识别误吸的危险因素对吸入性肺炎的诊断及预防尤为重要。目前认为吸入方式分为表观吸入和无声吸入，重要的是评估无声吸入的风险和吞咽功能。依据肺部损伤的性质，吸入性肺炎可分为化学吸入性肺炎和细菌吸入性肺炎。化学吸入性肺炎是指误吸反流的胃内容物引起的急性肺损伤，而细菌吸入性肺炎是吸入含有致病菌的口咽分泌物所引起的急性肺部炎性反应。当吸入的菌量小而且宿主的防御机制良好时，误吸可能不会导致肺部感染。相反，若宿主防御机制受损或吸入量大时，则易发生肺部细菌感染。

本例患儿考虑内耳先天性畸形导致脑脊液耳漏，因鼓膜完整，脑脊液顺耳咽管流至咽部，从而导致反复吸入性肺炎。患儿CRP、PCT等感染指标明显升高，结合支气管肺泡灌洗液病原微生物高通量基因测序、痰培养等病原学检测结果，且每次抗感染治疗有效，考虑患儿为脑脊液耳漏流至咽部导致的吸入性肺炎。治疗方面主要以呼吸支持、对症治疗及抗感染治疗为主。本例患儿在处理原发病后20余天复查胸部影像学明显好转，目前无反复咳嗽、喘息、发热、气促等症状。

【耳鼻咽喉科医师】

内耳先天性发育畸形临床罕见，本例患儿这种Mondini畸形属于其中较多见类型，可能是由于致畸因素使耳蜗在胚胎期停止发育，导致内耳骨迷路与膜迷路发育不全，可累及前庭水管、半规管和耳蜗，在颅内压的作用下脑脊液通过这些结构直接与内耳相通。本例患儿术中见圆窗膜完整，脑脊液自镫骨底板部流出，分离砧镫关节，取出砧骨，见镫骨底板窗型缺损，前庭窗膜缺失，脑脊液外流，内耳呈共同腔畸形。考虑患儿通过内耳的缺损与脑脊液循环系统的蛛网膜下腔相通，引起脑脊液流入中耳，因鼓膜完整，脑脊液经耳咽管流向咽部，由鼻后孔反流到鼻腔再自鼻孔溢出。术中取小块耳后筋膜及肌膜，小片带软骨膜的软骨，将自体组织依次填入脑脊液耳瘘瘘口内行脑脊液耳瘘修补术，后未见脑脊液流出。

Mondini畸形的主要临床表现为患儿重度听力障碍或全聋，合并脑脊液耳漏时多以"脑膜炎"症状为主，同时可伴有耳溢液或鼻溢液；如合并感染可表现为中耳乳突炎；如发生逆行感染可出现反复呼吸道感染症状。本例患儿此次完善声导抗和行为测听提示右耳异常、右耳感音性聋，治疗方式除及时手术修补瘘口防止感染外，可佩戴助听器改善听力，必要时可行人工耳蜗植入术。

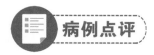 病例点评

Mondini畸形伴脑脊液耳漏患者的临床表现缺乏特异性，常以反复发作的脑膜

炎或反复呼吸道感染为主要症状。患者大多数就诊于内科行脑膜炎或反复呼吸道感染治疗，易误诊，尤其是患儿单侧畸形时因对侧听力正常，易漏诊。

因此，对于反复发生脑膜炎或呼吸道感染且合并感音神经性听力损失患者，要高度警惕先天性内耳畸形合并脑脊液耳漏可能，及早行耳 CT 和 MRI 等影像学检查有助于早期诊断。本例患儿手术治疗后门诊复诊，目前无相关呼吸系统症状，复查胸部 CT 肺部病灶吸收良好。详细询问患儿病史，对其进行系统全面的体格检查，对漏出液进行及时准确的定性及相应辅助检查对脑脊液耳漏的确诊非常重要。确诊为脑脊液耳漏后及时进行手术修补是最有效的治疗手段。

（撰写　刘优靖　点评　陆小霞　审稿　姚瑶）

参 考 文 献

1. 王晓川，申昆玲. 反复呼吸道感染临床诊治路径. 中国实用儿科杂志，2016，31（10）：721 – 725.

2. 熊丽梅，陈雯聪，代继宏. 儿童吸入性肺炎 164 例临床分析. 临床儿科杂志，2020，38（6）：443 – 446.

3. 张亮，刘伟，彭安全. 经外耳道水下耳内镜修复先天性内耳畸形伴脑脊液耳漏 1 例并文献复习. 中华耳科学杂志，2020，18（1）：195 – 198.

病例72

儿童乳糜胸

病历摘要

【基本信息】

患儿，男，1岁3个月。

主诉：发现颈部肿物12天，双眼睑浮肿11天，颜面浮肿8天。

【病史】

入院前12天，患儿玩耍积木时，前胸磕到积木桶沿后，双侧鼻部少许出血，家长擦拭鼻部时发现左侧颈部有拇指大小包块，未给予特殊处理。入院前11天，患儿双眼睑出现轻微浮肿，右侧稍著。入院前8天，患儿颜面出现浮肿，双眼睑浮肿较前稍重，查血常规示 WBC 9.1×10^9/L，Hb 123 g/L，PLT 173×10^9/L，中性粒细胞百分比28.1%，CRP 1.9 mg/L；查尿常规示尿胆原弱阳性，尿蛋白阴性；颈部超声示双侧颈部皮下见多发低回声淋巴结，考虑炎性病变。入院前5天，当地医院行胸部超声示双侧胸腔积液，遂就诊于我院急诊。查体左侧颈部可触及一乒乓球大小肿物，活动度欠佳；查血生化示总蛋白45.7 g/L，白蛋白32.5 g/L，球蛋白13.2 g/L，余肝肾功能及心肌酶大致正常。入院前4天，患儿颜面、双眼睑及颈部、前胸肿胀，呼吸稍促，双下肺呼吸音减低；胸部CT示双肺间实质病变，双侧胸腔积液，右侧为著，胸壁软组织肿，双腋下多发淋巴结影，行骨髓穿刺未见异常；腹部CT示肝脾饱满、轻大，肝门区软组织肿，胰腺轮廓毛糙，胰腺周围软组织肿明显，肠系膜肿胀增厚，胃壁及十二指肠肠壁略增厚；腹部超声示肠系膜上静脉管腔内附壁血栓，给予利尿等对症治疗。入院前1天，患儿病情未见好转，胸腔穿刺抽出30 mL淡黄色液体。胸腔积液常规示性状淡黄色微混，李凡他试验（＋），白细胞计数2000×10^6/L，单个核细胞数98%，多个核细胞数2%；胸腔积液生化：总蛋白14.5 g/L，乳酸脱氢酶83 U/L，腺苷脱氨酶0.3 U/L，糖5.66 mmol/L，总胆固醇0.79 mmol/L，甘油三酯1.22 mmol/L，为进一步诊治收入院。

自发病以来，患儿精神状态良好，体力情况良好，食欲、食量良好，睡眠情况良好。

既往史及过敏史：入院前1个月曾从板凳上摔下导致颈椎偏向右侧，不能左偏，后自行好转，否认手术、输血史。否认肝炎、结核等传染病密切接触史。否认食物、药物过敏史。

【体格检查】

体温36.80 ℃，脉搏129次/分，呼吸30次/分，血压97/61 mmHg。全身皮肤黏膜无黄染，无出血点及瘀点、瘀斑。颈部、前胸壁、双上臂软组织肿胀明显，指压凹陷不明显。颈部可触及多枚肿大淋巴结，质韧，部分融合，活动度欠佳。左侧锁骨上、腹股沟区可触及多枚黄豆大小淋巴结，余浅表淋巴结未触及肿大。颜面及双眼睑浮肿明显，球结膜水肿明显，双眼不能睁开。双肺呼吸音粗，右肺呼吸音低。心音有力，律齐，各瓣膜听诊区未闻及杂音。腹稍胀，全腹按压无异常哭闹，未触及包块，肝脏肋下约4 cm，剑突下约1.5 cm，质韧，脾脏肋下未触及，肠鸣音稍弱。四肢末梢暖，左侧小腿稍肿胀，皮温正常，腿围21 cm；右侧小腿无肿胀，腿围20.1 cm。神经系统查体未见异常。

【入院后辅助检查】

血常规＋CRP：快速CRP＜8 mg/L，WBC 7.59×10^9/L，RBC 5.16×10^{12}/L，Hb 115 g/L，PLT 215×10^9/L，中性粒细胞百分比42.5%，淋巴细胞百分比51.3%。

PCT、血沉、铁蛋白均正常。

病毒、细菌、结核及真菌病原学检测均阴性。

血生化：血电解质大致正常，白蛋白稍低，肝肾功能及心肌酶均正常。

凝血五项：纤维蛋白原定量 1.59 g/L（稍低），D-二聚体 0.499 mg/L（稍高），余正常。

自身抗体 ANA、抗双链 DNA 抗体、抗 ENA 抗体均阴性，抗中性粒细胞胞质抗体阴性。

肿瘤标志物阴性，易栓五项大致正常。

Ig 及 CD 系列各项均稍低；Ig 亚类各类比例正常。

颈部软组织、甲状腺、纵隔超声：双侧颈部弥漫性淋巴结肿大，伴双侧颈部软组织弥漫性肿胀；甲状腺实质回声及血供未见明显异常；双侧颈部、纵隔淋巴结增大，其内多发迂曲小管状结构，右侧头臂静脉管腔内附壁血栓。

消化系统超声：十二指肠、横结肠及周围网膜肿胀，考虑与静脉回流不畅相关。

盆腔超声：盆壁及盆腔系膜组织肿胀，双侧髂窝淋巴结增大。

血管超声：右头臂静脉血栓，左侧头臂静脉狭窄，罕见血流，髂静脉、股静脉、门静脉未见明确血栓。

心脏彩超：上腔静脉入右房处内径尚可，约 8.3 mm，血流通畅，无名静脉汇入上腔静脉处可见狭窄段，狭窄处内径约 4.5 mm，长约 10.0 mm，血流明亮，其右上方似可见腺体样组织回声压迫；下腔静脉偏细，血流显影极差，入右房处内径约 6.0 mm，仅此处可见少量明亮血流信号。

胸腔积液常规：外观淡黄色微浑浊（图 72-1），李凡他试验（+），白细胞数 $3135 \times 10^6/L$，单个核细胞数 92%，多个核细胞数 8%。

穿刺液生化：总蛋白 14.8 g/L，乳酸脱氢酶 87 U/L，腺苷脱氨酶 0.4 U/L，糖 6.64 mmol/L。

胸腔积液血脂、胰腺组合：总胆固醇 0.82 mmol/L，甘油三酯 1.62 mmol/L，高密度脂蛋白胆固醇 0.09 mmol/L，低密度脂蛋白胆固醇 0.44 mmol/L，极低密度脂蛋白胆固醇 0.32 mmol/L，游离脂肪酸 0.21 mmol/L，淀粉酶 15 U/L，脂肪酶 14.5 U/L，胰淀粉酶 2 U/L。

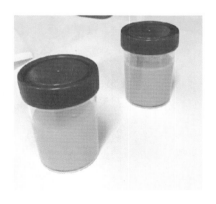

图 72-1　胸腔积液外观

【影像学检查】

肺部 CT：双肺间实质病变，双侧胸腔积液（图 72 – 2）。

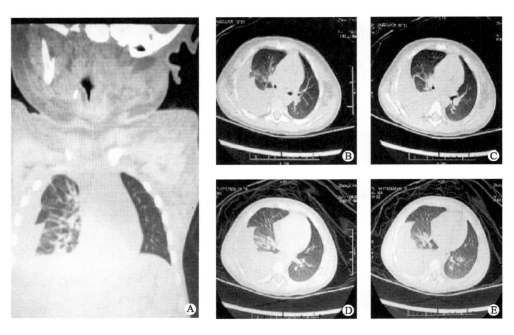

图 72 –2　肺部 CT

颈部 + 胸部 MRI 平扫及增强扫描：淤血水肿改变，右上纵隔处软组织饱满并围绕上腔静脉，局部上腔静脉变细（图 72 – 3）。

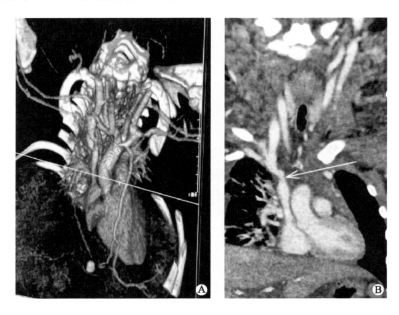

图 72 –3　颈部 + 胸部 MRI 平扫及增强扫描

后纵隔 MRI 平扫：双侧颈部、双侧颈静脉角、上腔静脉、气管隆嵴下周围淋巴结及软组织水肿明显，可见乳糜管迂曲扩张（图 72 – 4）。

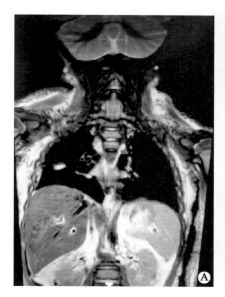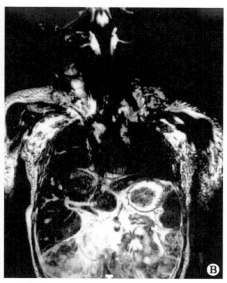

图 72 – 4 后纵隔 MRI 平扫

颅脑 MRI 平扫：脑实质内未见异常信号，左侧大脑前动脉 A1 段纤细，双侧横窦未与窦汇处汇合，考虑先天变异，余未见异常。

【诊疗经过】

入院后给予患儿抬高床头，吸氧，限液，利尿消肿，脱脂奶 + 中链脂肪酸（MCT）喂养，补充脂溶性维生素，留置右侧胸腔闭式引流（引流量每天 100 ~ 200 mL）。经甲泼尼龙静脉滴注抑制炎症反应，那屈肝素钙抗凝，间断输注白蛋白、丙种球蛋白及血浆支持，奥曲肽持续泵维持治疗 20 天后，患儿颜面及双眼睑水肿逐渐消退，胸腔引流液明显减少。治疗过程中胸腔积液的外观变化见图 72 – 5。治疗 20 天后复查胸部 X 线片基本吸收（图 72 – 6），复查全身静脉系统超声未见血栓，遂拔除胸腔闭式引流，好转后出院观察。

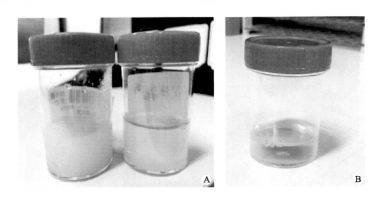

图 72 - 5 　依次为治疗过程中治疗前、治疗 1 周后、治疗 2 周后的胸腔积液外观

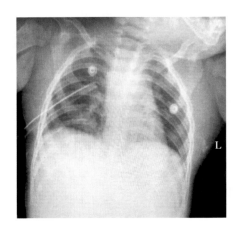

图 72 - 6 　治疗 20 天后复查胸部 X 线片

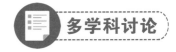

【内科医师甲】

　　本例患儿为 1 岁 3 个月幼儿，病程中有气促表现，查体右肺呼吸音低，肺部 CT 提示右肺弧形低密度影，超声定位提示右侧大量胸腔积液。胸腔积液检查外观淡黄色，白细胞计数 $3135 \times 10^6/L$，单个核细胞数 92%，总蛋白 14.8 g/L，乳酸脱氢酶 87 U/L，腺苷脱氨酶 0.4 U/L，糖 6.64 mmol/L，总胆固醇 0.82 mmol/L，甘油三酯 1.62 mmol/L，故乳糜性胸腔积液诊断明确。

　　乳糜性胸腔积液，也称乳糜胸，是由各种原因（如胸导管受压或阻塞等导致压力增加而破裂）引起的流经胸导管回流的淋巴乳糜液从胸导管或其他淋巴管漏至胸膜腔，可伴有乳糜腹、乳糜心包。乳糜胸患者多因胸腔积液的机械压迫作用而出现呼吸急促、胸闷、呼吸困难，其他症状包括乏力和体重减轻，发热和胸痛罕见。由于乳糜含有蛋白质、脂肪、电解质和脂溶性维生素及淋巴细胞，患者可能出现营养不良或脂溶性维生素缺乏和继发性免疫功能低下，易继发感染。常见的典型乳糜为乳白色（离心后仍不透明），也可为浆液性或血性浆液性，极少数病例为血性。胸腔积液中细胞分类以淋巴细胞为主，比例大于 80% 以上，甘油三酯浓度 > 110 mg/dL（1.1 mmol/L），再结合相应的临床特点，可确诊为乳糜胸。如胸腔积液甘油三酯浓度为 50 ~ 110 mg/dL（0.5 ~ 1.1 mmol/L），但仍高度怀疑乳糜胸时，应通过脂蛋白电泳检测胸腔积液的乳糜微粒来明确诊断。此外，乳糜胸还需与脓胸和假性乳糜性胸腔积液等鉴别。

乳糜胸的治疗首先要明确原因，治疗的目的是减轻呼吸道症状、阻止乳糜外漏及防止复发、预防或治疗营养不良及免疫缺陷，还要进行预后评估。具体治疗方法包括：①饮食控制：A. 无脂饮食；B. 严重乳糜胸患者可给予禁食及全胃肠外营养支持；C. 限制入量。②药物治疗：A. 生长抑素或奥曲肽，静脉输注速度为 0.3 ~ 10 μg/(kg·h)；B. 对于诊断为淋巴管瘤等疾病患者，有报道应用贝伐单抗、西罗莫司等治疗。③营养支持：长期、大量乳糜液漏出会导致营养不良及免疫功能低下，应给予静脉补充多种氨基酸、维生素、电解质、丙种球蛋白、白蛋白等。④胸腔闭式引流：当乳糜胸量较大、有胸闷等表现时，需进行胸腔闭式引流；如经过胸腔闭式引流等综合治疗 4 周后仍未好转，可考虑手术治疗。本例患儿经饮食控制、营养支持、胸腔闭式引流等治疗后，乳糜胸逐渐吸收好转。

【内科医师乙】

乳糜胸的病因可大致分为非创伤性或创伤性（医源性或钝挫伤、穿透伤）。乳糜胸的发病机制因病因而异，包括：①压迫性梗阻，如恶性肿瘤（淋巴瘤、纵隔肿瘤等）、结节病等；②中心静脉压升高，如上腔静脉受压或血栓致回流受阻等；③直接受累，如恶性或感染性淋巴结炎、手术造成的破裂及损伤等；④先天性畸形，如广泛性淋巴管畸形、淋巴管瘤病等；⑤功能障碍，如乳糜向肺部逆流；⑥过量淋巴液（通常来自淋巴肿块或畸形）的刺激，导致淋巴管破裂或乳糜渗漏；⑦来自腹腔或腹膜后积聚的乳糜通过膈肌转运等。郭琰等对首都医科大学附属北京儿童医院收治的 107 例儿童乳糜胸病因进行分析，结果显示 58.9% 患儿为原发性乳糜胸，41.1% 为继发性乳糜胸；新生儿乳糜胸占 36.4%，外科术后乳糜胸占 35.5%；在原发性乳糜胸中，1 例诊断为肺弥漫性淋巴管瘤病，6 例诊断为弥漫性淋巴管畸形。

本例患儿心脏彩超及胸部 CT 增强扫描 + 血管重建均提示存在上腔静脉狭窄，其可导致淋巴液及静脉血液回流受阻，出现乳糜胸。当上腔静脉梗阻仅影响汇入的头面部及前胸壁血液回流时以上半部浮肿为主；但当影响淋巴回流时，可同时出现腹部及下肢浮肿。对于本例患儿上腔静脉狭窄的原因，目前未发现血栓及肿瘤压迫等因素，亦不排除先天性血管发育异常可能。此外，本例患儿是否存在先天性淋巴管发育异常，亦需进一步随诊及关注。

【放射科医师】

胸部影像学检查有助于乳糜胸的评估。胸部 X 线检查可辨识胸腔积液的部位、程度。胸腹部 CT 一般很难直接看到胸导管走形，但可以识别纵隔或腹膜后淋巴结肿大，或者发现因淋巴回流受阻导致的小叶间隔增厚、纵隔淋巴管瘤的囊性病变等。目前，后纵隔 MRI 在部分患者中可以显示胸导管的走行，了解胸导管是否有扩张等。本例患儿后纵隔 MRI 清晰显示了胸导管的走行，乳糜管迂曲扩张，提示淋巴液回流受阻的可能，同时可见双侧颈部、双侧颈静脉角、上腔静脉、气管隆嵴下周围淋巴结及软组织水肿明显，未见明确的纵隔占位性病变。

【淋巴管外科医师】

淋巴系统是人体中精细的管道结构，其损害严重后，临床上可出现肿胀及胸腔、腹腔及心包积液、低蛋白血症（小肠淋巴管扩张症最明显）等表现，但源自原发性还是继发性病因常不好确定。本病的诊断技术要求较高，可采用淋巴核素显像、淋巴管造影、MRI 重建淋巴干影像等技术了解胸导管入血情况。本例患儿可待病情稳定后行淋巴显像、蛋白丢失显像检查，必要时可行淋巴管造影来明确胸导管回流处是否有阻塞。

【胸外科医师】

胸导管区域或邻近结构的手术操作是大多数创伤性乳糜胸的病因。对于乳糜胸患儿，如经内科保守治疗2～4周无效，则提示为难治性乳糜胸，此时需进行外科手术干预。外科手术如胸导管结扎术、胸膜固定术、经皮胸导管栓塞术等的主要目的是达到改善淋巴回流。本例患儿经内科保守治疗后明显好转，目前暂无需行胸外科治疗。

　　乳糜胸的病因多种多样，明确病因是治疗的首要关键，临床中需要谨记静脉梗阻或血栓栓塞是乳糜胸的重要原因之一。本例患儿在外伤诱因后出现进行性加重的乳糜胸，检查发现存在上腔静脉梗阻，因其起病年龄小，且未发现引起静脉梗阻的继发因素，故需考虑先天性静脉畸形的可能。乳糜胸的诊断是基于胸腔积液甘油三酯的增高，对于甘油三酯浓度小于110 mg/dL（1.1 mmol/L）但仍怀疑有乳糜胸的患者，应通过脂蛋白电泳检测胸腔积液的乳糜微粒来明确诊断。低脂饮食是保守治疗的关键，治疗过程中不能忽视对患儿的营养支持，注意监测并发症及评估病情。对于难治性乳糜胸，如果保守治疗失败，必要时可行外科手术干预。

（撰写　高立伟　审稿　郭琰）

参 考 文 献

1. TUTOR J D. Chylothorax in infants and children. Pediatrics, 2014, 133(4): 722 – 733.

2. SKOURAS V, KALOMENIDIS I. Chylothorax: diagnostic approach. Curr Opin Pulm Med, 2010, 16(4): 387 – 393.

3. RILEY L E, ATAYA A. Clinical approach and review of causes of a chylothorax. Respir Med, 2019, 157: 7 – 13.

4. GUO Y, CHEN J, XU B, et al. Causes and manifestations of chylothorax in children in China: Experience from a children's medical center, 2007—2017. Pediatr Investig, 2018, 2(1): 8 – 14.

5. MALDONADO F, CARTIN-CEBA R, HAWKINS F J, et al. Medical and surgical management of chylothorax and associated outcomes. Am J Med Sci, 2010, 339(4): 314 – 318.

6. ISMAIL N A, GORDON J, DUNNING J. The use of octreotide in the treatment of chylothorax following cardiothoracic surgery. Interact Cardiovasc Thorac Surg, 2015, 20(6): 848 – 854.

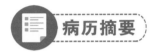

病例 73

儿童先天性双主动脉弓

病历摘要

【基本信息】

患儿，男，1 岁 5 个月。

主诉：反复咳嗽、咳痰 2 月余，加重伴喘息半个月，发热 1 天。

【病史】

患儿于入院前 2 个月无明显诱因出现咳嗽症状，为阵发性连声咳嗽，3～5 声/阵，总体频次不多，日夜均咳，伴咳痰，无发热，无喘息，无气促、呼吸困难等，家长自行给予口服"头孢类抗生素、氨溴特罗、清宣止咳"等药物治疗，患儿咳嗽、咳痰未见明显好转。入院前半个月，患儿咳嗽症状较前加重，频次增多，日间为著，痰多不易咳出，伴喘息，遂于当地医院住院治疗 14 天（10 月 8 日—22 日），期间先后给予"阿莫西林、头孢曲松钠、阿奇霉素"等药物输液并配合雾化吸入（布地奈德 + 特布他林）治疗，患儿咳嗽、喘息症状好转。入院前 1 天，患儿出现发热症状，热峰 38.5 ℃，偶有咳嗽，喘息明显。为进一步诊治，就诊于我院门诊，门诊以"咳喘原因待查"收住入院。

患儿神志清，精神尚可，食纳一般，睡眠一般，大小便正常，体重未见明显增减。

孕 2 产 2（G2P2），出生体重 4 kg，足月顺产，新生儿期体健，正常计划免疫接种，否认既往喘息病史，否认异物吸入史，否认结核接触史，否认食物及药物过敏史。有"湿疹"病史。父亲有"过敏性鼻炎、急性荨麻疹"病史。

【体格检查】

体温 37.5 ℃，脉搏 133 次/分，呼吸 26 次/分，血压 84/55 mmHg，体重 9 kg。营养一般，神志清楚，精神反应可。左上臂可见卡介苗瘢痕，浅表淋巴结未触及肿大。口唇红润，咽部充血，吸气时胸骨上窝轻度凹陷，胸廓对称，双肺呼吸音粗，可闻及喘鸣音及粗湿啰音。心音有力，律齐，未闻及明显杂音。腹软，未触及包块，肝脾肋下未触及。双下肢无水肿。神经系统未查及明显异常。

【辅助检查】

血常规：WBC $17.66 \times 10^9/L$，中性粒细胞百分比71%，淋巴细胞百分比20.4%，RBC $5.1 \times 10^{12}/L$，Hb 120 g/L，PLT $174 \times 10^9/L$。

血生化正常。

CRP 20.62 mg/L。

呼吸道病原检测阴性。

痰液细菌培养阴性。

PPD 试验阴性。

T-SPOT.TB 试验阴性。

过敏原（血清）：鸡蛋白 0.36，牛奶 0.47，黄豆 1.80，羊肉/羔羊肉 0.36。

胸部 CT：支气管肺炎多考虑（部分实变），建议抗感染治疗后复查。

潮气呼吸肺功能：小气道中度阻塞性通气功能障碍，支气管舒张试验阴性。

变应原皮内试验（食物组部分内容）：阴性。

支气管镜：①气管黏膜局部向腔内隆起（多考虑外压所致，建议行 CT 增强扫描＋心血管三维成像）；②支气管内膜炎性变。

心脏彩超：双主动脉弓，彩色多普勒血流未见异常，左、右室收缩及舒张功能正常，肺动脉压未见明显异常。

先天性心脏病 CT 血管成像（含气道重建）：①左位心，房室连接一致，心室大动脉连接一致；②双主动脉弓；③主支气管约平主动脉弓水平受压略变窄；④右肺中叶非节段性不张；⑤双肺肺气肿；⑥主肺动脉前缘纵隔内少量积气（图73-1～图73-3）。

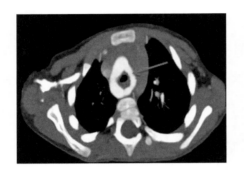

图73-1　CT血管成像可见双主动脉弓，形成包绕气管和食管的"O"型血管环，气管受压

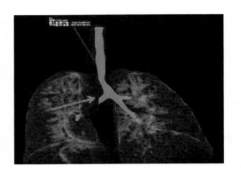

图73-2　气道重建提示主支气管约平双主动脉弓水平受压变窄，最窄处约7 mm

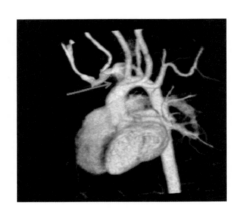

图73-3　三维重建提示左右主动脉弓发出同侧颈总动脉及锁骨下动脉，包绕气管和食管

【治疗经过】

入院后给予头孢哌酮钠舒巴坦钠联合红霉素抗感染，布地奈德+特布他林+异丙托溴铵高压泵雾化吸入止咳平喘，氨溴索化痰结合吸痰护理。入院后第5天患儿体温降至正常，偶有咳嗽，痰多，仍间断喘息（活动后为主），复查血液感染指标恢复正常。先天性心脏病CT血管成像明确病因后，转入心胸外科行"双主动脉弓

成形术"，术后病情好转出院（因家长拒绝，术后未复查支气管镜以再次评估气道情况）。

术后随访：再无喘息及反复咳嗽、咳痰症状，规律心胸外科门诊复诊。

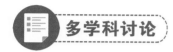多学科讨论

【内科医师甲】

本例患儿1岁5个月，病史2个月，临床主要表现为慢性咳嗽、咳痰、喘息，外院给予抗生素并配合雾化吸入治疗半月余，效果一般。入院查血液细菌感染指标偏高，胸部CT提示支气管肺炎多考虑（部分实变）；入院后继续给予抗感染等治疗后病情好转，但仍间断喘息（活动后为主），进一步完善支气管镜、心脏彩超、先天性心脏病CT血管成像（含气道重建）确定为双主动脉弓，主支气管约平主动脉弓水平受压略变窄。故明确诊断：①先天性双主动脉弓；②支气管狭窄；③支气管肺炎。抗感染治疗后转入心胸外科，行手术治疗后再无咳嗽、咳痰、喘息症状。

双主动脉弓是指胚胎发育过程中第4对主动脉弓未退化引起的包绕着气管、食管等组织的病理性血管环，是一种罕见的血管畸形，人群中发病率为0.05%～0.30%。

双主动脉弓在儿童时（或出生时）即有表现，多与食管和（或）气管受压有关。①根据受压程度的不同，会出现不同症状。本例患儿1岁5个月，近2个月出现咳嗽、喘息症状，可能是因为前期受压程度不重，暂未出现明显临床表现。进一步追问病史，母亲诉患儿婴儿时期经常有"呼噜声"，当地医师解释为喉软骨软化，未给予重视，现考虑可能为早期气道受压的吸气性喘鸣。②患病婴儿临床上可表现为吸气性喘鸣、吞咽困难、长期咳嗽、头后仰、喜取角弓反张体位，常有肺炎，偶有屏气及发绀，可出现呕吐和喂养不耐受。本例患儿后期经追问病史，在婴儿期经常出现呕吐症状，现在1岁5个月，体重9kg。③一般情况下，患者表现为气喘（难治性气喘）、喉鸣、呼吸困难；在严重情况下，气管压迫可引起致命的发

绀或呼吸暂停。呼吸道症状多见于婴儿或幼儿。④成人常有吞咽困难。

治疗方面，有症状者应行外科手术治疗，切断较细小的一弓，以解除压迫。早期手术对避免长期缺氧和严重并发症极为重要。

【内科医师乙】

喘息在儿童中的发病率很高，有数据表明，约34%的儿童在3周岁前出现过至少1次喘息，有近一半儿童在6岁前会出现喘息。在临床上，以咳嗽、喘息为主诉就诊的患儿并不少见，而反复喘息的病因多种多样，需根据患儿病史特点及治疗效果逐渐排除，寻找真正致病原因。本例患儿也是在常规抗感染、雾化吸入治疗后效果一般的基础上进一步完善检查从而找到了喘息的真正原因。

对于本例患儿，诊断与鉴别诊断思路可考虑如下：①支气管哮喘：根据支气管哮喘的诊断标准逐一考虑：A. 本例患儿此次病程中喘息半月余，家长否认既往有反复喘息病史；B. 病程中给予布地奈德＋硫酸沙丁胺醇雾化吸入治疗效果欠佳，仍有喘息；C. 入院血液细菌感染指标偏高。虽然患儿既往有湿疹病史，血清过敏原有阳性结果，父亲有过敏性疾病史，但目前支气管哮喘诊断依据不足，需进一步完善其他检查及观察治疗效果。②支气管异物：1~3岁为儿童支气管异物的高发年龄段，但家长否认此患儿有异物吸入史，胸部CT无肺气肿或肺不张、局限性阻塞或纵隔移位等表现，故暂不支持。③迁延性细菌性支气管炎：是引起婴幼儿期和学龄前期儿童特异性慢性咳嗽的病因之一，湿性咳嗽（有痰）持续>4周，抗菌药物治疗2周以上咳嗽可明显好转，通常疗程为2~4周。本例患儿经抗菌药物治疗已大于2周，咳嗽好转，仍痰多，喘息反复，不完全排除疗程不足所致，可继续抗感染治疗观察，并及时完善其他检查。④肺结核、支气管内膜结核：近年来，结核菌感染有逐渐抬头的趋势，对于喘息患儿也要常规做结核筛查。因肺结核、支气管内膜结核可部分或完全阻塞气道而出现喘鸣音，喘鸣音固定、持续，有结核感染的证据，PPD试验可初步筛查，影像学和纤维支气管镜检查可帮助诊断。本例患儿家长否认患儿结核接触史，PPD试验阴性，胸部X线片及肺部CT未见明显肺结核表现，无纵隔淋巴结肿大，故暂可排除。⑤先天性心血管畸形：本例患儿本次病程中喘息时间长，不能除外血管畸形及占位压迫气管所致。需进一步完善心脏彩超、胸部 CT 增强扫描或 CT 血管成像检查来帮助诊断是否存在肺动脉吊带、双主动脉弓等血管环畸形。本例患儿后期经支气管镜、先天性心脏病 CT 血管成像、心脏彩超检查证实存在双主动脉弓。⑥先天性气道或肺发育异常的疾病：A. 先天性喉喘鸣；B. 先天性肺叶气肿：由支气管缺乏支架所致，主要症状为气短，可出现哮鸣和间歇性发绀；C. 先天性喉蹼、气管食管瘘；D. 支气管软化：自出生后经常出现呼气性喘鸣，常规平喘治疗无效，确诊需依靠纤维支气管镜；E. 气管、支气管狭窄：是常见的气道发育畸形，确诊需依靠纤维支气管镜；F. 支气管肺发育不良：多见于早产儿，出生体重低，出生时呼吸困难，需长时间机械通气或吸氧。本例患儿足月出生，出生无异常，生后无明显阻塞性呼吸困难表现，但经常规抗感染、雾化吸入等治疗后效果一般，需完善支气管镜等检查以进一步明确是否存在先天性气道发育异常。⑦胃食管反流：本例患儿咳嗽、喘息不以平卧后为主，无明显进食时或餐后咳嗽，无明显不断吞咽动作，故暂不考虑，必要时可测定 24 小时食道 pH 值以鉴别。⑧闭塞性毛细支气管炎：本例患儿既往无重症腺病毒或支原体感染或肺损伤的病史，胸部 CT 未见明显马赛克征、支气管扩张等表现，暂可排除。⑨其他疾病，如肺部变态反应性疾病、囊性纤维化、纤毛运动障碍、免疫缺陷病等。本例患儿暂不考虑，若排除其他疾病，治疗效果仍欠佳，必要时需针对这些疾病完善相关检查。

因此，对于反复喘息或喘息时间较长患儿，需拓宽诊断思路，常规治疗效果欠佳时，需积极寻找病因。

【放射科医师】

有文献报道，双主动脉弓分 3 型，右弓优势占 75%，左弓优势占 20% 左右，5% 双弓均衡型，本例患儿为右弓优势型。

心导管造影是诊断双主动脉弓的"金标准"，但因其有创性，临床应用有限。CT 血管成像可直观显示主动脉弓的形态、位置、头臂动脉的数目及走行，也可明确有无气道受压狭窄，临床上多选择此方法。本例患儿三维重建可显示升主动脉呈"Y"型发出左弓和右弓，左右主动脉弓发出同侧颈总动脉和锁骨下动脉，形成

"O"型血管环包绕气管和食管。

在胸部 X 线正侧位片上，若双主动脉弓不伴有其他先天性心脏畸形，心脏外影可无异常；也可显示双侧主动脉弓球形隆起，右侧更明显，有时可看到气管受压及气管右侧软组织增厚的表现。在胸部 CT 平扫上，若未同时做气道重建，有时也不易发现双弓的存在。针对此病例，我们科内医师多次进行讨论，所扫层面确实未发现相关征象。

双主动脉弓尽管罕见，但却是最常见的完整血管环。放射科医师应注意气管或食管的任何占位效应，并根据两弓的相对大小和位置来帮助制定手术计划。在临床工作中，若出现不明原因的反复咳嗽、气促、喘息、呼吸道感染、呼吸困难以及消化道症状儿童的胸部 X 线片上发现右位主动脉弓，放射科医师应警惕存在血管环畸形的可能性，及时向临床医师反馈信息。

【心胸外科医师】

临床上，当考虑患者有血管环存在可能时，应及时进行影像学检查。CT 血管成像可明确诊断双主动脉弓，显示主动脉弓的形态和头臂动脉分支情况、气管食管的受压狭窄部位，还能提供心脏畸形的解剖信息，有利于制订手术计划。

手术方法一般为切断一侧小弓（多为左弓），以解除对气管及食管的压迫，并保存颈动脉血流。常规手术入路经左侧或右侧第 4 肋间后外切口，沿迷走神经后方纵向切开纵隔胸膜，缝扎并切断动脉导管或动脉韧带，在颈总动脉和锁骨下动脉远端该侧主动脉弓汇入降主动脉处钳闭，切断并缝合断端，同时充分游离食管和气管周围的纤维粘连，以扩大气管、食管周围的间隙，避免残存压迫。术中应注意保护膈神经及喉返神经。术后常见并发症包括乳糜胸、左侧声带瘫痪、一过性高血压。部分术后患者可能仍有呼吸道症状，多无需外科干预，可以间断使用支气管扩张药物治疗。

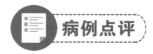 病例点评

这是一例慢性湿性咳嗽伴喘息病例，患儿入院后行普通胸部 CT 平扫未发现血

管异常，常规治疗效果不好引起警惕，进一步完善支气管镜及 CT 血管成像而最终明确诊断为先天性双主动脉弓，手术治疗有效。该病是因胚胎发育过程中两侧第 4 动脉弓均不退化，分别位于气管前和食管后，构成一个完整的血管环包绕气管和食管所致，多数患儿在出生后短期内出现不同程度的呼吸困难、喘鸣、吞咽困难，易呕吐，可出现反复呼吸道感染；而血管环较松的病例临床表现则较轻，甚至无症状，在较大年龄出现呼吸困难或吞咽困难时才得到诊治，本例患儿前期表现不明显。

故对于喘息患儿，有上述临床表现且常规治疗效果欠佳时，应注意排除此病，可进一步完善支气管镜、CT 血管成像、食管造影等检查。所有影像学提示双主动脉弓畸形且有呼吸道症状者，均有手术指征。

（撰写 梁谡 点评 张蓉芳 审稿 姚瑶）

参 考 文 献

1. 丁楠，李晓峰，郭健，等. 婴幼儿双主动脉弓的诊断与手术治疗. 中华胸心血管外科杂志，2016，32(3)：140-142.

2. DAS S, NAIR V V, AIRAN B. Double aortic arch as a source of airway obstruction in a child. Ann Card Anaesth, 2015, 18(1)：111-112.

3. 武开宏，莫绪明，孙剑，等. 先天血管环畸形的解剖变异及外科治疗. 中华解剖与临床杂志，2014，19(3)：177-179.

病例 **74**

支气管动脉－肺动脉瘘（一）

 病历摘要

【基本信息】

患儿，男，13 岁。

主诉：突然咳嗽，持续咯鲜血泡沫痰 4 小时。

【病史】

4 小时前无明显诱因突然出现咳嗽、咯血，表现为鲜红色泡沫痰，量约 20 mL，后再次出现 6 次连续咯血，其中 1 次咯血量为 60～80 mL，伴胸闷，无胸痛、咳喘、咳痰，无发热、盗汗，无心悸、头晕及头痛，无皮疹、瘀点及瘀斑，就诊于我院急诊。胸部 X 线检查未见异常，血色素 100 g/L，PLT 正常，凝血功能正常。2 小时后再次出现阵发咳嗽，咯鲜血，量约 30 mL，急诊五官科查鼻咽部无活动性出血，后仍间断咯血，24 小时量 > 300 mL，胸闷加重，出现胸痛及呼吸困难，无呕吐、腹痛及鲜血便，无发热、乏力、盗汗及体重减轻，无鼻衄、血尿，以"咯血原因待查、失血性休克？"收入我院 ICU。

个人史及家族史：足月顺产，生后无窒息，新生儿期健康。否认外伤史，否认食物、药物过敏史。无哮喘及特应性体质家族史。

【体格检查】

体温 36.3 ℃，脉搏 112/分，呼吸 38/分，血压 90/40 mmHg。神清，精神反应弱，口和鼻腔处有鲜血附着，呼吸困难，三凹征（＋），以腹式呼吸为主。口唇略

苍白，皮肤未见皮疹及出血点，无毛细血管扩张，卡疤阳性。双下肢无水肿，肢端稍凉，全身浅表淋巴结未触及肿大。左肺闻及广泛湿啰音，右肺呼吸音低，右肺底可闻及湿啰音。四肢关节无畸形，指趾端无青紫，无杵状指。

【辅助检查】

血常规：WBC 7.27×10^9/L，血色素 70 g/L，PLT 263×10^9/L，中性粒细胞百分比58.1%，淋巴细胞百分比40.1%。CRP < 8 mg/L。

尿便常规未见异常。

血沉：5 mm/h。

CRP：1.6 mg/L，PCT < 0.1 ng/mL，抗链球菌溶血素 O < 25 IU/mL。

血生化检查结果均正常。

呼吸道病原阴性，肺炎支原体抗体阴性。

T-SPOT. TB 试验阴性。

抗核抗体、抗双链 DNA 抗体、抗 ENA 抗体、抗中性粒细胞胞质抗体均阴性。

抗肾小球基底膜抗体：阴性。

床边超声心动图未见异常。

【影像学检查】

入院后床边胸部 X 线检查示肺内广泛间质浸润，右肺实质浸润，右肋膈角及膈面消失（图 74 - 1）。

肺部 CT 增强扫描 + 血管重建未见异常。

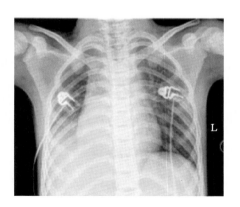

图 74 - 1 入院后床边
胸部 X 线检查

【治疗经过】

急诊立即予以备血，给予扩容补液、输血纠正休克、NCPAP 支持治疗、垂体后叶激素止血对症治疗。复查床边胸部 X 线示肺内广泛间质实质浸润，右肺实质浸润，右肋膈角及膈面消失。在生命体征平稳下，完成床边支气管镜检查，镜下见大量鲜血块，未见肿物、异物。进一步完善数字减影血管造影（digital subtraction angiography，DSA）检查，支气管动脉血管造影示右侧支气管动脉增粗，与肺动脉分流，考虑诊断为支气管动脉-肺动脉瘘，血管造影后即行栓塞治疗，分别栓堵两支增粗的支气管动脉（图74-2，图74-3）。术后2年电话随访患儿未再出现咯血。

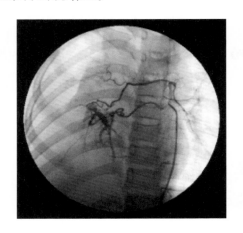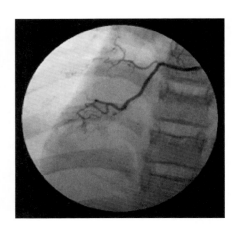

图74-2　支气管动脉血管造影：右侧支气管动脉增粗，与肺动脉分流，考虑诊断为支气管动脉-肺动脉瘘　　　图74-3　栓塞治疗，分别栓堵两支增粗的支气管动脉后再次血管造影，未见异常血管及瘘

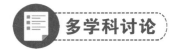
多学科讨论

【内科医师甲】

本例患儿特点：①13岁青春期男孩，急性起病；②表现为大量咯血，不伴发热，无咳喘、皮疹等伴随症状；③病前无反复呼吸道感染、重症肺炎、贫血等病史，无结核接触史；④足月顺产，新生儿期健康，无吸氧、机械通气病史；⑤查体血压降低，口和鼻腔处有鲜血附着，呼吸困难，三凹征（+），以腹式呼吸为主，左肺闻及广泛湿啰音，右肺呼吸音低，右肺底可闻及湿啰音，无心脏杂音和杵状指趾，卡疤阳性；⑥T-SPOT.TB试验阴性；⑦血常规示中度贫血（大量咯血后）；⑧咯血后胸部X线检查示肺内广泛间实质浸润，右肺实质浸润，右肋膈角及膈面消失。肺部CT增强扫描未见异常。本例患儿诊断为咯血原因待查、失血性休克。根据咯血量，判断患儿为大咯血，短时间内血色素急剧下降，出现血压降低，影响循环功能，出现胸闷、憋气，肺部影像学出现广泛病变、气道阻塞，故属于儿科急症，需要启动大咯血救治流程（图74-4），先稳定病情之后，再开展病因诊断。

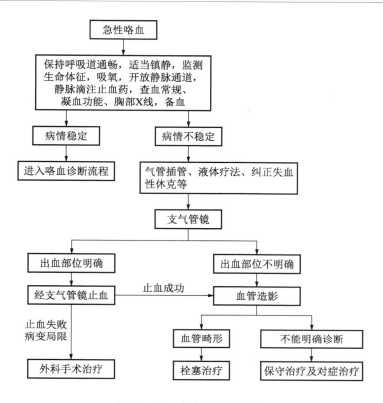

图 74 - 4 大咯血诊治流程

【内科医师乙】

首先要明确肺血管畸形是引起大咯血的主要病因之一。众所周知，肺脏有两套血供系统，即肺循环和支气管循环。肺动脉干起于右心室动脉圆锥，为高容量低压系统，提供着肺脏约 95% 的血液。支气管动脉发自于主动脉或肋间动脉，营养支气管和胸膜，为高压系统，向肺脏提供约 5% 的血液。据统计，在大咯血患者中 90% 的出血来自支气管循环。肺血管畸形包括肺动静脉畸形、肺动脉缺如、来自体循环动脉异常供血等。体循环参与异常供血的肺血管畸形时咯血发生突然，咯血量惊人，一次咯血量可至上百毫升，患者常可出现窒息、失血性休克等，属于临床急重症，但此类患者常起病突然，无相关伴随症状，既往体健，常规辅助检查无特征性表现，临床中易出现误诊、漏诊，延误诊治，甚至危及生命。本例患儿在短时间内出现大咯血，但未明确出血部位，根据大咯血的救治流程，在完善相关检查如肺部 CT 增强扫描 + 血管重建未发现异常后，需要进一步行肺血管造影，发现异常血管进行封堵止血，稳定病情后再开展病因诊断。

关于咯血病因，西方国家以囊性纤维化引起的支气管扩张多见，我国则以感染性疾病多见。咯血病因可从如下几方面分析：①呼吸系统疾病：A. 感染性疾病；如急、慢性支气管炎、肺炎、肺结核、肺深部真菌感染等；B. 结构发育异常：如肺隔离症、肺血管畸形等，以及支气管扩张、囊性纤维化；C. 其他：创伤、肿瘤、支气管异物、特发性肺含铁血黄素沉着症。②循环系统疾病：如先天性心脏病、肺淤血、肺动脉高压、肺栓塞等。③全身性疾病：如凝血功能障碍、结缔组织病等。④药物或毒物相关：甲巯咪唑、丙硫氧嘧啶引起抗中性粒细胞胞质抗体相关血管炎等。上述各种病因引起的咯血量不同。大咯血的发生机制主要是有粗大的血管参与供血，尤其是存在来自体循环的支气管动脉供血。大咯血的病因包括肺血管畸形（尤其是有体循环参与供血）、支气管扩张及肺内空洞性疾病，如肺结核、曲霉菌感染、肺脓肿。本例患儿属于大咯血范畴，咯血后出现胸闷、憋气、失血性休克的表现，无感染中毒症状，血色素短期内下降明显，并出现广泛的肺部浸润，推测参与出血的肺部血管粗大或是来自体循环供血，结合患儿既往体健、无长期服药、毒物接触病史，无外伤病史，查体发育良好，卡疤阳性，杵状指阴性，炎性指标不高，血色素呈正细胞性贫血，故不支持感染性疾病、肺含铁血黄素沉着症、支气管扩张、占位性病变、心源性咯血以及全身性疾病等，而考虑为肺部血管畸形引起大咯血。但患儿肺部CT增强扫描+血管重建未见异常，进一步行肺血管造影、支气管动脉血管造影示右侧支气管动脉增粗，与肺动脉分流，考虑诊断为先天性支气管动脉-肺动脉瘘，血管造影后即行栓塞治疗，分别栓堵两支增粗的支气管动脉。术后2年电话随访患儿未再出现咯血。

【放射科医师】

咯血的诊断需要通过肺部影像学来进一步明确，包括胸部X线检查、肺部CT增强扫描、血管重建及血管造影。多数患者胸部X线检查无特异性改变，部分患者由于咯血量大，血凝块堵塞气道，可出现肺不张或吸入性肺炎表现。而肺部CT平扫只能反映咯血后由于血凝块阻塞气道后肺不张表现，或仅提示肺内片影，与肺炎不易区分，因此对该疾病的诊断价值不大。目前利用多排螺旋计算机体层摄影（MDCT）-CTA可以较精确地显示支气管动脉影像，异常的支气管动脉最常在支气管后和食管后区域、主支气管和主肺动脉窗被发现。据文献报道MDCT已经能够显示与传统动脉造影相近的支气管动脉影像，还能够显示出支气管动脉起源、形态、分布及走行，有利于发现与心脏及肺门血管相重叠的病灶及局部小病灶，方便随访检查、进行治疗效果评估。但需要指出的是，MDCT图像分辨率较低，如果病变部位较隐蔽，或体动脉来源的血管管径较细，就很难有阳性结果，而且在CT检查中了解管径相对较细的动脉，需更精确的检查过程，要求检查者屏气较长时间，但儿童病例通常较难配合，因此该检查有时不能较好地显示支气管脉的形态。DSA对肺血管畸形有确诊意义，可以观察异常血管分支走行、形态、侧支供血、病变区血管形态、畸形口的数目和位置，是诊断的金标准，并且通过其利用PVA颗粒可对病变血管进行栓塞治疗。本例患儿考虑血管因素致大咯血，但肺CT增强扫描未见异常血管，考虑可能与患儿病情不稳定、检查时间紧迫有关，影响了病变的阳性发现，因此进一步行DSA协助明确。但需要指出的是，DSA需要进行术前准备，对设备和人员操作技术要求高，属于有创性检查，需要根据病情合理安排。

【内科医师丙】

大咯血的救治目的是挽救患儿生命。首先要纠正体位，开放气道，注意失血性休克，合理应用止血药物。本例患儿短时间内出现大量咯血，存在气道阻塞、失血性休克，急诊立即予以备血、扩容补液、输血纠正休克、NCPAP支持治疗及垂体后叶激素止血对症治疗，并行床边支气管镜明确出血部位，清理气道。应充分利用支气管镜技术，其不仅可明确出血部位，也可进行紧急止血治疗，清理血块防止气道堵塞，在大咯血的急救、诊疗中起重要作用，还可为进一步完善DSA争取时间。先天性支气管动脉－肺动脉畸形患者在咯血静止期胸部X线或胸部CT均显示正常，诊断较为困难，而运用支气管镜检查可以了解气管或支气管内膜血管情况，同时留取标本行支气管肺泡灌洗等可进行病原学、细胞学、组织学和免疫学分析以协助诊断。此外，在患者咯血病因尚不明，或经内科保守治疗止血效果不佳而出现大量咯血期间紧急施行支气管镜检查，可以准确、迅速地明确出血部位，清理凝血块，保持气道通畅，还可对出血部位直接进行局部止血治疗，为进一步治疗创造条件。但要注意的是，咯血期间进行支气管镜检查具有一定的危险性，对检查者技术要求高，应做好必要的抢救准备。

【外科医师】

对于肺血管畸形引起的大咯血，可利用外科手术或对畸形血管加以栓堵。对大咯血、出血部位明确、无手术禁忌者，可考虑手术止血，但提倡在病情稳定时手术。对于局限于肺叶内、病变部位弥漫的患者，可行肺叶切除。但如果动脉栓塞治疗失败，手术治疗可能是抢救生命的唯一措施。

大咯血的病因包括肺血管畸形（尤其是有体循环参与供血）、支气管扩张症及肺内空洞性疾病，如肺结核、曲霉菌感染、肺脓肿。支气管动脉－肺动脉瘘是引起大咯血的主要病因之一，临床可表现为突发性大量咯血，一次咯血量可至上百毫升，可引起窒息或失血性休克，属于内科急重症，需要先稳定病情，再开展病因诊断，应遵循大咯血的诊治流程。支气管动脉－肺动脉瘘可通过影像学检查协助诊断，包括胸部 X 线检查、MDCT-CTA、DSA、支气管镜等。首选治疗为支气管动脉栓塞，也可行外科手术治疗。同时需注意筛查其他脏器血管畸形，并需要长期随诊。

（撰写　姚瑶　点评　刘秀云　审稿　姚瑶）

参 考 文 献

1. 马渝燕，焦安夏，饶小春，等. 咯血患儿 104 例临床回顾分析. 中国实用儿科杂志，2012，27(7)：530－532.

2. QUEISSER A，BOON L M，VIKKULA M. Etiology and genetics of congenital vascular lesions. Otolaryngol Clin North Am，2018，51(1)：41－53.

3. DAVIDSON K，SHOJAEE S. Managing massive hemoptysis. Chest，2020，157(1)：77－88.

4. NUGENT Z，OLIVEIRA V，MACLUSKY I，et al. Bronchial artery-pulmonary artery malformation as a cause of cryptogenic hemoptysis. Pediatr Pulmonol，2013，48(9)：930－933.

5. 中华医学会儿科学分会呼吸学组，《中华实用儿科临床杂志》编辑委员会. 儿童咯血诊断与治疗专家共识. 中华实用儿科临床杂志，2016，31(20)：1525－1530.

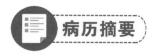

病 例 75

支气管动脉 - 肺动脉瘘（二）

病历摘要

【基本信息】

患儿，女，9 岁。

主诉：间断咯血 4 个月。

【病史】

4 个月前患儿运动后突然出现咯血 1 次，为鲜红色、泡沫状，混有黏膜血块样物质，量约 20 mL，后再次出现咯血 2 次，性质和量如前，每次间隔 2 ~ 3 小时，伴胸闷，无胸痛、咳喘、咳痰，无发热、盗汗，无心悸、头晕及头痛，无皮疹、瘀点及瘀斑，入住当地医院，胸部 X 线检查提示肺炎，胸部 CT 提示右肺下叶可疑肺不张，给予酚磺乙胺等处理后咯血止。次日患儿无诱因再次出现咯血，呈连续性，持续约半分钟，为暗红色、泡沫状，总量约 400 mL，给予酚磺乙胺静脉推注、垂体后叶激素治疗后咯血止。此后间隔 2 ~ 3 天咯血 1 次，性质同前，量约 30 mL/次，共 5 ~ 6 次。血常规示中度贫血（未提供化验单）。2 个月前，患儿无明显诱因再次出现大量咯血，为鲜红色，有泡沫，总量约 300 mL，因诊断不清，来我院以"咯血原因待查"收入院。

个人史及家族史：足月顺产，生后无窒息，新生儿期健康，无吸氧、机械通气病史。患儿出生时右上眼睑可见毛细血管痣，后自行消失。既往鼻衄 1 次，出血量较小，具体不详。否认重症肺炎、贫血等病史，否认外伤史，否认食物、药物过敏史。患儿母亲左手背散在血管瘤，如米粒大小，突出皮面。无哮喘及特应性体质家族史。

【体格检查】

体重 26 kg，体温 36.4 ℃，呼吸 26 次/分，脉搏 90 次/分，血压 100/60 mmHg。发育正常，营养良好，神志清楚，精神反应好。卡疤阳性，全身皮肤、黏膜无皮疹、出血点及黄染。全身浅表淋巴结未触及肿大，口唇色稍淡，口腔黏膜光滑。胸廓无畸形，双肺呼吸音粗，未闻啰音。心界不大，心率 90 次/分，心音有力，律齐，各瓣膜区未闻杂音。腹平软，肝脾不大。脊柱四肢无畸形，关节无红肿，未见杵状指（趾）。神经系统检查无阳性体征。

【辅助检查】

血常规（2 个月前大咯血后）：Hb 105 g/L，WBC 7.46×10^9/L，中性粒细胞百分比 74.6%，淋巴细胞百分比 19.3%，PLT 216×10^9/L（正常）。入院后血常规：Hb 138 g/L，WBC 6.1×10^9/L，中性粒细胞百分比 45.7%，淋巴细胞百分比 47.8%。CRP 6.17 mg/L（正常）。

尿便常规正常。

血沉：24 mm/h（稍高）。

血生化正常。

凝血功能正常。

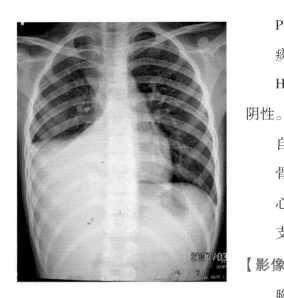

图 75-1 胸部 X 线检查
（第 1 次咯血后）

PPD 试验阴性，痰找结核菌及培养阴性。

痰、胃液内未找到含铁血黄素细胞、阴性。

HIV 抗体、梅毒血清抗体及丙型肝炎抗体阴性。

自身抗体阴性。

骨髓穿刺结果正常。

心脏彩超、腹部 B 超正常。

支气管镜检查未见异常。

【影像学检查】

胸部 X 线检查（第 1 次咯血后）：右下肺实变，肺不张（图 75-1）。胸部 CT（第 1 次咯血后）：右肺下叶可疑肺不张伴右中间段及下叶支气管未显示。胸腔 B 超：右胸腔少量积液。再次咯血转院后行胸部 CT 增强扫描 + 血管重建（咯血后 3 天），提示右下肺少许出血可能，血管重建未见异常（图 75 - 2）。复查 CT（与上次间隔 9 天，期间无咯血）示双肺无异常改变。肺部 MRI：右下肺动脉分支略显细。

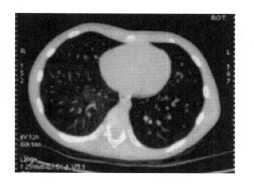

图 75 -2 肺部 CT 增强扫描 + 血管重建（咯血后 3 天）

【治疗经过】

入院后行 DSA，提示右侧支气管动脉中下部发育异常，支气管动脉 - 肺动脉瘘，左侧支气管动脉发育异常（图 75 - 3）。通过 DSA 行经导管栓塞术（transcatherter embolization，TCE）治疗，术中应用 PVA 颗粒在病变部位自支气管动脉分支开口处至远端完全栓堵（图 75 -4）。

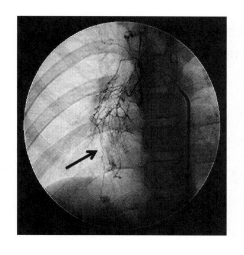

图 75 -3 右侧支气管动脉造影

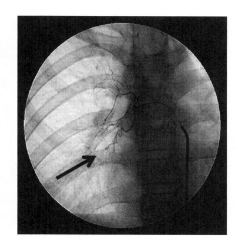

图 75 -4 行栓堵后，右侧支气管动脉造影与图 75 -3 相比箭头所指处血管形态清晰，流畅

【随访】

术后恢复顺利，未再咯血，嘱患儿尽量避免剧烈运动、便秘、唱歌等使胸腔内压增大的活动，避免上呼吸道感染。术后 3 个月电话随访，患儿曾患"上呼吸道感

染"1次，自服药物后好转，无咯血。术后随访2年，患儿体健，无咯血症状，无消化道症状，且在随访过程中完善了头颅血管MRI，未见异常。

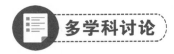 多学科讨论

【内科医师甲】

本病例特点：①9岁女孩，急性起病；②表现为大量咯血，不伴发热，无咳喘、皮疹等伴随症状；③病前无反复呼吸道感染、重症肺炎、贫血等病史，无结核接触史；④足月顺产，新生儿期健康，无吸氧、机械通气病史；⑤生后有血管瘤，后自行消退，曾有鼻衄；⑥母亲手背散在血管瘤；⑦查体营养发育良好，无呼吸困难和缺氧征，胸廓发育正常，肺内无细湿啰音和喘鸣音，无心脏杂音和杵状指趾，卡疤阳性；⑧PPD试验阴性；⑨血常规示中度贫血（大量咯血后）；⑩咯血后胸部X线检查示肺炎，胸部CT示右肺下叶肺不张，9天后复查胸部CT示双肺无明显异常改变。

本例患儿诊断为咯血原因待查。咯血在儿童患者中少见，原因在于通常情况下，儿童会将痰或鲜血咽下，致临床仅表现为贫血、咳嗽等。咯血症状易被忽略，当咯血量大或反复咯血时，患儿才会以为咯血为主诉就诊。关于咯血病因，西方国家以囊性纤维化引起的支气管扩张多见，我国则以感染性疾病多见。咯血病因可从如下几方面进行分析：①呼吸系统疾病：A. 感染性疾病：如急、慢性支气管炎、肺炎、肺结核、肺深部真菌感染等；B. 结构发育异常：如肺隔离症、肺血管畸形等，以及支气管扩张、囊性纤维化；C. 其他：创伤、肿瘤、支气管异物、特发性肺含铁血黄素沉着症。②循环系统疾病：如先天性心脏病、肺淤血、肺动脉高压、肺栓塞等。③全身性疾病：如凝血功能障碍、结缔组织病等。关于诊断：本例患儿咯血量大，为400～500 mL/次，既往无贫血病史，在咯血时肺部影像学表现为单侧肺野云絮影，伴肺不张，但短期内复查无肺出血表现，且痰找含铁血黄素细胞多次均为阴性，故不支持特发性肺含铁血黄素沉着症。患儿卡疤阳性，无感染中毒症状，PPD试验阴性，肺部影像学检查无结核感染典型征象，不支持结核感染。患儿

咯血量大，且临床上无发热、咳嗽、咳痰等表现，入院查体肺部无明显阳性体征，炎性指标不高，经抗感染、抗病毒治疗无效，故不支持呼吸道感染。患儿既往体健，无慢性病史，肺部影像学检查无支气管扩张、占位、气肿、胸腔积液等表现，支气管镜未见异常，不支持支气管扩张、肿瘤、异物等。患儿既往体健，心脏彩超正常，故可排除心源性咯血。另外，本例患儿除咯血外无其他伴随症状，既往无慢性病史，凝血功能正常，自身抗体均为阴性，血常规提示血小板正常，骨髓穿刺结果正常，不支持血液病、结缔组织病。结合本例患儿以突发大量咯血为主要临床表现，短期内胸部影像学变化大，考虑可能存在肺部血管畸形，患儿肺部 CT 增强扫描 + 血管重建未见异常，需进一步行血管造影。后患儿于全麻下接受 DSA，结果提示右侧支气管动脉中下部发育异常、支气管动脉 – 肺动脉瘘，术中应用 PVA 颗粒自支气管动脉分支开口处至远端完全栓堵。

　　肺血管畸形是引起大咯血的主要病因之一。众所周知，肺脏有两套血供系统，即肺循环和支气管循环。肺动脉干起自右心室动脉圆锥，为高容量低压系统，提供着肺脏约95% 的血液。支气管动脉发自主动脉或肋间动脉，营养支气管和胸膜，为高压系统，向肺脏提供约5% 的血液。据统计，在大咯血患者中90% 的出血来自支气管循环。肺血管畸形包括肺动静脉畸形、肺动脉缺如、来自体循环动脉异常供血等。体循环参与异常供血的肺血管畸形时咯血发生突然，咯血量惊人，一次咯血量可至上百毫升，患者常可出现窒息、失血性休克等，属于临床急重症。

　　综合本例患儿突发大量咯血，既往有鼻衄，出生后有血管瘤，其母亲手背部散在血管瘤，依据国际遗传性出血性毛细血管扩张症基金会科学顾问委员会 2000 年提出遗传性出血性毛细血管扩张症（hereditary hemorrhagic telangiectasia，HHT）的诊断标准，高度怀疑为 HHT。

【内科医师乙】

　　本例患儿高度怀疑为 HHT。HHT 诊断标准：鼻衄、毛细血管扩张、脏器血管畸形和相关家族史，符合这 4 项中的 3 项就可被诊断为 HHT；若符合其中的 2 项则高度怀疑此病；如果少于 2 项，基本上可以排除此病。但是对于儿童来说，则应该被定为具有高度危险性，因为随着时间的推移，可能会逐渐出现这 4 项表现。HHT 又称 "郎 - 奥 - 韦综合征（Rendu-Osler-Weber syndrome）"，是一种常染色体显性遗传病，发生率为 1/8000 ~ 1/5000，其发生没有地域、种族差异。HHT 的发病机制目前研究发现是由编码转化生长因子 β 转换蛋白的基因突变而造成的，其中一个是位于染色体 9q33-q34 的 *ENG* 基因，另一个是位于染色体 12q13 的 *ALK1* 基因。*ENG* 基因突变常引起 HHT1 型，其中有 40% 以上的患者发生肺动静脉畸形；而 *ALK1* 基因突变引起 HHT2 型，其中只有 14% 的患者发生肺动静脉畸形。另外，有报道 *MADH4* 基因突变主要发生在幼年性息肉综合征联合 HHT 的患者中。HHT 可以累及全身多个脏器，临床表现多种多样，包括鼻黏膜、皮肤、肺、脑和胃肠道的血管畸形。大于 90% 的患者，鼻出血是首发的临床表现。反复鼻衄通常在 10 岁开始出现。黏膜表皮存在毛细血管扩张的患者占 50% ~ 80%。随着患者年龄的增长，皮肤的毛细血管扩张会成为比较突出的临床表现，多数患者会在口唇、舌部、上颚、手指、面部、结膜、躯干、四肢及甲床等部位或以上多个部位出现毛细血管扩张的表现。消化道出血通常发生在 50 ~ 60 岁的 HHT 患者中，利用内镜可以发现患者胃部、十二指肠、小肠、结肠黏膜上皮可见类似鼻黏膜和口腔黏膜上皮的毛细血管扩张，同时病变也可以累及肝脏，但是十分少见。95% 肺血管畸形患者表现为肺动脉与肺静脉之间的异常交通，5% 表现为肺动脉与体循环动脉间的异常交通。脑或脊髓动静脉畸形可引起蛛网膜下出血、惊厥或下肢瘫痪，其中脑动静脉畸形可以自愈，但自愈后仍可复发。因此，对于 HHT 患儿，应该注意筛查其他脏器的血管畸形，细致的查体至关重要，还需要完善头颅血管 MRI，并告知家长未来可能会出现的各种症状，需要长期随诊。

【放射科医师】

肺血管畸形可以通过影像学检查来协助明确诊断，血管畸形的分类不同，其影像学表现也不同。胸部 X 线检查可无特异性改变，多数患者胸部 X 线检查正常；部分病例由于咯血量大，血凝块堵塞气道，可出现肺不张或吸入性肺炎表现，如果是肺动静脉畸形可表现为圆形或类圆形病灶。肺部 CT 平扫只能反映咯血后由于血凝块阻塞气道后肺不张表现，或仅提示肺内片影，与肺炎不易区分，因此对该疾病的诊断价值不大。目前利用 MDCT-CTA 可以较精确地显示支气管动脉影像。异常支气管动脉最常在支气管后和食管后区域、主支气管和主肺动脉窗被发现。据文献报道 MDCT 已经能够显示与传统动脉造影相近的支气管动脉影像，且能够显示出支气管动脉起源、形态、分布及走行，可以用于病例的筛选，并且可用于随访检查、进行治疗效果的评估。但需要指出的是，MDCT 重建后的图像分辨率较低，如果病变部位较隐蔽或体动脉来源的血管管径较细，就很难有阳性结果，而且在 CT 检查中了解管径相对较细的动脉，需更精确的检查过程，还要求检查者屏气较长时间，但儿童病例通常较难配合，因此该检查有时不能较好地显示支气管动脉的形态。DSA 对肺血管畸形有确诊意义，可以观察异常血管分支走行、形态、侧支供血、病变区血管形态、畸形口的数目和位置，是诊断的金标准，并且通过其利用 PVA 颗粒可对病变血管进行栓塞治疗。

【内科医师丙】

支气管动脉－肺动脉畸形引起大咯血表现，需要依照大咯血救治流程，以挽救患儿生命。首先要纠正体位，开放气道，注意失血性休克，合理应用止血药物，充分利用支气管镜技术。支气管镜不仅可明确出血部位，也可进行紧急止血治疗，清理血块防止气道堵塞，在大咯血的急救、诊疗中起重要作用，还可为进一步完善 DSA 争取时间。先天性支气管动脉－肺动脉畸形患者在咯血静止期胸部 X 线或胸部 CT 均显示正常，诊断较为困难，而运用支气管镜检查可以了解气管或支气管内膜血管情况，同时留取标本行支气管肺泡灌洗等可进行病原学、细胞学、组织学和免疫学分析以协助诊断。此外，在患者咯血病因尚不明，或经内科保守治疗止血效果不佳而出现大量咯血期间紧急施行支气管镜检查，可以准确、迅速地明确出血部位，清理凝血块，保持气道通畅，还可对出血部位直接进行局部止血治疗，为进一步治疗创造条件。但要注意的是，咯血期间进行支气管镜检查具有一定的危险性，对检查者技术要求高，应做好必要的抢救准备。脏器血管的畸形可以利用外科手术，或对畸形血管加以栓堵。对大咯血、出血部位明确、无手术禁忌者，可考虑手术止血，但提倡在病情稳定时手术。对于局限于肺叶内、病变部位弥漫的病例，可行肺叶切除。但如果动脉栓塞治疗失败，手术治疗可能是抢救生命的唯一措施。

病例点评

对于突发性大量咯血，支气管动脉－肺动脉瘘是病因之一，一次咯血量可至上百毫升。借助影像学检查，如胸部 X 线检查、MDCT-CTA，可有效评估病变部位及范围，判断病情，但是对支气管动脉的显影能力不足，需要进一步完善 DSA 加以明确和治疗，也可行外科手术治疗。支气管动脉－肺动脉瘘患儿因大量咯血常可出现窒息、失血性休克等，属于临床急重症，应遵循大咯血的诊治流程。在病因诊断方面，HHT 引起的血管畸形累及全身多个脏器，可出现肺血管畸形。对于怀疑 HHT 患儿应该注意筛查其他脏器的血管畸形，细致的查体至关重要，并需要完善头颅血管 MRI，同时告知家长未来可能会出现的各种症状，需要长期随诊。

（撰写　姚瑶　点评　刘秀云　审稿　姚瑶）

参 考 文 献

1. 马渝燕，焦安夏，饶小春，等. 咯血患儿104 例临床回顾分析. 中国实用儿科杂志，2012，27(7)：530－532.

2. NUGENT Z, OLIVEIRA V, MACLUSKY I, et al. Bronchial artery-pulmonary artery malformation as a cause of cryptogenic hemoptysis. Pediatr Pulmonol, 2013, 48(9)：930－933.

3. SADICK H, SADICK M, GÖTTE K, et al. Hereditary hemorrhagic telangiectasia：an update on clinical manifestations and diagnostic measures. Wien Klin Wochenschr, 2006, 118(3/4)：72－80.

4. 中华医学会儿科学分会呼吸学组，《中华实用儿科临床杂志》编辑委员会. 儿童咯血诊断与治疗专家共识. 中华实用儿科临床杂志，2016，31(20)：1525－1530.

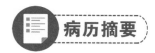

病例 76
支气管动脉 - 肺动脉瘘（三）

病历摘要

【基本信息】

患儿，男，6 岁 4 个月。以"间断咳嗽、咯血 3 年余，加重 2 天，发热 1 天"为主诉入院。

【病史】

3 年余前患儿无明显诱因出现间断咳嗽，伴咯血，表现为咳嗽后痰中带血，以鲜红色血丝为主，量不多，8～9 次/天，无鼻衄，无牙龈出血，无关节肿痛，无潮热、盗汗，无消瘦，多次于外院就诊，行胸部 CT 检查示"右肺上叶肺炎"，诊断"右肺上叶肺炎"，给予"头孢类抗生素抗感染（具体不详）、巴曲酶止血"等治疗后咳嗽、咯血均可好转，但每间隔 7～9 个月后可再次因"咳嗽、咯血"于当地医院住院治疗，均未行多排螺旋 CT 血管成像、数字减影血管造影检查。2 天前出现阵咳，伴咯血，表现为痰中带血，以鲜红色血丝为主，共 10 余次，每次量少，无喘息、气促，无面色苍白。1 天前出现发热，体温最高 38.5 ℃，不伴寒战及抽搐，热峰 1 次/天，于当地医院住院，给予抗感染（阿莫西林克拉维酸钾）及止血治疗（具体不详），病情无好转，遂收入院。

起病来，精神、食欲、睡眠尚可，大小便正常。

新生儿期体健，生长发育正常，正常计划免疫接种，有湿疹史，否认肝炎及结核等传染病接触史。

【体格检查】

体温 36.3 ℃，脉搏 98 次/分，呼吸 22 次/分，血压 99/50 mmHg。神志清楚，双侧颈部可扪及数枚绿豆大小肿大淋巴结，左上臂可见卡疤，面唇红润，咽充血，双扁桃体无肿大。呼吸平稳，双肺呼吸音粗糙，未闻及干湿啰音。心音有力，节律整齐。全腹柔软，肝脾肋下未触及，四肢末梢循环可，无杵状指。

【辅助检查】

血液分析（五分类）：WBC 6.99×10^9/L，中性粒细胞百分比 79.8%，淋巴细胞百分比 12.7%，Hb 125 g/L，血细胞形态未见明显异常。尿液分析正常。

肝肾功能、电解质、心肌酶谱、血脂正常。血清铁 6.99 μmol/L。

超敏 C 反应蛋白 22.2 mg/L。PCT 正常。血沉正常。

肺炎支原体抗体、结核芯片、T-SPOT. TB 试验、PPD 试验、G 试验、GM 试验、痰培养、血培养阴性。

抗核抗体全套、类风湿因子、抗中性粒细胞胞质抗体、抗肾小球基底膜抗体、抗心磷脂抗体 IgM、免疫全套、TBNK 检测、IgE 均正常。

心电图：窦性心律，正常心电图。

心脏彩超：心脏结构、形态、瓣膜活动未见异常，左室功能正常。

胸部 CT 平扫：双肺肺炎伴右肺上叶部分实变（图 76 - 1）。

胸部 CT 增强扫描：双肺纹理增强，见斑片状及片状密度增高影，局部模糊；右肺上叶病灶内见充气支气管影，增强扫描后右肺上叶病灶可见轻度强化（图 76 - 2）。

数字减影血管造影：右侧支气管动脉造影显示右侧支气管动脉增粗、扭曲，远端紊乱、模糊、不规则染色，可见微小支气管动脉 - 肺动脉瘘形成（图 76 - 3）。

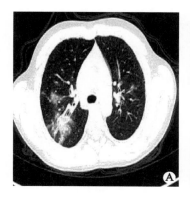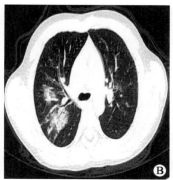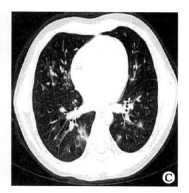

图 76 - 1　胸部 CT 示双肺肺炎伴右肺上叶部分实变

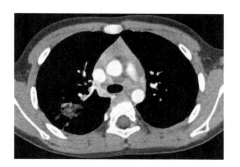

图 76 - 2　胸部 CT 增强扫描示双肺肺炎伴右肺上叶部分实变，
考虑右肺上叶出血

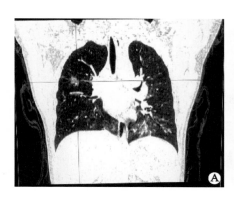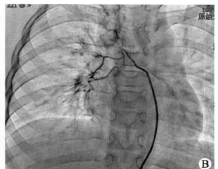

图 76 - 3　数字减影血管造影

电子支气管镜检查：镜下可见支气管内膜炎，支气管黏膜光滑，未见溃疡、瘢痕，无明显分泌物。支气管肺泡灌洗液呈鲜红色血性液体，取支气管肺泡灌洗液行病原高通量基因检测未检出细菌、真菌、病毒、寄生虫、结核分枝杆菌复合群、支原体及衣原体。支气管肺泡灌洗液病理学检查：鳞状上皮细胞约3%，腺上皮细胞约40%，巨噬细胞约50%，淋巴细胞约6%，中性粒细胞约1%；特染结果：可见少数含铁血黄色细胞，未见抗酸杆菌。

【治疗经过】

入院后给予头孢替唑抗感染、巴曲酶止血治疗，于2020年12月22日行支气管动脉栓塞治疗，病情好转出院。

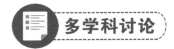

多学科讨论

【内科医师甲】

本例患儿为学龄期儿童，病史长，因"间断咳嗽、咯血3年余，加重2天，发热1天"入院。以反复咯血、咳嗽为主要表现，每次咯血量不多，多次外院就诊考虑"肺炎"，给予抗感染、止血治疗后咯血、咳嗽可缓解，易反复。此次再次以咯血、咳嗽伴发热入院，胸部CT平扫及增强扫描示右肺上叶部分实变，出血可能，电子支气管镜检查示支气管肺泡灌洗液呈鲜红色血性液体，进一步证实肺出血。结合病史、多次院外及院内胸部CT影像学特点及实验室检查结果，考虑肺血管疾病可能性大，给予数字减影血管造影，提示右侧支气管动脉增粗、扭曲，远端紊乱、模糊、不规则染色，可见微小支气管动脉 - 肺动脉瘘形成，确诊为支气管动脉畸形。

咯血是指喉及喉以下呼吸道任何部位的出血经口腔排出的一种临床症状，可表现为咯鲜血或痰中带血，是呼吸系统疾病较常见的临床症状之一。一般认为，24小时内咯血＞8 mL/kg或200 mL为大咯血，是儿科危重症之一，严重时可引起窒息、失血性休克，甚至危及患儿生命。

由于儿童咳嗽反射弱或不会将血液咯出，特别是婴幼儿，常因出现贫血、咳嗽或大量咯血或反复发作时才被发现。因此，咯血症状的早期识别和早期诊断病因，对疾病诊断至关重要。然而，咯血病因众多，一般有以下几个方面病因：①呼吸系统疾病：A. 气管、支气管、肺部疾病：如感染性疾病，包括急、慢性支气管炎、肺炎、肺结核、肺侵袭性真菌感染等；B. 支气管、肺结构发育异常：如肺隔离症等；C. 支气管扩张、囊性纤维化；D. 其他：如创伤、肿瘤、支气管异物、特发性肺含铁血黄素沉着症。②循环系统疾病：如先天性心脏病、肺动脉高压、肺栓塞、肺血管畸形等。③全身性疾病：如出凝血功能障碍、结缔组织病、肺出血肾炎综合征、韦氏肉芽肿病等。

咯血的诊断需要明确是呕血还是咯血，可以通过前驱症状、出血方式、出血颜色、血中混合物等几个方面鉴别是否为真性咯血。根据咯血的临床特点仔细询问病史及行体格检查，同时分析可能的咯血病因，制定相应的检查以进一步明确病因。本例患儿根据临床病史、体格检查及院内外胸部影像学检查，考虑支气管动脉畸形，通过借助数字减影血管造影明确诊断为支气管动脉畸形。

【内科医师乙】

儿童咯血病因多样，常需要借助辅助检查明确病因。需根据其临床特点、病史情况及体格检查选择合适的辅助检查，从无创检查到有创检查，积极寻找病因。常见的辅助检查包括全血细胞计数、出凝血疾病检查、病原学检查、细胞学检查、结缔组织病检查、胸部影像学检查、超声心动图等。①全血细胞计数：红细胞计数、血红蛋白测定可帮助判断出血程度，血小板计数可帮助诊断是否为出血性疾病，嗜酸性粒细胞增多可提示寄生虫病的可能。②出凝血疾病检查：包括毛细血管脆性试验、血小板计数、出血时间、凝血时间、活化部分凝血活酶时间、凝血酶原时间等，可帮助诊断是否为出凝血功能障碍性疾病。③病原学检查：包括病毒核酸、病毒抗原检测，细菌、真菌、抗酸杆菌培养，PPD 试验，T-SPOT. TB 试验，G 试验，GM 试验等，明确是否合并感染。④结缔组织病筛查：包括尿常规、血清肌酐和血尿素氮、抗核抗体、抗中性粒细胞胞质抗体、抗肾小球基底膜抗体、抗磷脂抗体、补体等。⑤胸部影像学：包括胸部 X 线检查、多排螺旋 CT、多排螺旋 CT 血管成像、数字减影血管造影等，可帮助判定出血部位及病灶范围，选择合适治疗手段，其中数字减影血管造影是诊断血管病变的金标准，亦可同时进行栓塞治疗。⑥心脏彩超：可帮助诊断心脏病变和大血管异常。⑦支气管镜检查：可辅助明确咯血病因，发现出血部位，还可进行病原学、细胞学、组织学和免疫分析以协助诊断；同时在大咯血期间紧急施行支气管镜检查，可准确、迅速地明确出血部位、清除凝血块、保持呼吸道通畅、对出血部位直接进行局部止血治疗，为进一步检查及诊治创造条件。

咯血治疗的总原则为病因治疗、止血治疗及预防咯血引起的窒息、失血性休克。常规咯血治疗：①保持安静，卧床休息，避免活动，及时清除呼吸道分泌物，保持呼吸道通畅，有呼吸困难者给予吸氧。②做好心理疏导，消除紧张恐慌情况，对精神紧张及严重咳嗽者，可给予镇静镇咳治疗。③可给予巴曲酶静脉滴注、肌内注射或皮下注射，儿童 0.3 ~ 0.5 U，每 12 小时 1 次；合并感染者必要时给予抗感染治疗；反复咯血导致严重贫血者给予输血治疗；咯血明确诊断后应积极进行原发病治疗。对于大咯血患者应：①检测生命体征，保持安静，纠正体位，保持呼吸道通畅，保护健侧肺，对于失血性休克者需行迅速扩容、输血等抗休克治疗。②药物止血治疗：常用止血药物如垂体后叶激素，可收缩肺小动脉和毛细血管，减少血流量，从而使咯血减少，是大咯血的首选药物，使用剂量为 0.1 ~ 0.2 U/kg，加 50 g/L 葡萄糖注射液 200 ~ 500 mL 缓慢静脉滴注，必要时可 4 ~ 6 小时给予 1 次。③支气管镜：在大咯血抢救中起至关重要的作用：A. 可局部应用冷盐水 2 mL 或 1 : 10 000 肾上腺素 2 mL 反复灌洗或巴曲酶直接注射到出血部位，期间需注意勿使出血流入正常支气管；B. 支气管镜亦也可被用于球囊压迫止血，至出血停止数小时后撤出；C. 可吸引分泌物或血凝块，解除呼吸道梗阻。④支气管动脉栓塞治疗：不仅可明确先天性支气管动脉 – 肺动脉畸形所致大咯血患儿的出血部位，堵塞异常血管达到止血目的，还可对致命性大咯血内科保守治疗无效者紧急进行支气管动脉栓塞止血。⑤外科手术治疗：对于大咯血、出血部位明确、无手术禁忌证者，如动脉栓塞治疗失败，手术治疗可能是抢救治疗的措施。

【放射科医师】

本例患儿有反复咯血表现，既往胸部影像学检查发现病灶在相似部位，通过数字减影血管造影明确诊断为支气管动脉畸形。先天性支气管动脉畸形是儿童咯血的少见病因，咯血常常突然发生，咯血量大，可引起窒息、失血性休克等，属临床急重症。

儿童先天性支气管动脉畸形多由肺血管先天发育障碍所致，可表现为支气管动脉与肺动脉、静脉直接相通，形成支气管动脉－肺动脉、静脉瘘，亦可表现为支气管动脉畸形。先天性支气管动脉畸形可无任何临床表现，或通常以突发性咯血为首要症状，可伴或不伴有胸闷、心悸、胸痛等，起病多无诱因，少数病例以大量运动等为诱因。其临床具有以下特点：①经各种检查无明确肺部原发病；②无诱因的反复咯血；③发病年龄可比较小；④多数患者胸部 X 线片及胸部 CT 可由于咯血量大、血凝块堵塞呼吸道，出现肺不张或吸入性肺炎表现；⑤多排螺旋 CT 血管成像可较精确地显示支气管动脉影像，还可显示支气管动脉起源、形态、分布及走行，明确是否存在支气管动脉畸形，但其阳性结果依赖于图像分辨率及病变部位血管直径等；⑥数字减影血管造影示靶支气管动脉有典型的改变。依据数字减影血管造影的表现可将先天性支气管动脉畸形大致分为以下 3 种类型：①主干型：靶支气管动脉主干明显扩张、迂曲成团、相互交通，周围血管显示不清；②周围型：支气管动脉主干及分支均扩张、增粗，可达肺周围，并可显示随出血外溢的对比剂；③支气管动脉－肺动脉、静脉瘘型：靶支气管动脉主干增粗，远端分支与邻近肺动脉及肺静脉交通，从而使外周肺动脉及静脉显影。先天性支气管动脉畸形患者的胸部 X 线片无特异性改变，部分患者因咯血量大、血凝块堵塞呼吸道，可出现肺不张或吸入性肺炎改变。数字减影血管造影不仅可观察支气管动脉畸形的靶支气管动脉及分支走行、病变血管形态、数目及位置，还是诊断支气管动脉畸形的金标准。先天性支气管动脉畸形的治疗通常可选择外科手术或支气管动脉栓塞。由于支气管动脉栓塞创伤小，过程简单方便，为临床治疗首先方式。

📋 **病例点评**

咯血是呼吸道疾病较常见症状之一，病因众多，常见病因多为呼吸道感染，先天性支气管动脉畸形属于少见病因，但其是引起儿童大咯血的主要原因之一，严重时可出现窒息、失血性休克，甚至危及患儿生命。因此，早期识别、早期诊断病因对疾病诊治至关重要。儿科医师对待咯血患儿更需按照诊疗规范诊治，保障患儿生命安全，减少并发症。临床工作中，若出现无明显诱因的反复大咯血、发病年龄小、经过各种检查无明确肺部原发灶时，需警惕支气管动脉畸形。数字减影血管造影是诊断的金标准，亦可同时进行栓塞治疗。

（撰写　张茂荣　点评　陆小霞　审稿　姚瑶）

参 考 文 献

1. 中华医学会儿科学分会呼吸学组，《中华实用儿科临床杂志》编辑委员会. 儿童咯血诊断与治疗专家共识. 中华实用儿科临床杂志，2016，31(20)：1525 - 1530.

2. 岳文涛，孔令春，范启运，等. 支气管动脉畸形咯血的栓塞治疗. 实用儿科临床杂志，2001，16(5)：310.

3. 王执民，吴智群，王义清. 支气管动脉畸形的 DSA 表现及栓塞治疗. 中华放射学杂志，1999，33(10)：699.